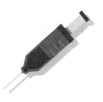

医生的建议
——来自百余位专家的肺腑之言

主　编　乔　杰　金昌晓

副主编　顾　芸　刘东明　仰东萍

编　委（按姓氏笔划排序）

马青变　王　威　申洪波　伍　蕊　刘晓静　闫秀娥

江　东　孙　静　李　军　李　蓉　李志强　李学民

李晓光　杨延砚　杨毅恒　张　艳　张文丽　赵　威

胡小素　郜凯华　姜　宇　姜　薇　姚永玲　郭婧博

韩彤妍　魏　威

人民卫生出版社

·北　京·

版权所有，侵权必究！

图书在版编目（CIP）数据

医生的建议：来自百余位专家的肺腑之言 / 乔杰，
金昌晓主编. — 北京：人民卫生出版社，2020.9（2021.9重印）
ISBN 978-7-117-30434-4

Ⅰ.①医⋯ Ⅱ.①乔⋯ ②金⋯ Ⅲ.①医学–普及读
物 Ⅳ.①R-49

中国版本图书馆 CIP 数据核字（2020）第166732号

人卫智网	www.ipmph.com	医学教育、学术、考试、健康， 购书智慧智能综合服务平台
人卫官网	www.pmph.com	人卫官方资讯发布平台

医生的建议
——来自百余位专家的肺腑之言
Yisheng de Jianyi
——Laizi Baiyuwei Zhuanjia de Feifu zhi Yan

主　　编：乔　杰　金昌晓
出版发行：人民卫生出版社（中继线 010-59780011）
地　　址：北京市朝阳区潘家园南里 19 号
邮　　编：100021
E - mail：pmph @ pmph.com
购书热线：010-59787592　010-59787584　010-65264830
印　　刷：三河市宏达印刷有限公司（胜利）
经　　销：新华书店
开　　本：787×1092　1/16　印张：38
字　　数：675 千字
版　　次：2020 年 9 月第 1 版
印　　次：2021 年 9 月第 3 次印刷
标准书号：ISBN 978-7-117-30434-4
定　　价：83.00 元

打击盗版举报电话：010-59787491　E-mail：WQ @ pmph.com
质量问题联系电话：010-59787234　E-mail：zhiliang @ pmph.com

编写说明

　　这是一部内容翔实、严谨且不失趣味的医学科普读物，它的创作灵感来源于北京大学第三医院（以下简称北医三院）医务人员的日常工作。上医治未病，科普正先行，我们以通俗易懂的叙述方式，在有限的篇幅里展现百姓最关心的常见病、多发症以及与健康密切相关的生活行为方式。通过阅读，您可以快速了解疾病的成因及治疗方式，掌握最基本的就医常识，还能够得到权威专家质朴的健康提示。本书强调百姓应加强自身的健康责任，您可以只通过一点小的改变，就收获一个更健康、美好的自己，还可以多掌握一点新的健康科普知识，守护全家人的健康。

　　忙于临床一线的医务人员，也有创作科普的使命与情怀。自 2014 年以来，北医三院顺应新媒体发展趋势，搭建了医院的健康科普知识传播共享平台，把健康传播作为一项重要任务并开展工作，得到了各科室领导和医务人员的大力支持。我们以大众需求为导向，致力于为民众提供有效的健康教育和健康科普服务，文章的受关注度和平台的影响力都在不断提高，健康文化的氛围也越来越浓。本书

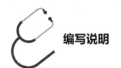

文章均选自 2014—2018 年北医三院微信公众号医学科普平台，从主题内容、疾病种类、推送效果等多方面考虑，我们从众多文稿中甄选出由 42 个临床、医技科室推送的 242 篇科普文章，在经过科室资深专家审阅后，现整理汇编为这本大众触手可及的高质量医学科普读物。

这本书包含了众多北医三院临床一线医务人员多年来丰富的临床经验和有效的健康管理措施，希望能借此书为您和家人打开一扇通往健康的大门。更希望这本书能成为医生与患者之间关于健康、医患关系、生命意义的一次深度交流。

目录

消化系统

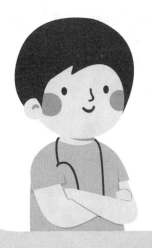

眼耳鼻喉

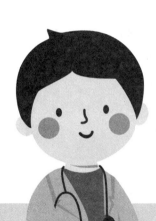

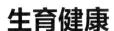

生育健康

检查检验

合理用药

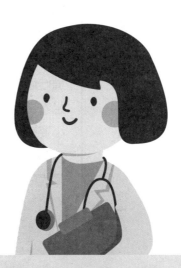

目录

其他

✚ 单位符号及名称

h 小时；min 分钟；s 秒；mmHg 毫米汞柱；mW 毫瓦；

g 克；kg 千克；mg 毫克；ml 毫升；L 升；mg/dl 毫克／分升；kcal 千卡

℃ 摄氏度；μmol 微摩尔；μmol/L 微摩尔／升；mmol/L 毫摩尔／升；

mmol/dl 毫摩尔／分升；nmol/L 纳摩尔／升；Hz 赫兹；mSv 毫希弗；

cm 厘米；m 米；m^2 平方米；km 千米；mm 毫米；μm 微米；° 度。

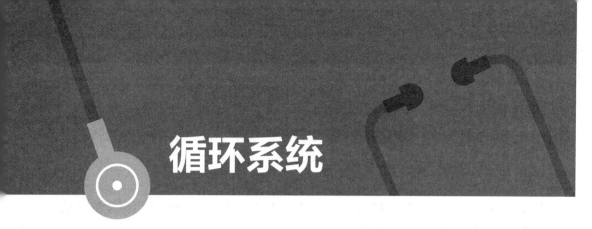

循环系统

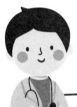

高血压服药应避开的三大风险

心血管内科　汪宇鹏

对多数高血压患者而言，坚持长期用药虽然能有效控制病情发展，但有时也会带来一些意想不到的风险。这些风险其实通常与用药不当有关，只要注意预防，多能避免。

✚ 当心清晨高血压

大部分人在夜间睡眠时血压会降低，清晨睡醒前血压又会快速升高。早上 6～10 点，血压在短时间内会迅速上升，绝大多数人会达到一天内的最高水平，有时能比夜间血压高出 40mmHg 以上。**清晨高血压是猝死、心肌梗死和脑卒中等疾病的"元凶"，发病高峰均在睡醒前后 4～6 小时。**因此，降压药应在晨起时即刻服用，并应注意观察症状，不要立即出门或进行剧烈运动。

✚ 警惕停药综合征

有些患者一发现症状好转，就擅自停药，造成血压上升，可能还会伴有心悸、出汗、头痛、失眠及易激惹等症状。在临床上，这一系列症状一般被称为停药综合征。

每种降压药停用后的不良反应不同，但都会影响治疗效果，甚至还会带来威胁生命的风险。建议患者们不要擅自停药，如果感觉症状明显减轻，可咨询医生进行药物减量或调整用药方案。

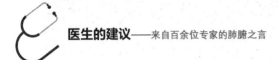

✚ 防止低血压

当降压药的服用时间、服用剂量、服用方法等不当时，会导致患者血压骤降，以致患者出现脉搏增快、面色苍白、头晕，甚至短暂的意识丧失等症状。这时应及时就诊，以免发生意外。

服降压药时，患者不应随意加大剂量或缩短用药间隔，服药后不应突然变换姿势，以免发生直立性低血压，造成意外。

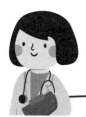

夏季，降压药如何减量

心血管内科　徐昕晔

✚ 如何保持夏季的血压平稳

高血压的季节性变化，在大部分四季分明的地方会表现得非常明显。对于高血压患者来说，夏天往往是比较好过的季节。相对冬季而言，高血压患者在夏季的血压会普遍降低。

那么，是否到了夏季，高血压患者就可以对血压掉以轻心了呢？当然不行。患者在夏天既需要防范血压过低，也需要防范血压过高。

我们先说说血压过低的情况。夏季控压，首先要了解血压的变化特点，理解血压季节性变化是正常的生理过程。如气温升高会引起全身动脉扩张，高温时汗液排出增加会使体液减少；随着气温的升高，全身交感神经的兴奋性会较寒冷时下降。此外，夏天大家户外活动的时间会比冬天多一些。上述的这些因素都会导致血压降低。

1. 规律监测、计划用药可保持血压平稳

一些有经验的高血压患者到了每年三四月份即将换季的时候，会开始很规律地监测血压，当观察到血压降低时，就会开始有计划地减少用药，以保持在整个夏季血压平稳。

2. 血压变化有规律，偶然变低不必焦虑

大多数高血压患者并不了解自身血压变化的规律，当夏季来临的时候，可能偶然测血压才发现血压降得特别低，甚至直接表现为头晕、黑矇、乏力及出汗等一系列低血压症状。这些患者会因此而感到焦虑，甚至恐惧，认为自己的血压波动非常大，非常难以控制。出现这种情况应该平卧，一般会很快缓解。如果出现低血压同时合并有意识障碍、心律失常、体温过高或过低、四肢冰冷、便血或呕血、明显皮疹时，应紧急送往医院救治。

➕ 夏季如何应对低血压

1. 减药的时机

很多患者常会问这样一个问题："我现在血压正常了，是不是可以减点药？"这个问题涉及减药时机的问题。高血压病是慢性病，用药的目的是让血压得到控制，却不能做到像肺炎等疾病那样能够完全治愈。只有在血压持续偏低时，才可以在医生的指导下减药。

2. 减药时需为血压回升留空间

几乎每种降压药物都会带来收缩压 10mmHg 左右、舒张压 5mmHg 左右的降压效果，减药后的血压势必要比减药前回升一些。所以，我们在减药的时候，就需要为减药之后的血压回升留出空间。

例如，如果我们的血压刚刚降到 130/80mmHg 就减药，减药之后的血压很有可能会回到 140/90mmHg 以上的不理想水平；如果我们等血压降到 120/70mmHg 左右，甚至更低一点的水平再开始减药，则减药之后的血压水平往往会比较平稳。

3. 减药的选择

首先，要知道哪些药可以减，哪些药不能减；哪些药先减，哪些药后减；哪些药可以掰开吃，哪些药不能掰开吃。

减药的选择涉及的内容很多，比如是否存在对心、脑、肾等重要器官的额外保护作用、不同的年龄段对不同药物的反应性变化、个体对药物的反应性、减药之后的依从性如何，同时还要结合患者本身的一些检验结果来综合考虑，比如心功能、肾功能等。所以，究竟要将哪种药物减量，最好还是交给专业的医师来决定。

4. 减药的方法

这里要告诉各位患者的是，在减药的时候，需要"有耐心、等一等"。通常在看到血压降低之后，要开始规律地监测 1 周左右的血压情况，如果大多数时候的血压都有下降的趋势，则可以开始减药；如果只有某一次血压降低，则可能是偶然的波动。**每次减少药量，都要观察 1 周，看看是否会回升到比较合适的水平。如果 1 周之后血压仍然偏低（持续低于 110/70mmHg），则可以继续减量。如果不进行监测，快速、大**

量地减药，则可能出现明显的血压升高。

✚ 为何有些患者夏季血压不降反升

刚才讲到，在夏季，也会有一部分患者的血压不降反升，这是为什么呢？

夏季引起血压升高的重要原因是由于气温升高。对于部分高血压患者来说，气温升高会让他感觉非常不舒服，有些患者的睡眠质量也会受到非常大的影响。曾经见过一个很极端的案例：一位 70 多岁的老大爷，就因为舍不得开空调，每天在家里都热得坐卧不安，清醒的时候还可以扇扇子降温，但睡觉的时候常常在床上辗转反侧，以致睡眠质量变得非常差。这导致他每天血压的最高值会出现在他睡醒之后，无论是早上睡醒还是午觉睡醒，收缩压都能升高到 160～170mmHg。但通过扇扇子、喝几口凉水，血压就会开始下降。通过向老大爷解释原因，老爷子回去便把空调打开，并调整到一个比较舒适的温度，血压就控制得很平稳了。

除了气温对血压的影响，睡眠质量降低也是夏季血压升高的重要原因。夏季白昼延长，天亮得比较早，会使一些对光线比较敏感的患者睡眠时间减少、睡眠质量降低。此时，应及时更换遮光效果更好的窗帘，并增强窗户的隔音效果，甚至可以在医生的指导下服用一些促进睡眠的药物，这些都是改善睡眠、保持血压稳定的好方法。

冬季降压"三调"建议

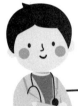

心血管内科　汪宇鹏

高血压是常见且容易被忽视的疾病，长期罹患高血压会导致心脏、脑血管、视网膜及肾脏的并发症，尤以对心脏与脑血管的影响最为严重。

只有控制好血压才能预防心脑血管疾病的发生。不少患者平时坚持服药，血压控制得挺好，可是一到秋冬季节，随着气温下降，血压就老是降不下来，因此不免担忧。

已有大量医学研究表明，**温度每降低 10℃，血压将升高约 5.7mmHg。寒冷的秋冬季，高血压的发病率会比炎热的夏季高 1 倍**。究其原因，主要是因为寒冷刺激肾素 - 血管紧张素 - 醛固酮系统和交感神经系统过度激活，导致血管收缩、血压升高。同时，在秋冬季节，人们为了储存热量御寒过冬，习惯吃一些高热量的食物，比如一入秋就有"贴秋膘"的习俗，这会使钠盐和液体摄入增加，使血压升高。

为了控制好冬季的血压，患者们可以从以下"三调"做起。

1. 调整用药

在每天常规服药的基础上，当发现血压有升高的趋势后，及时到医院就诊，请医生帮助调整降压药物的剂量，或者联合一种新的降压药物协同控制血压。小剂量联合应用降压药物是相对安全的。

2. 调节情绪

了解冬季血压升高的原因，正确应对，可以避免因为不了解病情而产生的担心和焦虑的情绪，从而放松心情。不着急、不生气也是维持血压稳定的重要前提。

3. 调理生活

冬季应注意保暖，天凉时应及时添衣，同时还应坚持低盐的饮食和适当的运动，这些都有利于高血压的防治。

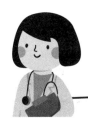

做了心脏支架后，还能运动吗

心血管内科 徐昕晔

安装心脏支架是治疗冠心病的重要方法之一，并且已经在全世界得以普遍应用，但仍有很多患者对于支架治疗存在较多的误解。比如，一个广泛存在于安装心脏支架的患者观念上的误区——做了心脏支架后，就不能运动了。

大多数接受心脏支架治疗的患者，最初就诊的时候往往都会这样对我说："医生，我现在走快一些就会胸疼。""我最近打球的时候会胸疼，所以不敢打球了。"等等。这种症状就是我们常说的心绞痛。

✚ 为什么会出现心绞痛呢

出现心绞痛的原因，其实就是我们常说的心肌缺血。给心脏供血的血管，由于吸烟、高血压、糖尿病、血脂高、肥胖等原因，导致管腔里面出现了粥样硬化斑块，引起血管堵塞，血流也就减少了。当此类人群进行爬山、快走这种对血液需求量增加的运动时，营养心脏的血液就会不够用，继而产生心绞痛症状。因此，只有把这种堵塞解除了，血流才能恢复，心绞痛症状也才能缓解。

而心脏支架起到的正是这样的作用——解除血管堵塞、改善血流、缓解症状，最终恢复运动能力。

至此，答案也就呼之欲出了。**在心脏支架治疗之后，当然可以进行运动。科学的运动、饮食以及生活方式的改善，可以帮助患者尽快恢复运动能力、延缓血管病变的进展，对于心脏病患者的康复非常重要。需要注意的是，虽然我们鼓励锻炼，但是过度锻炼和一些不科学的锻炼方式，确实可能对身体造成损害。**为此，我院专门成立了"心脏康复室"，基于客观的心肺功能评估，为患者进行科学的运动指导，督促患者形成更加健康的生活方式。

希望每位接受过心脏支架治疗的患者，都能记得在最初就诊时想让自己变得更加健康的意愿，能够不忘初心，和医生携手，过好健康的"支架人生"！

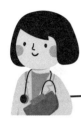

不是所有胸痛都是心绞痛

心血管内科　白　瑾

每每在门诊，最常见的一种情形就是患者表情痛苦且紧张地走进诊室，对我说："白大夫，我是不是心绞痛了？我胸痛啊！"

一提到"心绞痛"，相信每个人都不陌生，知道这是冠心病的一种类型。同时，它也是当今社会高发的疾病之一，发病率仅次于肿瘤。随着近些年健康知识的普及，越来越多的人开始重视这种疾病，当出现胸前区疼痛时，很多人就会自行诊断患上了"心绞痛"。然而，并不是所有的胸痛都是因心绞痛引起的。那么，到底什么才是心绞痛的典型症状呢？

今天，我们就听听……心脏自己是怎么说的吧。

大家好，我就是忠诚与爱情的象征——心脏。人类总会把我比喻成一个永不停歇的泵，会源源不断地把血液供应到全身各个脏器。要知道，我本身同样需要充足的血氧供给，而为我供血的动脉，就是行走在心肌表面的冠状动脉（以下简称冠脉）。冠脉滋养着心肌，就像河水灌溉着麦苗，当水量减少，麦苗就会面临枯萎的风险，而那些干涸的土地仿佛是麦苗发出的求救信号！如果这种情况发生在我身上会是怎样一番情景呢？你们人类有一段话我觉得很赞："当出现心绞痛时，就是心脏暂时得不到足够的血液。"这时我就会以疼痛的形式发出信号，提醒你们要走得慢一点儿或平静下来。现在知道了吧？所谓心绞痛，就是我在向你们发出求救的信号啊。

那么，我到底会在什么情况下对什么人发出怎样的信号，你们又会有哪些部位觉得疼痛呢？你们想知道怎样去缓解吗？

首先，让我说说什么人容易出现心绞痛？是那些让我热血沸腾的小鲜肉吗？不！他们至少现在还不会得心绞痛。但那些经常发怒的男性，贪吃、懒动的胖友，还有血压、血脂、血糖升高和吸烟的人群就很难避免了。对了，还有老大爷们，这些都是高发人群哦！看来，这种疾病并不偏爱女性啊！但是当女性绝经后，发病率就和男性相近了。

当处于怎样的情况下我会发出信号呢？当然是冠脉对我供血不足的时候啊！所以，当患者奔跑、发怒时，我就无法承受了！

那么，我会发出怎样的信号呢？在患者口中通常会被描述为：胸部出现被前后挤压的绞窄感、被绳索紧紧勒住的紧缩感，或是像胸口压着千斤重担的压迫感……是的，这些都是我发出的典型信号。**心绞痛可不一定是痛，"一动就闷"才是最可怕的。**因为，我病了，我在呼救！说起这个信号的威慑力，由于不同人对疼痛的耐受性不一样，因此，不同患者心绞痛发作时自觉轻重不一。总的来说，这个信号还是比我"放大招"时的"心肌梗死"要温柔得多，只会让你们感到一种轻至中度的不适，很少会使你处于大汗淋漓、濒临死亡、痛不欲生的程度。那么，信号通常会持续多长时间呢？**一般会持续3～5分钟，不会超过15分钟。**我想，这个时间足够你们重视我了吧！但是，如果是出现时间很长或者极为短暂的胸痛，就拜托你们好好想想其他疾病的信号吧。那人们该怎么做才能解救我呢？别跑了，兄弟！休息吧，让自己平静下来。当然，来点儿急救药也不错。记得一定要用硝酸甘油啊！因为这种药经舌下含服后可以迅速入血，让我能在1～2分钟内便不再痛苦。以上这些可都是我的切身感受，你们一定要记住哦。

好了，各位朋友，听"心脏"讲了这么多切身之痛，现在大家了解心绞痛了吧。其实，心绞痛的发作，就是心脏已经发生心肌缺血，向你发出的求救信号。所以，当发生类似症状时，请尽早到医院就诊，接受心内科医生的诊治，避免发生恶性的心脏事件。

发脾气？您的心率储备够吗

心血管内科　徐顺霖

压力大、烦恼多容易让人发脾气，但是如果你心率储备不好，可没有资格发脾气，否则心脑血管疾病就要找上门了。哈佛大学有一项很有趣的研究结果显示，人们每天发火 5 次以下是比较科学的。

究竟是不是这样呢？事实上，对于心血管疾病的低危人群还可以偶尔发发火，但对于高危人群就真的不能发火了。因为，频繁发怒会使其患病风险升高，这将成为人们患病的导火索，而暴脾气就是心脑血管疾病的"定时炸弹"。《欧洲心脏杂志》报道，愤怒后的两个小时为心脑血管发病高峰期，并且患心脏病的风险会增加 5 倍，患中风的风险会增加 3 倍。

这其实就是心血管的适应问题，可以用"心率储备"来加以解释。**发脾气后，人们如果在短时间内心跳能够恢复正常，说明这些人的调节能力好、心率储备良好，发脾气没有太大问题。但对于有些人，在爬楼后 2 小时仍会心慌不止，这就是心脏的心率储备不好的表现。**

✚ 什么是"心率储备"

有些人处于安静状态时，每分钟心跳 70 次，发脾气或者运动后，心跳会达到 120 次 /min，并出现心慌、胸闷，心率差距为 50 次 /min；有些人处于安静状态时心跳 70 次 /min，运动时心跳达到 180 次 /min，仍没什么感觉，经短时间休息，心跳就能恢复到 70 次 /min，心率差距为 110 次 /min，这些人心脏的心率储备功能就较好。

心态好、脾气好，可以舒缓压力；同时，舒缓的有氧运动也可以提高血管弹性、改善动脉硬化。运动时血压高、血流快，经常运动则会使心跳有力。运动时心跳快，安静时心跳慢，最快与最慢的差距越大，就越不容易"引爆"，这就是运动的好处。当然，我们不主张剧烈运动，尤其不主张中老年人进行无氧运动。

总之，心脏蹦跶得"与时俱进"就好，安静时需要慢，应激时可以快起来但却不会使人感到难受，能达到"静若处子，动若脱兔"的境界，就是好心脏！

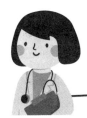

及时做检查，防范冠心病

心血管内科　徐昕晔

一年一度的体检过后，当您拿到体检报告，也许会看见报告上面显示"心电图异常""ST 段改变""T 波改变"等字样。此时，您是否会心中一紧，怀疑自己存在心肌缺血，担心自己得了冠心病呢？

下面，我们就简单地来聊一聊什么是冠心病，以及冠心病要如何检查。

冠心病的全称叫作"冠状动脉粥样硬化性心脏病"。顾名思义，就是冠状动脉出了问题，从而引起的心脏病。冠状动脉是给心脏供血的血管，因为它像一顶帽子一样包在心脏外表面，所以称其为"冠"状动脉。

冠状动脉最常见的问题是产生粥样硬化斑块，就像水垢堵塞水管一样，粥样硬化斑块会让血管腔变得狭窄，甚至完全堵塞。血管腔窄了，从血管中流过的血液就会减少，心肌细胞能够获得的血液也会随之减少，这种情况叫作心肌缺血。缺血的心肌细胞相当于随时都在饿着肚子，当需要心肌细胞使劲儿工作的时候，心肌细胞会更加饥饿，就会产生胸闷、胸痛等一系列症状，我们称之为心绞痛。

✚ 那么，需要通过哪些检查来确诊是否患上冠心病呢

1. 心电图

首先，我们来看一下心电图的意义。

其实，大多数心电图在冠心病的诊断过程中意义很小。报告中提到的诸如 ST 段改变、T 波改变等情况，大多数时候并不能直接作为心肌缺血的诊断依据。尤其是，如果患者在没有出现胸痛症状的时候做的心电图，诊断的意义就更小了。

那么，我们是否可以认为，心电图对于心肌缺血的诊断完全没有作用呢？这样说也是不对的。实际上，**心电图依然是诊断心肌缺血最为重要的一项检查**。只是我们在应用心电图进行冠心病诊断的时候，不能只根据某一张孤立的心电图做判断，而要注意看前后变化，要将有胸痛症状时和没有胸痛症状时做的心电图进行对比。如果二者存在明显的变化，对于冠心病的诊断价值就大大提高了。

2. 负荷心电图

除了常规的心电图检查，还有一种特殊的心电图检查，叫作"负荷心电图"。顾名思义，就是在给心脏增加负荷的同时，进行心电图检查，观察负荷前后心电图的变化。

常用的增加负荷的方法有两种，一种方式是增加患者的运动量，比如在跑步机上运动、蹬车等；另一种方式是使用一些特殊的药物。

在进行负荷试验的时候，我们不仅可以进行心电图的检查，还可以进行其他更为直观的影像学检查，其中比较具有代表性的是心肌核素检查。核素检查的原理可能不太好理解，简单地说，就是越健康的心肌细胞吞噬核素的能力就越高，所谓"身体倍儿棒，吃嘛嘛香"。

运动的时候，如果存在心肌缺血或心肌缺血加重，缺血部位的核素会更少，发射的信号也会更少，我们就可以判断出来。

虽然负荷试验属于门诊的常规检查，但在做这些检查的时候也有一些需要注意的地方。

首先，如果存在运动能力不足的情况，比如腿脚不便、站立步态不稳或是其他一些疾病可能会因为运动加重的情况，则不适宜进行负荷试验。另外，如果医生觉得心绞痛症状非常严重，由于负荷试验可能诱发一些不良事件，也不建议再进行负荷试验加以佐证。

上面讲的都属于一些判断是否存在心肌缺血的检查，我们称作"功能学"检查，对于是否存在血管的狭窄，只能起到间接的提示作用。

如果想要比较直观地了解自己的血管情况，比如到底是不是长了斑块、是不是存在血管狭窄的情况，则要进行一些"影像学"检查。

3. "影像学"检查

常用的检查方法包括：冠状动脉 CT 检查、冠状动脉造影检查。不论是 CT 检查还是冠脉造影，都需要在血管中注射造影剂，在 X 线下观察造影剂在血管中的填充情况，并以此判断血管的狭窄程度。

特别需要注意的是，虽然冠状动脉造影检查目前认为是判断冠状动脉病变的"金标准"。但是，检查过程中需要穿刺桡动脉或者股动脉，属于有创操作，检查时需要住院。

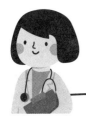

五大养心法宝，守护您的"心"

心血管内科　杨　捷

心脏就像一名忠实的守护者，一个成年人的心脏长度虽然只有约 15cm，重量也大约只有 350g，但它却要默默地为体重相当于它 200 倍的身体源源不断地输送血液，运送维持生命的能量。

心脏是整个血液循环中推动血液流动的泵。它由两房（左心房、右心房），两室（左心室、右心室），四扇门（二尖瓣、三尖瓣、主动脉瓣、肺动脉瓣）组建成。

心脏常常被形象地描述如下。

> 心脏偏左在胸腔，形状恰似桃子状。
>
> 里面只有四个腔，上为心房下为室。
>
> 左右不通上下通，动脉连室静连房。
>
> 房室动脉有瓣膜，血液倒流可预防。

心脏自身的营养完全由左冠状动脉和右冠状动脉供应，称为冠状循环。

这样能干又忠诚的它，有时也会有些小脾气。当它遇到高血压、高血脂、高血糖、吸烟、酗酒、熬夜、精神压力大时，就会保护自己。

首先，它会进行自我调节，加快或减慢频率去适应身体的变化。当超出它的调节能力时，它就会对我们发出警告信号，使冠状动脉循环血管供血明显减少，让我们感到胸前区疼痛或胸闷等不适，提醒我们需要关注它，并赶紧就医采取保护措施。因此，我们要警惕引起它不适的危险因素，这样它才会更加努力地为我们工作。

✚ 如何更好地守护它呢

第一，开心快乐每一天。做性格开朗、喜欢交往的人。美国研究人员经过 30 年的时间追踪研究发现，性格内向的男性较性格外向的男性死于心脏病的概率竟然要高出 50%，每天开怀一笑可以明显提高患者体内"好胆固醇"（高密度脂蛋白胆固醇）的水平，降低心脏病发作的风险。

第二，多吃全谷物食物。我国专家建议早餐食用一碗麦片粥，能够帮助降低患者体内的"坏胆固醇"（低密度脂蛋白胆固醇），每降低 1%，冠心病的死亡率就会降低 2%。

第三，多食红色果蔬。如西红柿、红苹果、红葡萄、红枣等红色果蔬，可以帮助我们获取具有极强抗氧化性的番茄红素、B 族维生素和铁元素等，这些营养元素不但可以保护细胞，还具有抗炎、增强记忆力和稳定情绪的作用。

第四，适量食用"护心食品"坚果类。可以吃一些榛子、核桃、杏仁等坚果，这些坚果脂肪酸含量极为丰富，能够调节血脂、降低胆固醇。

第五，强心、健体、快步走。我国心血管病专家介绍的护心法宝是每天坚持快走锻炼，可强心、健体。

心脏就像汽车的发动机，我们需要保养和爱护它，良好的护心行为与习惯能够让心脏长久地充满活力。

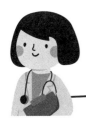

突如其来，中年人为何易猝死

心血管内科　张永珍

俗话说："40岁以前你找病，40岁以后病找你。"中年是人一生的顶峰时期，也是为社会作贡献的黄金时期。同时，中年人也承受着来自社会、工作和家庭的多重负担，责任重、压力大。

中年危机包括事业、健康和家庭3个层面，并且3种危机相互关联。由于心源性猝死常发生在"健康或貌似健康"的群体中，因此对于社会和家庭可造成灾难性的影响。

✚ 猝死前有没有什么预警症状呢

心源性猝死高峰发生在早上6点和中午，傍晚也是一个小高峰。有51%～79%的猝死者在猝死前两周内有预警症状，主要表现为胸痛、胸闷，其次是晕厥、心悸、流感样症状、腹部或其他部位不适，这些症状93%发生在猝死前24小时内。因人们忽视这些症状，至少有2/3的患者未及时就医。此外，还有21%～49%的猝死患者发病前并没有预警症状，这是最可怕的。

✚ 看上去身强体壮的中年人，为什么会发生猝死呢

引发中年人心源性猝死的病因主要包括两类。

第一类原因是器质性心脏病，即心脏的结构发生了病变。在冠状动脉疾病中，早发冠心病是中年心源性猝死的最常见原因，占75%～80%。所谓"早发"，即主要发生于小于55岁男性及小于65岁女性的冠心病，其主要元凶是动脉粥样硬化。

首先，多种不良因素日积月累促发冠脉内的动脉粥样硬化斑块，形成管腔不同程度的狭窄，狭窄＜70%时可无胸痛等症状，没有预警，虽貌似健康，其实已经埋下了隐患。

这些不良因素有：不健康的生活方式，如胡吃海喝、烟酒过度、应酬多、生活不规律、过度劳累、熬夜多、运动少；冠心病危险因素，如吸烟（包括二手烟、三手烟）、"三高"、超重或肥胖，情绪易于激动、焦虑和抑郁，空气污染（PM2.5浓度过

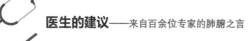

高）等。

其次，若稳定的斑块在某些因素的作用下变为不稳定斑块，斑块上面形成血块（也叫血栓），堵塞心脏血管，有可能发生心源性猝死。

这些因素包括：晨起 6 时至 12 时交感神经活动增加；饱餐，特别是进食大量脂肪后；剧烈运动、情绪过于激动、血压剧升或用力大便时。

其他器质性心脏病还有心肌疾病、瓣膜病和主动脉疾病。

第二类原因是非器质性心脏病。如离子通道病导致的心律失常，不活动的人突然剧烈运动，抑郁、焦虑、不善社交和突发精神或经济应激等。

✚ 中年人如何保护心脑血管健康，预防心源性猝死

首先，要改变不健康的生活方式。吸烟、不运动、熬夜过劳、胡吃海喝是中年心源性猝死的四重奏；其次，重视体检。80% 的中年人总认为自己没有病，不参加年度体检或去医院；再次，控制危险因素。中年人有一个误区是患了"三高"不愿用药，怕终生离不开药。其实改变不良健康生活方式是基础，效果不佳时必须加用药物。

另外，重视胸痛或胸闷症状，尤其在活动时。应注意新出现的不适或原来的不适是否加重，如有异常，应及时就医。如家族内有心源性猝死的患者，亲属应及时进行检查。

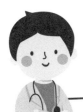

心肌梗死以后还能不能运动

心血管内科　任　川

这几天，70岁的王大爷犯了难，他的老伴和儿子因为他患心肌梗死之后进行运动问题起了争执。

老伴说："你爸的心脏都坏了，怎么还能运动呢？得好好养着！"

儿子说："生命在于运动，怎么能不运动呢？想怎么运动就怎么运动！"

王大爷该听谁的呢？接下来我们就来聊聊心肌梗死以后"动"还是"不动"的问题！

➕ 什么是心肌梗死

我们的心脏就像汽车的发动机一样给全身的各个器官输送氧和养料，但心脏本身也是需要氧和养料的。给心脏供养的血管叫作冠状动脉，当某一支冠状动脉发生问题甚至堵塞以后，它所负责供养的部分心肌细胞就会出现坏死，这就像灌溉稻田的河流堵塞以后，得不到河水滋润，禾苗就会干枯一样。

坏死的心肌细胞会逐渐变成瘢痕，就如同在心脏上结了一个疤，但是其他心肌细胞仍然还在工作，因而王大爷的老伴说的心肌梗死以后不能再运动的说法是不对的。

实际上，心肌梗死以后进行适当的运动不仅不会对身体造成损害，而且还会有很多益处。适当的运动可以减少长期卧床造成的不利影响，改善心肌供血，提高心脏的储备能力；减少病死率；减少心绞痛的发作和冠脉事件的复发；提高运动能力，改善患者的生活质量；改善患者的身心状态，提高患者对生活和机体康复的信心，显著改善患者对自身生活质量的感觉；控制冠心病相关的危险因素，比如高血压、高血糖、高血脂、肥胖等；延缓冠心病的发展进程；减少患者再住院，并可缩短住院时间、降低治疗费用。

➕ 心肌梗死以后如何运动

王大爷儿子说："想怎么运动就怎么运动！"这种说法是对的吗？其实不完全对，运动不可以随心所欲。

只有适当的运动才是有益的，这就要求采取适当的运动方式、适当的运动强度，并注意适当的运动时间和频率。

✚ 那么，怎样来确定每个人的运动属于"适当"的呢

这就要求每个患者要有一个"私人定制"的运动处方。运动处方的制订需要确定以下几点。

1. 运动的方式

推荐以有氧运动为主，比如步行、踏车、游泳等，可以根据自己的爱好选择合适的、能长期坚持的运动方式。

2. 运动的强度

需要心脏康复室的医生根据患者心肺运动试验的结果来确定，通常会以"目标心率"（即运动中需要达到的心率范围）来确定。患者可以选择通过自数脉搏或者使用电子设备（心率表或者心率带）来监测自己在运动中的心率。

3. 运动的时长

遵循循序渐进的方式，没有运动习惯的患者可以从每次 5 ~ 10 分钟开始，有运动习惯的患者可以每次持续运动 20 ~ 30 分钟。

4. 运动的频率

每日都有运动最佳，至少每周有 3 ~ 5 次以上的运动。

（1）运动的时间和着装：选择在下午或餐前、餐后 2 小时运动为宜。应穿着宽松、舒适、透气、吸水性好的衣服。

（2）运动前：要有 5 ~ 10 分钟热身运动，运动后不要突然停止运动，要逐渐停止，有 5 ~ 10 分钟的放松运动。

（3）运动中：不宜大量饮水，避免增加心脏和胃的负担。

（4）运动后：不要立即用热水洗澡，以防因血管扩张而出现头晕、恶心。运动停止后先用毛巾擦干汗水，有助于消除疲劳或防止感冒，休息 15 分钟后洗澡。

运动处方并非一成不变，需要定期加以调整。

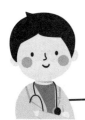

大夫，我的支架能用多久

介入血管外科　冯琦琛

老张是一位 50 多岁的患者，因为下肢动脉粥样硬化闭塞症来到介入血管外科治疗。经过对其病情的分析，医生为他制订了"下肢动脉成型、下肢动脉支架植入术"的手术方案。在术前谈话过程中，医生把从头到脚的风险跟患者及家属进行了再三沟通。可老张反复问大夫的只有一个问题："大夫，我的这个支架能用多久？"

"支架能用多久？"这是 90% 以上需要植入支架的患者都问过的问题，也是每一位已经植入支架的患者最关心的问题。今天在这里，我就和大家聊聊这个事儿。

"支架能用多久"这种问法是不严谨的。试想一下，当你买电视时问售货员"电视能用多久"，其实是在关心电视的寿命。所以，"支架能用多久"是不是直接和支架的寿命相等同呢？当然不是！针对"支架能用多久"，我们分为以下 3 种情况和大家细细聊。

➕ 支架本身正常结构所维持的时间

通俗地说，就是指支架多久会坏。这其实是和"电视能用多久"的概念是类似的。支架的寿命和支架的材质、结构、工艺、植入部位及所受应力等因素有关。其主要表现为支架断裂或其他形式的支架正常结构被破坏。以股浅动脉（属于下肢动脉）支架为例，有统计显示，其 1 年内断裂发生率在 2%～18% 之间。这种情况可以看作和支架"质量"原因有关的支架寿命问题。而在大多数情况下，支架作为一种金属合金，它的"寿命"会是相当长的。那么，接下来的就是第二种情况了。

➕ 在支架正常结构没有被破坏的情况下，支架无法起到支撑作用

这种情况最常见于消化道支架以及大血管扩张性疾病所植入的支架。由于重力作用及消化道自身蠕动或大动脉搏动，支架不能持久地维持于病变部位，会出现支架移位，甚至脱落。这种情况的发生主要和病变原因、梗阻部位及病变周围情况有关。一旦出现这种情况，消化道梗阻的症状大多会重新出现，而对于大动脉则可能会引起更严重的并发症。

✚ 支架内再狭窄（闭塞）

大多数患者所关心的"支架能用多久"其实指的是这种情况。但这种情况和支架本身的关系并不大，而主要是和病变原因、部位、范围，患者年龄，合并疾病及生活习惯有关。

从理论上说，由于支架对于身体来说是异物，即使生物兼容性再好，身体对它也会产生"排异"反应，因此支架部位组织的增生是必然的；其次，因为支架的治疗原理仅是机械性的支撑狭窄，而造成狭窄的病因不能通过支架植入而去除，因此随着病情的进展，支架内依然会发生再狭窄（闭塞）。所以说，支架植入术后的再狭窄是必然的，只是时间长短的问题。

笼统地说，多数情况下，血管内支架 5 年的再狭窄率在 20%～50%；管径越大、血流越快的部位，其再狭窄率就会越低。消化道支架（包括胃肠道和胆道）多数是恶性肿瘤晚期的一种姑息治疗方式，其长期的再狭窄率相对于疾病的进展和预期寿命而言，意义相对较小。

对于"支架能用多久"的问题，医学家、生物工程学家、材料学家及药学家等一直在不断地努力着。各种材质的支架、药物涂层支架、可吸收支架的研究一直没有停止。我们相信，在不久的将来，"支架能用多久"将不再是患者最关心的问题。

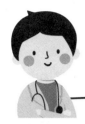

放了支架就得一辈子吃药吗

介入血管外科　冯琦琛

以下是一位患者的经历……

赵大娘因为肾动脉狭窄来北医三院介入血管外科门诊就诊。医生经仔细询问后得知，患有高血压的她，5 年前发现存在肾动脉狭窄。当年刚确诊的时候，大夫就建议她做肾动脉支架手术，可她一直没做，直到现在出现肾功能异常才再来看医生。

赵大娘当年执意不放支架是担心放了支架就得一辈子吃药。不止赵大娘，很多需要植入动脉支架的患者都坚信：一旦放了支架就一辈子离不开"抗支架排异"的药物。这是一件多么可怕的事呀！但事实真的如此吗？

当然不是！

✚ 术后需要吃什么药，服用的真的是抗排异药吗

当然不是！抗排异药是用来抑制人体免疫系统的药，而"动脉支架植入术后"需要吃的药通常情况下有两类：①抗血小板聚集药；②他汀类药。这两类药是没有抑制人体免疫系统作用的。抗血小板聚集药物的代表有阿司匹林、氯吡格雷（波立维）等；他汀类药物的代表有普伐他汀、辛伐他汀、瑞舒伐他汀等。

✚ 服用这些药的意义是什么

要想说明吃这些药的意义，得先说说动脉粥样硬化是怎么发生的。简单地说，动脉硬化的发生是由于血液中的坏东西（比如过多的血糖、血脂等）对血管内皮造成了破坏，而破坏了的血管内皮使得血小板在上面聚集。胆固醇和血小板在血管壁上的堆积，就形成了堵塞血管的斑块。

所以，抗血小板聚集药物的作用，就是抑制血小板过度聚集；他汀类药物的作用就是降低血脂，减少血管和胆固醇的反应。两者共同作用就是为了防止血管内斑块的形成，稳定已经形成的斑块，减缓动脉硬化、狭窄的进展。

➕ 为什么动脉支架植入术后就要吃这些药呢

其实，这种说法本身就是错误的。

第一，服用稳定斑块的药物是动脉粥样硬化闭塞症的首选治疗方式，也就是说一旦被诊断为"动脉粥样硬化闭塞症"，无论是否植入支架，均需长期服药。

第二，大多数需要实施动脉支架植入术的患者，都是在动脉粥样硬化闭塞症的基础上发生了影响血流动力学的血管病变，因此稳定斑块是终生的治疗原则。

第三，动脉支架植入后，支架本身在一段时间内（大约半年）会加重对局部血管壁的刺激，因此同样需要抗血小板聚集药物和他汀类药物的治疗。

所以说，长期服药的原因并不是因为放支架，而是因为动脉粥样硬化闭塞症，只不过有些患者是在需要植入支架的时候才知道自己患有动脉粥样硬化闭塞症并开始服药的。

➕ 动脉里放了支架以后，药到底该怎么吃

1. 双联抗血小板聚集治疗

与没有植入动脉支架的动脉粥样硬化闭塞症患者相比，在冠状动脉、颅内动脉、颈动脉及内脏动脉植入支架后，患者在服用他汀类药物的同时，需要同时服用两种抗血小板聚集药物。原则上，半年后可停用一种抗血小板聚集药物。

2. 他汀类药物的使用

对于外周动脉，支架植入半年后，如果血脂能够长期控制在目标范围且停药后无反弹，可考虑停药，但仍需规律监测血脂。

对于一些非动脉硬化原因引起的需要植入支架的主动脉疾病患者，支架植入一段时间后可完全停用抗血小板聚集药物。

综上所述，动脉支架植入不是终生服药的原因；动脉支架植入后合理地用药对于预防支架再狭窄、有效控制原发病有着重要的意义；支架植入是重建正常血流的有效手段，必须"该出手时就出手"！

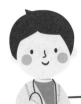

胸痛、憋气……别只想着心肌梗死

介入血管外科　冯琦琛

王先生 50 多岁，两周前因为崴了脚，一直在家歇着，这两天觉得脚好了，早上就多遛了一会儿弯，结果回到家就觉得胸闷、胸痛、憋气。王先生怕自己是心肌缺血，便自行吃了速效救心丸、硝酸甘油、阿司匹林，结果症状却越来越重，于是来到北医三院急诊。医生在排除冠心病的同时，很快确诊了病因——肺栓塞！通过介入取栓、溶栓，患者的症状很快消失，最终痊愈出院。

这个就诊过程虽感觉轻描淡写，但是肺栓塞这个病其实凶险至极！对于很多医生，尤其对于外科医生来说，肺栓塞就像是个"地雷"，不知何时就可能踩上。以至于在医生当中都有人提出这样的问题："肺栓塞能治吗？"今天，我们就来拆拆肺栓塞这个"雷"。

➕ 什么是肺栓塞

肺栓塞就是血栓堵住了肺动脉。那么，血栓是从哪里来的呢？大多数情况下，肺动脉的血栓来自静脉系统血栓的脱落。血栓顺静脉血流回流至心脏，再从心脏流入肺动脉。其中以源于下肢静脉的血栓最为多见，但也可以因上肢静脉血栓或盆腔静脉血栓脱落造成；还有一种情况，是因长于静脉系统的肿瘤（我们叫它瘤栓）脱落造成的。

➕ 肺栓塞到底有多严重

前面说过，肺栓塞凶险至极，是一种致死性疾病。为什么这么说呢？因为肺循环和体循环的解剖生理特点存在很大不同。如果体动脉（就是我们平时所说的动脉）发生栓塞，造成的直接结果是被堵塞的器官本身缺血坏死。后续的病理、生理过程也会是因为这个坏死的器官引起的。换句话说，如果体动脉堵塞的器官不是那么重要，可能后果也没那么严重。

但是，肺动脉一旦堵塞，就会出现两方面要命的结果。

1. 因肺动脉离心脏很近，血容量也比体动脉少得多，一旦堵塞，心脏里的血液就很难再泵到肺动脉里，心脏内压力急剧升高，心脏会迅速发生衰竭，直接导致患者突

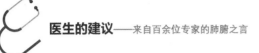

然死亡（猝死）。

2. 肺动脉一旦堵塞，会使血液不能流入肺泡，无法完成气体交换，血液中氧气含量会急剧下降，导致呼吸功能衰竭。通俗地说，就是人很快会被憋死。

✚ 肺栓塞到底能不能治

基于肺栓塞的病理、生理过程，确实有一些高危肺栓塞患者会因巨大血栓完全阻塞肺动脉血流而导致猝死。但这些患者如果能在发病时即刻得到正规、有效的抢救，就可能会有少数患者幸免于死亡。

而对于多数肺栓塞患者来说，血栓多以首先堵塞分支肺动脉或是不完全堵死所有肺动脉为主，但随着血栓的进一步进展，血栓会越长越大，以至于阻塞整个肺动脉的血流。

因此，尽早确诊已经对心脏功能、呼吸功能造成严重影响的肺栓塞，同时迅速、直接地通过药物溶栓、介入取栓等方法清除血栓，恢复心肺功能，对于挽救生命至关重要；对于更小的、对心肺功能影响不大的血栓，我们要积极抗凝，阻止血栓进一步发展。

现在如果能够尽早地明确诊断，经过正确、积极的治疗，肺栓塞的病死率就可以得到大幅度降低。

✚ 哪些症状需要警惕肺栓塞的发生

肺栓塞一旦发生，当务之急就是迅速诊断。因此我们必须先知道肺栓塞的症状——多数患者的症状为突然出现，表现为活动后突发胸闷、憋气、胸痛、心悸等症状；严重者首发症状为突发意识丧失甚至猝死；而少数患者表现为逐渐加重的胸闷、憋气、胸痛等。

所有这些症状都极易与急性冠脉综合征（通俗地说就是冠心病、心肌梗死）相混淆。因此，知道在哪些情况下要迅速想到肺栓塞（容易发生肺栓塞的情况）非常必要。

1. 长期不动造成下肢静脉血栓形成

比如久坐、久卧，乘坐长途汽车、飞机等，因下肢血流减慢，很容易形成静脉血栓，如果这时出现上述症状，应立即想到肺栓塞的可能。

2. 手术和/或外伤后（无论什么程度都要警惕）

手术和/或外伤后，由于身体的出血与凝血平衡被打破、长时间制动造成血液流动减慢、身体摄入水分减少造成血液浓缩、血管内皮本身损伤（可以是很小的血管）激活凝血系统等原因，造成深静脉血栓形成。一旦患者活动导致血栓脱落，就会引发肺栓塞。本文开头的病历就属于这种情况。

而且我们经常遇到一些患者，很大的手术已经顺利完成，术后功能恢复良好，但患者刚一下床就造成血栓脱落而猝死于肺栓塞（这就是外科大夫把它看作"地雷"的原因）。因此，外伤和/或手术后的患者，活动后突发上述症状的要高度怀疑肺栓塞。

3. 合并其他导致高凝状态疾病的患者

对于合并肿瘤、免疫系统疾病、肾病等疾病的患者，随时都有形成静脉血栓、血栓脱落堵塞肺动脉的可能。

所以，对于合并上述全身疾病的患者，如出现相应症状，也要想到肺栓塞的可能。

➕ 如何预防肺栓塞

发生肺栓塞后虽然有进一步治疗的方法，但这个病毕竟属于非常凶险的一类。因此，最重要的还是预防。

预防肺栓塞的根本是预防静脉血栓形成。所以，**对于正常人而言，预防静脉血栓形成的最佳方法就是避免长期不动。如果因为外伤、手术等原因无法主动活动，应在没有形成静脉血栓时加强被动活动（按摩或被动屈伸关节等），以加速血液流动。需要注意的是，一旦发现静脉血栓已经形成，就必须注意禁止活动（包括主动运动和被动运动），以防血栓脱落至肺动脉**；同时，要严格进行规律抗凝治疗，防止血栓进一步发展。如果患者病情不允许抗凝或者抗凝治疗过程中仍发生肺栓塞的，医生就要在血栓回流到心脏的必经之路上放置一个滤器，阻挡住流向肺动脉的血栓。

说了这么多，衷心地希望大家能够正确认识肺栓塞。还是那句老话：对待肺栓塞要做到早预防、早发现、早治疗！介入血管外科作为患者的坚强后盾，我们会把肺栓塞的危害降到最低！

呼吸系统

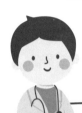

流感疫苗该打不该打

感染疾病科　李晓光

家长们应该都收到过来自孩子学校下发的"流感疫苗免费接种知情同意书"，这让一些家长对于孩子是否需要打流感疫苗陷入纠结中……下面就针对家长们的种种顾虑和可能存在的误区，为大家答疑解惑。

✚ 误区一：身体很健康，没必要打疫苗，而且得病还能提高自身免疫功能

流感病毒相较普通感冒而言不是小麻烦，人群普遍易感，健康人也同样会中招，其主要表现为高热、头痛、全身酸痛等症状。流感病毒传染性强、危害大，引发病毒性肺炎、继发细菌性肺炎、呼吸衰竭及心肌炎等并发症的风险也会增加，想通过感染流感病毒提高免疫力很有可能得不偿失。

就算自身健康也要为身边人考虑。如果家里有老人、儿童及经常出入公共场所或接触体弱多病者，都有可能把流感病毒传染给他人。

✚ 误区二：打了流感疫苗还得感冒，打疫苗根本没有用

对于这个问题，我们要具体情况具体分析。首先，除了流感病毒外，还有很多病毒也会引起发热、咳嗽等感冒症状，比如鼻病毒、腺病毒、冠状病毒等。

首先，我们要区分自己得的是流感还是普通感冒。相较而言，流感的全身症状更严重，而普通感冒则以咽痛、流涕、咳嗽、咳痰等呼吸道症状更明显；其次，流感疫苗的保护率的确不是 100%，但是打过疫苗后再得流感的临床表现常常相对较轻，发生肺炎等

严重并发症的概率也比没打疫苗小很多，而得流感最让人害怕的正是这些严重的并发症。

➕ 误区三：流感病毒变异快，疫苗计划赶不上变化

季节性流感主要发生在冬季，但是实际上北半球从 10 月到次年 3 月，南半球从 4 月到 9 月都属于季节性流感高发时段。因为流感病毒不断变异，世界卫生组织（WHO）为此建立了全球流感监测及应对系统（GISRS）。北京大学第三医院感染疾病科也作为中国流感监测的哨点单位，每天都为全国乃至全球流感监测工作默默奉献着。

每年，WHO 推荐的疫苗都包含两种甲型（A1 型、A3 型），1~2 种乙型病毒株（BV 型、BY 型），大部分能够与当年流行病毒株匹配。2017 年，我国市场上使用的是三价流感疫苗，与 2017—2018 年我国流感优势毒株 BY 型不匹配，导致了流感疫苗的保护效果受到影响。令人鼓舞的是，2018 年 6 月，我国首个四价流感疫苗获批上市，除普通三价流感疫苗的 H1、H3、BV 型病毒外，还包含 BY 型流感病毒，将对防控季节性流感发挥重要作用。

关于病毒变异问题，我国学者的研究显示，当疫苗株与流行株不完全匹配时，仍可提供一定的预防保护，疫苗仍然有一定效力。

➕ 哪些人需要优先接种流感疫苗？接种后又可能有什么不良反应

♥ 问题一：孕妇能打流感疫苗吗

孕妇一旦感染流感病毒，发展成重症流感的风险高，国内外都推荐孕妇接种流感疫苗。《中国流感疫苗预防接种技术指南（2020—2021）》（以下简称《指南》）明确指出：孕妇在妊娠任何阶段均应接种流感疫苗。这不但对准妈妈有所保护，也有利于婴儿出生后在短期内预防流感。

但是，目前一些流感疫苗的中文说明书没有及时更新，与《指南》不一致，医务人员和患者需要充分知情，审慎决定。

♥ 问题二：儿童打疫苗有年龄限制吗

接种流感疫苗的年龄下限是 6 月龄，如果您家有不满半岁的宝宝，则看护者和家庭成员都要接种疫苗，以防将病毒传染给孩子。对于 6 月龄到 5 岁的儿童，属于流感

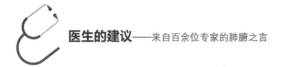

高危人群，应优先推荐接种。

♥ 问题三：老年人打疫苗有用吗

60岁以上的老人，患流感后死亡风险高，是流感疫苗接种的重要目标人群。虽然研究显示，疫苗在老年人中的效果可能不如年轻人，但目前疫苗仍然是保护老年人免于患流感最有效的手段。

♥ 问题四：体弱多病的人打不打呢

推荐将存在以下慢性基础疾病的患者作为优先接种对象。

（1）呼吸系统疾病（哮喘、慢性支气管炎和肺气肿、其他肺部疾病）。

（2）心脏病（动脉粥样硬化性心脏病、心肌病、慢性充血性心力衰竭、先天性心脏病）。

（3）神经发育障碍（脑瘫、肌肉营养不良、认知障碍）。

（4）代谢性疾病（糖尿病）。

（5）免疫功能障碍（艾滋病病毒感染者、化疗患者、使用免疫抑制剂的器官移植患者、进行慢性皮质激素治疗患者）。

（6）采用透析治疗的慢性肾功能不全。

（7）慢性肝病（特别是肝硬化）。

（8）病态肥胖。

（9）血液系统疾病（镰状细胞性贫血、地中海贫血）。

（10）长期服用阿司匹林的青少年（患流感后有发生 Reye's 综合征的风险）。慢性病不限于此，只是上述所列为"优先级"，其他慢性病患者根据个人情况，也可接种疫苗。

♥ 问题五：哪些特殊职业应该优先接种

医务人员是流感疫苗接种的优先人群，对于这一群体来说，接种流感疫苗不仅可以保护自身、保护家人，更能保护患者，维持医疗服务工作的正常运转。其他职业，如养老机构看护人员、教师、公共场所服务员，也应当积极接种流感疫苗。

♥ 问题六：什么人不适合接种

对鸡蛋或疫苗中任一成分过敏者不宜接种流感疫苗；伴或不伴发热的轻中度急性

疾病患者，建议等症状消退后再接种；上次接种后 6 周内出现格林巴利综合征，虽无需禁忌，但需特别注意。

❤ 问题七：流感疫苗有哪些不良反应

我国批准上市的流感疫苗都是三价灭活流感疫苗（IIV3）、四价灭活流感疫苗（IIV4）和三价减毒活疫苗（LAIV3），可以出现注射部位一过性局部红肿硬结、疼痛，全身反应如发热、头晕头痛、乏力、恶心呕吐、腹痛腹泻等，程度都比较轻微。

速发型超敏反应可有全身表现，如出现荨麻疹、喘鸣、呼吸困难、血压下降、休克及口腔、舌头和咽喉水肿等症状，也可症状轻微，如眼睛发红、声音嘶哑。接种流感疫苗出现全身过敏反应很罕见。

总之，流感疫苗是预防流感最有效的方法，从个人健康、家人健康和群体健康的角度出发，都提倡接种流感疫苗，当然也要医生指导、因人而异。

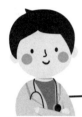

流感来袭，看一线医生的 3000 字干货

感染疾病科　梁京津

每年冬天，流感都会袭击人类。作为流感防控一线的发热门诊医生，当急诊量成倍上涨的时候，我们就知道流感来了。于是，加派人手、增加班次是我们的常规部署，并不新鲜。

我发现，大家虽然对流感这个词并不陌生，但是对这个病还是有很多的疑问，希望大家能够更多地了解流感的防治知识，以便在流感季节更快更好地配合医生进行诊治，减少流感传播。

➕ 各型流感有什么区别

流感是流行性感冒的简称，它是由流感病毒引起的具有较强传染性的呼吸道疾病。流感分成甲型、乙型、丙型 3 型，其中甲型流感最重，传染性最强；乙型流感传染性和严重性次之；丙型流感症状最轻，传染性最弱。甲型流感又可以分成 H1N1、H3N2、H5N7、H7N9 等很多亚型，各亚型的传染性和严重性各不相同。医院做的流感检测只能查出是甲型流感，至于具体是哪种亚型我们就查不到了，疾病预防控制中心会定期采集患者标本做亚型分析。

每年流行的流感分型都不太一样，往年甲型流感高峰多在 11～12 月，乙型流感高峰多在 1～2 月，而 2017 年至 2018 年冬春甲型流感和乙型流感同时来袭，所以比往年显得更加猛烈。

因为流感病毒分型甚多，而且容易变异，所以一个人可以多次罹患流感。因此，流感疫苗年年都要打，即使得过流感也要注意戴口罩预防。而禽流感（H5N7、H7N9 等）虽然很严重，但其本身人与人间的传染性比较弱，最近没有流行，如果您近期没有活禽的接触史，暂时不用担心。

➕ 患了流感有什么表现

流感是由呼吸道传播和感染的，多表现为呼吸道症状，包括鼻塞、流涕、咽干、咽痒、咽痛、咳嗽、咳痰等。

　　流感最主要的表现是发热，一般体温都在 38.5℃以上的高热。不过，一些乙型流感的患者、免疫力比较差的患者以及既往打过疫苗或发热早期的患者可能表现为低热。流感还有一个特点就是全身症状比较重，包括头晕、头痛、全身酸痛、乏力等，甚至有的患者没有咽痛、咳嗽这些呼吸道症状，只有全身酸痛、头痛这些表现。还有少数的患者表现为胃肠型流感，以恶心、呕吐、腹泻等表现就诊。所以，即使您没有呼吸道症状，医生也有可能要为您做流感的筛查。

✚ 流感有什么风险

　　流感最常见的并发症是肺炎，如果患者咳嗽很厉害，或者医生听诊发现肺部有啰音，就会建议患者拍个胸片明确是否患有肺炎。如果明确诊断为流感病毒肺炎，会建议患者尽早服用奥司他韦等抗病毒药。必要的时候，医生还会建议您将奥司他韦剂量加倍来治疗肺炎。

　　当然，绝大多数流感肺炎是可以顺利治愈的，只是有少数重症肺炎的患者可能危及生命，这些人多表现为明显的喘憋、呼吸困难，查血氧饱和度下降，胸片显示肺炎面积大或短时间内进展快，医生会建议您住院观察或到专门的传染病医院进一步治疗。

✚ 流感如何诊断

　　现在医院可以为发热患者做流感快速检测，用棉签从鼻腔取点分泌物，等上 10 ~ 15 分钟就可以出结果了。当然，取分泌物的时候可能有点疼、有点痒、有点酸，就像吃芥末的感觉，但您放心，这不会对您造成什么伤害的。

　　不过，这个流感快速检测也不是绝对的，有些时候也会有假阴性可能，也就是您明明感染了流感，但没有查出来。这可能与采样的深度、发病的时间和用药等有关，必要时，医生可能也会建议您重复检测或经验性抗流感治疗。

✚ 流感和普通感冒发热有什么区别

　　流感有以下几个特点。

　　1. 流感的传染性比较强，所以明确流感的诊断有利于指导您进行隔离，避免传染给周围人。

　　2. 流感属于病毒感染，和"嗓子发炎""扁桃体化脓"等不一样，是要用抗病毒药治疗的。而大家常用的青霉素、阿莫西林、头孢类、阿奇霉素等都是杀细菌的药，对病毒没效果。

3. 流感症状比一般的病毒性感冒症状更重，发热程度更高，病程更长，明确诊断有利于判断预后。

4. 流感有相对特效的抗病毒药，如奥司他韦、帕拉米韦等，而这些药只对流感病毒有效，对其他病毒没什么效果。所以，这些药不是对所有病毒性感冒患者都有效。

✚ 得了流感如何治疗

1. 特效药

流感有相对特效的抗病毒药，有口服的奥司他韦，或静脉注射用的帕拉米韦。这些药物可以阻断病毒的复制、缩短病程，一般用药 2～3 天体温就可以明显下降了。阻断病毒复制，也就是在病毒 1 个变 2 个、2 个变 4 个的繁殖阶段，它的效果最好，所以在发病 48 小时之内、越早用药效果越好。口服的奥司他韦 5 天一个疗程，建议患者即使体温正常，也要听从接诊医生的建议，把 5 天的药全部用完，减少流感病毒耐药的概率。

2. 不用药

流感虽然比一般的病毒性感冒重，但它也跟大多数病毒一样，具有自限性——也就是病毒越繁殖、毒力越低，一般 1 周左右，病毒可以自动清除，流感可以不治而愈。即使没用特效的抗病毒药，轻症流感患者多饮水、多休息，增加自己的抵抗力，也可以把流感"扛"过去，这个过程一般不超过 1 周。但对于成年人来说，持续高热不退，或出现呼吸快以及呼吸不畅，胸腹部疼痛不适，突然头晕、昏迷，剧烈或持续性呕吐，或者流感症状好转后再次发热或咳嗽，这个时候应该及时就诊。对于一些特殊群体，如孕妇、儿童、65 岁以上的老人及有慢性疾病的人，也应及时就医。

3. 感冒药

无论流感患者是否用特效的抗病毒药，在体温正常之前都可以用一些退热药、感冒药及其他的对症药物来改善症状。但是这些药物只能在药物起效的 4～8 小时内改善症状，并不能清除病毒和缩短病程，药效过了可能还会发热，这并不是病情反复。患者可以根据需要 6～8 小时重复用药。

4. 中成药

葛根芩连丸、蓝芩口服液、双黄连、清开灵、板蓝根、金花清感颗粒、连花清瘟胶囊等中成药都有一定的抗病毒作用，可以改善症状、调节免疫力等。

5. 消炎药

很多患者因为流感发热，就要求"打针""输液"，而流感是一种病毒，我们平常输液使用的药物大多数是抗生素，对流感是没用的。我所以不建议大家一发热就使用抗生素。

➕ 流感应如何预防

我们接诊的流感患者中，大多数患者都有与发热患者接触史，**建议大家在流感季节要注意以下防护：①减少外出和进入公共场所的机会；②照顾和接触发热的家人、同学、同事时应佩戴好口罩；③注意休息，多饮水；④经常开窗、通风。**

如果您是一个流感患者，为了避免传染给周围的人，建议您暂时做好隔离，并注意定期开窗通风。

流感是一种呼吸道传染病，说话、咳嗽、打喷嚏等途径传染性最强，所以请流感患者在咳嗽、打喷嚏时用卫生纸捂好，不要对着人，到公共区域时佩戴口罩。流感疫苗可以很好地预防流感，疾控中心每年都会根据预测的流感流行株制订疫苗，所以流感疫苗只在当年有效，要每年都打，而且要在流感季节前 1～2 个月注射。

对于流感患者的密切接触者，建议您多休息、多饮水，提高免疫力，一旦发病，可以尽早应用奥司他韦治疗。葛根芩连丸、蓝芩口服液、双黄连、清开灵、板蓝根、金花清感颗粒、连花清瘟胶囊等中成药有一定预防流感的作用，密切接触流感患者的人可以选择性服用一些。

总之，流感年年有，冬春特别多，出门戴口罩，得病多休息。

我国每分钟有 2.5 人死于慢性阻塞性肺疾病

呼吸内科　陈亚红

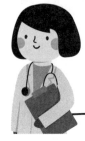

2018 年中国成人肺部健康研究（CPHS）对 10 个省市 50991 名 20 岁以上的人群调查显示，20 岁及以上成人的慢性阻塞性肺疾病（以下简称慢阻肺）患病率为 8.6%，40 岁以上则高达 13.7%，首次明确我国慢阻肺患者人数近 1 亿，慢阻肺已经成为与高血压、糖尿病"等量齐观"的慢性疾病，构成重大疾病负担。随着发展中国家吸烟率的升高和高收入国家老龄化加剧，预计慢阻肺的发病率在未来 40 年仍会继续上升，至 2060 年可能每年有超过 540 万人死于慢阻肺及其相关疾病。

慢阻肺被称为"沉默的杀手"，早期的咳、痰、喘症状易被患者忽视，确诊时已造成较重危害；同时，不能坚持治疗也是导致慢阻肺急性加重、病情反复的重要原因，对患者生命健康造成严重威胁。

✚ 您身边有这样的人吗

王大爷，61 岁，退休职工。十余年来在秋末冬初或春季受凉后易出现咳嗽、咳痰等症状，每次发作持续约 1~2 个月，每年发作 2~3 次，经治疗后可有所缓解。近两年常感到劳累后胸闷气短，进行性加重。两天前咳嗽加重，痰量增加，呼吸困难，无法上下楼梯或外出散步。30 年吸烟史，每天 1 包。

✚ 慢阻肺与"老慢支"有什么关系

慢阻肺是一种可导致患者呼吸功能逐渐下降的慢性肺部疾病，多发于 40 岁以上，尤其是老年人。表现为长期反复咳嗽、咳痰、呼吸困难，病情反复导致急性加重，出现多种合并疾病。日常生活中，大家可能对慢阻肺比较陌生，但对"老慢支"（学名为慢性支气管炎）比较熟悉。慢性支气管炎表现为慢性咳嗽、咳痰，而肺气肿主要表现为活动后气短。二者会在同一个患者身上发生，如果存在持续肺功能下降，则属于慢阻肺的范畴。

✚ 哪些人容易得慢阻肺

吸烟是引起慢阻肺最重要的危险因素。接触职业性的粉尘或化学物质，农村地区生物燃料（如煤、柴草等）的长期使用、被动吸烟、室内外空气污染等都是引发慢阻肺的高危因素。

✚ 如何知道自己患有慢阻肺

可通过 5 个简单的呼吸状况评估问卷对慢阻肺进行初筛。一旦出现长期的呼吸困难、慢性咳嗽、咳痰或气喘等症状，特别是有长期吸烟史以及其他危险因素接触史的人群，应考虑慢阻肺并及时去医院就诊，做胸部影像学和肺功能等检查。

医生会根据症状、既往病史、检查结果判断患者是否患有慢阻肺以及疾病的严重程度，并对于不同分级的患者采取不同的治疗手段。

目前，肺功能筛查是诊断慢阻肺最容易、最经济、最准确的方法，只要"吹一口气"就可以帮助患者达到"早发现"的理想效果。吸入支气管舒张剂后，一秒用力呼气容积（FEV_1）/ 用力肺活量（FVC）< 70%，即可确定存在气流受限。

✚ 慢阻肺能根治吗

治疗慢阻肺是一个漫长的过程，就像一场考验毅力和耐力的马拉松长跑，在这场长跑中，每位选手的目标都是改善临床症状、改善活动耐力和生活质量、降低肺功能下降速率、减少急性加重发生次数，最终降低死亡率。早防、早治可以有效地帮助患者在病情不严重、体力和精神尚充沛的时候开始接受治疗。这样，患者能以相对较好的状态开始马拉松似的长期治疗，使自己不输在起跑线上。

目前慢阻肺患者中存在的治疗误区是"有症状时才使用药物，症状缓解就停药"，结果导致慢阻肺急性加重状况的发生。患者需要了解：慢阻肺作为一种慢性病，如同高血压、糖尿病，需要长期的药物治疗。

✚ 慢阻肺一定要戒烟吗

吸烟是引起慢阻肺最重要的危险因素，吸烟量越大、吸烟时间越长、吸烟时烟草烟雾吸入气道越深、开始吸烟的年龄越早，患慢阻肺的危险性越大。戒烟能使慢阻肺患者延缓肺功能下降速度、改善临床症状、减少急性发作、提高生活质量，还可改变疾病的长期预后，是最经济、有效的干预手段。戒烟能给慢阻肺患者带来极大的好

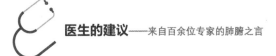

处，即使患有严重的慢阻肺，戒烟也同样可以减缓肺功能的下降速度，提高生存率。

➕ "祖传秘方" 可信吗

很多患者会病急乱投医，盲目地相信"偏方"和"虚假广告"。要知道，一方面，很多"秘方"都是骗人的；另一方面，很多"秘方"里含有激素成分，虽然用药后一时感觉有效，但长期应用会导致很多并发症。因此，建议患者到正规医院进行合理诊治。

➕ 慢阻肺患者应该进行哪些运动

慢阻肺的治疗是一个长期的"马拉松"式的治疗过程，需要患者与医生进行长期的沟通与合作，不断调整治疗方案，并在日常生活中注意一些事项。比如，在日常生活中，患者要注意均衡营养、平衡膳食、坚持肺康复锻炼、增强体质，这样，才可以以良好的状态接受治疗，在这场"马拉松"长跑中迈出坚实的脚步。一般锻炼包括原地踏步、散步、慢跑等多种形式。

呼吸锻炼方式包括：缩唇呼吸、腹式呼吸、用力深快吸气后放松缓慢呼气等。

	鼻吸	口呼
缩唇呼吸	放松颈、肩、背的肌肉，用鼻子缓慢吸气，心里默念1、2	双唇合起至剩下一条缝隙，如吹口哨，通过双唇缓细地吐气，心里默念1、2、3、4
腹式呼吸	吸气：腹部微升起，心里默念1、2	呼气：腹部微收，心里默念1、2、3、4

此外，还有一些专用于吸气锻炼的器械可以帮助患者进行呼吸锻炼。锻炼的强度和时间应该根据患者自身情况，循序渐进，量力而行。**通常以锻炼到患者有气促感，锻炼结束休息 5 ~ 10 分钟后气促能够缓解，且没有过度疲劳感为宜。通常每天锻炼1 ~ 2 次，每次锻炼 10 ~ 20 分钟。**

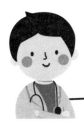

呼吸专家与您聊聊慢性阻塞性肺疾病

呼吸内科 梁瀛

慢性阻塞性肺疾病是一种以持续呼吸道症状及气流受限为特征的，可以预防和控制的疾病。它与气道和肺组织对有害颗粒或有害气体的慢性炎症反应有关。慢性支气管炎和阻塞性肺气肿是慢阻肺的常见表现类型。

➕ 慢阻肺有哪些主要危险因素

吸烟是慢阻肺最重要的环境发病因素。其他常见的危险因素包括：空气污染，职业性粉尘（二氧化硅、煤尘、棉尘和蔗尘等）及化学物质（烟雾、过敏原、工业废气等），生物燃料，烟雾，感染等。

➕ 慢阻肺有哪些常见临床表现

1. 呼吸困难

主要表现为活动耐力下降。在疾病早期，患者在进行重体力活动的时候可能会出现气短；随着病情进展，部分患者可能在日常生活的活动中出现呼吸困难，包括不能上楼、爬山等；在疾病的晚期，有些患者即使在静息状态下也可出现呼吸困难。

2. 慢性咳嗽

通常为首发症状，可以间歇出现，早晨加重，以后可整日咳嗽，少数患者咳嗽不伴咳痰，也有少数患者有明显的呼吸困难，但无咳嗽症状。

3. 咳痰

咳嗽后通常有少量白色黏液痰，合并感染时痰量增多，可有脓性痰。

4. 喘息和胸闷

这不是慢阻肺的特征性症状，部分重症患者可有明显的喘息及广泛的哮鸣音。

5. 并发症

慢阻肺可以合并多种疾病，如心血管疾病（高血压、冠心病、心力衰竭、心律失常、周围血管疾病）、糖尿病、肺癌、骨质疏松、焦虑或抑郁症等。一旦合并其他疾病，可出现相应的临床表现。

✚ 得了慢阻肺该如何治疗

祛除危险因素、戒烟为第一要务！

可采取吸入支气管扩张剂为主要药物的治疗手段，目前国内常用的几种支气管扩张剂有：①长效胆碱能受体阻滞剂（噻托溴铵）；②长效肾上腺素能受体激动剂（吸入糖皮质激素），布地奈德（福莫特罗干粉吸入剂），沙美特罗（氟替卡松干粉吸入剂）；③短效肾上腺素能受体激动剂，沙丁胺醇气雾剂。除此之外，还可以口服茶碱类药物。

如果出现痰量增多、脓性痰、呼吸困难加重，则提示慢阻肺急性加重，应及时就医，轻症者可增加支气管舒张剂的用量，部分稍重的患者需口服激素或抗生素，重症患者应及时住院治疗。

✚ 患者如何进行自我管理

注意保暖、预防感冒；加强营养、健康饮食；谨遵医嘱、规律用药；生活规律、劳逸结合；树立信心、缓解压力。

哮喘患者日常应记住 3 组"红绿灯"

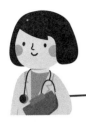

呼吸内科 伍 蕊

支气管哮喘（简称哮喘）是世界范围内严重威胁公众健康的主要慢性疾病，被世界卫生组织列为四大顽症之一。粗略估计，在我国有近 2000 万哮喘患者，并且近些年该病的发病率有上升趋势。

随着基础研究、药物研究和临床研究的进步，人们对哮喘本质、治疗方案和预防方法等都有了更深入的认识，同时也很大程度提高了临床治疗的效果。**尽管哮喘不能根治，但绝大多数哮喘患者（80% 以上）可以通过规范的治疗、管理，达到临床完全或良好控制，可以与正常人一样地生活和工作。**但由于哮喘是慢性疾病，大多数患者是在家中接受长期治疗的。因此，哮喘患者如何当好自己的健康管家，学会自我管理显得尤为重要。

哮喘患者自我监测管理尤其应该重视哮喘日记的建立。

✚ 哮喘日记的建立

要记住 3 组"红绿灯"，以帮助患者及早发现发作先兆、及早就诊治疗为目的，为医师给患者制订个性化升降级治疗方案提供依据。

• 绿灯	• 黄灯	• 红灯
哮喘已控制	哮喘发作或加重	危险

绿灯：至少 3 个月以上，可以考虑降级治疗。

黄灯：在自己可控范围内可自行调整 [祛除诱因，临时增加 β2 受体激动剂 1 ~ 2 喷，4 ~ 6 小时可重复 1 次，24 小时内最多不宜超过 8 喷。或增加布地奈德 / 福莫特罗（160μg/4.5μg）1 ~ 2 吸，每日不超过 6 吸或口服小剂量激素如泼尼松 0.5 ~ 1mg/kg，每天顿服或增加其他控制药物]，若症状仍无改善，需要和医师沟通调整治疗。

红灯：需要第一时间就诊，避免急性事件（急诊、住院，甚至危及生命安全）的发生。

日记卡的记录内容包括以下几项。

症状及峰流速值记录表

日期		1	2	3	……	29	30	31
症状	喘息							
	咳嗽							
	活动受限							
	夜间憋醒							
	其他症状							
用药	控制用药							
	其他用药							
呼吸峰值流速 PEF （L/min）		早　晚	早　晚	早　晚	……	早　晚	早　晚	早　晚

✚ 哮喘日记示意图

（1）症状：每日记录日间和夜间有无出现胸闷、咳嗽等不适症状，不适症状是否导致活动受限，不适症状出现的次数、诱发因素以及缓解方式（脱离环境自行缓解／使用急救药物）。

哮喘控制测试（ACT）问卷

问题	1分	2分	3分	4分	5分	得分
过去的4周内,在工作、学习时或家中,有多长时间因哮喘妨碍您进行日常活动	所有时间	大多数时间	有些时间	很少时间	没有	
在过去4周内,您有多少次出现呼吸困难	每天不止1次	每天1次	每周3~6次	每周1~2次	完全没有	
在过去4周内,因为出现哮喘症状(喘息、咳嗽、呼吸困难、胸闷或疼痛),您有多少次在夜间醒来或早上比平时早醒	每周4晚或更多	每周2~3晚	每周1次	1~2次	没有	
在过去4周内,您有多少次使用急救药物治疗(如沙丁胺醇)	每天3次以上	每天1~2次	每周2~3次	每周1次或更少	没有	
您如何评估过去4周内您的哮喘控制情况	没有控制	控制很差	有所控制	控制良好	完全控制	

注: 25分,哮喘得到良好控制;20~24分,哮喘部分控制;<20分,哮喘未控制。

每4周做1次ACT评分,评估当月症状是控制（绿灯）、部分控制（黄灯）还是未控制（红灯）。

●绿灯	●黄灯	●红灯
25分	20~24分	<20分

（2）PEF（呼气峰流速）测定: 每天晨起和睡前做。每次做3遍,取最好值记录,计算PEF日变异率。PEF日变异率计算公式如下。

PEF日变异率 =（最高值 - 最低值）/0.5（最高值 + 最低值）×100%

●绿灯	●黄灯	●红灯
<20%	20%~30%	>30%

（3）FENO测定: 每3个月配合肺通气功能综合评估哮喘的控制情况,可为指导升降级治疗提供依据。

●绿灯	●黄灯	●红灯
<25分	25~50分	>50分

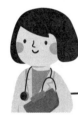

咳嗽性晕厥应去呼吸科排查

呼吸内科　伍　蕊

　　周先生是一名司机，前不久他在驾驶过程中突然剧烈咳嗽不止，还没来得及把车停到路边就不省人事，晕厥过去。车子撞向路边的柱子，周先生被撞得头破血流，被送去急诊救治。经过心电图、心脏超声、头颅 CT、头颅磁共振、血糖及血常规等一系列检查，结果均未见异常。最后去呼吸科就诊，做了肺功能检查，这才确定是哮喘引发的急性气道痉挛所致。

　　每个人可能都出现过咳嗽的症状，但因咳嗽导致晕厥却不多见。因剧烈咳嗽后如出现头晕、无力、胸闷、气紧、脑供血不足，轻者容易站立时发生跌倒，意识丧失；严重者有面肌及四肢抽搐、面色发绀等；较严重者则会因大脑和心脏缺血，产生晕厥现象。如果晕厥发生时，患者正在驾驶车辆，或是正在过马路、登山、爬楼梯……则极易发生意外伤害。

　　咳嗽性晕厥的发病机制，一般认为可能是剧烈咳嗽时胸腔内压力突然增高，阻碍静脉血回流，使心排血量减少，导致脑缺血而出现晕厥；或者是迅速升高的胸膜腔内压间接产生颅内压升高而增加血管阻力所致。有人认为，此种晕厥可能是咳嗽时脑脊液压力迅速升高，对大脑产生一种震荡样刺激引起的。此外，还有学者认为，来自喉或颈动脉窦的迷走神经冲动抑制心脏，造成脑缺血引起晕厥。

　　晕厥发生的原因有很多种，可以是低血压性晕厥、心源性晕厥、脑血管性晕厥，而咳嗽性晕厥属于低血压性晕厥的一种。心源性晕厥比较常见和凶险。近些年心内科的患者教育做得很充足，患者发生晕厥往往十分紧张和重视，前去心内科就诊，做了大量检查未见异常。最后，医生了解到患者晕厥前有剧烈咳嗽，才建议患者去呼吸科排查。经肺功能检查，才发现是咳嗽变异性哮喘导致的咳嗽性晕厥。所以，特别提醒，患者要对这一疾病要有一定的了解，当剧烈咳嗽后出现晕厥，经常规检查未见异常，应进行呼吸科疾病的排查。

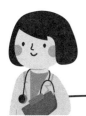

什么？肺还能笑炸

胸外科　贺　未

我们先来看一位年轻人的经历。从江西来北京创业的青年程序员小冯，瘦高、帅气。经过一连数夜的忙碌，小冯终于把程序调好，他和几个老乡围坐在一起，决定玩会儿斗地主好好地放松一下。

打牌不像写程序，除了技术，还需要运气，越打越停不下来。

又一轮抓牌开始了，随着手里纸牌的增加，小冯不自觉地加快了呼吸，瞳孔放大，手也开始微微地颤抖，他仿佛能听到自己"咚咚、咚咚"的心跳声——一手的好牌，终于可以翻身了。

毫无悬念，老乡们基本没有喘息的机会，小冯一张接着一张地出着牌。"炸弹！"小冯高喊，随即甩出手里最后的四张牌，然后头向后仰，狂笑起来。

接下来的事情出乎老乡们的意料，只见小冯继续后仰，"嘭"的一声，连人带椅子一起仰面翻倒在地上，还蹬翻了牌桌。接着，小冯开始喘粗气，好像气不够用似的。他用手捂住胸口，从牙缝里挤出两个字："胸闷。"

老乡们立刻打车把小冯送往医院。当看到车窗外"北医三院"几个字，小冯再也撑不住，闭上了眼睛……

平时身体像牛一样强壮的小冯到底怎么了？

"小冯的肺笑炸了。"按医学术语，小冯得了自发性气胸。这是一种严重危及生命的急症。

✚ 什么是自发性气胸

我们都骑过自行车，自行车的车胎分为内胎和外胎。我们的呼吸系统就像自行车胎，肺就是内胎，吸气时内胎充气，呼气时内胎缩小，里面的气体经口呼出。外面摸得着的硬质胸廓好比外胎，内、外胎间有间隙，就是医学上讲的胸膜腔。像自行车胎正常时内胎、外胎贴在一起一样，肺和胸廓也是贴在一起的，胸膜腔仅有很少量液体。气胸就是胸膜腔进气了，小冯这种情况就是肺破了，就好比内胎破了，气漏到内外胎之间。

就像前面说的，一般来说，我们吸气时气进到肺里，呼气时气再从嘴出去。小冯这种情况是：气吸到肺里以后，又从肺上的破口到了胸腔里，然后就积在那里。吸气

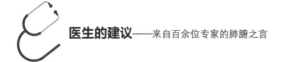

越多，胸腔里积的气就越多，"外胎"是硬的，所以最后气体把胸腔的位置都占了，肺就没有地方膨胀了，也就吸不进去气了。

正常人都是左、右两个肺同时工作，如果一侧的肺不能进气了，只剩下一个肺工作，自然会出问题。

✚ 为什么会出现自发性气胸

医学研究发现，出现自发性气胸的大部分原因和患者体型瘦高有关。也就是人青春期时身高增加明显，肺尖部被拉薄，容易形成肺大疱。就像皮肤烫伤了起的水泡容易被蹭破一样，肺大疱也比正常的肺组织容易破裂。只不过，水泡破了漏水，肺大疱破了漏气，于是肺里的气漏到了胸腔里。

一般来说，当肺突然被充气时，也就是在突然深呼吸时可能会出现肺大疱破裂。比如咳嗽、大笑、跑步、游泳等，都是诱发气胸的因素。当然，也有不少患者是"躺枪"的，他们可能并没有明显的诱因，或许体型也不瘦高，但也发生了自发性气胸。

✚ 自发性气胸的治疗

从治疗上来讲，首先要把胸腔的气体及时引流出来，解除对肺的压迫，让患者恢复正常的呼吸。接着，一部分患者的肺上的破口是可以自己长好的，就像皮肤破了会自己长好一样，气胸就算恢复了；另一部分患者则需要通过手术切除肺大疱，修补漏气。

现在外科采用的手术方法，都是胸腔镜微创的方法。胸腔镜就是打个孔，塞个摄像头，取代了以前开大口的方法。除了生命危险，自发性气胸的另一个问题就是会复发，而胸腔镜手术是降低复发率的重要手段。

故事继续，回到刚才的故事。因为呼吸衰竭，小冯被送到抢救室。胸外科大夫为他做了胸腔闭式引流。

随着胸膜腔里气体的引出，小冯的肺有了膨胀的空间，不到1个小时，随着呼吸功能的恢复，小冯清醒了过来。由于小冯的肺大疱破口不能自己长好，我们给小冯做了胸腔镜气胸手术，小冯恢复良好。

半年后，我们随访小冯，身为"码农"的他工作依旧繁忙，依然爱斗地主，但少有空闲时间。虽然打牌曾经出了状况，他却依然喜欢和朋友们坐在一起，这种欢乐是虚拟棋牌室所不能替代的，而且他非常注意自己的身体，他的肺也不会再笑炸了。

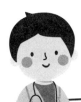

吸烟是一种病，得治

呼吸内科　王筱宏

　　老李是一位文艺工作者，由他担任编剧的电视剧正在全国各大卫视热播。相较之下，最近他的心情却不怎么美丽。在医生给他心脏的冠状动脉里植入了第3个支架后，他终于决定接受医生的建议，戒烟！

　　作为一个烟龄接近30年的老烟民，香烟早已成为了老李亲密的朋友。夜深人静，袅袅淡去的青烟，抚慰了喧嚣，滋润了灵感。但现在，生命受到了威胁，老李终于决定和这位"老朋友"告别了。

　　在老李的意识中，吸烟是一种习惯；戒烟，从本质上来说就是改掉一种习惯而已。但令老李没有想到的是：告别竟如此艰难。从戒烟的第3天开始，老李便出现焦虑、不安、注意力不集中、睡眠障碍等一系列不适症状，加上对吸烟的渴求，几乎将老李打败。

　　老李因为戒烟而出现的这些精神和躯体的反应，是典型的戒烟后的戒断症状。身边像老李这样的戒烟者，有人靠超强的意志力克服戒断症状，成功戒烟。但是，也有人会因此复吸。更多的人，会重复"戒烟—复吸"的循环。

➕ 烟草依赖的病源自对尼古丁的依赖

　　烟草燃烧后的烟尘中有4000多种化学物质，其中明确有致癌作用的物质有69种。而让吸烟的人成瘾，在停止吸烟后产生戒断症状的则是烟草中的尼古丁。

　　1998年，世界卫生组织将烟草依赖作为一种疾病列入国际疾病分类（ICD-10，F17.2），即精神神经疾病。

　　烟草依赖源自对尼古丁的依赖。它表现为：无法克制的对烟草的觅求冲动，强迫性地、连续地使用烟草制品，以体验其带来的快感和刺激，并逃避因不能得到烟草而产生的不适感。所以，**吸烟不仅仅是一种习惯，更重要的是一种慢性、高复发性的成瘾性疾病，而广大的吸烟者本质上是尼古丁依赖症患者**。

　　尼古丁是烟草中主要的生物碱，吸烟是尼古丁最高效的吸收方式。尼古丁极易由口腔、胃肠和呼吸道黏膜吸收。纸烟点燃后，50%的尼古丁随烟雾扩散到空气中，约20%在10～20秒内经血液循环进入大脑。

尼古丁通过结合大脑和自主神经节的乙酰胆碱能受体（即尼古丁受体），激活奖赏中枢，导致多巴胺短暂而快速释放，引起呼吸兴奋、血压升高，使吸烟者自觉愉悦、情绪舒缓、思维敏捷和食欲抑制。

而在吸烟的间期，脑中的尼古丁水平下降，吸烟者为了平复情绪、恢复愉悦感，会渴望补充尼古丁，触发强迫性吸烟行为，导致尼古丁依赖。长期吸烟，会导致尼古丁受体敏感性下降。所以，很多吸烟者随着烟龄延长，吸烟量亦有增加的趋势。

✚ 临床上诊断尼古丁依赖的主要依据有哪些

1. 连续几周每天吸烟量在 10～40 支。

2. 出现耐受。

3. 停止吸烟后会出现戒断症状，如烦躁、易怒、失眠、心率减慢、吸烟欲望增加等。

4. 大多数吸烟成瘾者早晨醒来后的半小时内会吸第一支烟。

尼古丁依赖的程度存在个体差异性，而尼古丁依赖检验量表评分在 4 分以上的吸烟者，单纯靠意志戒烟成功率极低。

✚ 戒烟是个复杂的对烟草成瘾的治疗过程

与肺炎等单纯的躯体疾病不同，对于尼古丁成瘾的烟民来说，戒烟是个复杂的对烟草成瘾的治疗过程。这个过程漫长，很多时候也不大愉快。戒烟成功与否很大程度上取决于：①患者戒断症状的严重程度和治疗疗效；②对复吸的正确认识和预防。

人对成瘾性物质所致的欣快和刺激总是记忆犹新的，即使停止吸烟很长一段时间，与吸烟相关的环境有时仍能通过条件反射起到诱导吸烟的作用。由于尼古丁依赖的原因、临床表现和导致复吸的原因是多方面的。所以，对尼古丁依赖的治疗需要采取药物治疗、心理行为治疗及社会综合措施干预等。

对尼古丁依赖治疗疗效的判断，最终是以吸烟行为是否停止作为判断标准的，而行为改变的主导者一定是行为人。

对于老李来说，作出戒烟的决定并开始付诸行动是戒烟成功的基础。接下来他需要做的就是求助专业的戒烟门诊，制订出适合他的个性化戒烟计划和治疗方案。

吸烟对人体的危害犹如温水煮青蛙，一旦意识到危险的时候危险已经无可避免，这是烟草的原罪！既然吸烟是病，还等什么？治病需趁早！

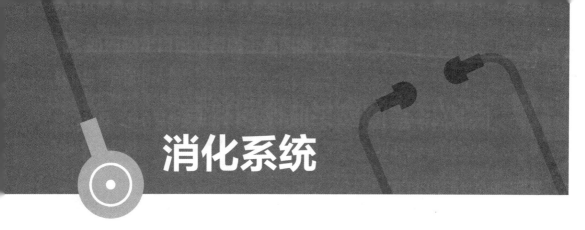

消化系统

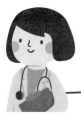

热烫饮食习惯惹的祸

消化科 聂 丹 黄永辉

69岁的齐奶奶一直喜欢吃热烫的食物，平时身体非常好，无任何不适。齐奶奶的女儿是一名医生，强烈建议母亲去做胃肠镜检查。齐奶奶为了让家人安心便听从了女儿的安排，没想到在胃镜检查中还真的发现了食管下段的片状黏膜粗糙性病变。经过内镜下碘染色、病理组织学检查等手段，确诊齐奶奶为早期食管癌，之后入院进行了内镜下黏膜剥离术，将病变完整切除，病理显示为食管鳞状上皮原位癌。目前齐奶奶恢复较好，在规律复诊中。

食管癌发病率位于我国恶性肿瘤的第5位，死亡率居第4位。**食管早期癌因其侵犯范围浅，很多患者无临床症状或仅有轻微不适，往往容易忽视。而肿瘤的预后又与诊断时的肿瘤分期密切相关，早期食管癌微创治疗后5年生存率可达85%～95%。**因此，开展食管癌的筛查及早诊、早治是目前提高食管鳞癌治疗效果的有效途径。

✚ 什么样的人需要筛查

对于高风险人群和家族史不详人群，应在40岁开始筛查，截至74岁；而对于一般人群则应从55岁开始筛查，截至74岁。

✚ 如何确定自己是否属于高风险人群

1. 长期居住于食管鳞癌高发区。

2. 一级亲属有食管鳞癌病史。

3. 既往有食管病变史（食管上皮内瘤变）。

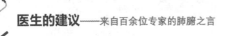
4. 本人有癌症史。

5. 长期吸烟史。

6. 长期饮酒史。

7. 有不良饮食习惯如进食快、热烫饮食、高盐饮食、进食腌菜者。

具有以上任意一条，就属于高风险人群，应从 40 岁开始进行食管癌筛查。

采用何种手段进行筛查最为有效

随着电子胃镜的普及，胃镜已成为常规的检查手段，但有些早期胃癌在普通白光内镜下仅显示为轻微的黏膜或血管改变，容易漏诊。因此，对于高风险人群，在筛查时应给予碘染色素内镜或电子染色内镜检查。最终的诊断需要综合各种内镜检查及活检病理结果。

早期食管癌诊断后如何治疗

随着内镜技术的进步和成熟，内镜下治疗已逐渐成为早期食管癌治疗的主要手段。临床医师在进行严格评估后，会在麻醉医师和有经验内镜护士的配合下，对患者进行内镜下的微创治疗。但微创不代表无创，内镜下治疗的并发症主要包括出血、穿孔以及食管狭窄，所以操作后需严密观察患者的症状，警惕并发症发生，及时对症处理。

小贴士

提高警惕，积极筛查

齐奶奶发现自己得了食管癌是不幸的，但在无症状时发现了她的食管早期癌，并通过内镜微创手段进行了治疗，避免了开胸手术切除部分食管的后续问题，她又是何其幸运。从齐奶奶的故事中，我们认识到食管早期癌是个"沉默的杀手"，尤其对于喜好热辣烫食的朋友来说，更要提高警惕，只有积极筛查，才能将其扼杀于摇篮之中。

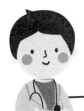

舌尖上的幽门螺杆菌

消化科　索宝军

有一种细菌非常特殊，可能有人会问："不是说环境中存在着数以亿万计的细菌吗？这种细菌有什么特殊？"它还真有点儿特殊，发现它的两名澳大利亚科学家，因为它获得了 2005 年的诺贝尔医学奖。据此，您肯定能推断出这种细菌就是幽门螺杆菌，而且幽门螺杆菌对人体健康的影响是非常大的。

幽门螺杆菌对人体有何危害

1. 幽门螺杆菌的感染率非常高，如果说有致病菌的感染率排名，那么排在第一位的非他莫属，全世界有超过 50% 的感染有幽门螺杆菌参与其中。

2. 幽门螺杆菌存在于胃黏膜及口腔中，可以引起慢性胃炎、消化性溃疡甚至胃癌。世界卫生组织已经把幽门螺杆菌列为第一类致癌因子，并明确是胃癌的危险因素。而由于饮食习惯、居住条件等因素，中国等发展中国家的胃癌发病率高于西方发达国家。

幽门螺杆菌是怎样传播的

研究表明，我国成人的幽门螺杆菌的感染率在 60% 左右。看到这里，大家可能有点儿紧张了，那幽门螺杆菌是怎样传播的呢？

其实，它是被"吃进去的"。幽门螺杆菌生命力极其顽强，传染性也极强，可以通过手、不干净的食物、餐具等途径传染，正所谓"病从口入"。除此之外，我们还发现，幽门螺杆菌感染有明显的家庭内聚集现象。所以，主要的传染源可能来自于家庭成员，如配偶、父母、兄弟姐妹等。也就是说，与感染者长期、密切接触是感染幽门螺杆菌的重要渠道。

感染幽门螺杆菌一定会得胃病或胃癌吗

在我国成人幽门螺杆菌的感染率在 60% 左右，而胃病患者却并没有那么多。这说明，幽门螺杆菌的感染者并不一定都会得胃病。由于疾病的发生、发展与其他多种因

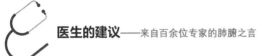

素相关，如饮食习惯、生活习惯以及遗传因素等。如果您有长期胃部不适或有胃、十二指肠溃疡病史以及胃癌家族史，那您就属于我们所说的"高危人群"，要引起足够的重视。

如何检测幽门螺杆菌

检测幽门螺杆菌的方法非常简单，因为幽门螺杆菌能够产生大量尿素酶，根据这个特点，我们只需给予患者口服含有特殊标记的尿素，当它进入胃内和尿素酶发生化学反应，其产物最终会通过肺内的气体排出，我们只要检测该气体的浓度就能判断人体是否存在幽门螺杆菌感染的情况。这就是我们熟悉的"呼气试验"，这种方法非常安全，没有任何创伤，只需吹口气，就能诊断幽门螺杆菌感染及感染程度，并且只要1~2个工作日就能拿到检验报告。

感染了幽门螺杆菌怎么办

感染者大可不用担心，目前针对幽门螺杆菌，国际上已有非常成熟的治疗方案，您只需要听从医生的专业治疗意见，通过规范、合理地口服抗生素，绝大多数幽门螺杆菌是可以被彻底根除的。

根除后还会复发吗

很遗憾，答案是会的。在我国，由于传统的饮食习惯，也就是共餐的习惯存在，再次感染幽门螺杆菌很常见，因此在日常生活中注意饮食卫生显得极其重要。

这里有两个建议：第一，家庭成员应同时检测和治疗幽门螺杆菌，避免互相传染；第二，实行分餐制，餐桌上只需摆上公用餐具，便能成功阻断幽门螺杆菌在餐桌上的"横行"！

最后，针对以上内容，我编了一首打油诗，送给大家。

> 高危人群请注意，
> 检查只需吹口气。
> 杀菌要去找医生，
> 生活方式来改进！

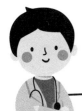

爱吃柿子，小心患上胃结石

消化科　王　琨

10 月左右是柿子成熟的季节，盛产柿子的北方地区随处可见黄灿灿的柿子挂在树上。由于柿子成熟后质软、味甜，很多中老年朋友都喜欢吃柿子，一次吃 2～3 个的人也不在少数。而在消化科门诊，这个季节也会接收许多因在吃过柿子后出现腹痛、腹胀甚至消化道出血的患者。这些人发病的原因通常都是胃结石。

✚ 胃结石的形成

胃结石是由于人们进食了某些特定的食物后，在胃里形成的团块状结石。小的胃结石可能像光滑的鸽子蛋，能随粪便自行排出身体；稍大一些的结石在通过胃进入肠道后，有时会堵塞肠道，从而出现肠梗阻；大的胃结石直径可以超过 10cm，会滞留在胃里，时间长了会变得非常坚硬，并且会磨损、压迫胃黏膜，从而导致胃溃疡、胃出血，甚至胃穿孔。

容易导致胃结石的食物除柿子外，还有生山楂和黑枣。这些食物都含有丰富的鞣酸和果胶。人在空腹时，由于胃内胃酸较多，此时若吃下富含鞣酸和果胶的食物，就会在胃酸的作用下形成团块，之后进食的食物纤维等也会继续凝覆在团块上，以致团块越来越大、越来越硬，最终出现症状。另外，若将柿子等富含鞣酸和果胶的食物与鱼、虾、蟹等高蛋白食物同时进食，会更容易导致胃石的形成。多数患者会在吃完柿子后几个小时到 1 周内出现腹痛等症状；另外一部分患者的症状会是个慢性过程，个别患者病程甚至超过 6 个月。

✚ 注意事项

如果近期食用，尤其是空腹食用过柿子、黑枣、生山楂，并出现明显腹痛、腹胀、恶心、排黑色大便，甚至呕吐出咖啡样物质等症状，需及时到医院就诊，并把自己进食这些食物的大概时间、数量等情况告知医生。医生一般会根据患者的具体情况安排检查，如血液化验、腹部 B 超、钡餐。对于有些比较难诊断的情况，可能还需要进行腹部 CT 或胃镜检查。明确诊断为胃结石的患者，将需要接受进一步的治疗。

小贴士

　　并不是吃了柿子等食物就一定会出现结石的。我们只要在食用这些食物时注意以下情况就可以避免结石形成。

　　1. 不要空腹吃柿子，尽量选择在餐后食用。餐后胃里的胃酸被食物中和，对鞣酸、果胶的作用会减弱，因而不容易形成结石。

　　2. 不要吃发涩的柿子和柿子皮，这两种物质中的鞣酸含量很高。

　　3. 不要一次吃太多柿子。

　　4. 避免将柿子与虾、蟹、鱼等高蛋白饮食同时吃。

　　5. 避免将柿子与酸性水果如橘子、猕猴桃等同时吃。

非甾体抗炎药
能吃出胃溃疡、胃出血、胃穿孔吗

消化科　夏志伟

患者王大妈很喜欢骨科医生开的非甾体抗炎药，只要吃上几片药，膝关节便不会疼痛，可以外出遛弯儿、买菜，再给儿孙做上一桌子美食。非甾体抗炎药简直成了她克服关节痛的法宝。可是，就在腿舒服了几个月后，王大妈却开始出现浑身没劲儿、头晕、胸闷，到医院一查，每升血液中的血红蛋白只有 80g，这要比正常值少了 1/3。经胃镜检查，发现王大妈的胃和十二指肠均有好几处溃疡，有的溃疡还出了血，正因为如此，王大妈才会那么难受。

事实上，在就诊的 1 周多前，王大妈就曾发现自己的大便黑得像柏油一样，但由于头晕得厉害，无法起床，她只好躺了几天才来看医生。当听医生说这么多的溃疡是由于吃药造成的，大妈的疑问就一个接一个地冒出来了。

➕ 问题一：胃和十二指肠溃疡真的是吃非甾体抗炎药闹的吗

没错。这类药可以削弱人体胃肠黏膜的自我保护能力，使胃肠出现溃疡、出血，甚至还会发生穿孔。传统的非甾体抗炎药属于环氧化酶抑制剂，可以减少炎症部位的痛性炎症物质，从而起到止痛作用，但它们同时也会抑制胃黏膜合成保护自身完整的前列腺素，对胃和十二指肠产生影响。

➕ 问题二：消炎止痛药都有哪些呢

这类药物包括常用的双氯芬酸、布洛芬、吡罗昔康、对乙酰氨基酚、吲哚美辛、美洛昔康等。此外，还有一种著名的环氧化酶抑制药物——阿司匹林，经常用于心脑血管疾病人群，也是最常见的引起溃疡出血的药物之一。该药的抗血小板作用还会使用药者不易止血，所以口服阿司匹林的人发生溃疡出血时，出血量通常会比较大。

➕ 问题三：这些损伤胃的药物饭后吃会不会好些呢

不完全正确。这类药物有局部作用的一方面，但更重要的是它们会通过血液发挥

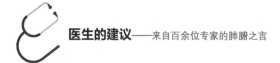

损伤胃黏膜的作用。所以，餐后服用也并不能避免胃肠黏膜的损伤。

✚ 问题四：很多人吃这类药，为何受伤的偏偏是我

容易发生消炎止痛药相关胃病的人包括 75 岁以上者、原来有消化性溃疡病史或消化道出血历史者、平素有上腹部疼痛不适等症状者、幽门螺杆菌感染者、严重慢性疾病者，以及与其他损伤胃肠的药联用者。

✚ 问题五：有不伤胃的止痛药吗

某些新型的消炎止痛药能够更特异地作用于炎症部位，对胃肠黏膜部位的影响较小，所以理论上对胃的损伤较小，如塞来昔布等环氧化酶 -2 抑制剂。但对于有上述高危因素的人，应听从专科医生的意见。

✚ 问题六：出现溃疡后还能吃这种药吗

溃疡活动期的时候不建议再服用该类药物。首先要把溃疡治好，若有幽门螺杆菌感染，应该根除。此外，服用消炎止痛药特别是阿司匹林时一定要遵医嘱，没必要的坚决不用；如果确实是必须用，又属于容易受伤的人群，请向消化科医生寻求专业指导。

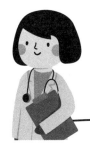

胸口有烧灼感，饱餐后经常反酸？
这可不只是偶尔的胃部不适

消化科　周丽雅

你会感觉胸口有烧灼感吗？饱餐后，是否经常反酸？很多人认为这只是偶尔的胃部不适，其实，这很可能是胃食管反流发出的信号。

胃食管反流是指由于胃内容物反流而引起不适症状和／或并发症，其主要症状是胃酸反流、胃灼热。

在胃食管反流的发病人群中，存在一个共性，就是大部分症状形成的原因都是"人为因素"造成的。

经常吃得太饱或睡前进食，常吃辛辣、酸甜、煎炸等食物，常吃高蛋白、高脂肪的食物，不规律的饮食甚至暴饮暴食，都可能引发胃食管反流。肥胖、吸烟、频繁饮酒的习惯也可能成为胃食管反流诱发的因素。此外，精神压力大也是一项非常重要的因素，胃是一个受情绪影响非常明显的器官，现代人生活工作节奏快、压力大，会直接导致胃食管反流的增加和反复发作。

中华医学会消化病学分会统计数据显示，我国胃食管反流的患病率已经达到8.97%，且目前仍保持着上升趋势。值得注意的是，胃食管反流患者的主动就医率却不足10%，且很容易被误诊，延误病情，已严重影响人们的身体健康。

目前，胃食管反流最主要的治疗药物是用来控制胃酸的药物。治疗目的是使反流上来的胃内容物的酸性不要太强，来减少其腐蚀性及对食管的刺激，以此达到治疗的目的。目前控制胃酸的药主要有两大类：第一类是抗酸药；第二类是抑制胃酸分泌的药物。前者可起到中和胃酸的作用，但这类药物作用时间非常短；后者则能产生更强、更持久的抑酸效应，是治疗胃食管反流病的首选药物。

纠正饮食、生活习惯对于部分胃食管反流患者有一定效果，主要包括以下几个方面。

1. 减少进食量。饱食易出现食管下部括约肌一过性松弛。进食应细嚼慢咽、少食多餐，晚餐尤其不宜过饱，避免睡前两小时内进食。

2. 低脂饮食。高脂饮食可促进小肠黏膜释放胆囊收缩素，易导致胃肠内容物

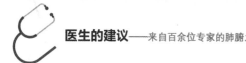

反流。

3. 增加蛋白质的摄入。可刺激胃泌素分泌，使食管括约肌压力增加。

4. 避免进食咖啡、浓茶、酸性饮料、巧克力、烹调用香辛料（如辣椒、咖喱、胡椒粉、蒜、薄荷）及煎炸食物等。

5. 减肥、戒烟、睡眠时应抬高床头。

减肥太难，做减重手术成吗

普通外科　王　亮

有人可能会奇怪，减肥不就是"管住嘴、迈开腿"，不得已再加上药物吗，这些与普外科有什么关系呢？其实，不仅有关系，而且外科医生在其中还大有作为呢。

说到外科医生关注的肥胖，就要先了解一个重要的指标——体重指数（BMI），这是一个衡量人胖瘦的简易工具，计算非常简单，只要知道自己的身高和体重就能计算。

体重指数（body mass index，BMI）计算公式：体重（kg）/ 身高（m）^{2}

举例：身高 1.75m，体重 70kg

BMI 值：$70 \div 1.75^2 = 22.9$

在这里要注意两个问题：一是身高和体重的数值单位；二是一些特殊人群并不适用 BMI 值，比如运动员、增肌减脂的健身者、孕妇及儿童等。

BMI 值意味着什么呢？就请大家根据自己计算出的数值对号入座吧。

过轻： <18.5　　　　　**正常：** 18.5 ~ 23.9

过重： 24 ~ 27.9　　　　**肥胖：** 28 ~ 32

严重肥胖： >32

上面举例计算得到的 BMI 值为 22.9，符合正常体重的标准。那么，大家又是在什么范围内呢？

对于严重肥胖以及伴随糖尿病的肥胖人群来说，通常的减肥方法，如控制饮食、运动、药物等，所能达到的减重效果比较有限，并且容易反弹，这时就需要普外科大夫出场了。

经过专业的减重手术治疗，肥胖患者的体重普遍会有大幅下降，并且易于保持，同时对于合并的糖尿病和代谢综合征也有一定的治疗效果。根据我们的临床经验，接受手术的患者在 4 ~ 6 个月平均可减重达 30 ~ 40kg。

外科减重手术方式说起来比较复杂，形象地说就是通过"减容"（胃袖状切除术）和"短路"（胃旁路手术）这两种常见的手术方法，达到缩小胃腔、减少食物摄入和改变胃肠道路线、减少吸收面积的目的。

需要注意的是，这两种手术的方法不简单，手术的选择更要慎重。通常情况下，

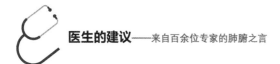

普外科医生会联合内分泌科、麻醉科等多学科的专家一起，根据每位肥胖患者的不同病情，选择合适的手术方式，并制订麻醉和手术方案。但患者必须要了解的是，所有的手术都是"双刃剑"，都会存在一定的风险，也就是手术近期和远期的并发症，有些患者在手术后也会存在体重反弹的风险。

因此，谨慎掌握手术适应证、个体化治疗方案、经验丰富的手术团队以及术后长期规范的康复治疗是保证减重手术成功的重要条件，有减重需要的胖友们，请谨慎选择到正规医院的普外科进行减重或到糖尿病门诊咨询，让外科专家帮您重塑美丽。

误吞口香糖？
听消化内镜大夫怎么说

消化科　姚　炜

➕ 误吞了口香糖该怎么办

作为消化科医师，每天急诊内镜检查的一个重要内容就是检查消化道异物，从老奶奶的假牙到小朋友的玩具，从尖锐的鱼刺到圆圆的硬币，不一而足。今天我们要讲的是几乎每一个人都误吞过的东西——口香糖。当然如果你没有误吞过，那就可以选择不看本文了。

➕ 口香糖是怎么来的

以前希腊人常会咀嚼乳香树的树脂，认为这样做可以清新口气。而现代的口香糖，其实是一次发明的失败作品。1836年，墨西哥的一位将军带着一种晒干的人心果树胶到达美国纽约，聘请了一位发明家托马斯·亚当斯，想用它来代替橡胶，结果实验失败。但是亚当斯发现这种产品干燥之后不溶于水，也不溶于油脂。至于他为什么要放进嘴里，大概只有天知道。反正这种物质添加香料之后，便逐渐演变成了如今的口香糖。现在，全世界每年要生产数百亿盒口香糖，据统计，人们在咀嚼这些口香糖的过程中，每天有数以万计的口香糖会被人们不小心吞到肚子里，其中以儿童误吞居多。

那么，这些口香糖吞到肚子里会造成什么危害吗？如果你在网上搜索，会看到无数的人在反复提出同样类似的问题，也会看到一些骇人听闻的描述与解答，诸如口香糖会堵在肠子里，导致肠梗阻或者是出现长期的腹痛、呕吐。有时候，在门诊也会遇到焦急的家长带着孩子询问医师，问孩子误吞口香糖后会不会导致严重后果。

➕ 口香糖吞下去到底会怎么样

因为口香糖的主要成分是类似树脂的胶基，口香糖胶基在口腔中咀嚼能清洁口腔和牙齿。但如果吐在地上、地毯上和粘在衣物上就会沾染灰尘和细菌，并且很难清除掉。也因此，人们自然会害怕误吞后口香糖会粘在肠子上。

事实上，口香糖胶基在口腔、胃肠等有水分存在的环境中是不黏的，在人的肠胃中更是近乎流体。并且，由于口香糖胶基的材料都是高分子的，所以人体是不能吸收的，因而即使有少数儿童不慎将口香糖、泡泡糖吞下去也是没有问题的。请相信你的消化道，虽然它消化不了口香糖，但它会很有效率地将其推进肠道。如果口香糖的量不是很多的话，过两天它就会从你的身体里面出来（不会导致堵塞），并且不会对你的身体造成任何伤害。

网上有很多描述自己误吞口香糖后出现的不适症状，多数是由于精神因素导致的。世界上每天有数以万计的口香糖被不小心吞到了肚子里，但真正会出现症状的病例却非常罕见；并且这些患者也多数存在类似异食癖的精神问题，他们每天都要吞好几块口香糖，成年累月才导致出现问题。因此，如果你下次不小心误吞了口香糖，大可不必担心。

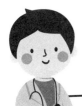

急性腹泻全攻略

感染疾病科　梁京津

炎热的夏天，肠道门诊来了一位小伙子，叫小李。小李在周边大学读书，前一天晚上和同学在路边摊喝啤酒、撸串，夜里却开始上吐下泻，到就诊的时候已经拉了十几次，大便呈水样，可以看到一些黏液，还呕吐了两三次，肚子也会一阵一阵地绞痛，并伴有发热……

小李这是怎么了？是不是"吃出来的病"呢？

下面先给大家普及一下急性腹泻的定义和原因，咱们再来分析小李的病情。

✚ 什么是急性腹泻

腹泻是指正常排便习惯的改变，包括排便次数增多和粪便性状变松软，甚至出现水样便。**急性腹泻是指每日排便次数大于 3 次，排便的总量大于每日 200g，持续的时间小于 14 天。**

✚ 腹泻的原因有哪些

人体每天进食的食物、水和唾液腺、胰腺等分泌的液体约有 10L，大部分被肠道吸收，只有少数随粪便排出体外。另外，肠道本身也会分泌一部分消化液。按发病机制可将腹泻分为四类。

1. 渗出性腹泻

是由于各种炎症引起肠道吸收能力下降所致，可分为感染性腹泻和非感染性腹泻。感染性腹泻包括细菌性痢疾、病毒性肠炎、伤寒等；非感染性腹泻包括炎症性肠病、胃肠肿瘤等，多表现为慢性腹泻。

2. 分泌性腹泻

是因肠黏膜受到刺激而致水、电解质分泌过多引起。霍乱就是典型的分泌性腹泻。

3. 渗透性腹泻

是由于对食物的消化和分解不完全致肠腔内渗透压过高所引起，也就是我们常说的消化不良。如慢性胰腺炎、肝病、服用某些高渗性减肥药等都可能引起渗透性腹泻。

4. 肠运动功能异常性腹泻

是由于肠蠕动过快，致使肠内食糜停留时间缩短，没有被肠道充分吸收所致。常见于胃肠功能紊乱及甲状腺功能亢进等。

✚ 怎样预防急性腹泻

1. 渗出性腹泻和分泌性腹泻

渗出性腹泻是病菌直接破坏肠黏膜，分泌性腹泻是由细菌、病毒的毒素引起的，二者都是由于饮食被病原微生物污染所致，所以预防重点是防止"病从口入"。

（1）注意饮食卫生。不饮生水；生、熟食物分开；吃剩的食物及时放入冰箱内，且储存时间不宜过长，食用前要加热；螺丝、贝壳等水产品易带致病菌，食用时要煮熟，生吃、酒泡、醋泡或盐腌后直接食用的方法都不可取。

（2）饭前、便后洗手。

（3）清洁环境，灭蝇、灭蟑。

（4）减少与腹泻患者的接触，不要共用餐饮用具。

2. 渗透性腹泻和肠运动功能异常性腹泻

多与胃肠道刺激有关，包括食物的刺激，也包括精神、心理方面的刺激。其预防措施包括以下几项。

（1）避免吃生冷、辛辣及刺激性食物。

（2）重视心理卫生，主动适应社会及环境。

（3）参加体育锻炼。

（4）生活规律，少熬夜，不过分消耗体力、精力。

✚ 腹泻就诊时需向医生提供哪些必要的病史

1. 腹泻发生的时间，每日几次，每次排泻量，大便性状（成形、不成形、稀糊状、水样），大便颜色（黄色、黑色、红色、绿色），大便中其他成分（黏液、脓血、不消化食物、白色膜状物），大便气味等。

2. 伴随症状，如发热、恶心、呕吐、里急后重、头晕、心悸、出汗、少尿、无尿、肌肉痛、意识障碍以及腹痛（腹痛位置、程度、性质、缓解方式）。

3. 不洁饮食史（进餐时间、地点、可疑食物等）。

4. 外出旅行史。

5. 既往其他病史、既往腹泻病史。

6. 特殊用药史，如服用泻药、减肥药等。

✚ 急性腹泻还需完善哪些化验检查

1. 粪便常规，提示是否有细菌感染。

2. 血常规，判断是否有细菌感染、血液浓缩。

3. 尿常规，判断脱水程度。

4. 肾功能检查及电解质检测，判断是否存在电解质紊乱，评价脱水程度。

5. 霍乱弧菌的筛查及培养。

6. 粪便培养，明确感染的具体细菌。

根据以上知识，我们不难判断，小李这次发病急、大便次数多且便稀，属于"急性腹泻"。他大便里有黏液，并伴有腹痛、发热等全身症状，应该是由病原微生物引起的感染性腹泻，属于渗出性腹泻，这是由于他在路边摊喝酒、撸串时感染了病菌，是"吃出来的病"。

至于急性腹泻的治疗，我们就交给医生吧！你需要做到的就是进行饮食调节，主要包括：食用清淡、少渣、易消化的软食，如大米粥、藕粉、面片汤等；少量多餐，以利于消化；不喝牛奶等易产气食物，限制食用含食物纤维较多的蔬菜、水果；忌食肥肉、油脂多的点心等。并且我们不建议完全禁食！

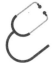

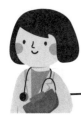

吃大排档，当心食物中毒

感染疾病科　胥　婕

在炎热的夏天，约上三五好友去大排档吃一顿夜宵，是不少人夜晚的消遣方式，但这并不是一个好的饮食习惯。近年来，在大排档就餐发生的食物中毒案件屡见不鲜，小摊贩的卫生也难以保障，因此不建议大家吃大排档。但如果美味难挡、朋友的邀约又盛情难却时，我们该怎么办呢？

✚ 大排档健康隐患多

每年七八月通常是医院肠道门诊最忙的时候，也是肠道传染病报告最多的时候。这个季节最常见的就是急性胃肠炎、食物中毒，还有一些其他感染性腹泻、痢疾等，其中很大一部分是由于不洁饮食造成的。

一般大排档都是在闹市区，来往的人很多，汽车尾气也多，其中含有很多对人体不好的东西，像汽车尾气里就有一些致癌物，灰尘也会对食物造成污染，在这种环境下吃这些被污染的食物会造成对人体的慢性损害；还有好多大排档将加工好的食品露天存放，夏天苍蝇飞来飞去，这些都可能造成食物的二次污染。

有的大排档为了降低成本，会使用一些不合格的餐具，或会因来不及彻底消毒就重复使用餐具，这也是一种健康隐患。一般的清洗对细菌来说效果还好一些，但对肝炎病毒等来说，就不足以消灭它们，会造成传染病的传播。

夏季温度高、湿度大，食品本身就可能带有少量的致病微生物，而这种环境非常适宜细菌、病毒、寄生虫、虫卵等迅速繁殖，造成食品腐败、变质，人吃了这些食品轻则会出现恶心、呕吐、腹痛、腹泻等消化道症状，严重的则可能导致发热、痢疾或感染某些传染病。此外，大排档还存在着食物可能没熟透的问题。比如烧烤，有时表面看着熟了，里面却半生不熟，虽然口感好，但内部细菌可能没有被彻底消灭；并且，烧烤的肉类大多要先腌制，在这个过程中就会产生一种很明确的致癌物——亚硝胺，如果长期、大量摄入，在体内蓄积后，就会导致胃癌、结肠癌、肝癌等严重疾病。

✚ 吃坏肚子，多喝水

大排档除了容易传播消化道疾病，如食物中毒、急性胃肠炎等。还有就是一些传染性的疾病，如急性细菌性痢疾。

如果吃坏了肚子，情况不是特别严重、不呕吐的话，可以尽量多喝些水。因为拉肚子本身会造成脱水，需要及时补水；此外，喝水还能促进代谢，有助于身体恢复。

如果呕吐严重，什么东西也吃不下去，应及时到医院就诊。一般来说，痢疾会比较严重，可能出现发热、腹痛、腹泻，或者出现脓血便，患者会老想去厕所，但又排不出东西。

对于不太重的急性胃肠炎，一般通过口服非处方消炎药、休息两三天就会好转，体力也会慢慢恢复。但是，对于症状比较重的患者，服药后若仍不见好转，应及时到医院就诊。

✚ 大排档就餐，先查卫生

若一定要去大排档吃饭，最大的问题就是卫生，在选择摊位时要擦亮双眼，可从这几个方面考虑。

1. 看餐具等是否重复使用，是否经过彻底消毒。

2. 看经营人员有无健康证。有健康证说明经营人员已经过培训，掌握一定的餐饮方面知识；如果无健康证，则可能该店家卫生意识较差。

3. 看食品是否在密闭环境下保存，桌上的调味瓶是否干净，标志是否清楚，如果这些细节做得好，说明店家很负责任。

4. 看厨房卫生条件，这是最重要的。夏季温度高，食品易腐烂、变质，如果你距离很远就能闻到从厨房传来的异味，说明食物肯定不新鲜。

✚ 吃点蒜，抑菌防癌

在挑选好干净、卫生的大排档后，接下来就到了点餐环节。首先，不要暴饮、暴食，也不建议吃油腻、不好消化的东西，尤其对于有胃肠疾病及肝病的人，不但会引起胃肠不舒服，还会影响睡眠；另外，若这些热量消化不了，会导致高血脂，危害健康。因此，最好选择一些清淡、好消化、不容易变质的食品。

此外，在外就餐时不妨多吃一些大蒜或维生素含量高的蔬菜（如白菜）及水果，也可多喝茶，这些都对人体有益。大蒜能消毒抑菌，本身还是一种抗癌食品，可以抑制人体对亚硝胺的吸收，预防癌症；白菜中含有一些微量元素钼，也可以减少亚硝胺在体内的蓄积，同样是一种抗癌食品；茶里含有儿茶素、茶多酚等，有抗癌抗氧化等功效。

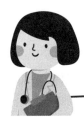

腹泻了该怎么办

感染疾病科　张碧莹

因为腹泻发生得太普遍了，以至于每个人都觉得自己掌握了应对腹泻的理论和方法，但也有形形色色对腹泻的误解。

什么是腹泻

先说说因为发热就诊的患者小甲。我问他有没有腹泻，他坚称自己没有，只是一天去了 10 次厕所，每次就拉一点点，想拉拉不出来，大便不是稀水，不是腹泻。大家是否认同他的说法呢？

再来说说患者小乙。他因为腹痛就诊，大便跟平时有所不同，全是水、量很大，但是一天只拉了 1 次，这样又算不算腹泻呢？

事实上，上述的这两个患者都是腹泻。

医学教材对"腹泻"的定义是：指粪质稀薄（含水量超过 85%），次数增加（每日超过 3 次），排粪量增加（每日超过 200g）。翻译成通俗易懂的话就是，当粪便性质或者排便次数不同于以往时，都可以算作腹泻。

其实，腹泻在临床上只是一种症状。从病程上分为急性腹泻和慢性腹泻；从病理、生理方面分为渗透性、分泌性和渗出性以及肠运动功能异常性腹泻；从致病菌上讲，包含病毒、细菌、真菌和寄生虫等。

2013 年 6 月，我国某校发生一起 400 余人的食源性疾病事件，学生的主要症状是发热、乏力、腹泻等。通过疾病预防控制中心的 DNA 检验和追踪，确认此事件发生的原因是食品加工过程中生熟不分，食堂厨师盛放生肉的菜盆未经彻底清洗就用来制作凉拌豇豆，导致生肉中的沙门氏菌污染了凉拌豇豆，从而引起沙门氏菌食源性疾病的暴发。沙门氏菌会在肠道内大量繁殖，引起腹泻。

出现腹泻怎么办

常见错误疗法有以下两种。

1. 饥饿疗法

很多患者由于只要一吃就拉，所以就连水也不敢喝；或者因为吃了就吐没食欲，见饭就想吐，所以选择不再进食。这是对腹泻最常见的误解，也是最不理智的做法。其实，腹泻最严重、最常见的后果就是脱水和电解质失衡。这边水管开着不停地放水，那头又不给补水，很快水管里的水就会被放空。

2. 偏方食疗

比如多吃煮鸡蛋、吃大量冰棒等。如果肠道会说话，它一定会抗议的。

正确的做法：补充大量水分，最好是补液盐，含糖、含盐、含钾；进食流质饮食，比如稀粥、清汤面；注意补充盐分，可以配合适量咸菜，比平时吃的口味重一些，补充丢失的盐量，然后逐渐过渡到半流食。

关于如何补液，这里推荐采用口服的方式。我经常给患者做这样一个比喻：一袋500ml 的葡萄糖水输注到体内大概需要 2 小时，那么喝完同样一瓶 500ml 的矿泉水需要多长时间呢？因此，只要不是严重脱水，恰当地口服补液也可以解决问题。但如果出现腹泻不止、大量脱水或者腹痛难忍、伴有便血，需要及时前往肠道门诊就医。

✚ 腹泻如何预防

世界卫生组织为改善公众健康水平、预防食源性疾病的发生，提出具体而实用的健康指导——"食品安全五要点"。

1. 保持清洁

做饭要注意洗手，也要使厨房用具保持清洁，尤其是碗筷、刀、案板和抹布。

2. 生熟分开

储存、加工食品要用两套刀具及器皿处理生、熟食品，不能混用，冰箱中的熟食应放在上层，生食放在下层。

3. 烧熟煮透

烧热煮透能够将食物内部的细菌全部杀死。冰箱里的熟食或剩菜在食用前也要彻底加热才安全。

4. 在安全的温度下保存食物

大部分致病微生物喜欢温暖的环境，所有熟食和易腐烂、变质的食物应及时冷藏。需要注意的是，冰箱不是保险箱，不能过久储存食物。

5. 使用安全的水和食物原料

食材要新鲜，变质的食材可能产生有毒的化学物质，要及时扔掉，不要吃超过保质期的食物。

我给大家准备了一首好记的顺口溜。

保持清洁生熟分，烧熟煮透安全存；

保障原料不变质，人人防病从口入。

不痛的溃疡更危险

消化科　林三仁

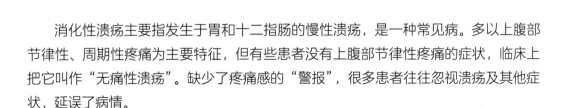

　　消化性溃疡主要指发生于胃和十二指肠的慢性溃疡，是一种常见病。多以上腹部节律性、周期性疼痛为主要特征，但有些患者没有上腹部节律性疼痛的症状，临床上把它叫作"无痛性溃疡"。缺少了疼痛感的"警报"，很多患者往往忽视溃疡及其他症状，延误了病情。

　　临床上没有疼痛感的溃疡比例虽少，但确实存在因症状不明显而被忽视的现象。与溃疡位置表面覆盖物质等使之不与胃酸接触或胃酸酸度不高等因素有关，也与内脏敏感性相关，因此出现疼痛的症状较轻；也有些体质好或对疼痛不敏感的人群，可能仅表现为有饥饿感。此外，患者服用的阿司匹林及非甾体类抗炎药物，它们本身具有镇痛作用，患者也无疼痛。

　　数据显示，胃溃疡若经久不治可导致胃黏膜受损甚至消失，癌变率高达 10%，可见及时治疗胃溃疡非常重要。而无痛性溃疡，由于没有症状，患者有时到解黑大便或突然干瘦时才到医院，这时多数已出现胃出血、溃疡恶变等严重后果。

　　胃部疾病的严重性，无法单纯地从疼痛程度来辨别，但很多人并不知道。很多患者会在出现症状 3 个月甚至半年以上才来就诊，导致出现消化道出血、胃穿孔等疾病，甚至耽误了恶性肿瘤的治疗。其实，无痛性溃疡也有症状表现，例如出现上腹腹胀，并在饭后感觉更明显，这时应该注意观察，及时就医排除病变。

　　50 岁以后，人体各器官的功能均会开始下降，人们更应该对胃部不适加以警惕。沿海及西北部分地区由于不良饮食习惯导致胃癌高发，这些地区及有家族史的人群，都要注意防范胃病发生，最好定期进行检查。

　　俗话说，**胃病是"三分治七分养"**。老人应少吃多餐，少吃高脂肪食物，减少胃酸分泌。年轻人也要少喝酒、茶、咖啡，以减少对胃部的刺激。同时，千万不要自我诊断，**胃疼时随便自行服药**。很多胃溃疡患者服药后的舒适感是由于药物减少了胃酸的分泌，溃疡处刺激变少。一般患者在服药后 2 周，胃部症状若仍然没有明显好转，就应该就诊检查。

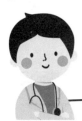

肠镜检查发现息肉，一定会得结肠癌吗

消化科 李 军

现在，越来越多的人由于各种原因而接受肠镜检查，其中相当一部分人在检查后发现自己得了结肠息肉。在北医三院 2018 年接受结肠镜检查的患者中，有 46.7% 的患者发现了结肠息肉，比例还是非常高的。

结肠息肉到底是个什么病？长了结肠息肉是不是一定就会得结肠癌？什么时候需要复查呢？这些都是在门诊经常遇到的问题。现在，我们就结合这些问题给大家仔细讲一讲。

➕ 什么是结肠息肉

凡是从黏膜表面突出到肠腔的息肉状病变，在未确定病理性质前均被称为息肉。换句话说，息肉就是结肠黏膜的异常突起。息肉其实只是形态上的描述，其中包括了多种完全不同的病理类型，也是由不同的原因造成的。比如，炎症病变恢复后形成的炎性息肉、增生性息肉；而腺瘤属于良性肿瘤，腺癌则是平时说的结肠癌，等等。所有这些都可以在内镜下以息肉的形式存在。

➕ 发现结肠息肉一定要取病理吗

了解息肉的病理类型是非常重要的，因为不同病理类型的息肉所造成的后果也不一样。有的息肉生长缓慢，不会给患者带来不适感，也不会癌变，可以随访观察，不一定需要积极处理；而有的息肉则有癌变风险，应予以切除。比如，我们最担心的结肠癌绝大部分都是由其中的一种类型——腺瘤癌变过来的。当然，早期结肠癌也会以息肉的形式存在，这也是需要病理来明确的。

对于不同病理类型的息肉，治疗随访策略不完全相同。临床医生单凭内镜下的表现并不能判断病理类型，需要采集组织标本，经过特殊处理后在显微镜下观察细胞的形态和结构。这也就是医生常说的活检送病理。

因此，发现结肠息肉后需要进行病理检查，以明确息肉的病理类型，这是制订下一步治疗方案和随访计划的重要依据。

✚ 长了结肠息肉是不是一定就会得结肠癌

前面说过了，结肠息肉有许多种类型，不是所有类型的息肉都会转变成结肠癌。比如，化生性息肉的癌变率就极低。

而对于腺瘤这种结肠常见的良性肿瘤来说，发病率还是比较高的。绝大部分散发性结肠癌都是由腺瘤癌变来的。因此，在发现腺瘤性息肉后，建议切除，以免遗留隐患。但是，得了结肠腺瘤也不必过于紧张，并不是所有的腺瘤都会癌变。一般而言，如果是大息肉，病理诊断为绒毛状腺瘤且级别高（也就是高级别腺瘤，或者腺瘤Ⅲ级）的癌变率会高一些。如果病理证实已经是结肠癌了，就更需要积极地治疗了。

✚ 结肠息肉怎样切除

现在，内镜下切除技术已经非常成熟，大部分良性息肉均可以在内镜下切除。具体息肉切除方法需要由专科医生根据息肉所在的部位、大小、形态、是否怀疑恶变及患者的身体情况、意愿等综合考虑、具体判定。

内镜内切除息肉最常用的办法是在息肉根部注射少量肾上腺素盐水，把息肉托起来，然后用圈套器把息肉齐根套住，通电切除。切掉息肉后根据创面的情况和出血、穿孔的风险决定是否需要金属夹夹闭。有的患者可能还需要在医院住上几天，观察是否出现并发症。

当然，特别小的息肉直接用活检钳就可以夹掉。而对于特别大或者是特别扁平的息肉，就需要特殊的内镜切除方法了，比如静电释放，通俗讲就是在内镜下用很小的电刀把息肉一点一点地片下来，但这样切除创面大，发生并发症（如出血、穿孔、感染）的风险也高，需要住院进行。还有个别息肉需要进行外科手术切除。

具体采用哪种方法，医生会根据患者的实际情况来决定。这里不再赘述。

✚ 何时需要复查

发现结肠息肉后的复查时机要综合考虑息肉的病理类型、癌变风险、切除情况等，从 3 个月到两三年都有可能，需要医师根据每个患者的具体情况来判断。

因此，肠镜检查发现结肠息肉后，一定要在病理结果出来以后及时找消化科医生诊断，即使结肠息肉已经切除也不能掉以轻心，千万不要置之不理，以免延误病情。

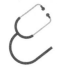

保健胃肠道，需静观其"便"

消化科　索宝军

"便"？是的，你没看错，就是"大便"的"便"。别嫌弃消化科医生会对这个话题不依不饶。

"一天排便几次啊？""什么颜色啊？""什么形状啊？""什么气味啊？"

还能是什么气味……

好了，言归正传，下面就告诉你，医生通过了解你的"大便"，能得出什么信息。

✚ 观色

1. 柏油便

常见于胃、十二指肠出血患者，大便颜色如同铺路的柏油，表面发亮，多数不成形，为糊状或稀便。

2. 黏液便

大便呈透明或者黄白色，有不透明的黏液混于粪便之中或者附着于粪便的表面。多见于各类肠炎、细菌性痢疾、阿米巴痢疾、急性血吸虫病患者。

3. 血便

当出现血便，则提示存在肠道出血，如伴有感染，则会同时出现黏液和血液。如果血色新鲜，提示出血部位更接近肛门；如果为暗红色，提示出血部位更靠上；如果血液和大便分开，提示存在痔疮或者肛裂等疾病的可能性大；如果血液和大便混在一起，则提示可能肠黏膜出现坏死性炎症。

✚ 观形

一般来讲，正常粪便的形状应形如香蕉。如果偶尔出现粪便不成形，也不要太纠结，那也不一定是疾病的表现，可以先通过调节饮食和生活规律，观察一段时间。如果粪便仍持续不正常,就要仔细对待了。

关于粪便的外形,可是有国际分型的。下面咱们就来找一找有没有你熟悉的形状呢?

布里斯托大便分类法

第一型	一颗颗硬球(很难通过)	便秘
第二型	香肠状,但表面凸凹	
第三型	香肠状,但表面有裂痕	
第四型	像香肠或蛇一样,但表面很光滑	正常
第五型	断边光滑的柔软块状(容易通过)	
第六型	粗边蓬松块,糊状大便	
第七型	水状,无固块状(完全呈液体状)	腹泻

稀便,顾名思义,就是不成形的粪便;如果呈液体状,叫作稀水样便,常见于肠道急性感染;软便如伴有黏液,且比水稠一些,叫作糊状便,多见于消化不良;如果再稠一些,叫作不成形便。出现以上情况,如果不伴有其他异常,可能和饮食相关。相反就是大便干燥,常见于便秘的患者。

✚ 找规律

正常成人的排便有规律可循,一般是1天1～2次或者1～2天1次。如果排便规律发生了明显的改变,就要引起重视了。

排便次数增多,可见于感染性腹泻、肠易激综合征、肠道肿瘤、小肠吸收不良等,这时候您就要进一步观察大便的外形;如果突然出现了便秘甚至腹痛,排气减少,或者便秘和腹泻交替,也要引起高度重视,有可能是各种原因引起了肠梗阻,比如结肠癌。

✚ 嗅味道

1. 恶臭

多是进食高蛋白食物或肉类较多,如果长期如此,则需要去化验一个大便常规。

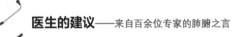

2. 刺鼻酸味

多数是发酵性消化不良，见于脂肪及糖类消化或吸收不良时，粪便由于脂肪酸分解及糖的发酵而产生酸臭味。

3. 伴有腥味的焦黑便

提示消化道出血且出血量较多。

4. 水便伴肉或鱼的腐臭味

为肠内大量黏液分解的表现，可见于细菌性痢疾。

5. 肉汤样大便伴奇臭

多见于小肠出血性坏死性炎症。

以上和大家简单介绍了从色、形、数、味观察大便的方法，听起来很复杂，但其实很简单。

医生提醒：您需要每天观察大便，如果和平时的规律发生了改变，就要引起重视，最简单的方法就是去医院查一个便常规。

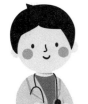

Rap 版认识柏油便，
带着健康一起最时尚

消化科　索宝军

今天我们说说柏油便，跟上我的节拍，one，two，three，four，走着……

三月的天　乍暖还寒

博士小李　无心赏春也无法安眠

还有 3 个月　就要答辩

现在阶段　就是攻坚

他焦虑紧张　长坐电脑前

饮食不规律　运动更别谈

便秘的症状　非常明显

有时三四天　才一次大便

今天约了小伙伴　组织篮球战

大汗淋漓后　有了便意

一遍又一遍　跑去卫生间

躺在宿舍里　身体疲倦

他在心里这样默默念

缓解便秘靠运动　磨刀不误砍柴工

明天明天　明天继续

篮球赛场上　奋力扣篮

一阵阵眩晕　他眼前看不见

就在一瞬间　倒在球架前

周围一众人　大声呼喊

又是掐人中　又是按三关

数分钟以后　他睁开双眼

躺在急救车上　来到了北医三院

值班的医生　看了他一眼

问的第一句　竟然是便便

我们的小李　如实诉说了一遍

医生追问道　是否有黑便

小李说　这个我从来不看不看不看

接下来　进行了系列化验

严重的贫血　还有了便潜血

消化道出血　是初步判断

推进胃镜室　病因现眼前

大家赶紧看过来

这就是小李的胃镜下表现

喷出的血柱　让人出冷汗

眼疾手快的医生　即开始抢险

数枚止血夹　封闭了血管

医生擦完头上汗　心里默默念

这可真是　命悬一线

这是一个真实的　真实的临床病例

它就发生在　我们身边

小李最终　通过了答辩

从此以后　养成了习惯

那就是那就是　观察大便

音乐停！喘一口气，我们来说一说小李这个病。便便虽然说起来有点儿难堪，但它确实能在很多方面反映人体的健康状态。尤其对于消化道出血这类危重病来说，非常重要！

因为黑便就是上消化道出血的典型临床表现（上消化道出血主要指的是食管、胃、十二指肠和胆胰疾病引起的出血），有时它被形象地称为"柏油便"。

柏油便，色黑，呈稀便或者不成形便，带有光泽，和铺路用的柏油相似，故得此名称。

➕ 为什么消化道出血就会出现这种黑色的大便呢

那是因为血液经过胃酸作用及在肠内停留时间较长，红细胞发生破坏，释放的血红蛋白在肠内与硫化物结合，致使大便颜色变黑。而硫化物刺激肠黏膜分泌大量黏液，蒙在大便外层使大便黑而发亮，很像柏油，故称柏油样大便。而血液积存在肠道中刺激肠蠕动就会使便意明显，大便次数明显增多。

引起上消化道出血的疾病有很多，最常见的病因就是消化性溃疡。消化性溃疡的病因包括幽门螺杆菌感染、服用活血抗凝药、重大身体创伤、紧张焦虑、气候变化、饮食影响等。

我们回顾一下小李的病史：他发病时处于冬春交替季节，精神焦虑紧张，饮食不规律，睡眠不充分，这都是消化性溃疡的危险因素。在发病当天大便次数明显增多，并且有贫血所致的疲乏感，而这一切并没有引起小李的重视，他没有观察大便，所以导致了低血压晕厥的严重后果。

那么，音乐再起，one，two，three，four，走!

如果你有上述危险情况

或者你经常觉得胃肠不太爽

除了及时来医院看医生

还得常常观察您便便的频率、颜色和性状

一旦发现便便成为柏油样

赶紧减少活动第一时间赶到医院现场

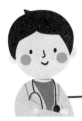

便秘，何时该去医院就诊

消化科　夏志伟

在门诊中，经常有患者因为便秘的困扰来求助医生。但是细问下来就会发现，其中 80% 的患者未必真到了需要药物或其他方法干预的地步，只是患者将自己的状况跟他所认为的正常人群作对比后，自我诊断为便秘而寻求改变。

✚ 什么才是真正临床意义上的便秘

当每星期排便少于两次或排便困难，粪便呈硬粒状，可伴有头痛、下腹胀的不适症状时，称之为便秘。

这里要说明的是，很多人认为 1 天只排便 1 次或者 2 天没有排便就是排便异常，其实不然。因为可导致便秘的因素有很多，很多时候因为自身的进食量或者运动量减少时，排便就变得不那么及时，这属于正常现象，不用过度担心。只有存在下面的情况，且出现上述症状时，我们才会诊断其为病理性便秘。

1. 存在甲状腺疾病、糖尿病等内分泌及代谢功能紊乱的人群，容易诱发便秘。

2. 存在中枢神经及外周神经系统疾病的人群，其肠道交感、副交感神经容易出现异常，从而会导致肠道运动功能缺陷，容易诱发便秘出现。

3. 存在肠道肿瘤或者炎症性疾病的人群，其肠道结构会发生器质性改变，这种情况下容易诱发便秘。

4. 长期服用利尿、抗抑郁、抗帕金森等药物的人群，因为药物的副作用易导致便秘。

5. 因为生活、工作等方面问题而导致神经紧张的人群，由于关注点分散，对排便感觉迟钝，容易诱发便秘。

✚ 什么情况下的便秘需要就诊

只有存在上述 5 种情况而产生排便困难时，才可能需要药物的帮助。医生会结合患者的具体问题，进行治疗。

1. 对于药物引起的便秘，一般以泻剂为主进行治疗。

2. 对于肠道结构器质性改变影响下的便秘，可使用促动力的药物或消炎药物，必要时采用手术干预方法治疗。

3. 对于精神因素引起的便秘，则遵循"心理治疗为先、为重，药物治疗为辅、为轻"的原则。

除此之外，进食量减少、饮食习惯不良、饮水减少等人为因素也会引发便秘。对于这种非病理性情况，我们只要建立合理的饮食习惯，多进食高纤维饮食、多喝水就可以了，必要时可在水中加入一些芝麻油，因为芝麻油也有帮助排便的作用。此外，增加运动、养成良好的排便习惯等都可实现在家自我干预。

因此，我们要对便秘有更加科学的认识。若出现上述五种情况引发的便秘，我们需要提高关注度，及时去医院诊断治疗。

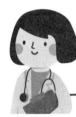

乙肝疫苗知多少

感染疾病科　汲燕波

那是一个阳光明媚的下午，肝炎门诊熙熙攘攘的患者已陆续散去，出诊医生也相继离开，心情愉悦的我正打算锁门下班。这时，一个小伙子满头大汗地拿着一张化验单冲进候诊区，一边四下张望，一边喊着："大夫，还有大夫吗？"我心里"咯噔"一下："该不会快下班来了个什么重病号吧？"我赶紧迎上去问道："怎么了？"小伙子焦急地说："我想找大夫问问我是不是得肝炎了，要不我乙肝五项的数值怎么会这么高啊！"拿过结果一看，我赶紧跟小伙子解释道："您这高的数值是乙肝的保护性抗体，应该跟您以前打过疫苗有关系，没事，不是肝炎！"听了我的解释，小伙子如释重负，摸摸头，不好意思地说："原来是打乙肝疫苗闹的，真是丢死人了！"其实，诸如此类的事件几乎每天在门诊都会上演，下面我们就来说说关于乙肝疫苗那点儿事。

✚ 哪些人群需要接种乙肝疫苗

乙肝疫苗的接种对象主要是新生儿，其次为婴幼儿和高危人群，如医务人员、经常接触血液的人员、幼托机构工作人员、器官移植患者、经常接受输血或血液制品者、免疫功能低下者、易发生外伤者、HBsAg 阳性者的家庭成员、男性同性恋者、有多个性伴侣者及静脉内注射毒品者等。

✚ 哪些人不能注射乙肝疫苗

正在发病的乙肝患者或隐性感染者、慢性乙肝病毒携带者和乙肝病毒既往感染者，一般不需要注射乙肝疫苗。也就是说，已感染乙肝病毒者及曾经感染过乙肝病毒已恢复者，一般不需要注射乙肝疫苗。另外，发热患者、既往有乙肝疫苗过敏史者、早产儿及严重脏器畸形患者、严重的皮肤湿疹以及患有急性或慢性严重疾病者（如心、肾脏病等），一般不建议注射乙肝疫苗。

✚ 乙肝疫苗的种类有哪些

目前使用的乙肝疫苗均为基因重组疫苗，有重组乙肝疫苗（酿酒酵母）、重组乙肝疫苗（中国仓鼠卵巢细胞）、重组乙肝疫苗（汉逊酵母）3 种。

✚ 乙肝疫苗接种部位及如何注射

乙肝疫苗通常采用肌肉注射的方式，接种于上臂三角肌处。

✚ 乙肝疫苗的接种程序有哪些

常规乙肝疫苗接种执行第 0 月、第 1 月、第 6 月的免疫程序，特殊情况下亦可选择其他程序。

第 0 月、第 1 月、第 6 月的标准程序虽然提供保护需要的时间长，但可诱导较高滴度的抗 – HBs 抗体。

第 0 月、第 1 月、第 2 月的快速程序虽然可以快速诱导保护性抗体，但要获得较高的抗体滴度，需在第 12 月时加强一剂。

第 0 天、第 7 天、第 21 天的加速程序适合某些特殊情况，如意外暴露、近期去高流行地区旅行等，这类人群需要更快地产生保护性抗体，但要获得较持久的保护，应在第 12 月加强一剂。

✚ 接种乙肝疫苗需要注意什么

发热、有中重度急性疾病的患者要暂缓接种，需等身体状况改善后再接种疫苗；接种第 1 剂疫苗后，如出现严重过敏反应者，应不再接种第 2 剂。

✚ 接种乙肝疫苗后可能有哪些接种反应

乙肝疫苗是一种非常安全的疫苗，大多数人接种后不会发生任何不良反应，仅有少数人会在疫苗注射部位有轻微反应，包括注射局部发红、肿胀和硬结，稍有压痛感，一般不需要任何处理，2～3 天后即会消退。

少数人接种后会出现轻微全身反应，如有轻度发热（<38℃），个别人会伴有恶心、头痛、全身不适等症状，极少数出现畏寒或低热，也有个别报告出现荨麻疹者。至于接种乙肝疫苗后出现的视力减退、嗜酸性粒细胞增多、肾小球肾炎和血小板减少性紫癜等症状和疾病，与乙肝疫苗的关系虽然尚未完全确定，但应引起重视。

✚ 影响乙肝保护性抗体产生的因素有哪些

所谓乙肝保护性抗体是指乙肝表面抗体。研究表明，年龄增大、男性、肥胖、吸烟和慢性疾病均会使人体对疫苗接种的免疫应答降低。

✚ 乙肝疫苗的抗体是否一定要在接种完 3 剂以后才能产生

人体在接种不同剂数乙肝疫苗后，一般都会产生抗体。不过有研究表明，在完成 3 剂接种之后，体内产生保护性抗体的概率大、滴度高。还有报道称，接种 1 剂后，有 30% ~ 40% 的人产生抗体；接种 2 剂后有 60% ~ 70% 的人产生抗体；完成 3 剂全程接种后，可使超过 90% 的人产生抗体。

✚ 全程接种乙肝疫苗后却没有产生抗体，该怎么办

注射疫苗后能不能产生抗体，和疫苗、免疫方案、注射部位等因素都有一定关系。疫苗的剂量和纯度是常见的问题，部分未产生抗体的人应用纯度更高或者增加疫苗剂量注射后可以出现抗体。

对于个体来说，不产生抗体还与以下两个原因有关。

1. 免疫力

有些人因为一些疾病（如艾滋病）导致免疫力低下，或者患有系统性红斑狼疮等疾病需要长期应用糖皮质激素，都不易产生抗体。

2. 隐匿性感染

隐匿性感染的人检查乙肝病毒表面抗原是阴性的，但在血清或肝组织中可以检测到低滴度的病毒复制，注射疫苗后不产生抗体。此外，未产生抗体还可能与遗传等多种因素有关。

✚ 乙肝疫苗产生的保护性抗体可以持续多久

只要机体产生过保护性抗体，可维持相当长时间的保护水平。有研究表明，新生儿按免疫程序全程合格接种乙肝疫苗后的保护效果可长达 5 ~ 15 年。

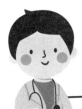

黄疸的来龙去脉

感染疾病科　李晓光

一位老先生走进诊室，张口就问："我的脸怎么变黄了？是不是得了肝炎啊？家里还有小孙子呢，会不会被传染？"我让他坐下来，慢慢说。老人告诉我，最近刚去外地旅游一大圈，吃得不好，玩得也累，回家发现皮肤变黄了，连眼珠子都黄了，尿色也变深，还经常会出现上腹疼，后背也疼，吃不下饭，浑身痒，懒得动。我问道："老先生，您过去有什么病史吗？吃过什么药吗？"老人回忆说，自己有胆结石，前一段时间消化及睡眠不好，找中医大夫调理，吃过一阵子中药。

这种以黄疸待查来肝炎门诊就诊的患者有很多，病因包括病毒、胆道梗阻、药物、免疫等多种因素。要了解黄疸的来龙去脉，首先要知道胆红素是怎么代谢的，黄疸都有哪些类型，以及不同种类的黄疸各自有什么表现，又是怎么诊断的。

➕ 胆红素的代谢过程

胆红素主要来源于被破坏红细胞的血红蛋白，它被肝、脾和骨髓的单核巨噬细胞系统所处理，形成未结合胆红素（间接胆红素 IBil）。间接胆红素与血液中白蛋白联结，被运送到肝脏，在肝细胞中与葡萄糖醛酸相结合，形成结合胆红素（直接胆红素 DBil）。直接胆红素再经胆道系统排泄到十二指肠、结肠，大部分随粪便排出，小部分重吸收，经门静脉回到肝脏，此即胆红素的肝—肠循环。另有小部分经体循环，通过肾脏排出。任何一个环节发生了障碍，都可能引起胆红素在血浆内含量升高，产生高胆红素血症。

➕ 黄疸的分类

黄疸按照病因可以分为 4 类，即溶血性黄疸、肝细胞性黄疸、胆汁淤积性黄疸和先天性非溶血性黄疸。前 3 种类型比较多见，临床上通常会根据肝功能、尿常规等实验室检查进行区别。

三大黄疸实验室检查的区别，见下表。

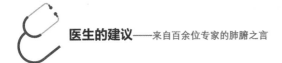

三大肝功能化验指标对比表

项目	溶血性黄疸	肝细胞性黄疸	胆汁淤积性黄疸
TBil (总胆红素)	↑	↑	↑
DBil (直接胆红素)	正常	↑	↑
TBil/DBil (总胆红素 / 直接胆红素	< 15% ~ 20%	> 30% ~ 40%	> 50% ~ 60%
尿胆红素	– –	+	+ +
尿胆原	↑	轻度 ↑	↓ 或消失
ALT (谷丙转氨酶)、AST (谷草转氨酶)	正常	↑↑	可 ↑
ALP (碱性磷酸酶)	正常	↑	↑↑
GGP (γ - 谷氨酰转肽酶)	正常	↑	↑↑
PT (凝血酶原时间测定)	正常	可 ↑	可 ↑
胆固醇	正常	轻度 ↑↓	↑↑
白蛋白	正常	↓	正常

✚ 黄疸的伴随症状

1. 发热

可以见于急性胆管炎、肝脓肿、钩端螺旋体病、败血症及其他严重感染性疾病。病毒性肝炎可先发热，后出现黄疸。急性溶血时可以先高热、寒战，后有黄疸。

2. 腹痛

黄疸合并肚子疼，最常想到的就是胆囊炎、胆石症，一般胆石症或胆道蛔虫发作时，会出现右上腹阵发性绞痛，查体可以出现胆囊肿大触痛，墨菲征阳性。如果是持续右上腹胀痛、钝痛，要警惕肝脓肿和肝癌。上中腹及腰背部痛，小心胰腺炎。针对无痛性黄疸的患者，进行胆囊触诊时，发现胆囊肿大，但没有压痛，称为库瓦西耶征阳性，预示有可能是癌性梗阻性黄疸。

3. 肝大

常见于各种肝病。急性肝炎呈轻度或中度肿大，质软有触痛。慢性肝炎肝大，可硬度增加、边缘变钝。肝硬化时肝大不明显，触及部位质硬，表面有结节感。

4. 脾大

病毒性肝炎、钩端螺旋体病、败血症、肝硬化、溶血性贫血在黄疸的同时，都有不同程度的脾肿大。

✚ 寻找黄疸病因，需做哪些检查

1. 腹部 B 超

简便易行，是首选筛查手段。可以发现胆管扩张等，对梗阻性黄疸诊断特别有价值。

2. CT、MRI（磁共振成像）

腹部扫描，分辨率高，对 B 超不能发现和确诊的病变意义更大。

3. ERCP（内镜逆行性胰胆管造影）、MRCP（磁共振胰胆管成像）

能清晰显示胆管，确定梗阻的存在、部位和性质。

4. 肝穿刺活检

活检多在 B 超引导下进行，安全简便，有助于疑难病例的诊断和鉴别。在常规检查不能确诊时，肝穿可能是"最后一招"，但对于巨大的肝组织来说，细小的肝穿针可以说是"管中窥豹"，不能保证一次肝穿就一定能确诊。

总之，发现黄疸，建议您要及时就医，以便得到及时诊治。

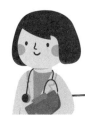

沉默的杀手——丙肝

感染疾病科 胥 婕

记得央视曾经做过关于丙肝认知度的街头采访，很多人面对镜头或是一脸茫然，或是支支吾吾，或是答非所问，更有甚者误认为此"丙肝"乃彼"饼干"，还问什么牌子的，闹出不少笑话。但笑声之余，我不禁为大众对丙肝的了解程度感到深深的忧虑，不能知己知彼，何谈百战百胜！下面我们就来了解一下丙肝这个"沉默的杀手"。

在肝炎家族中，甲肝、乙肝早已"家喻户晓"，而丙肝却鲜有人知。据世界卫生组织估计，全球已有超过1.85亿人感染丙型肝炎病毒，部分慢性丙肝患者发展成为肝硬化和肝癌，每年因丙肝死亡的人数达35万人。

在中国，情况同样不容乐观，由于目前的筛查率和治疗率都很低，在1000余万名丙肝患者中，就诊率仅不足2%，接受抗病毒治疗者仅约4万人。在世界卫生组织推出的全球首部《丙型肝炎感染者筛查、关护和治疗指南》中明确提出：各国要加强对丙肝的筛查识别，高危人群要及时进行筛查，一旦确诊就要接受正规的治疗。

✚ 丙肝患病初期几乎无症状

急性丙型肝炎的潜伏期是2~16周，平均为7周。大多数丙肝患者在感染的急性期没有明显症状，但患者可能出现疲倦、恶心、腹胀等轻微症状，这是因为丙肝病毒会伪装自己的蛋白质"外衣"，使其不易被人体的免疫系统识别并拒之门外，从而躲藏在人体内不断地损害肝脏。正因如此，丙肝被称为"沉默的杀手"。

由于体检一般不筛查丙肝，因此感染丙肝的患者不易被发现，在患病早期，体检中多数患者肝功能检验正常，平时也没什么症状；还有部分患者仅出现转氨酶偏高，常被误以为是由于疲劳、饮酒等引起的，因而耽误了诊断和治疗，有些甚至发展到肝硬化和肝癌才被发现。

✚ 丙肝尚无疫苗，高危人群要及时筛查

中国丙肝患者多数未能得到及时的诊断和治疗。如不尽早治疗，55%~85%的丙肝患者会发展成慢性肝炎，10%~15%的患者可能在感染后20年左右发展为肝硬化、

失代偿期肝硬化，部分患者还会进展为肝癌。

由于目前丙肝还没有疫苗可以预防，所以对于丙肝病毒感染高危人群应该及时到医院进行筛查。丙肝病毒主要通过血液和体液传播，其高危人群包括以下几种。

1. 1992 年以前接受过输血和器官移植者。

2. 维持血液透析者。

3. 与他人共用过注射器者。

4. 使用未经严格消毒的牙科器械、内镜进行检查、侵袭性操作和针刺者。

5. 经静脉注射毒品者。

6. 艾滋病毒感染者。

7. 感染了丙肝病毒的母亲所生的婴儿。

8. 接触过丙肝病毒阳性血液者。

9. 发生不安全性行为者。

10. 使用未经严格消毒的器具进行文身、穿耳洞、针灸者。

✚ 丙肝可治愈，规范治疗越早越好

在日常接诊中发现，绝大多数患者在被确诊后，都表现出紧张、焦虑甚至丧失治疗信心等一系列负面情绪。事实上，丙肝是一种可治愈的疾病，经过聚乙二醇干扰素 α 联合利巴韦林方案治疗，有 70% ~ 80% 的丙肝患者是可以治愈的。可喜的是，近几年在国外陆续上市了多种抗丙肝病毒的直接抗病毒药物，部分药物在我国也已经上市，使丙肝的治愈率进一步提高。

但值得注意的是，针对丙肝的防治需做到早筛查、早发现、早治疗，最大程度降低丙肝给肝脏带来的危害。越早治疗，其肝硬化、肝癌的风险越低，获得治愈的机会也就越高。如果延误治疗，等到发展成肝硬化、肝癌就为时已晚了。

肝癌的七大误区

普通外科　修典荣

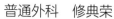

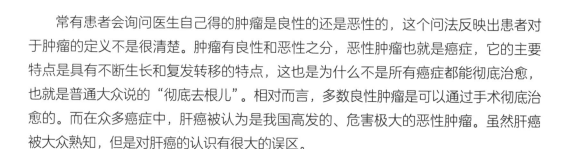

　　常有患者会询问医生自己得的肿瘤是良性的还是恶性的，这个问法反映出患者对于肿瘤的定义不是很清楚。肿瘤有良性和恶性之分，恶性肿瘤也就是癌症，它的主要特点是具有不断生长和复发转移的特点，这也是为什么不是所有癌症都能彻底治愈，也就是普通大众说的"彻底去根儿"。相对而言，多数良性肿瘤是可以通过手术彻底治愈的。而在众多癌症中，肝癌被认为是我国高发的、危害极大的恶性肿瘤。虽然肝癌被大众熟知，但是对肝癌的认识有很大的误区。

✚ 误区一：肝癌只来源于肝脏

　　我们通常说的肝癌一般指的是肝细胞肝癌。其实，生长在肝脏的癌症可以分为很多种，其中由胆管细胞来源的胆管细胞癌就并不少见，还有一些血管来源的其他肝脏恶性肿瘤也属于肝癌范畴。除了这些肝脏原发的肿瘤以外，肝脏还是很多其他部位肿瘤常见的转移部位，这些称为肝脏转移性肿瘤。

　　同所有癌症一样，目前对于肝癌的具体病因还不是非常清楚，但在我国和很多东南亚国家，多数肝癌患者发病是在原有肝脏疾病上发生的，最主要的是和乙型肝炎相关。在我国肝癌患者中，绝大多数都是乙型肝炎患者、乙型肝炎病毒携带者或者有过乙型肝炎感染病史，而在西方国家则以丙型肝炎更为常见。

✚ 误区二：肝癌都是缓慢发展的

　　通常肝脏疾病发展到肝癌的典型过程为：肝炎→肝硬化→肝癌。而临床上有很多年轻患者的病情根本不是按照这样的过程慢慢发展，常常会在没有任何不适时突然发现为肝癌晚期。

✚ 误区三：肝癌无法治愈

　　跟许多癌症一样，肝癌如果能够在早期及时被发现，经手术治疗后效果会很好；而一旦到癌症晚期才被发现，则各种治疗方法的疗效均会大打折扣。

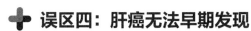

✚ 误区四：肝癌无法早期发现

肝癌是可以较早发现的。如果患者能够具备一些肝癌相关的常识，规律检查、早期发现，很多都有治愈机会。定期检查内容最简单的就是超声和血液甲胎蛋白测定，虽然这两种方法均不是最准确的，但是检查方法简单、无创，多数医院均可完成，有异常时再进行其他复杂影像学检查即可。

✚ 误区五：年轻人不会得肝癌

年轻人也会得肝癌，并且由于肝癌在早期没有任何症状，尤其是年轻人，精神、体力均比较好，更不容易早期发现。临床上经常碰到一些年轻患者，不认为自己会得肝癌，所以不太愿意进行规律性检查，还有一些因素，如怕让别人知道自己有肝炎也影响着患者查体的积极性。

✚ 误区六：肝癌检查每年 1 次即可

肝脏超声和抽血查甲胎蛋白非常方便，费用也不高，建议每 3 个月检查 1 次。并且，检查结果正常只是表示目前可能没有肝癌发生，但由于肝癌发展一般比较快，因此，间隔时间不能太长。

多年以前有一位不到 40 岁的患者，工作上成绩斐然，前途无限。虽然他知道自己有肝炎，但是由于工作较忙，仅进行了每年的定期常规健康查体，并没有针对肝炎进行特殊检查。直到有一天，他突然右上腹疼痛，就医后才发现为巨大肝肿块，且已经没有了切除机会。虽然积极进行了肝移植手术，但还是在术后 1 年发现肺部复发转移而英年早逝。其实，如果他们能够将查体进行得更有针对性一些，检查的周期能更短一些，很有可能在肝癌早期发现，无论采取肝脏肿瘤的切除或者射频消融等均有很好的效果。

✚ 误区七：没有肝炎就不会得肝癌吗

随着生活方式的改变，目前结肠癌、直肠癌的发生率逐年增加，而这些重大疾病的最大特点就是容易发生肝脏的转移。有统计认为，近半数的结肠癌、直肠癌患者会在不同时期发生肝脏转移。结直肠癌发生肝脏转移与其他肿瘤发生肝脏转移的最大不同则是：虽然是四期（晚期）肿瘤，但是经过积极手术切除以后仍然有高达半数的患者可以长期存活。

转移性肝癌与一般肝癌，也就是肝细胞性肝癌的主要区别在于，这些患者多数没有肝炎基础，虽然常发生肝脏多发转移，但是如果积极切除，只要能切除干净再辅以辅助化疗和一些其他药物治疗，治愈率仍然较高，5 年存活率超过 50%。由于对于肝脏转移性肿瘤是否具有可切除性，不同医院和医生的判断标准不同。因此，在很多指南上都提到了一定要多学科讨论后决定，其中一定要有一个经验丰富的肝脏外科医生参与。除了最常见的直肠癌、结肠癌等转移性肝癌，可以通过手术治疗获得满意效果外，神经内分泌肿瘤（苹果公司前首席执行官乔布斯即是因为胰腺的神经内分泌肿瘤发生肝转移以后做了肝移植，之后存活近 8 年）同样也可以经过积极的手术治疗获得令人满意的长期效果。

由于这些患者的病情涉及多个学科，因此，一定要多个学科的大夫一起讨论后，再给患者制订出一个最有效的治疗方案。这不光是对患者，同样也是对各个专科医生的要求。在临床工作中，仍然经常会碰到一些类似的患者，在各级医院被诊断为晚期肿瘤而放弃了根治性治疗的机会，仅仅给予化疗等姑息治疗方案。

总之，肝脏作为人体的一个重要器官，可以发生各种各样的肿瘤，其发病机制并不非常清楚，只有积极、科学地随访、早期发现，并在专科医生的积极治疗下才会获得最佳的治疗效果。

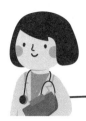

胆囊结石那点事儿

普通外科　霍天依

　　总结夏日的热门词汇，总少不了啤酒、烧烤、冰激凌、减肥……在这些高频词汇的引导下，"胆结石"这个词也就在所难免地出现在我们的生活里。相信大家对胆结石并不陌生，但你真的了解它吗？今天就让我们来揭开胆结石的神秘面纱。

✚ 胆囊的作用

　　人们常说"肝胆相照"，我们的胆囊就藏在肝脏的后方，是一个形状像鸭梨一样的器官。它有一个可爱的小名叫作"胆汁仓库"，在我们不进食的时候，肝脏分泌出来的胆汁就会储存并浓缩在胆囊内，当我们进食后需要消化时，再由胆囊排出，来帮助消化和吸收脂肪；另外，胆囊也会分泌黏液，以保护胆道黏膜不受浓缩胆汁的侵蚀和溶解。所以说，**胆囊并不产生胆汁，它只是胆汁的"小仓库"，哪怕因为胆结石被迫失去胆囊，我们也依旧可以吃嘛嘛香**。当然，我们也不会像传言中说的那样，失去胆囊后就会因为"没胆"而变得胆小，胆囊与胆量并没有关系。

✚ 为什么会得胆结石

　　胆结石的种类有很多，因位置的不同可分为：胆囊结石、胆总管结石、肝内胆管结石。我们常说的"胆结石"一般多指胆囊结石，胆囊结石的形成与多种因素有关，任何影响胆固醇与胆汁酸浓度比例改变和造成胆汁淤滞的因素都能导致结石形成。

　　研究表明，女性比男性更易得胆结石，除肥胖、妊娠、糖尿病、高血脂及胃肠手术等因素外，长期高脂肪饮食和不规律进食等不健康的饮食习惯已成为引起胆囊结石的常见高危因素。

　　因此，我们要注意合理饮食，尽量按时、规律进餐，避免不吃早饭和节食减肥，以降低患结石的风险。

✚ 怎么知道自己得了胆结石呢

　　得了胆结石以后，一部分患者不会出现任何症状，但有一部分患者会出现以下表现。

1. 胆绞痛

表现为进食后出现剑突下及右上腹痛，很多人常误以为是胃痛。

2. 恶心呕吐

3. 皮肤及眼球发黄

出现此类症状很有可能是出现了胆总管内有结石，从而出现了梗阻性黄疸。当出现这些症状时，请及时就医，一般通过腹部的 B 超检查就可以得到初步确诊。

✚ 得了胆结石要紧吗

一般来说，得了胆囊结石并不需要紧张，一些静息性的结石终生都不会使人体出现症状，无须处理。但如已出现胆结石症状甚至反复发作，则建议您及早治疗。但也无须担心，单纯的胆囊结石并不可怕，只要通过治疗很快就能使您恢复健康。

如果不及时治疗，一旦诱发感染或是结石随胆汁跑到胆管中造成胆总管结石，处理起来就会相对复杂一些；若是结石随着胆汁反流进入胰腺，从而诱发胰腺炎，就更加严重了。因此，出现胆囊结石后应尽早处理，别让小结石惹出大乱子。

✚ 得了胆结石以后该怎么办

建议应及时到医院就医，让医生进行诊断、评估。对于一些没有症状的静息性结石可以先观察不用治疗；如需治疗，一般需要进行手术切除胆囊或根据您的情况优先选择保胆取石的治疗方式。现在的胆囊切除手术已经十分成熟，通过腹腔镜微创手术便可以完成，手术后的小伤口用普通的创可贴就可以遮盖得严严实实，既可保证患者的安全也保证了外表的美观。

需要注意的是：胆结石与肾结石不同，是不能通过体外碎石治疗的；另外，药物溶解排石也不适用于胆囊结石，因为这样易增加结石流入胆道或胰腺的风险，造成更严重的疾病。因此，手术治疗是最好的选择。

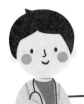

来自一颗胆结石的内心独白

普通外科 李 楠

　　随着一波水浪的冲击，一束强烈的光线照得我睁不开眼睛，身体剧烈晃动、下坠，一个冰凉的金属夹住了我。我拼命挣扎，但都是徒劳的。我明白，我的生命即将走到尽头了……

　　思绪飘回到多年前，我诞生在一个叫胆囊的梨形小房子里，我的名字叫结石。房间里有很多墨绿色液体，这都是邻居肝脏送过来的。肝脏负责做这些绿水，它说这种水有助于消化，可胆囊喝不了这么多，就转送给另一个邻居十二指肠。十二指肠很喜欢这种绿水，每次吃饱之后再喝点绿水就会很舒服。

　　日子一天天地重复，唯一不同的是肝脏送来的营养水开始变了味道，越来越油腻，胖了好几圈的肝脏看到我叹了口气："都怪人类，每天暴饮、暴食，还不锻炼！"日复一日，我也被这"高营养"的绿水喂成了大胖子。肝送来的绿水囤积在我的家里，时间久了都变质成了白色。变胖的我在小胆囊里转转身都会碰到壁，每次磕碰就会引起一阵颤动。

　　有一天，我刚起床活动，就感到一阵强烈的抖动，我在胆囊里撞来撞去，站都站不稳。遥远的地方传来人类的声音："大夫，最近我总是感觉上腹疼，绞着疼，今天更严重了，都疼得直不起来腰。"

　　另一个声音问："饭前疼还是饭后疼，今天吃什么了？"

　　"今天有个饭局，吃得比较油，吃完就开始疼了。"

　　"根据你的情况，饱餐、进食油腻食物后或者睡眠中体位改变时出现的阵发性右上腹疼痛，向右肩部和背部放射，伴恶心呕吐，还有部分患者会出现黄疸，考虑是胆囊结石。"

　　"我怎么会得胆囊结石呢？"

　　"胆囊结石的形成与多种因素有关，任何影响胆固醇与胆汁酸浓度比例改变和造成胆汁淤滞的因素都能导致结石形成。个别地区和种族的居民、雌激素、肥胖、妊娠、高脂肪饮食、长期肠外营养、糖尿病、高脂血症、胃切除或胃肠吻合手术后、回肠末端疾病和回肠切除术后、肝硬化、溶血性贫血等因素都可能引起胆囊结石。"

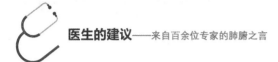

"您说的这些我占了好几个，那该怎么办？"

"你先去做检查，看一下结石的位置和大小，如果结石的直径 ≥ 3cm，可能需要考虑手术治疗，把结石取出来。"

结石？胆囊？这不就是我和我的家吗？造成人类身体疼痛的罪魁祸首是我吗？不，不对，这怎么能怪我呢，明明是人类饮食油腻、不锻炼！可他们听不到这些，反而认定我就是元凶。他们的声音渐渐模糊了，眼前还是那道明晃晃的光，我慢慢地闭上了眼睛，希望我的离去能唤起人类的警醒，远离不健康的饮食习惯，均衡营养，加强运动，用行动捍卫健康。

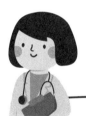

过节放开吃？当心急性胰腺炎

消化科　闫秀娥

30岁的小王新婚，宴请四方亲朋。可半斤白酒下肚后，小王突然感觉上腹部剧烈疼痛，满头大汗，不能直腰，捂着肚子来到急诊室。医生仔细询问病史和查体后，告知小王可能得了一种叫急性胰腺炎的疾病。

胰腺是人体重要的消化器官，我们每天所吃的食物都是靠胰腺分泌的胰淀粉酶、胰蛋白酶和胰脂肪酶消化分解为小分子，从而进一步被人体吸收的。正常情况下，胰腺分泌的胰酶在人体的各种保护机制下，可以防止胰酶对胰腺本身发生消化作用，而只消化食物。一旦保护机制被破坏，胰酶在胰腺内被激活，胰酶就会对胰腺本身进行消化，从而引起一系列化学性炎症和全身反应。

暴饮、暴食和大量饮酒后，会使胃酸分泌量增加，刺激胰酶分泌，加之酒精可以刺激十二指肠黏膜，会导致十二指肠乳头水肿，阻碍胰酶的排出，胰酶在胰腺内被大量激活，从而发生急性胰腺炎。

➕ 急性胰腺炎的主要症状

腹痛，以上腹部为主，持续不缓解，同时会伴有恶心、呕吐、发热，严重者会出现休克症状。

➕ 急性胰腺炎有哪些危害

发生胰腺炎时，胰酶和各种血管活性物质会经血流释放到全身各个重要脏器，包括心脏、中枢神经系统、呼吸系统、肾脏、肝脏和胃肠道等，严重时可以导致多脏器功能衰竭，危及生命。即使经过积极治疗，一些严重患者也会遗留假性囊肿、腹腔感染、胰瘘等一系列棘手问题，会严重影响生活质量。

➕ 哪些人属于急性胰腺炎高危人群

有胆道系统疾病者，慢性胰腺炎者，暴饮、暴食、大量饮酒者，各种感染、上腹部手术和外伤者，甲状旁腺功能亢进者，动脉粥样硬化者，服用某些特殊药物如激素、硫唑嘌呤等，这些均是急性胰腺炎的高危人群。

在中国人传统节日期间，一家人团聚一堂，喜气洋洋，其乐融融。叙旧之余，免不了推杯换盏，油腻饮食比例也大大增加。在享受美食、大快朵颐的时候，奉劝大家几句话。

美酒虽醉人，浅尝辄止；

佳肴虽可口，不宜过度。

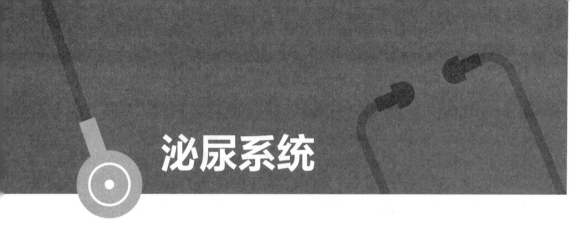

泌尿系统

怎样才能"水落结石除"

泌尿外科　刘春霞

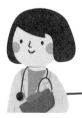

今天跟大家说说喝水的那些事儿。您还真别小瞧了喝水，水喝得不合适就有可能使人患上一种疾病——肾结石。

肾结石的发病率高，对肾脏的损害也极大，而且还具有并发症多、易复发等特点。尽管微创医学的发展使得它的治疗已不再是件多困难的事，可是我们能否做到防患于未然呢？

当然可以，那就是正确地喝水，因为"水落结石除"！

接下来我们就来说说水在预防结石中的那些门道儿。老话儿说："民以食为天，食以水为先。"水的重要性可见一斑，下面我们就从喝什么好、喝多少够、怎么喝这最有效的 3 个方面来说说，怎样喝水才能防结石。

✚ 喝什么好

♥ 每天喝牛奶容易导致肾结石吗

有人说："牛奶中含钙量高，而肾结石的主要成分就是草酸钙，所以牛奶不能喝。"

事实真是这样吗？要回答这个问题，得先了解钙对肾结石预防的利弊。当每天饮食中的钙低于 800mg，尿中排泄的钙会下降，但是其中草酸量却会大大提升，因此钙结石的发生反而增加了，随之而来的还有骨质疏松等不良后果。因此，盲目限钙不可取，饮用牛奶好处多。

❤ **矿泉水可以喝吗**

其实，矿泉水的饮用有内冲洗和稀释尿液的作用，弱碱性的水还能碱化尿液，在某种程度上能抑制结石的生成；而且矿泉水中的镁离子对于预防结石也是有帮助的。

这下您知道该喝什么好了吧。白开水最安全实惠；牛奶和矿泉水会导致肾结石的说法不科学；而一些草酸含量比较高的饮料，如红茶、咖啡，应避免或者减少饮用。

➕ 喝多少够

传统概念上每天要喝 8 杯水，但这是不是预防结石的金标准呢？

人体内水的来源主要是食物、饮水和内代谢，排出水则是经呼吸、皮肤、消化系统和泌尿系统 4 个途径。通常情况下，人体要溶解机体排泄的盐类和矿物质而不引起过度饱和，24 小时的尿量大约要 2000ml，本着出入平衡的原则，每日饮水量应至少为 2000ml，也就是 8 杯水了。可是一旦出现出汗、腹泻或者在高温环境中工作等情况，使人体的消耗增加时，饮水量就还要相应地增加，以保证尿量达标。

那么，怎么才知道尿量达标了呢？告诉大家一个小窍门——观察小便颜色。如果尿液是几乎看不出来的淡黄色，说明饮水量是合适的。也就是说，8 杯水不是标准，也不是绝对，我们的目标是尿液颜色几乎不见，量出为入是关键。

➕ 怎么喝最科学

其实，这里要讨论的就是喝水的时机，口渴？餐后？运动后？睡前及或半夜？什么时候喝水会对预防肾结石不利呢？答案是：口渴时才喝水是不利的。

为什么呢？有研究表明，当人感到口渴时，说明人体的缺水量已经达到体重的 2% 了，这时才饮水当然对预防结石不利。想要预防肾结石，我们提倡的是定时、足量地饮水，因为这样才能维持人体较好的内冲洗作用，防止高浓度的盐分和矿物质聚积，而且也能避免因一次饮用大量的水而增加其他脏器的负担。

建议大家把饮水的时机在时间链条上做个标记，来提醒自己养成良好的饮水习惯，大家可以牢记下面的几句话。

上床前，起床后，三餐过后要喝够。

上午好，下午好，运动前后少不了。

喝水莫待口渴时，定时足量很重要。

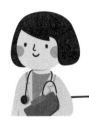

"泌尿三英"战结石

泌尿外科　刘春霞

上篇我们介绍了多喝水能预防肾结石，不过话说回来，这小石头可不是想防就能防的。这次，我们主要针对肾结石的治疗手段，如体外冲击波碎石、输尿管镜碎石和经皮肾镜碎石等，向大家做相关介绍。

体内的代谢物质在通过肾脏排出的过程中，由于各种原因结晶、析出，聚集形成结石。这小石头要么会设置路障堵塞交通要道，使得尿液不能顺利流出；要么则会留在肾里安家，招兵买马，占山为王。如果没有医疗干预，它会占满整个肾脏最终导致肾衰竭，也就是尿毒症。要是任由它在人体里撒野，那还得了！别急，泌尿科医生告诉你，咱们有'泌尿三英'来对付它！

➕ 体外冲击波碎石机

身高 4 尺左右，身宽体阔，人送外号"大力神"。

战术：隔山打石，利用冲击波产生的能量，聚焦传递至结石处，将其击碎，便于排出体外。

优点：对身体损伤程度小，几乎是拎包来战，战完即撤，无须住院。

缺点：略显保守，往往需要反复出战。而且它还有两个"不打"：对于肥胖的患者，冲击波能量需要长途跋涉，其战斗力必然受影响，不打；对于尿道有梗阻，道路不畅通，打碎的残兵败将无法清出战场，不打。

➕ 输尿管镜碎石机

身高 6 尺有余，一身正气，人送外号"智多星"。

战术：囊中取石。战斗力 4 颗星，破坏力 3 颗星。

优点：输尿管镜顺着尿道、输尿管一路高歌开进，边碎石边清理战场，患者身体表面不会有任何伤口。兵马未动，桥路先通，输尿管支架这个神助攻，方便"主将"冲锋也利于打扫战场。

缺点："智多星"也有软肋一根——大结石。目前认为，对于直径大于 2cm 的结

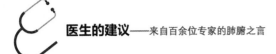

石，输尿管镜恐难以周旋。

✚ 经皮肾镜碎石机

重装出阵的是经皮肾镜碎石机，此将有勇有谋。

战术：苦肉计。战斗力爆表 5 颗星，破坏力 4 颗星。

由于此将出兵必见血，需要在患者腰上打洞、肾脏打孔，以直达结石，所以为避免皮肉受苦，不能轻易让它出马。只有遇上的结石从数量或大小或位置来说都极为难缠，"大兵压境"时才派它压轴出场。

有道是，明枪易躲，暗箭难防。感染结石受到攻击释放出的毒素就如同化学武器一般厉害，如果贸然出兵，必将损兵折将，还会引起全身感染性中毒。因此，一旦尿液里传来感染的敌情，还是要派出先头部队——抗生素灭了它的"化学武器"后，再请"三英出战"为妙。

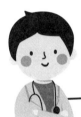

预防尿结石的饮食清单

泌尿外科　马潞林　刘　茁

尿液并非像看上去那样"清澈澄净"，它溶解了很多人体代谢废物和无机盐。当尿液中的溶质（如钙、草酸、尿酸等）增多或尿量减少时，就容易发生尿石症，会给人们带来烦恼和痛苦。其实，在生活中我们可以通过改变一些饮食习惯，简单、有效地预防尿石症。那么，我们具体该如何做呢？

✚ 多喝水

为了预防尿石症，推荐每天的液体摄入量应在 2.5～3L，以使每天的尿液能维持在 2～2.5L。就如同在自然界中，每逢旱季，河水水量减少，溶解在河水中的"砂石"就容易析出。人体也是一样，在缺水的"旱季"，泌尿系结石就会产生，这些"捣蛋鬼"会刺激泌尿系黏膜，引发剧烈疼痛。

多喝水、多排尿，可以有效降低结石成分的过度饱和状态，有效预防肾结石发生。建议多喝白开水、橙汁或柠檬水，避免过多饮用咖啡、红茶、可乐等。

✚ 多吃乳制品

成人每天的钙摄入量应维持在 1～1.2g。饮食中如果钙含量过低，就会促使肠道吸收草酸，增加尿液中草酸的排泄。尿液中的草酸钙就如同河水中的小砂石，一旦增多很容易聚集形成草酸钙结石。推荐大家平时多吃乳制品（如牛奶、干酪等）、豆腐、小鱼，以维持正常范围或适当程度的高钙饮食。

✚ 少吃菠菜

既往患有草酸钙结石的患者，应避免大量摄入富含草酸的食物。在食物中，菠菜的草酸含量是最高的，其他还有甘蓝、杏仁、花生及甜菜等。

✚ 少吃肉

高蛋白饮食会增加尿液中钙和草酸盐的排泄，使尿液排泄的枸橼酸减少，并且使

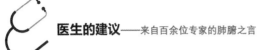

尿液呈酸性，这些都容易诱发尿路中含钙结石的形成。因此，应避免过量摄入动物蛋白质。此外，由于动物的内脏（如肝脏及肾脏）、沙丁鱼、凤尾鱼等含有高嘌呤，当嘌呤进入体内，会最终代谢为尿酸。尿酸可促使尿中草酸盐沉淀，从而形成尿结石。推荐每天食物中嘌呤的摄入量应少于 500mg。

✚ 适量维生素 C

维生素 C 经过自然转化后会生成草酸，服用维生素 C 后，尿草酸的排泄会显著增加，形成草酸钙结石的危险程度也相应增加。既往有草酸钙结石的人应避免摄入大剂量的维生素 C，推荐每天维生素 C 的摄入量不要超过 1g。

此外，还需注意要增加蔬菜、水果、粗粮以及纤维素的摄入。健康的饮食习惯是帮助我们预防疾病的最好方法，生活中应注重这些饮食方式，以避免尿石症带来的不利影响。

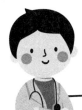

肾脏上长出的"葡萄"

泌尿外科 刘 茁

现如今，人们已越来越重视自己的身体健康。在进行身体检查时，体检中心的大夫往往会给患者做腹部 B 超。而有时 B 超会显示出肾脏上长出一颗"葡萄"，那就是肾囊肿。

➕ "葡萄"一样的肾囊肿

肾囊肿的囊壁好似薄薄的、光滑的"葡萄皮"，囊液就如同"葡萄汁"。大部分的囊液并不是尿液，而是一种清亮的浆液性液体，其中含有白蛋白、氯离子、胆固醇及上皮细胞等。

➕ 肾囊肿的发病原因

由于腹部 B 超的普遍应用，很多人被检查出或大或小的囊肿。肾囊肿的患者大多没有症状，只有少数患者会觉得腰部钝痛，极少数患者的囊肿会合并感染，出现发热、腰痛等症状。

大部分肾囊肿对人体的肾脏功能没有太大影响，只有当双侧的、较大的肾囊肿长时间对肾脏存在实质的压迫、破坏时，才会出现肾脏功能损害。目前，肾囊肿的发病原因还没有找到。囊肿增长速度因人而异，由于它没有什么症状，因此很难被发现。

➕ 肾囊肿何时需要治疗

临床医生一般以囊肿直径 4 ~ 5cm 为治疗与否的分界线，直径小于 4cm 的囊肿无需治疗，只需定期进行观察；直径在 5cm 以上的囊肿由于会压迫肾脏，影响肾功能和造成肾积水，囊壁也有可能生癌，需要及时治疗。

➕ 肾囊肿在影像学上的鉴别

肾囊肿虽然不属于肿瘤，但由于其在影像学上的表现和肾肿瘤很相似，因此需要和肾肿瘤，尤其是肾脏恶性肿瘤——肾癌进行鉴别。有学者把复杂的肾囊肿的鉴别及

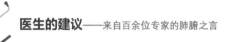

治疗进行了分类：对于"葡萄皮"比较薄、比较光滑，"葡萄"内没有"葡萄籽"（无钙化），CT 没有明显强化，通常恶变风险很低的肾囊肿，无须特殊处理；对于"葡萄皮"厚，"葡萄"内"葡萄籽"很多（多钙化），分隔多，CT 明显强化，恶变风险高的肾囊肿，需要手术积极处理。

➕ 当肾脏长出多个"葡萄"，需要特殊注意

肾脏长出多个"葡萄"，会出现两种可能：一种是肾脏多发囊肿，一种是多囊肾。

多囊肾是一种遗传性疾病（常染色体显性遗传），家族中有其他人可能患病。患者在幼儿时就可能存在囊肿，随着年龄增长，囊肿逐渐变大、数量逐渐增多。患者可出现血尿、高血压、合并多囊肝及肾脏功能不全等病症，晚期可能发展为尿毒症。多囊肾通过基因连锁分析可以明确诊断。

而肾脏多发囊肿既可以是先天疾病，也可以是由创伤、炎症、肿瘤等后天引起的。没有明显家族史，一般不会合并高血压、肾脏功能不全等。

综上所述，单纯的良性肾囊肿对人没有太大危害，因此无须特殊处理，但应定期复查，观察囊肿是否继续增大。对于囊肿比较大（直径大于 4cm）或出现症状时，可以在 B 超引导下穿刺放液 + 硬化剂治疗。对于巨大肾囊肿、囊肿合并感染、穿刺治疗失败或囊肿复发时，可以选择囊肿去顶手术治疗。对于囊肿恶性变或囊性肾癌的患者，可能还需要进行肾切除手术。

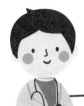

健康警报：血尿

泌尿外科　马潞林　刘　茁

血尿往往是人体泌尿系统出现问题的报警信号，如出现血尿的同时还伴有以下症状，则是在提示您可能患上某种疾病。下面就为大家一一揭晓。

➕ 血尿伴随腰疼、发热

推测病因：泌尿系结石。

严重后果：肾功能衰竭，感染性休克。

泌尿系结石的典型表现是血尿伴随突然出现的腰部剧烈绞痛。疼痛往往难以忍受，并且会发散至大腿根嗖嗖地窜着疼，患者甚至会出现大汗淋漓、面色改变等症状。

肾脏里的结石如果掉进输尿管，除了引起疼痛、血尿症状外，还可引起肾盂积水，长此以往，会导致肾功能衰竭。如果出现高热、寒战等症状，很可能是合并感染，严重者可发生感染性休克。

➕ 血尿伴随尿频、尿痛

推测病因：膀胱炎。

严重后果：肾盂肾炎，感染性休克。

正常的膀胱黏膜是一道抵抗细菌侵犯的天然屏障，一旦受损，患者可能出现血尿、尿频、尿痛等症状。排尿时会感到火辣辣的疼痛，快结束时疼痛会更明显。出血多出现在排尿终末段或全段。

单纯的膀胱炎往往不发热或只是低热，如果出现发高烧很可能出现肾盂肾炎，甚至发生感染性休克。女性因为尿道短而且直，更容易逆行感染引起膀胱炎。老年男性因前列腺肥大膀胱排尿不尽，也易发感染。

➕ "悄无声息"的无痛血尿

推测病因：膀胱癌。

严重后果：肿瘤晚期、转移。

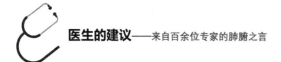

　　膀胱癌好发于中老年人，血尿大多不伴随疼痛，但可反复出现，起初可能间隔时间较久，随后变得越来越频繁。

　　对于无痛血尿，很多人常常并不在意。但泌尿系统的恶性肿瘤往往起初并没有明显症状，间断、无痛性肉眼血尿往往是其最早期发出的危险警报。如当出现疼痛、排尿困难、触及有肿块时往往已到晚期，失去了早期根治的机会，预后效果会较差。对于中老年人血尿，医生会建议从尿液中找肿瘤细胞或 B 超检查以早期发现膀胱肿瘤，必要时可做膀胱镜取活检确诊。

✚ 血尿伴眼睑浮肿

　　推测病因：原发性或继发性肾小球疾病。

　　严重后果：尿毒症。

　　原发性或继发性肾小球疾病的血尿往往伴随眼睑浮肿。

　　正常人如果晚上熬夜，睡眠时间少，早晨起床后也会出现眼肿。但如果肿胀总是不退或反反复复，甚至扩展到其他地方，就要怀疑是不是肾脏出现问题了。

　　会引起血尿的疾病还有很多，例如遗传性疾病、全身性疾病等。发现血尿后要引起足够的重视并及时就医，在医生的帮助下积极寻找原因，以便早诊断、早治疗。

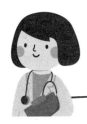

来自肾脏的自白

肾内科　白　琼

我是人体中的肾脏，我个头不大，单侧肾脏也就拳头大小，躲在腰椎两侧。我常会因为一些新手机的发布而被大家提起，甚至受到威胁，比如割肾买手机、肾不够用……其实我并不想蹭热度，我只想躲在你们的身体里，默默地工作。

✚ 我是干什么的呢

我是体内血液的"净化器"，我的职责是净化人体的血液，接收来自"人体工厂"产生的所有"污水"和"垃圾"，通过复杂工序，将"污水"中的糖、氨基酸、维生素、水及盐分等有益物质重新利用，并排掉不需要的毒素。

✚ 当身体出现哪些信号说明我出现问题

如果你发现自己小便中泡沫增加、颜色变红，可能提示我的"净化器滤网"已破损，蛋白质及红细胞都漏出来了；如果你出现腿肿、恶心、气喘等症状，这些都强烈提示我已部分停止工作；当我完全停止工作，体内的水分和毒素都不能排出体外时，将会导致血压升高、心衰及神志不清等症状。如果此刻再不管我，整个"人体工厂"停止运转都是有可能的。因此，一直沉默的我今天忍不住要向人们请求：请善待保护我！

♥ 保肾守则一

随着生活条件的提高，人们在享受舌尖上美味的同时，我的负担和痛苦却越来越大，我强烈要求大家：别把我撑得太饱！高糖、高脂、高盐、高蛋白饮食及肥胖，都会导致我超负荷工作，久而久之，会使我积劳成疾。至于人们常常误解的饮水过多问题，我倒不害怕。在我健康的时候多喝水才能把体内的污秽排出更多，把"下水道"冲洗得更干净。平时多喝水可以防止尿路感染、结石等。在人体发热、出汗多的时候，多喝水还可以预防肾损伤。

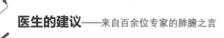

♥ 保肾守则二

药不是坏东西，但"是药三分毒"这句话也有一定的道理，不必吃药的时候就不要吃。因为大部分药物都要经过我排出体外，有些药会腐蚀、毒害我，有些药会堵塞"下水道"，尤其在我生病、年老体弱时这些情况更容易发生，并且这些损伤可能是终生无法修复的。

➕ 您知道哪些药我最害怕吗

说说最常见的药物吧，首先是种类比较多的抗生素类，比如常见的庆大霉素、万古霉素、磺胺类药。有些药物虽然相对比较安全，但如果经常服用，我也是会"中招"的。比如解热镇痛药里的成分——对乙酰氨基酚、双氯芬酸钠、布洛芬等。这些药都是有严格适用范围的，只能在发热超过 38.5℃ 或者出现炎症相关疼痛时使用，如果只要有点头痛、没发热时就乱吃，殊不知这些药被吃下去，可让我遭了不少罪，同时还会对我的"兄弟"——肝脏和心脏产生不好的影响。

♥ 保肾守则三

一定要关注我，定期检查。尿常规检查最方便、无痛苦且经济实惠，是检查的首选。如果有问题，可以再查肾脏 B 超或者肾功能。不要等到身体出现刚才提到的不良信号，才去检查。

现在的生活条件越来越好，恳请大家在饮食、用药方面多多考虑我的感受。**高盐、高脂、高糖饮食我都不爱，也不要乱用药以防止伤害我。**请善待、保护您的肾脏！

高度水肿和大量蛋白尿的危险

肾内科　王　松

肾病综合征会危及患者的生命吗

首先，我们要弄清楚什么是肾病综合征。肾病综合征不是一种单纯的疾病，而是一组由多种病因引起的复杂的临床症候群。其基本特点是大量尿蛋白、人血清白蛋白水平显著低于正常水平、不同程度的水肿和高脂血症，临床中称为"三高一低"。严重的肾病综合征常常会导致患者死亡。

肾病综合征为什么会有这么大的危害呢

首先，肾病综合征患者会从尿液中排出大量的蛋白质。这些蛋白质中既有白蛋白，也有大量发挥免疫功能的免疫球蛋白。由于这些物质的流失，机体的免疫力会受到严重损害，导致机体非常容易被各种病原体感染。肺部感染就会发生肺炎，皮肤软组织感染就会发生蜂窝织炎、丹毒，病原体进入血液可以发生菌血症、败血症、心内膜炎等，严重感染是患者死亡最常见的原因之一。

其次，肾病综合征常常会引起严重的水肿和电解质紊乱。水肿可能局限在眼睑、面部、踝部，随着病情进展也可能波及全身。如果胸腔积液或腹水压迫肺脏，就会引起呼吸困难甚至呼吸衰竭。如果大量心包积液压迫心脏，使之不能正常收缩和舒张，会导致患者死亡。

肾病综合征患者由于从尿液流失很多抗凝的物质，血液中白蛋白浓度很低，会使血液处于一种高凝状态，同时存在的高脂血症又大大增加了血黏度，使患者发生血栓栓塞性疾病的风险显著增加。全身各个部位的动脉、静脉都可以形成血栓。因此，患上肾病综合征后，千万不可小觑，要到正规医院积极检查和治疗，以免发生危及生命的并发症，追悔莫及。

肾病综合征饮食应该注意什么

首先，患者需要限制饮食中的盐。因为高盐饮食会加重水肿，所以要禁食腊鱼、腊肉、火腿肠、咸鸭蛋、松花蛋、酱豆腐和各种咸菜。患者每日盐摄入量不应超过

3g。水肿明显的患者应该限制每日饮水量，如果水肿已经消退且肌酐在正常范围之内，则可以正常饮水。

其次，饮食中蛋白质要适量。许多患者及其家属，为了补充尿液丢失的蛋白和血中的白蛋白，会让患者吃大量的牛奶、鸡蛋、肉等富含优质蛋白的食物。而高蛋白饮食会加重肾小球的高滤过，增加尿蛋白的排出，形成恶性循环，损害肾脏。

也有部分患者会听信网上一些传言，误认为肾脏病患者不能吃蛋白质。所以完全素食，也不敢吃豆腐、豆制品等植物蛋白，导致严重营养不良。其实对于肾功能正常的肾病综合征患者，饮食中蛋白质的摄入量应与普通成人一样，大约每天按每公斤体重摄入 0.8 ~ 1g，鱼、肉、蛋、奶、豆制品都可以吃，这样既不会增加肾脏负担，又可以避免营养不良，还有助于肾脏病的康复。

肾病综合征通常都合并高脂血症，为减轻高脂血症对心血管系统的影响，应少摄入饱和脂肪酸（动物油脂、人造脂肪）的饮食，而适量吃一些富含多聚不饱和脂肪酸（如植物油、鱼油等）及富含可溶性纤维和维生素的饮食（如燕麦片、水果、蔬菜）。

✚ 肾病综合征患者在生活上要注意什么

肾病综合征患者如有严重水肿、低蛋白血症，应该以卧床休息为主，可进行少量缓和的运动以防止血栓的形成。待水肿明显减轻、一般情况好转后，可起床逐步增加活动量。

水肿较重的患者需要每天准确记录 24 小时水的出入量，监测并记录体重的变化。定期复查尿常规、尿蛋白定量、肾功能、电解质及人血白蛋白，观察其变化。

水肿、高血压患者饮食应注意严格限盐、限水，伴有高脂血症的患者应注意低脂饮食，适量摄入优质蛋白。

对于已经完全或部分康复的患者，进行适量的运动可以增强抵抗力，防止疾病复发。有氧运动比较适合肾病综合征患者，比如步行、慢跑、游泳、自行车、太极拳及广场舞等。

✚ 肾病综合征患者如何预防感染

肾病综合征患者是感染的高发人群，感染会加重病情或导致疾病复发。预防感染应该注意以下几点。

1. 保持居室清洁舒适、空气新鲜，每日应通风 2 次，每次 15 ~ 30 分钟。

2. 夏季空调不宜温度太低，以低于室外气温 5～6℃为宜，否则极易因冷热的急骤变化而发生感冒。

3. 不到人群密集的场所，以免交叉感染。

4. 保持皮肤清洁，预防皮肤损伤。

5. 穿宽松全棉内衣，舒适、松口的软布鞋，并做好皮肤清洁护理。

6. 注意口腔卫生及饮食卫生，选择易消化、清淡的饮食。

7. 有感染要及时诊治。

肾病综合征病程较长，通常在 1 年以上。患者要树立战胜疾病的信心，配合医生、护士，按时服药和检查。

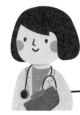

慢性肾炎——人体的"隐形杀手"

肾内科 王 悦

每年 3 月份的第 2 个星期四是世界肾脏日，我国约有 1.3 亿慢性肾脏病患者，其中慢性肾炎患者占 30%～40%，约有 4000 万人。

✚ 慢性肾炎是一种怎样的疾病呢

所谓"慢性"通常是指发病时间长，一般大于 3 个月，成年人发生的肾小球肾炎很少表现为急性，基本上都是慢性。慢性肾炎主要是指"以肾小球为主的充血、水肿、细胞浸润、增生、坏死等一系列炎症反应"。

慢性肾炎可发于任何年龄阶段，其中以青壮年居多，多数起病隐匿，无明显的表现。随着病变发展，会出现不同程度的肾功能损害，表现为血尿、蛋白尿、血肌酐升高等；部分患者发展为终末期肾病，也就是尿毒症。因此，慢性肾炎常常被称为人体的隐形"杀手"。总体来说，慢性肾炎的病因尚不完全清楚，感染是常见的诱因，包括鼻炎、上呼吸道感染、肺炎、肠道感染、尿道感染及乙型肝炎等，不过具体的情况还要看分类。

对于慢性肾炎，身体发出的一些早期信号可以帮助我们提高警惕。慢性肾炎的常见临床表现有以下几种。

（1）蛋白尿：可以表现为尿中泡沫多。

（2）血尿：肉眼血尿或者显微镜下红细胞增多。

（3）高血压：许多继发性高血压由慢性肾炎引起。

（4）水肿：比如腿部水肿、脸部水肿。

由于慢性肾炎的起病非常隐匿，很多时候早期症状并不明显，因此患者往往并不在意，延误诊疗，而一发现就已表现为严重肾功能损害。因此，患者一旦出现以上症状，就要及时到医院就诊，并进行尿常规、血压和肾功能等检查，找到病因、对症治疗。由于不同类型肾病的治疗方法可能完全不同，因此在治疗慢性肾炎时，首先要明确自己的肾病类型。

对于慢性肾炎，有些人可能会产生一些误解，从而影响了疾病的治疗，因此在这里为大家总结出 3 个"不一定"。

1. 引起腰痛的疾病不一定是慢性肾炎

其实，绝大多数的腰痛与慢性肾炎没有关系。因为引起腰痛的疾病非常多，腰痛不一定就是得了慢性肾炎。

2. 泡沫尿不一定是慢性肾炎

尿液里的泡沫增多不一定是慢性肾炎，因为尿液中有形成分尤其大分子物质增加也可以表现为泡沫多，因此不用过分紧张。

3. 得了慢性肾炎不一定会得尿毒症

很多人担心得了慢性肾炎就会得尿毒症，实际上是不是这样一回事呢？其实，尿毒症是慢性肾炎的终末期阶段，只有 2% ~ 3% 的慢性肾炎患者最终会发展为尿毒症。

不过，到目前为止，多数慢性肾炎还不能完全治愈。慢性肾炎需要医护人员、患者家庭和全社会共同努力、积极应对，从而控制和延缓疾病进程。即使是已经恢复稳定的患者，也一定要坚持治疗和复诊，做到每年检查。高盐、高蛋白的饮食可能会加重病情，因此慢性肾炎患者平时应该适当控制。同时，还要做到生活规律，避免过度劳累。

预防慢性肾炎应避免感染。治疗慢性肾炎远远不及预防重要。对于没有慢性肾炎的人来说，平时一定要注意避免感染，因为感染是导致慢性肾炎的一个很重要的诱因。如果一旦发生感染，一定要及早进行治疗。另外，化妆和染发也是引起慢性肾炎的原因，有些化妆品或染发剂中含有的重金属会在人体内聚积，然后经过肾脏排泄，这就有可能引起肾脏的炎症。此外，一年 1 ~ 2 次的尿常规、血压和肾功能的检查基本上能够筛查出大部分的肾脏疾病，因此建议定期体检。

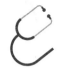

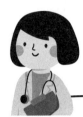

认识肾病，从体检开始

肾内科　张爱华

　　前段时间，在京城打工的 25 岁青年小王，感冒后突然感到头痛、恶心，到医院一量血压为 160/90mmHg，化验血常规发现有贫血，血生化中血肌酐为每升 1150μmol，最后被确诊为尿毒症，以后只能长期依赖透析或肾移植来维持生存。

　　小王说自己身体一直很好，几乎不进医院，感冒都很少发生，虽然未查尿及血肌酐，但一直感觉良好，怎么突然就得了尿毒症呢？

　　肾脏病变早期几乎无症状，而其他器官患病多有症状，比如心脏患病多有心前区疼痛、胸闷；肺脏患病多有咳嗽、咳痰、咯血；胃肠患病则上腹部不适、疼痛、打嗝、反酸、腹泻、黑便。唯独肾脏患病，早期几乎无症状，即使有肾脏损伤，不查尿就发现不了蛋白尿及血尿，不查血肌酐则发现不了早期肾功能不全。当患者出现食欲减退、头晕头痛、面色苍白和贫血、难以控制的高血压时，多半已经出现比较严重的肾功能不全，错过了最佳的治疗机会。

　　很多像小王这样对自己身体不太在意的年轻朋友，往往到出现严重不适症状后才来就医，一经检查就发现已存在严重肾功能不全，而且是慢性不可逆的，只有叹息唏嘘。

　　请大家正确认识肾病，从每年体检查尿和血肌酐开始，不要只注意您的肝功、血糖、血脂等，因为通常转氨酶升高两倍才有意义，而血肌酐异常只要升高一点或者在正常高限就需要引起关注。

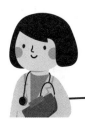

运动过量，小心肾受伤

肾内科　张爱华

　　最近，不少朋友在进行健身减肥运动、体能测试以及打篮球等运动之后出现了急性肾损伤。本来健身、运动是好事，没想到反而出现了急性肾损伤，好事变坏事。

➕ "坏事"是如何发生的呢

　　对于平时缺乏锻炼、久坐少动的朋友，如突然心血来潮开始大量运动，当运动过量时就可能导致肌肉损伤、横纹肌溶解、肌红蛋白释放，从而导致急性肾损伤。

　　大家知道，地震后如果人体长久被挤压，因肌肉坏死会导致横纹肌溶解，因此出现急性肾损伤的患者会有很多。**其实除了地震，醉酒后长时间不能翻身、剧烈过量的体育运动、病态的癫痫大发作都可以损伤肌肉，产生肌红蛋白，加上有些朋友会因出现恶心、呕吐而服用一些解热镇痛药，这些都会加重急性肾损伤。**

　　当身体出现以下这些情况时，需多加小心。如运动后肌肉疼痛明显，饮水不足，甚至出现恶心呕吐的朋友要小心了，要暂时停止运动，多饮水，必要时补液，碱化尿液，查尿肌红蛋白、血清肌酶谱、肾功能，切不可因肌肉疼痛而自作主张使用解热镇痛药等。

　　因此，在进行健身运动或体育锻炼时，一定要讲究循序渐进，平时疏于锻炼的人不可心血来潮过量运动，以免引起肾损伤。

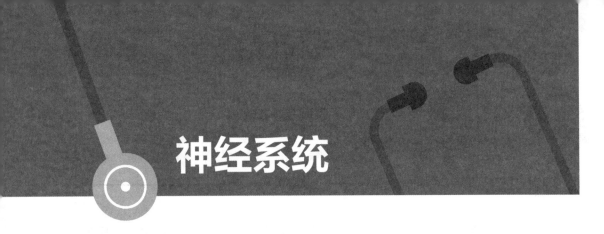

神经系统

做好准备，成为预防卒中的勇士

神经内科　王丽平

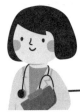

　　10 月 29 日是世界卒中日，下面我们就一起来谈谈需要做好哪些准备，来打赢卒中预防这场战斗。

➕ 准备一：血压控制

　　众所周知，高血压是脑血管病的重要危险因素，有足够的证据表明，没有卒中病史的患者如能得到良好血压控制，会大大降低其卒中的发生率。降压药的种类繁多，一般而言，长效稳定的降压治疗可使血压"达标"，是我们手中重要的长生武器。

➕ 准备二：抗动脉粥样硬化

　　临床上经常用到他汀类药物，如阿托伐他汀、普伐他汀、瑞舒伐他汀、辛伐他汀、氟伐他汀……都是这一家族的成员。

　　抗动脉粥样硬化为什么要用到这些药物呢？那是因为降脂抗动脉粥样硬化有一个"霸道的标准"，如果存在多条危险因素和不稳定的易损斑块，对患者低密度脂蛋白的要求就不再是化验单上的正常范围了，而是需要拦腰一斩降低到 2.6mmol/dl，甚至要到 1.8mmol/dl。同时，我们还要关注一个重要的检查项目——颈动脉 B 超。颈动脉 B 超可以直接显示出动脉硬化的斑块及性质，帮助我们了解"敌人"，为"知己知彼"打下基础。

➕ 准备三：抗血小板聚集

阿司匹林、氯吡格雷、潘生丁，"刀刀"见血（小板），这是卒中治疗和卒中预防中不可忽视的重要内容。每天一片药，卒中远离我，多么美好的设想啊！但我们一直服用抗血小板的药物是否真的就可以有效预防卒中呢？其实，现在已经有一些方法可以帮助判断出每天服用的药物是否真正发挥作用，比如北京大学第三医院开展的血栓弹力图检查就可以在一定程度上帮助医生指导患者选择抗血小板药物。

➕ 准备四：纠正不良生活习惯

吸烟、酗酒、熬夜、紧张、焦虑……滚蛋吧，这些不良的生活习惯！为了健康，让我们与烟酒说再见！

➕ 准备五：健康饮食

虽然我们不要求每一位患者都能理解什么是"地中海"饮食，但是我想大家至少可以做到饮食营养丰富、粗细搭配，主食、蔬菜、水果、肉、蛋、奶，一环扣一环，不去过分强调各种所谓的"补品"，而是讲究"平衡"。

➕ 准备六：合理运动

生命在于运动，但运动不必过于激烈。根据年龄、基础疾病的不同，每个人都可以有适合自己的"运动处方"。但是一般来说，散步（特别是快走）、水中活动是适合绝大多数人的方式。当然，对于老年人来讲，打打太极拳也是未尝不可的。要记住，运动是长期而规律的，切忌三天打鱼两天晒网，贵在坚持。

➕ 准备七：防微杜渐，抓住卒中就医的时机

推荐使用 FAST 评估方法，这种方法相对比较简单，可以尽早识别自己或家人是否患有卒中，及时就诊治疗可拯救卒中患者生命，也可能会提高生活质量。

FAST 的主要内容如下。

F（face）：您（他）是否能够微笑？是否感觉一侧面部无力或者麻木？

A（arm）：您（他）能顺利举起双手吗？是否感觉一只手没有力气或根本无法抬起？

S（speech）：您（他）能流利对答吗？是否说话困难或言语含糊不清？

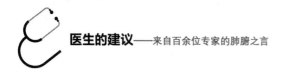

　　T（time）：如果上述三项有一项存在，请您立即拨打急救电话。时间就是生命，少一分延误，多一分康复！请立即把患者送入有溶栓治疗经验、有条件和能力为患者进行诊疗的医院救治。

　　好了，我们现在已经有了 7 种武器，相信在面对卒中这个敌人时，我们不会束手无策了，那就让我们用好这些武器，为自己筑建一道有效的健康防线。

"Remember Me"
——当记忆跟不上遗忘的步伐

神经内科　张远锦

2014 年奥斯卡获奖影片《依然爱丽丝》讲述了一位事业有成、家庭幸福的成功人士爱丽丝的故事。50 岁时，她发现自己的记忆力越来越差，有一天她突然在最熟悉的地方迷路。医生诊断她患了"阿尔茨海默病"，她的记忆开始跟不上遗忘的脚步，逐渐失去了思想，也失去了与外在世界的联系。但是在家人浓浓爱意的陪伴下，她勇敢地为每一天而活。下面，我们就一起分享一些关于"阿尔茨海默病"的相关常识。

医学对"阿尔茨海默病"的定义是指进行性认知功能障碍和行为损害为特征的中枢神经系统变化病。

➕ 如何界定阿尔茨海默病

阿尔茨海默病通常有以下表现。

1. 记忆力减退，认知障碍，语言障碍（如出现语言、书写中断或失语）。

2. 视空间功能受损，如在熟悉的环境中迷路或不认家门。

3. 失认及失用，如视觉空间失认迷路、面孔失认；突发生活不能自理、穿衣异常、失去复杂动作能力。

4. 计算力障碍，如常算错账或付错钱。

5. 精神障碍（表现为情感淡漠、焦虑、幻觉，多数患者失眠或夜间谵妄等）和行为异常（表现为不安或少动，个人卫生不佳）。

6. 虽然处于觉醒状态，但是不能正常识别、记忆环境中的信息和据此做出正常反应。

➕ 阿尔茨海默病的症状有哪些

阿尔茨海默病是一种神经系统退行性病，按其严重程度分为轻、中、重度。记忆力下降几乎是其最突出的首发症状。

轻度患者会出现近期遗忘明显，但远期记忆相对保留，此时患者亲属常认为其记

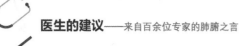

忆并不差，但却应引起注意。患者还会表现为对喜爱的活动失去兴趣，可出现幻觉。

中度症状包括认不出亲密的朋友和家人、迷路、人格改变、忘记如何完成日常生活动作等。

发展至重度时，患者不能回忆任何事情，也不能处理任何新的信息，自己不能穿衣、进食、洗澡和如厕，需长期卧床，完全依赖他人照料。

✚ 如何诊治

在发病人群中，女性多于男性，知识水平低的人多于水平高的人，丧偶、独居、情绪压抑、受过脑外伤、家族中数代有阿尔茨海默病患者等人群容易发病。

脑脊液中 β 淀粉样蛋白和 Tau 蛋白是研究最多、最成熟的生物标记物，影像学尤其是海马相的核磁共振检查以及基因诊断是早期诊断的有效方法。现阶段尚无药物可以彻底治愈，目前治疗主要有针对 β 淀粉样蛋白、乙酰胆碱酯酶抑制剂、神经进行保护治疗等。

早期发现非常关键，早期进行生活方式干预、及时治疗可以延缓和控制病情发展，延长患者寿命。

✚ 如何护理

1. 照顾好饮食起居

护理时要尽量给足患者时间让其独立完成，以免自理能力过早退化，同时尊重老人生活习惯。

2. 用最大的善意和关爱陪伴

患者居住的环境布置要便于识别；远离危险物品；同患者讲话要清楚、简短、响亮，每次只讲一件事；多进行康复活动；老人穿的衣物应标明姓名、年龄、住址，以便走失时得到帮助，黄手环是可穿戴装备，中间的信息存放口夹有白色卡片或二维码，可提供线索。

3. 保持情感沟通

家庭成员需悉心观察老人的言行举止和心理，保持交流，减少老人的孤独、寂寞。经常同患者进行一些小游戏（如托球、养鱼），既可以锻炼脑力，又能增进感情沟通。

4. 注意保护自己

由于阿尔茨海默病患者缺乏正常人应有的情感交流和感情回馈，护理是一项非常艰巨的工作，护理人员需应努力克服厌倦、不满、焦虑情绪。

2007 年，国际阿尔茨海默病协会预测，2030 年世界上阿尔茨海默病患者将达6500 万人，2040 年中国阿尔茨海默病患者人数将等于世界发达国家阿尔茨海默病患者数的总和。早期识别与治疗，为老年人带来美丽的夕阳红。

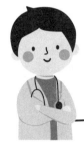

耳朵疼、闭眼无力、漱口漏水、食物滞留……这是"面瘫"了吗

神经内科　张远锦

面神经麻痹俗称面瘫、吊线风、歪嘴巴。

人们大都认为在三伏和数九寒天容易得这种疾病，但最新科学研究结果告诉我们：面神经炎与季节无关，月平均相对湿度才是发病的影响因素。疱疹病毒引起的面神经炎容易诱发脑血管病，所以不要忽视它。

➕ 如何识别面神经炎

如果患者出现耳部疼痛、闭眼无力、流泪流涎、漱口漏水、食物滞留、不能吹口哨，就有可能是面神经炎。

➕ 面神经炎需不需要治疗

经过急性期治疗，通常3周至1个月可以完全恢复。部分患者神经损害明显，恢复时间较长，个别会演变成面肌痉挛，建议尽早治疗。还有一部分可能是假的面神经炎。很多疾病可以导致这些症状，比如格林-巴利综合征、感染性疾病、自身免疫疾病、后颅窝肿瘤、脑桥内的血管病、急慢性中耳炎、乳突炎、腮腺炎或肿瘤可侵犯面神经，因此务必要及时就医。

➕ 针灸治疗对于面神经炎有没有效果

针灸治疗是有效的，但要注意这种治疗方式不要过早使用。理疗可以早期进行。

➕ 服用神经营养药有没有效果

如果和抗病毒药物、泼尼松合用，比较有效。

✚ 是否需要局部保暖

建议在急性期应注意局部保暖工作。

✚ 需要注意的细节

护眼！急性期减少户外活动，外出戴墨镜，保持眼部清洁；夜间用眼罩盖住患眼或涂抹眼膏保护，预防结膜及角膜感染；尽量减少用眼（减少光源刺激，如电视、电脑、紫外线等），同时应使用有润滑、消炎、营养作用的眼药水。

✚ 饮食注意

饮食应清淡！有味觉障碍的患者应注意食物冷热度；避免食用坚硬的食物；尽量将食物放在健侧舌后方，细嚼慢咽；注意饭后及时漱口，保持口腔清洁。

✚ 服药应注意的事项

1. 泼尼松一定要在清晨饭后服用，既可以避免胃黏膜损伤，又可以和生理糖皮质激素分泌高峰一致，增加药效。

2. 维生素可以促进神经修复，每天 3 次不要漏服。

3. 改善循环的药物大多有扩张血管、活血化瘀的作用，每天 3 次，不要漏服。

4. 抗病毒药物有恶心的副作用，不要担心，只要不影响身体功能和生活质量，坚持 7 天即可停药。

✚ 自我训练方法

向您推荐一些面部功能训练动作：功能性锻炼包括睁眼、皱额、吸吮、翘嘴唇、开口笑、提嘴角、吹口哨、噘嘴唇及拉下颌等。患侧面部表情肌恢复运动后，进行有效的表情肌康复训练。

愿每一位面神经炎患者经过治疗，眼睛睁得大大的、表情多多的，拥有一个阳光般灿烂的笑容。

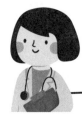

"脑震荡"会留下后遗症吗

神经外科　韩芸峰

大学生小张周末和同学们一起踢球时不慎被撞倒，头部摔在草坪上，不省人事，同学们都被吓坏了，立即拨打了120急救电话。

10分钟后，小张逐渐清醒过来，问的第一句话是："我怎么躺在地上？刚才发生什么了？"同时，小张感觉头痛、头晕、恶心和干呕，于是急救车把小张送到医院。经过检查，医生诊断小张为轻型闭合性颅脑损伤，需要进一步观察和治疗。那么，小张的伤严重吗？

颅脑损伤是既古老又现代的疾病，早在12.6万年前，古代人类头骨上就曾发现颅脑损伤的痕迹，随着经济和社会的发展，颅脑损伤发病率更是迅猛增长。颅脑损伤在神经外科急诊患者中占有很大比例，其中约80%是轻型颅脑损伤。面对这类患者时，医生经常被问及的问题是："大夫，我是不是脑震荡啦？脑震荡会留下后遗症吗？"

✚ 什么是"脑震荡"

轻型闭合性颅脑损伤就是老百姓常说的"脑震荡"，该词源于拉丁语，意为"猛烈震荡"，是颅脑损伤中最常见的类型。

"脑震荡"通常是指头部受到外力打击后，即刻出现短暂的脑功能障碍，并可导致短暂昏迷、近事遗忘以及头痛、恶心、呕吐、认知或情感障碍等一系列症状，但神经系统检查无阳性发现。

✚ "脑震荡"如何发生

头部受伤时的姿势、暴力形式、暴力大小、作用时间等因素决定了伤后脑震荡的严重程度。旋转性暴力被认为是最容易导致脑震荡的暴力形式。近来新的研究发现，外力作用于头部会引起脑代谢和离子代谢异常、神经元轴突损伤等改变，这些都可能是引起脑震荡症状的机制。

✚ "脑震荡"有何表现

概括来讲，脑震荡会有如下几种表现。

1. 短暂的意识丧失，一般不超过半小时。

2. 近事遗忘，即对受伤前后的经过不能回忆。

3. 神经症状，如头痛、恶心、呕吐、眩晕、畏光、乏力等。

4. 自主神经紊乱，如心慌、血压下降、面色苍白、冷汗等。

5. 精神症状，如烦躁、悲伤、抑郁、紧张、焦虑、兴奋等。

✚ "脑震荡"如何治疗和康复

多数情况下，脑震荡是有自限性的，病程也较短，治疗以观察、药物对症处理为主，一般能自愈，不会有明显后遗症。但是也不能掉以轻心，有些严重颅脑损伤患者早期表现和脑震荡相似，所以头部外伤出现以上症状时，应该及时就医，以免耽误病情。少数患者的注意力不集中、头昏、头痛、失眠、健忘、恶心、呕吐及耳鸣等症状持续超过数周或数月，甚至长期存在，就要考虑出现了"脑震荡后综合征"。

特别提示：反复多次脑震荡（累积效应）或短时间内发生第二次脑震荡（二次冲击），会加重中枢神经系统损伤，是老年痴呆症或长期记忆障碍的危险因素。

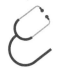

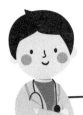

腰腿疼居然是椎管内肿瘤惹的祸

神经外科 吴 超 于 涛

　　小李是一位公司职员，年轻漂亮，热爱运动，半年前开始出现腰腿疼痛，身体倍儿棒的她并没在意，只做了简单的按摩和理疗，疼痛便有所缓解。后来，她的疼痛反复发作，并逐渐加重，且严重影响睡眠。经医院神经外科诊断后，小李终于找到了疼痛的真正原因——椎管内长了一个肿瘤，医生建议手术治疗……

✚ 椎管内肿瘤是什么样的

　　人的脊柱是一个中空的管道，这个管道叫椎管，椎管内有我们的脊髓，椎管坚硬，周围又有韧带、肌肉保护。在椎管内还有一层坚韧的硬膜，保护着脆弱的脊髓。椎管内肿瘤可以生长在椎管的任何一个位置，根据在椎管内生长的层次，又可以分多种类型，小李的肿瘤就属于胸腰段椎管内肿瘤。

✚ 肿瘤切除手术是怎样进行的

　　早晨 7 点半，手术室接待人员准时来到病房，将小李接到手术室。手术室医生、护士、麻醉师核对信息准确无误后，开始进入麻醉环节。温柔的麻醉师业务熟练，小李很快在"嘀嘀嗒嗒"的麻醉机声中美美地睡去，小李负责呼呼睡觉做美梦，我们的团队则负责奋力切肿瘤。

　　外科医生闪亮登场……

　　1. 首先精确定位，做好手术标记，力求更微创。

　　2. 打开皮肤、皮下组织和肌肉，暴露出椎板。

　　3. "奇葩刀客"——超声骨刀闪亮登场。超声骨刀是最新的科技产物，是一个"欺硬怕软"的家伙，它只会切开坚硬的椎板，而不会损伤柔软的神经。用它可以切下肿瘤最坚实的保护层——椎板。

　　4. 显微镜带我们进入一个被放大的"微观世界"。显微镜是神经外科手术室中的"变形金刚"，虽然它体型庞大，但是给了神外大夫第二双眼睛。放大的视野能让我们把手术区域看得"清清楚楚、明明白白、真真切切"，使神经外科手术变得更精准。

5. 在显微镜下，我们打开肿瘤的最后一层"襁褓"——硬膜。

6. 最后，肿瘤露出了真面目，接下来就是要将其铲除。（这是最重要的一步，也是外科大夫最全神贯注的时候）。

7. 肿瘤切除完毕，把原来的结构复原。首先用钛夹关闭硬膜，然后用迷你小钛板、小钛钉对卸下的椎板复位（可以降低远期脊柱不稳定发生的概率），最后缝合肌肉、皮下组织和皮肤。

至此手术结束，麻醉师把小李从梦中唤醒，我们确认安全后，小李返回病房进行进一步康复治疗。手术后，小李的疼痛几乎完全缓解，从此晚上可以安然入睡了。

术后复查核磁提示肿瘤完全切除，手术后病理提示肿瘤是良性的伴有囊性变的神经鞘瘤。复位的椎板位置良好，经过几个月的休养，小李又投入到了正常的工作和生活……

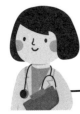

脑血管意外，网传急救方法靠谱吗

神经内科　王丽平

近一段时间，微信上关于突发脑血管意外自我判断和急救的帖子被广为流传。这些传言，有些确实有效，有些则危言耸听，甚至会误导救治。那么，想要判断是否发生了心脑血管意外，到底有没有简单的方法呢？

➕ 微信里说的识别脑卒中的方法靠谱吗

微信方法： 识别是否脑卒中，可通过 S（smile）、T（talk）、R（raise）3 个步骤，即要求患者笑一下、说一个简单的句子、举起双手；另一项识别方法是要求患者伸出舌头，如果舌头弯曲或偏向一边，就是脑卒中的征兆。对于上面 4 个动作，患者如果有任何一个动作做不出来，就要立刻打"120"。如果患者能在 3 个小时内得到及时、有效的治疗，脑卒中的后果完全可以扭转过来。

专家点评： 实际上，微信提到的是一个脑卒中早期简单识别的方法。脑卒中是脑血管病，分为出血性脑卒中和缺血性脑卒中，就是百姓经常说的脑出血和脑梗死。

简单而言，二者都是血管出了问题。血管破了，血液流到血管外，流在脑组织里，就是脑出血；流在蛛网膜下腔里，就是蛛网膜下腔出血。血管堵了，血液不流通，就是脑梗死，有的是堵塞局部的血管病变，有的是来自别处的"杂物"（栓子）直接堵在了血管里。一般来说，缺血性血管病相对多一些，也就是脑梗死多于脑出血。

➕ 早期发生缺血性脑血管病会有哪些征兆呢

1. 早期发生缺血的评估方法

关于这一点，微信中提到的"STR"辨别法是有一定借鉴意义的，不过国际上更通用的是"FAST"评估方法，这种方法相对比较简单，可以尽早识别自己或家人是否患有卒中，从而及时就诊。及时就诊有可能拯救卒中患者的生命，也可能会提高预后。

2. "FAST" 评估方法的主要内容

F（face）：是否能够微笑，是否感觉一侧面部无力或者麻木。

A（arm）：能否顺利举起双手，是否感觉一只手没有力气或根本无法抬起。

S（speech）：能否流利对答，是否说话困难或言语含糊不清。

T（time）：如果上述三项有一项存在，请您立即拨打急救电话"120"。

3. "120" 三步法

2016 年，《柳叶刀》于"世界卒中日"发表了复旦大学附属闵行医院赵静教授和美国宾夕法尼亚大学刘仁玉教授共同合作的文章《中风 120：中风迅速识别和即刻行动之中国策略》，该文章首创了适用于中国、方便记忆、能迅速识别中风患者的"120"三步法。

1 看：看双侧面部是否对称。

2 查：两只胳膊是否一侧无力。

0 听："聆听"说话是否不清楚。

发现异常，迅速拨打"120"急救电话，迅速转运到有卒中救治条件的医院。

一旦怀疑发生脑卒中，应该及时到神经内科就诊。但非常遗憾的是，即便在脑梗的超急性期（3 个小时内）得到及时、有效的治疗（比如静脉溶栓治疗，现在的溶栓时间窗已经延长到了 4.5 个小时，当然就诊的时间越早越好），也仅有 1/3 的患者可以较好恢复，根本不可能让所有患者"将脑中风的后果完全扭转过来"。除了缺血性脑血管病之外，还有约 1/3 的患者是脑出血，对于脑出血来说，目前的急性期处理手段相对更少，更不能服用阿司匹林。

✚ 微信里说的应对方法靠谱吗

微信方法：脑血管疾病的任何一种状况发生，立刻口含两颗阿司匹林让它化开，然后喝一点水吞下。接着立刻联络急救中心，坐在椅子或者沙发上静候救护车，但千万别让患者躺下。

专家点评：对于脑血管意外的患者来说，微信中说的"不能躺下、含服阿司匹林"都是错误的。对于急性脑血管疾病患者来说，保持安静休息是非常关键的。居家照料者往往不能准确判断患者病情，对于有些情况，比如脑出血、蛛网膜下腔出血，平卧位休息是对患者很关键的保障措施之一。

至于阿司匹林的应用也是如此，如果病因不明的时候贸然服用，有可能会适得其反。并且，现在经常接触到的阿司匹林大多是肠溶剂型，"含服"本身很难使药物迅速崩解进入血液，如果非常必要时，医生会建议"嚼服"而非"含服"。

血管一般不会自己好端端地破裂或者堵塞，往往是在各种危险因素下，血管病变慢慢发生并有一个从量变到质变的过程。

危险因素又分为以下两种。

1. 疾病危险因素，比如伴有肥胖、高血压病、糖尿病、高脂血症等病症，需要平时关注自己的身体健康，定期监测血压、血脂，了解动脉粥样硬化情况。

2. 生活危险因素，如吸烟、饮酒、不规律活动等。

因此，养成良好的生活习惯、戒烟、戒酒也是保持健康的重要内容。

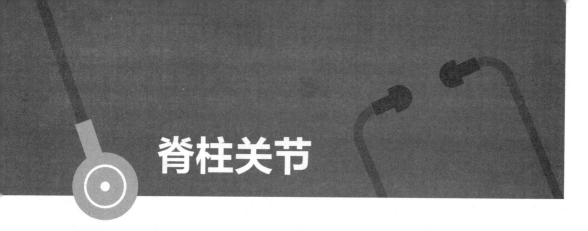

脊柱关节

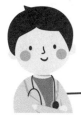

骨科专家答患者常见问题

骨科 蔡 宏

✚ 多吃营养软骨的药物，是不是就可以治疗骨关节炎了

专家解答：营养软骨的药物又称为软骨保护类制剂，如果作为药物使用的话，似乎不应被提升到现在的高度。常用的营养软骨的药物含有氨基葡萄糖和软骨素类物质。对于退变的软骨而言，存在基质成分的缺失和改变，补充这些基质成分在理论上可以起到营养和保护软骨的作用，但必须考虑应用的时机以及性效比。如果对于严重的骨性关节炎，软骨已经缺损或完全退变，则使用该类药物不存在任何潜在的作用。正如给一位已经谢顶的人使用有助于头发变黑的洗发剂一样。

在北美和欧洲的许多国家，此类营养软骨药物并未被列为处方类药物，而是属于保健食品类，主要原因在于其成分天然、安全，而且效果未被证实。在国内，尚需要统一认识，即使可以作为处方类药物使用，也不应用于严重骨性关节炎患者。早期骨关节炎患者可以考虑使用营养软骨的药物，但一定要考虑性能效益比，同时也不应过度相信营养软骨类药物所起的作用而忽略控制体重、改变生活方式等才是更为有效的治疗手段。

✚ 骨关节炎是否就是关节内缺乏润滑剂，打几针润滑剂就能治好吗

专家解答：骨关节炎作为一种以关节软骨退变为主要表现的退行性疾病，关节液的成分会随之发生改变。关节液基质的主要成分之一——透明质酸类物质，它对软骨的营养和关节的润滑起到重要作用。因此，补充这类黏弹性物质在理论上可以起到一定的作用。

透明质酸钠最常被使用，这是一种黏弹性物质，根据来源的不同，有不同的分子量，根据需要可以每周重复注射。它主要用于轻、中度的骨关节炎的辅助治疗，作用有效期介于 6 ~ 9 个月，有一定减轻疼痛的作用。

但必须认识到，这种补充"润滑剂"并非适用于所有骨关节炎患者，而且存在一定的风险，疗效并不确定。通常适用此类药物需要进行关节腔内注射。关节腔内注射也是一种非手术治疗的方式，但是却属于有创的治疗。关节腔内注射最大的风险是引起关节的感染，反复的关节穿刺或者关节穿刺时未遵循无菌原则，可能导致严重的关节感染。也有研究认为，反复的关节腔穿刺，会增加患者未来进行关节置换术后感染的发生。

➕ 听说人工关节有使用寿命，最多用十来年，是这样吗

专家解答：早期的人工关节置换术，由于受到手术技术、假体设计、康复进程等诸多限制，效果一度并不理想。现代人工关节置换术在 20 世纪六七十年代发展成熟，至今已有 50 余年的历史，已成为骨科领域中最为成功的手术方式之一。现代的人工关节置换尽管确实存在使用寿命的问题，但 10 年以上的使用率已经超过 90%，20 年以上的使用率已超过 80%，部分患者的假体可以使用 30 年甚至更长时间。对于大多数六七十岁的患者而言，进行一次人工关节置换即可使用终生，无须担心假体的使用寿命问题。

➕ 人工关节能和自己原有的关节一样使用吗

专家解答：人工关节置换术为从本质上是模拟正常的人体关节活动，发挥正常关节的功能。人体是一个复杂的结构，要想完全模拟是非常困难的。但目前采用的人工关节已经非常接近人体正常的运动学模式，同时具有良好的耐磨性。除了某些特定的高强度、高冲击性的运动外，在医生的指导下，进行人工关节置换的患者可重返正常的日常生活和从事大多数运动。一个基本无痛的关节和正常的活动及生活，是患者恢复健康、延长寿命的基础。

➕ 进行人工关节置换后可以进行磁共振检查吗

专家解答：容易发生移动的铁磁性金属无法进行磁共振检查，例如，患者装有不锈钢或者钴铬合金的心脏支架、金属的节育环等不能进行磁共振检查。而人工关节的

材料虽几乎均含有铁磁性金属（通常为钴铬合金等），但由于人工关节是牢固固定于人体骨组织上，并不会发生移动，因此人工关节置换术后仍然可以进行核磁检查。

但需要注意的是，为了避免对图像质量的干扰，检查部位最好远离人工关节，同时使用较低场强的核磁（通常为 1.5T）和特殊的扫描序列。建议患者进行磁共振检查前，将进行人工关节置换的情况告知医生。

✚ 关节内的骨刺去掉后，关节是否就不疼了

专家解答：老百姓说的骨刺，在医学术语中称为"骨赘"。"刺"容易让人和疼痛联系起来，而"赘"则只是在正常基础上显得多余。其实，骨赘是人的机体对于应力、磨损、炎症等的一种反应，或者说适应。通过这种适应，可以稳定局部环境、维持机体的功能。因此，可以说骨赘是一种正常的代偿反应，并非多余。

骨赘是医生诊断骨关节炎的一个依据，但并非患者引起局部疼痛的真正原因。如果骨赘对局部的软组织有顶压等刺激，才会引起局部疼痛症状，但这种情况极少发生。多数骨赘并非想象中是尖的，而且它并不引起疼痛症状。疼痛是由于关节内存在炎症，并非存在骨赘。所以单纯去掉骨赘并不能解决关节的疼痛问题，也不能解决关节炎问题。希望大家不要轻信那些声称可以"消除骨刺"的药物或者可以"切除骨刺"的手术。

✚ 肥胖会加重关节炎，但是减肥需要多运动，多运动不是更加损坏关节吗

专家解答：肥胖和骨关节炎的确关系密切，**通常只需要减轻 5% 的体重，即可起到明显的减轻关节疼痛、延缓关节退变的作用。**减肥往往需要增加运动量，会加重关节的负担；而不活动，又会更加肥胖，从而形成恶性循环。正确的减肥一定是通过合理的饮食控制和适量的体育锻炼。

其实，有很多锻炼方式既可以起到消耗热量的作用，又不至于过度增加关节的负荷。比如在水中的活动，可以借助水的浮力，减少对关节的冲击，同时水的阻力又可增加热量的消耗；再比如无阻力的自行车骑行、静态的肌肉抗阻练习——仰卧起坐、直抬腿练习、静蹲练习等。您可以咨询康复医生或者健身教练，获取更多的运动知识。

✚ 关节老化和走路、活动少有关系吗？为什么会患上骨关节炎

专家解答： 骨关节炎是一种软骨的退行性疾病，也就是老化。人体的任何器官和组织都会有衰老的过程，只是在个体间存在较大的差异。这种差异和基因、生活的环境、生活习惯、运动方式、自身身体状况等都有关系。其中有些条件是我们无法选择和决定的，有些则可以通过调整而改变，比如和骨关节炎直接相关的体重问题。肥胖的人更容易罹患骨关节炎，因此减轻体重可以有效地预防、控制骨关节炎的发展。

那么平时走路、活动少，是不是关节就一定不会老化呢？显然不是。在人体正常的活动过程中，软骨作为关节的主要结构之一，承担了一部分应力。但是，作为关节组成部分的肌肉、韧带等软组织同样承担了大部分的分散应力的作用。因此，走路、活动等锻炼可以提高关节周围软组织承受应力的能力，反而可以减少关节软骨的受力，在同样活动强度的情况下，对关节软骨起到保护的作用。另外，关节软骨的营养不是通过血液系统供给的，而是在活动过程中，通过挤压从关节液中吸取营养。适当的活动，反而有利于关节软骨的营养。

✚ 骨关节炎患者如果能忍，可以不吃止痛药吗

专家解答： 骨关节炎患者，特别是中、重度骨关节炎，通常都伴有明显的疼痛，很多患者错误地认为止痛药物只是起到镇痛作用，因此拒绝使用。常用的止痛药物有非甾体类药物和吗啡类药物，前者是通过抑制炎症介质的释放等达到止疼目的，后者是通过阻断疼痛感受的通路获得止疼效果。

骨关节炎本身是一种由软骨退行性变导致的关节炎症反应，使用非甾体类等抑制炎症反应的药物，可以有效地控制关节内的炎症反应，减少关节内组织及关节周围韧带、肌肉等由于炎症刺激引起的不可逆性损伤。在此基础上，可以减轻患者的疼痛感。因此，对于大多数患者来说，如无禁忌的话，建议在医生的指导下规律使用止痛药治疗骨关节炎。

✚ 什么运动方式适合骨关节炎患者呢

专家解答： 骨关节炎最常发生在负重较多、活动频繁的关节，如膝关节、髋关节、指间关节和脊柱的小关节之间。那些负重大、带有冲击性的运动显然并不适合骨关节炎患者。例如，对于膝关节而言，关节屈伸活动时产生的负荷要数倍于平地行走时对关节的负荷。因此爬山、上下楼梯、蹲起的活动并不适合骨关节炎患者。而对于

脊柱，坐位或弯腰提重物等产生的压力通常是直立的 2 倍左右，因此在运动时也要适当减少这些动作。

对于骨关节炎患者而言，一个合适的运动方式包括以下要素：不过度增加关节负荷，能够起到增加肌肉力量、消耗热量的作用，保持关节的活动范围，便于坚持。平地跑步、行走、游泳、自行车、体操等锻炼较为适合骨关节炎患者。

➕ 倒着走是否可以治疗骨关节炎

专家解答：很多人在进行体育锻炼时，喜欢倒着走，认为这样做可刺激到不常活动的肌肉、促进血液循环、平衡机体、防治脑萎缩和腰腿痛。

其实大可不必，固然，"倒退行走"是人体的一种反向行走运动，它消耗能量比散步和慢跑更多，对腰臀、腿部肌肉有一定的锻炼效果。但对于老年人而言，倒退行走大大增加了摔倒的发生率。很多老人因为倒退行走摔倒而发生腕部、髋关节部位的骨折。因此，不建议采用倒退行走的运动方式。

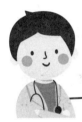

如何选择适合自己的枕头

骨科 张 立

随着年龄的不断增长，颈椎会随之不断发生退变老化，如果出现相应的临床症状，则称之为颈椎病。颈椎病会给人们的生活、工作带来不同程度的不良影响，颈椎病的发病与生活方式密切相关，不良的生活习惯往往成为颈椎病发病的诱因。

在白天忙碌的学习、工作生活中，难以避免地会对颈椎造成一定的负荷和劳损性刺激，甚至轻微的损伤。那么夜间呢？毕竟，我们一天大约有1/3的时间是在睡眠中度过的。

✚ 睡眠时也能对颈椎进行养护和保健吗

答案是肯定的。选择正确的枕头不但能提高睡眠的质量，对于主动进行颈椎的保健和养护也至关重要。

✚ 市场上的枕头林林总总，我们该如何选择

枕头的选择，主要从枕头的形状、高度以及枕芯材质3个方面进行考虑。

1. 枕头的形状

正常情况下，从侧面看，人的脊柱是有几个生理弯曲的，其中颈椎是属于生理性前凸。所谓生理性前凸，是说颈椎在这种轻微前凸的姿势下，颈部的肌肉是大致处于平衡和放松状态的，颈椎的椎间盘和韧带关节也处于平衡状态，所受到的压力负荷是最小的。

在睡眠状态下，如果颈椎也能保持这种生理性前凸姿势的话，那么颈部的肌肉、韧带、椎间盘和关节所受到的各种牵张力和压力也大致是处于平衡和放松状态的，颈椎各个部分是能够得到充分的休息的。如果由于枕头选择不合适，那么睡眠的时候，颈椎的肌肉、韧带、椎间盘、关节等各个部分有可能出现持续的紧张、痉挛，甚至受到刺激或者损伤。我们脑袋后边还有一个硕大的后脑勺，因此，在睡觉时应当选择能够适合头颈部曲线的枕头。

从形状上看，波浪形的枕头是最符合颈椎曲线的，既能把我们硕大的后脑勺放进去，也能对颈项部有很好的支撑作用。

使用这种波浪形的枕头，无论人在仰卧还是侧卧的时候，都可以保证颈椎维持正常的曲线。从侧面看维持生理曲度、从正面看颈椎不被扭曲，使颈椎的肌肉、韧带、椎间盘和关节真正处于放松休息的状态。而使用中间高、四周底的传统形状的枕头，无论人在仰卧还是侧卧的时候，颈项部都是悬空的，颈椎容易扭曲，无法处于放松休息的状态，早晨起来后容易落枕，或者肌肉酸痛、疲乏。

2. 枕头的高度

枕头高度的选择因人而异，主要根据人的习惯、性别和年龄来决定。

从习惯上看，有人喜欢侧着睡，有人喜欢仰着睡。侧卧时，需要考虑肩膀的宽度，所以喜欢侧卧的人，应当选择高一点的枕头；而喜欢仰卧的人，可以选择稍稍低一点的枕头。

此外，男性和女性对枕头高度的要求也是不同的。一般男性肩膀宽一些，背部的肌肉也更发达一些，因此无论男性仰卧还是侧卧，枕头都应当比女性要适当高一些。还有从年龄上看，一般随着年龄的增长，人会越来越"罗锅"，老人仰卧的时候颈项部距离床面的高度就更高一些。因此，老人应当比年轻人选择更高的枕头。

3. 枕芯材质的选择

目前常用的枕芯填充材料有荞麦皮、羽绒、人造纤维（腈纶棉）以及乳胶和聚酯纤维等。

荞麦皮是最传统的枕芯材料，**它的优点是可塑形，用拳头往中间一压，就可以塑造出适合我们后脑勺儿以及颈椎生理前凸的那种波浪形状来，还可以根据需要调节高度。荞麦皮枕头基本上适合所有人，即适合对枕头高度有不同要求的人，而且价格很**便宜。但它的缺点就是比较硬，而且在翻身的时候容易有响声，对于某些神经衰弱、睡眠障碍、失眠的人可能不太适合。

羽绒枕芯或者人造纤维（又叫腈纶棉）的枕芯，其形状是那种中间高、四周低的传统形状。优点是弹性好、柔软、轻巧、外观漂亮、豪华大气、上档次。但它的缺点是形状高度固定，不太适合颈项、背部以及后脑勺的外形，并不是很健康。

乳胶或者聚酯纤维的枕芯，软硬适中，形状固定，可以加工成符合我们颈椎生理要求的波浪形状来。目前看，这应当是最健康、最好的枕头了。它的优点是能很好地贴合颈项部以及后脑勺的外形，弹性好、柔软。而它的缺点则是形状高度固定，不像荞麦皮的枕头那样能够随时按需塑型，此外，它的价格也比较昂贵。

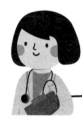

你的颈椎保护好了吗

骨科　赵春霞

　　虽然颈椎陪伴着我们度过了无数日夜，但是我们对颈椎的认知却又是那么的陌生。在人类记载的疾病中，直接以器官名称命名的疾病并不是很多，颈椎病就是其中之一。有多少人能够说出颈椎最为坚强和最为娇嫩之处在哪里呢？你的颈椎被保护好了吗？下面，就由我带领大家一起了解颈椎病。

　　颈椎是非常坚强的。每天，它伴随着我们迎接朝霞、送走夕阳，在星夜中畅想。无论何时，只要需要，它都可以做出最大幅度的弯曲、扭转。每一年，这样的弯曲、扭转将达到一百万次以上。颈椎，又是十分柔弱的。每一次的屈曲和扭转活动，长时间的低头、伏案，都可能对椎间盘的细小纤维组织造成伤害，最终患上颈椎病。

✚ 颈椎病会给人体哪些部位造成危害和严重后果呢

　　1. 压迫神经，使神经发炎，引起颈肩部、上肢剧烈疼痛，部分患者药物止疼效果较差，导致晚上不能入睡，严重影响患者的正常生活和工作。

　　2. 压迫血管，可引起头晕、眩晕，当患者突然转头时可能因出现眩晕而导致摔伤。

　　3. 压迫脊髓，可引起下肢无力、走路不稳，甚至大小便失禁。

✚ 应该如何保护颈椎

　　1. 注意颈部的保暖，温度寒凉的变化会导致颈部肌肉僵硬。

　　2. 避免长时间低头，以防造成颈部肌肉的持续性劳损。

　　3. 加强锻炼，增强体质。多活动颈部，打破肌肉不平衡，经常做耸肩、头部后伸等动作。

　　4. 充足睡眠，正确睡姿。睡眠充足才可以从根本上消除颈部疲劳，但要纠正不适当的睡姿，调整合理的睡眠姿势，选用合适的枕头。

5. 防止颈椎的损伤，做好劳动、运动、演出前的准备活动，防止颈椎和其他部位的损伤。

6. 防止颈部出现外伤。头部受到撞击后也会导致颈椎损伤，出现颈椎病。

✚ 简单易学的颈椎操

♥ 第一节：左顾右盼

头向左右旋转，幅度宜大，以自觉酸胀为好，30次。

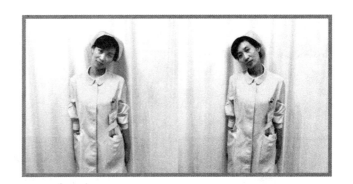

♥ 第二节：前后点头

头向前后，前俯后仰时颈椎尽量拉长，30次。头向左、前、右、后顺序旋转5次，再反方向旋转5次。

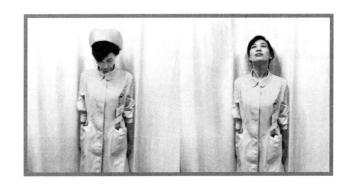

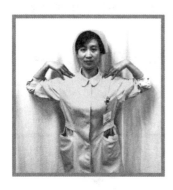

♥ **第三节：旋肩舒颈**

　　双手置两侧肩旁，掌心向下，两肩先由后向前旋转30 次，再由前向后旋转 30 次。

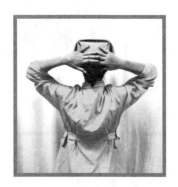

♥ **第四节：头手相抗**

　　双手交叉紧贴颈部，双手顶头颈，头颈向后用力，互相抵抗 5 次。

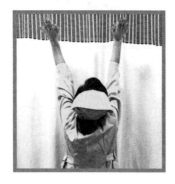

♥ **第五节：双手托天**

　　双手上举过头，掌心向上，仰视手背 5 秒。

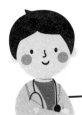

"低头族"如何预防颈椎病

骨科　刘忠军

如今在公共场所，放眼望去，几乎每个人都在低着头看手机，抬着头的人快要绝迹了。以前都说颈椎病是属于中老年群体的疾病，但现在来门诊看病的年轻患者却越来越多。几十年前，医学教科书上还写着：患有颈椎病的主要人群为体力劳动者。现在不是了，患有颈椎病的脑力劳动者比体力劳动者要多多了。

预防颈椎病最根本的是提倡健康的生活方式，减少静止状态下低头和坐的时间，并要进行相应的体育锻炼。针对颈部的锻炼，我们强调的并不是把颈椎放到一个特定的姿势上就叫锻炼，更主要的是通过运动锻炼颈部肌肉，从而保护颈椎。最为推荐的运动方式是游泳和"小燕飞"。

✚ 游泳

游泳可能是对项背肌、腰背肌，特别是颈项部肌肉最理想、最科学的锻炼方法。在游泳过程中，各块肌肉都处在运动状态。人在坐着的时候，不管是颈椎、胸椎还是腰椎都承受着一定的压力；而在游泳的时候，人是平的，颈椎、腰椎都不受压力。特别是蛙泳的时候，颈部肌肉能够得到充分锻炼，对一些颈腰椎疾病有很好的预防作用。

✚ 小燕飞

"小燕飞"的具体做法是：趴到床上抬头、挺胸，双臂夹紧向后伸展，双腿并拢绷直向上抬起，坚持5秒左右，放松，再抬起来5秒，再放松，反复几次。这个姿势像燕子展翅飞翔，对舒缓颈椎疲劳有一定的作用，有助于预防颈椎病的发生。

✚ 办公室简易颈部保健操

两只手交叉置于脑后，手施加一个向前推的力量，然后头部向后仰去顶你的手，施加向后的阻力。坚持5秒左右，然后放松，休息一下。一般20~30次为一组锻炼。

✚ 8～15cm 高的枕头最适宜

很多颈部不舒服的人对枕头都很挑剔，建议大家不要睡过高的枕头，一般来讲以 8～15cm 为宜。因为过高的枕头使颈部落空并呈屈曲形状，会对颈部肌肉、韧带、关节囊、脊髓、神经根及椎体造成不良的影响，长期下去容易导致颈椎病。

✚ 对于单纯的椎间盘突出，通过保守治疗还能复位吗

这是不可能的。但需要告诉大家的是，一旦出现椎间盘突出也不是什么了不得的事。对于四五十岁的人群，去做核磁共振大多会发现椎间盘有轻度突出，但没有出现症状，没有症状我们就不把它作为疾病，这属于人体正常老化的一种表现。

如果通过适当锻炼，肌肉韧带能维持在正常状态，能够很好地维持颈部的稳定性，已经突出的椎间盘局部虽然不能再退回去了，但可以纤维化、斑痕化，状态稳定了，症状消除了，也就变得和正常人一样了。

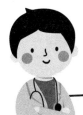

"罗锅"了要不要紧

骨科 曾岩

老百姓口中的"罗锅"，专业上称为"脊柱侧弯"，是一种较为常见的脊柱疾病，可以发生于儿童、青少年、成人、老年等各年龄人群。

轻度的脊柱侧弯往往没有明显症状，不易被察觉，而严重的侧弯在外观上会比较明显，常出现躯干扭曲或偏斜、后背两侧明显不平、两边肩膀高低不一。

由于脊柱的弯曲，可以造成后背肌肉的受力改变，两侧肌肉力量不平衡，肌肉痉挛或无力，导致后背疼痛，影响日常生活。同时，严重的脊柱侧弯可以使胸廓随之改变形状，胸腔内脏器尤其是肺的运动受到干扰和限制，影响肺的呼吸功能，部分严重脊柱侧弯患者出现呼吸费力就是这个原因。

严重的脊柱侧弯还可能对椎管内走行的脊髓神经造成影响，使脊髓受到压迫或牵张，出现神经功能受损，患者可以表现为下肢无力、麻木或疼痛。因此，对于严重的脊柱侧弯或发展较快的侧弯患者，需要及时就诊、尽早手术。

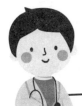

颈椎病、腰椎病导致的疼痛用不用治

骨科 姜 亮

现代人工作性质改变、生活节奏加快，颈椎病、腰椎病多发。原因主要是久坐导致颈、肩、腰、背过度劳累，使椎间盘和椎旁肌肉长时间处于紧张状态，表现为颈、肩、腰、背僵硬、酸胀、疼痛或俯仰转身困难。

随着年龄增长，疼痛发作的频率增高、面积加大、持续时间延长、程度加重。上述症状会在久坐或家务劳动后加重，运动后反而轻松；受凉加重，保暖后减轻。有时打喷嚏或者刷牙就能诱发。严重时，患者会1个月都不敢下地，翻身时疼痛得如同腰断成两节，甚至要通过打"吗啡"才能止痛。疼痛发作时的确很难受，但往往被别人当成"装病"，别人看着你走路挺好，但一干活就不灵了。

典型的肌肉筋膜炎（也叫肌肉劳损，俗称"落枕"或"闪腰"，实际是"抽筋了"，肌肉"罢工"，要求休息）一般持续一周，休息后逐步缓解。下次再受累、受凉，再复发又犯病了。

一般通过敲打、按摩、热敷、理疗、外敷、内服药物均可暂时减轻症状，但无法根治。原因是无法铲除它的两个病因——衰老（20岁以后，人体的椎间盘、韧带开始老化）和劳累（伏案工作和家务劳动）。所谓的微创手术以及开放手术，都不能做到"返老还童"或是"延缓衰老"，手术仅仅是缓解症状。

保守治疗的要点：疼痛的急性发作期主要是卧床休息，卧床起效程度为80%，服药、按摩、理疗、牵引、针灸、拔罐等起效程度为20%；平时则是改善工作姿势、勤活动、加强颈背部和腰背肌锻炼（蛙泳、小燕飞）；卧床时，避免高枕、窝着看电视、看书，这些姿势都是弯着腰，导致腰椎、颈椎没有真正休息，而只是休息了四肢；床是硬一些的就行，如硬质席梦思、棕垫即可，无须木板床。

因此，腰肌劳损"无须治疗"，也"无法治疗"。主要需要我们通过自己调整注意姿势、加强活动、肌肉锻炼。

1. 注意姿势

坐姿挺拔，也就是"坐如钟"。好的沙发和汽车座椅都会保证人的颈椎和腰椎的前凸；最糟糕的坐姿是前倾约70°。平卧时，腰椎负荷为1.0，站立为1.5倍负荷，前倾约 70° 时腰椎负荷为 2.5 倍。

2. 加强活动

每隔 30 分钟活动颈、腰椎，60 分钟起来走一走。这与 10 分钟的课间休息道理相通。玩电脑、看手机、打牌、打麻将、画画、弹琴、进行家务劳动以及开车、坐车都是常见的肌肉劳损诱因。进行这些活动期间需要勤活动。

3. 肌肉锻炼

最好的趣味性活动是蛙泳，因为出水换气时需抬头、挺腰，而最经济的方法是"小燕飞"。

保护颈椎、胸椎和腰椎的最佳方法是进行"小燕飞"的锻炼：在床上采取俯卧位，以腹部为支点，双臂夹紧尽力后展，双腿并拢绷紧，脚尖稍微向上翘起，头颈部稍微抬起上昂（离开床面即可），持续 5 秒，放松 5 秒，1 天 60 次（分 2～3 次进行）。

早期的间盘突出（或者是膨出），仅能在片子上发现，或者仅有轻微或间断的症状，治疗原则与腰肌筋膜炎／腰肌劳损类似。

保护颈椎的最简便的方法是：双手交叉置于脑后，做双手向前、头颈向后的"抵抗"动作，持续 5 秒钟，放松 5 秒钟，每天 200 次。

保守治疗，包括按摩、推拿、针灸、拔罐、热敷、牵引等，都对劳损很有效但只是"管舒服"，不是"治根"。因为衰老和劳累"治不了"。

✚ 常见的误区有以下几点

1. 希望保健商品、按摩等方法治病，殊不知，只有靠自己才能对抗"衰老"和"劳累"。请不要幻想"巧妙"的药物、疗法能够对抗、逆转"衰老"和"劳累"。

2. 平时不注意也不锻炼，疼痛时临时抱佛脚，结果越锻炼越疼痛。腰椎疼痛时不能做小燕飞，如同小腿"抽筋"以后需要休息而非跑步。

3. 继续窝在床上看书、看电视，颈椎、腰椎没有得到休息，仅仅休息了四肢。

4. 玩电脑、打麻将又不累，为什么还是"脖子疼""腰酸胀"？原因是上述活动是休息四肢，劳累脊柱。

如果你出现了手脚麻木、疼痛、无力、踩棉花感、大小便困难、肛门周围麻木等症状，则可能出现了更为严重的问题，有可能需要手术。请尽早到医生门诊／急诊确诊、治疗。

产后腰疼怎么办？
腰椎管狭窄症能自愈吗

骨科　齐　强

✚ 生完孩子后，每天早上起床腰都会疼得厉害，翻身都很难，这是什么问题

专家解答：产后腰痛是一种病症，女性在妊娠、怀孕期间，体内激素水平会与怀孕之前不太一样，肌肉、韧带、骨关节也都是松弛的，不像处于正常激素水平下那样紧致，这就意味着对脊柱关节的保护没有正常状态下那么好，因此容易产后腰痛。产后腰痛往往需要一段时间恢复，等到体内的激素水平逐渐接近没有怀孕的状态，可能就好了。当然，发病时如果进行热敷、充分休息，可能会使症状好得更快一点。

这里需要提醒哺乳期的新妈妈，即便腰痛，也要尽量避免服用药物。母亲确实很伟大，要付出很多，很多疼痛要暂时忍耐。如果已不在哺乳期，可配合服用一些消炎止痛的药物，以加快缓解症状。

✚ 腰椎管狭窄症初期患者能自愈吗？日常生活中有什么居家保健的方法可以延缓其发展呢

专家解答：腰椎管狭窄症是导致腰痛的一个主要原因，其他原因还有腰肌劳损、腰扭伤、腰椎间盘突出。相对于青年人来说，中老年朋友腰椎管狭窄症更为常见（青年人椎间盘突出会更为常见）。腰椎管狭窄一个最典型的临床表现就是间歇性的跛行，跛行就是瘸，走着走着瘸了。如有这种情况，应该到医院进一步地检查。

治疗上，还是要根据患者自身症状判断。如果你现在还能一口气走几里地或者两三站路都没问题，对生活影响不大，可以选择保守治疗，相反就要考虑手术了。

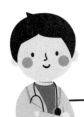

腰椎间盘突出症的 5 点康复建议

骨科　韦　峰

　　近年来，腰椎间盘突出症患者日渐增多，而且越来越趋向年轻化，严重地影响人们的学习和工作。腰椎间盘突出症是因椎间盘变性、纤维环破裂、髓核突出刺激或压迫神经根、马尾神经所表现的一种综合征，是腰腿痛最常见的原因之一。下面将对腰椎间盘突出症的康复护理作简单介绍，患者如能按要求进行康复治疗，可更好地加速康复。

✚ 卧床休息时的注意事项

1. 床垫的选择

　　太软的床垫容易使腰部凹下去，相当于使机体前屈，所以患者应睡稍微硬点的床垫以保持腰部处于伸展位，这样能减少体重对椎间盘的压力，有利于突出的椎间盘回缩、增加腰椎周围静脉回流，同时也利于椎间盘的营养，再加上脱出的椎间盘自然吸收，可去除水肿，使炎症消退、损伤的纤维环得以修复。

2. 卧床不要超过 1 周

　　发病初期可以增加卧床的时间但不需要绝对卧床。逐渐可以开始正常活动，少弯腰、少运动、减少工作量。

3. 保持正确的睡姿

　　应选择稍硬一点儿的床垫，并采取垫高小腿、屈髋屈膝的仰卧位，以减少脊柱的压力。

✚ 简单运动加快恢复

　　当患者的症状明显好转时，进行简单的腿部运动，如直腿抬高。1 天 2 次，每次看患者身体状况，基本保持在 15 分钟为宜。

健康饮食，荤素搭配

由于患者长期卧床，肠蠕动减慢，又因不愿劳烦家人而抑制排便，这样很容易引起便秘。患者应多进食水果、蔬菜等含纤维素多的食物，多饮水，防止便秘的发生。

日常防护措施

1. 患者不宜穿高跟鞋，以避免损害腰椎的稳定性。应穿适当硬度且有弹性鞋底的鞋，这样可以缓冲震动，防治腰痛。

2. 要养成规律性的运动习惯，如散步、游泳等有氧训练。

3. 坚持腰背肌功能锻炼，可在病情稳定后通过腰围保护，逐渐进行脊椎主动运动。可按前屈后伸、左右侧屈、左右旋转、环旋、仰卧飞燕式的程序进行锻炼。

4. 用腰围护腰 2～3 个月，并养成良好的工作、学习、生活姿势及应力习惯，避免久行、久坐、久站。

5. 站立时背要挺直，行走时要尽量抬头挺胸，避免弯腰驼背。坐位时应保持上半身挺直，腰背保持平直不要前屈，座椅应以坚硬、有靠背且能支撑腰背处的最为理想，不应坐太软的沙发或无靠背的椅凳。不要保持坐姿太久，应定时改变姿势体位，做简短的放松运动。

心理健康引导

腰椎间盘突出症患者由于暂时或长期丧失劳动能力，容易产生复杂的心理，有时高兴、有时悲伤、有时满意、有时失望。要注意调节患者的情绪，安慰鼓励，让患者感受到希望，同时呼吁其家人给予患者家庭支持，使患者更有信心，从而克服沮丧消极的心理。

对于腰椎间盘突出症患者，卧床休息与功能锻炼是极其重要的，患者不能只依靠打针吃药，而应通过非手术的手段，进行康复锻炼，从而达到满意的疗效。

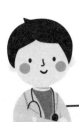

腰椎的骨刺会癌变吗

骨科 张 立

68 岁的吴大妈退休后十分注意身体的锻炼和保健，在同龄人里身体算是很不错的，大家都很羡慕她。

吴大妈看到不少同龄人患上高血压、冠心病、糖尿病等慢性病，甚至还有人不幸患上癌症，在为他们惋惜的同时，也感到十分庆幸。

不久前，吴大妈出现腰痛，特别是在劳累、受凉后痛感加重；卧床休息、吃止痛药后疼痛可以缓解。到医院就诊后，医生给吴大妈拍了 X 线片，发现她腰椎有一些骨质增生（也就是我们常说的骨刺）。

骨质增生是多数老年人常见的腰椎老化的表现，吴大妈的腰痛就是骨质增生（即骨刺）引起的腰椎骨关节病。如果过度劳累或者轻微损伤，可能会加重腰部肌肉的劳损，也就是老百姓常说的腰肌劳损或者腰背肌筋膜炎。

医生告诉吴大妈病因后，嘱咐她要适当地休息或者躺卧硬板床，要注意劳逸结合、保暖，防止腰部受凉、受伤；并且可以在腰部进行局部热敷，口服消炎止痛、活血化瘀的药物，或者在腰部贴止痛膏以缓解症状。另外，像吴大妈这样的老年妇女，在绝经后会比较容易出现骨质疏松，也可能会发生腰痛，除了可采取上述的保守治疗外，还可以服用治疗骨质疏松的药物。

可是吴大妈还是有些疑虑，坚持要求做核磁共振或者 CT 检查，害怕自己腰上长"东西"。

医生知道，吴大妈是害怕得癌症。在今天，许多人会"谈癌色变"，这种心理状态是可以理解的，特别是对于像吴大妈这样上了年纪的人，更是"恐癌"。医生给吴大妈耐心解释，虽然中老年是癌症的高发人群，但也不是所有的情况都是癌症的信号。

对于发生在脊柱的恶性肿瘤，最多见的是由于身体其他部位已经出现了恶性肿瘤，也就是老百姓常说的"癌症"，经过血液循环或淋巴途径转移到脊柱来的转移性肿瘤；另一种少见的情况是脊柱自身的组织发生恶变，我们称之为原发性恶性脊柱肿瘤。

虽然常规拍 X 线片对于发生在脊柱的恶性肿瘤（俗称癌症）难以早期发现，但发生在脊柱的恶性肿瘤在大多数情况下有逐渐加重的胸、腰、背或者下肢的放射性疼痛、麻木无力的症状，夜间疼痛剧烈，而且服用一般的止痛药物效果差。而吴大妈的情况与这些恶性肿瘤或者说"癌症"的特点并不相符合。

其次，稍有风吹草动就进行昂贵的核磁共振和 CT 检查，不仅对患者造成不必要的费用负担，而且核磁共振检查时有巨大的噪声刺激，CT 检查时的放射线也会对人体产生有害的辐射影响。

但需要提醒大家关注的是，发生在腰椎的脊柱恶性肿瘤，早期可以表现为腰痛或者下肢放射性麻木疼痛等症状，与腰肌筋膜炎或者腰肌劳损、腰椎骨关节病、腰椎间盘突出症或者腰椎管狭窄症等良性腰部劳损性病变难以区别。

脊柱恶性肿瘤患者服用一般的止痛药难以缓解疼痛，甚至还越来越疼；一旦出现肢体麻木无力等脊髓神经根受压的表现，可以在短期内迅速加重。因此，一旦出现类似的上述表现，也应当警惕脊柱肿瘤的发生，早期进行核磁共振检查有助于疾病的早期发现和及时处理。 腰上的骨刺是不会癌变的，两者具有不同的发病机制和发病原因，相互也没有因果关系。除了腰椎，人体其他骨关节出现的骨刺，例如颈椎、髋、膝、踝、肩、肘、腕、手指等部位的骨刺、增生等，也都是属于随着年龄增长而出现的老化蜕变的表现，也是不会发生"癌"变的。

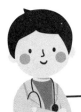

腰部修炼手册

骨科　钟沃权

大家都知道，腰部是人体的中轴支撑，它承载着躯干的重量，由腰椎 5 节、骶椎 1 节、椎间盘以及若干肌肉构成。它的功能是人与生俱来的，并且可塑性强，但它也有着目前医学界无法解决的缺陷——没有原厂配件可以更换。

说到腰部的可塑性，可谓"环肥燕瘦"，有粗圆的"水桶"腰，有众多女士们日夜追求的"A4"腰，也有像运动员那样强壮的"梦想"腰……拥有什么样的腰部，从某种程度上是可以由你选择的，但它又不像买东西那样可简单获得，这里的"选择"意味着要付出，也就是我们说的"修炼"。那么，我们腰部要如何"修炼"呢？这里介绍两大法则："省吃"和"俭用"。

✚ 第一法则："省吃"

它包含着两大精髓。

1. 省吃东西，控制体重

不同胖瘦的人上半身的重量可以相差 15 ~ 30kg，甚至更多。试想一下，你一天到晚背着 15 ~ 30kg 的重量去生活和工作，你的腰部能不难受吗？长年累月下来，能不出问题吗？

2. 省吃力，注意姿势

有研究指出，假设直立状态下我们的腰部受力为 100%，躺下固然受力会减轻（平卧位 25%，侧卧位 75%）。但是一般人在生活或工作中都会出现这样的姿势，如坐位办公（140% 的压力）、弯腰前倾（150% 的压力）、弯腰搬约 20kg 的重物（220% 的压力）。因此，无论坐姿还是站姿，应尽量少弯腰前倾，更不要弯腰提重物，坐累了起来站一站或者走一走，也能减轻我们腰部的压力。

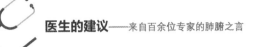

✚ 第二法则："俭用"

它也包含两方面内容。

1. 减少使用

从小到大，我们上每节课的时间是多久呢？一般是 45 分钟左右，不超过 1 小时，这就是为了避免久坐，否则腰部很容易劳损。中央电视台曾报道了美国哥伦比亚大学医学院的最新研究，研究显示，人如果连续坐姿一个小时以上，其死亡风险会翻倍。所以，久坐不仅会损害你的腰，还可能危及你的生命！生活中一定要避免久坐！

2. 挑拣着用

简单的理解就是挑"肥"拣"瘦"，例如搬东西时，要选择轻的、你力所能及的物件来搬，如果能有工具或机器帮忙，你就不要徒手逞强了。当然，这是消极的防守，如果你希望在生活中展示自己的腰部有多强壮，那就需要好好锻炼腰背肌了。

所以，对于腰部的修炼，希望大家记住以下几点内容：①我们的腰部可塑性很强，"修炼"成什么样，完全取决于您自己；②修炼的总法则是"省吃"＋"俭用"，具体内容是：省吃东西、省吃力；减少使用、挑拣着用。

从现在开始，一定要好好"修炼"我们的腰部，否则若日后腰部出了问题，医生们也没有"原厂配件"给你更换，为了避免这种情况，大家就赶紧开始"修炼"吧，也希望大家到了老年的时候，依然"腰部强壮，生活美满"。

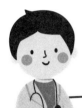

腰椎间盘突出症的微创治疗

疼痛科　祝　斌

"大夫，我腰椎间盘突出了，不做手术行吗？能做微创吗？手术能一次解决问题吗？"这是很多患者常问的问题。在回答这几个问题前，我们先来讲一讲腰椎间盘突出症。

据统计，有80%的人会出现腰痛发作，其中80%的患者会在两周内自行好转，这不是腰椎间盘突出症。对于腰疼、腿疼后做核磁共振诊断明确的腰椎间盘突出症患者，经保守治疗的缓解率高于70%，就是说大部分人通过休息、改变生活习惯、急性期口服常规的消炎止疼药就能好。还有一些患者疼着疼着就不疼了，只是腿有点儿麻木、大脚趾头翘不起来，他们觉得对生活影响不大。注意，这其实不是症状缓解了，而是加重了，很可能需要接受手术治疗。

➕ 腰椎间盘老化的自然过程

人的脊柱有26块椎骨，其中腰椎包含5块椎骨。每块腰椎之间都有一个软垫连接，就是腰椎间盘。腰椎间盘的英文名称是 lumbar disc，一般以首字母"L"作为简称，所以我们常说"$L_4 \sim L_5$ 椎间盘突出"的意思就是第4节和第5节腰椎之间的腰椎间盘出问题了。

其实，不管大家在不在意，腰椎间盘的退变与老化都是一个自然的过程。随着年龄的增长，腰椎间盘内髓核的含水量会逐渐减少，用句俗语来解释就是越来越"抽抽"。但是为什么有的人就患腰椎间盘突出症了呢？这就涉及一个很深的学问——病因学。目前，比较公认的危险因素包括：解剖变异、遗传与种族因素、长期弯腰工作、久坐与颠簸状态、腰部外伤及吸烟等。用通俗的话来说就是：先天条件不好，再加上后天不爱惜。

➕ 腰椎间盘突出不做手术行吗

当一个病有100种治疗方法时，也就说明没有一种方法是完美的，不然其他99种方法没有存在的空间。如前所述，腰椎的退变是一个逐渐发展的过程，这也就决定了在退变的不同阶段需要采取相应的治疗措施，这叫"序贯治疗"，也就是常说的能休息就不吃药、能打针就不手术、能微创就不开刀。

腰椎间盘突出的"序贯治疗"包括以下几种。

1. 休息、改变工作和生活习惯。

2. 消炎止疼药、手法康复治疗、物理能量治疗。

3. 介入措施（如扎针）、神经阻滞（如封闭）、神经脉冲射频治疗。

4. 微创手术：椎间盘镜手术、椎间孔镜手术、显微镜手术等。

5. 传统开刀手术。

但是，有时必须要做手术，比如以下几种情况。

1. 得病半年以上，正规保守治疗无效。

2. 疼痛剧烈，严重影响工作和生活。

3. 出现了肌肉力量下降、肌肉萎缩等问题。

4. 保守治疗有效，但反复发作且疼痛较重者。

5. 特殊类型的突出（如椎间孔区、椎间孔外型突出）。

6. 出现了大小便不能控制的情况。

➕ 腰椎间盘突出能做微创手术吗

医生一般会用"车胎理论"来解释这个问题。微创就像是补胎，新车第一次扎车胎，如果不太严重，一般都先补胎；严重磨损的轮胎，如果补胎意义不大，就必须更换轮胎，而大开刀就相当于换轮胎。补胎是为了延长原厂车胎的使用年限，多次补胎没法再补的时候再选择换轮胎。所以，患者需要手术治疗时，医生多会选择微创。以"三镜手术（椎间孔镜、椎间盘镜、显微镜）"为代表的脊柱微创手术的核心理念就是用最小的创伤、摘除突出的椎间盘部分、保留椎间盘主体、加速术后康复。

➕ 微创手术能一次解决问题吗

脊柱微创内镜手术经过 20 多年的发展，已经充分证明了其优良的临床疗效。然而"补胎"技术再高，也不能 100% 复原。脊柱微创手术的目的是取掉突出的部分腰椎间盘、不动主体，一般突出部分大概只占主体椎间盘的 1/10。医生虽然可以去除掉质变部分，但是不能逆转量变过程。因此，不要对椎间孔镜手术抱有一劳永逸的心态。

我们曾经统计过国内 3 家大型脊柱内镜中心近 5 年来 1 万个病例术后情况，复发率在 4%～7%，低于传统开放椎间盘摘除手术的复发率。

什么样的坐姿更健康

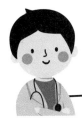

骨科　孙垂国

当今，患有腰椎间盘突出症、颈椎病等退行性疾病的患者越来越多，而且有年轻化的趋势。这一现象与汽车、电脑、手机的普及，导致日常生活和工作中人们坐着的时间越来越长不无关系。因此，注意保持合理的坐姿是一个非常现实而紧迫的话题。

脊柱是身体的中流砥柱，就像一栋大楼的承重墙一样支撑着我们的身体。脊柱的周围附着有很多块肌肉，我们就是靠收缩肌肉对抗重力来保持一定的坐姿。而久坐会导致肌肉劳损，因此劳逸结合对身体的健康是非常必要的。

脊柱由许多块脊椎骨连接在一起构成的，而连接它们的就是椎间盘。椎间盘更像是一个轮胎，其中心充满了富含水分的果冻一样的东西，叫髓核。椎间盘承受着体重，就像轮胎可能发生爆胎一样，椎间盘受力过大时纤维环也会破裂，髓核就会从破口漏出来，压迫邻近的神经结构，这就是椎间盘突出症的发病过程。

不同坐姿对椎间盘所受压力的影响不同。可以把身体理解为一个杠杆，中间的支撑结构就是脊柱，其两侧分别是体重和脊柱周围肌肉的收缩力。端坐时，身体的重心离脊柱较近，这样只需较小的力量就可以保持身体的平衡。这种状态下，身体是一个省力的杠杆；弯腰驼背时，其重心远离脊柱，脊柱周围的肌肉就必须加倍用力才能保持身体不倒。这种状态下，身体是一个费力的杠杆。长期如此，则椎间盘发生突出的概率就会大大提高。

生活中，我们应调整桌椅的高度，**使电脑屏幕或书本的中心与胸部处于同一水平线，腰部应保持挺直，肌肉尽量放松，颈部微屈，使视线轻度向下，与水平线成 30°。在这样的姿势下，腰椎间盘、颈椎间盘受到的压力负荷最小。**

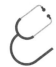

得了颈椎病、腰椎病，
选择保守治疗还是手术治疗

骨科　韦　峰

下面，咱们一起来聊聊患上颈椎病、腰椎病到底要不要手术。颈椎病和腰椎病（如颈椎间盘突出症、腰椎间盘突出症、腰椎管狭窄症、腰椎滑脱等），是一类由于椎间盘老化而引发的疾病。它们对人体造成的痛苦基本有两类，一类是刺激或压迫神经导致的神经功能障碍，包括肢体的疼痛、麻木、无力，甚至瘫痪、大小便功能障碍；另一类则是由于脊柱不稳定造成的颈椎或腰椎本身的疼痛。

这些疾病从轻到重，大多数发展比较缓慢。因此，治疗也有从简单到复杂的选择。说到是否需要手术，这是一个相当专业的话题，估计我长篇大论地说一堆，大家也未必能够完全理解。所以，这里我只想比较笼统地从常识的角度向大家简要介绍。

✚ 该不该保守治疗

颈椎病和腰椎病在绝大多数情况下都应该先进行保守治疗，比如通过改变不良的生活、工作习惯，合理的休息、锻炼，进而可以辅助一些药物治疗、理疗。这些方法非常简便，伤害小，如果能够缓解症状那是再好不过的事情。

许多患者会问："我的病能痊愈吗？"在这里，我需要说明一下，脊柱疾病是机体老化后所产生的，通俗地说就是我们的脊柱在使用了几十年后，像皮肤、牙齿一样，被用旧了。当然，机体有一定的自身修复能力，我们通过上述简单的方法，无非就是延缓脊柱的进一步老化，给机体一个自身修复的机会，但是这个修复不可能是彻底的，"老了"就再也"年轻"不回去了。

✚ 有关手术治疗

当疾病严重到一定程度时，保守治疗将变得不再奏效，这时就要涉及手术的问题了。一些极端的情况，比如出现瘫痪、大小便障碍，此时必须要手术。但如果没有这么极端，到底是否需要手术？这的确是令大多数患者非常犹豫的事。大家都惧怕手术，这是再自然不过的事情。手术有风险、有痛苦、花费大，需要人照顾，还耽误工作，这些都是患者所顾虑的，也正是这些事情左右着患者的抉择。

➕ 手术的痛苦和风险

作为一名外科医生，我工作的主要内容就是手术，但我说句公道的话，手术是一种残缺的艺术，比如患者的椎间盘突出导致压迫神经，进行手术并不是让患者重新拥有一个全新的正常的椎间盘，而是切除这个"作祟"的椎间盘，为了切除它，我们还要切除不少正常的组织结构，有时还需要牺牲一些正常的功能。

因此说，手术肯定不是首要的选择。手术是有风险的，除了手术本身的风险外，患者其他组织器官也可能在手术这段时间里出现问题，比如老年人在围手术期容易发生心梗、脑梗。

这些手术风险到底有多大呢？其实，很难给出确切的数字，但是肯定比大多数患者想象的低。许多患者问："我做手术会瘫吗？"我想反问，如果一个手术做下来，10人中有5个人瘫了，那还能称之为治疗方法吗？风险的发生毕竟是少数。

这里提醒一下那些正在面临手术抉择的患者，除了想到手术所可能带来的不利因素，也要考虑一下自己疾病的情况。患者往往是惧怕手术要多于疾病。

我们可以设想有一个天平，想想它的 A、B 两方面。

A：您的病痛或疾病的危险，也就是疾病给自己造成的痛苦，和它将来可能造成的痛苦。

B：手术的不利因素，也就是手术带来的痛苦。

将两者放在天平上称一称。如果 A 远远大于 B，那么就不要犹豫地选择手术；相反，就不要手术。

举个例子，腰椎管狭窄症的患者往往走多了会腿痛、腰痛，保守治疗的效果很有限，他们会面临手术的选择。这时我往往会问："您走多远就会觉得疼呢？这个疼痛非常影响您的生活质量吗？"如果是一个 70 多岁的老人，平时身体不太好，走 500 ～ 600m 才会疼痛，不是十分影响生活，那我就建议患者保守治疗，即便保守治疗不能完全消除痛苦，但是至少可以减轻，或慢慢适应，我给它起个名字叫"与疾病共存"。如果是一个比较爱活动的人，50 ～ 60 岁刚刚退休，正想好好享受一下生活，结果走 500 ～ 600m 就得坐下休息，不能爬山、不能出去旅游、不能抱着孙子转悠，再想想这个病可能 10 年后会变得更重，耽误了 10 年的光阴不说，到那时身体不像现在这么好，手术风险就更大了。因此，权衡起来，我觉得应该选择手术。因为疾病给这个患者带

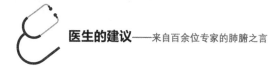

来的痛苦与不便、造成生活质量的低下远远大于手术的痛苦和风险。

　　大多数的情况都可以套用这个例子。当然，关于具体疾病的危险程度以及手术的风险需要具体分析，需要和你的医生一起探讨。我在这里只是笼统地说个通俗的道理供大家参考。

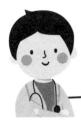

如何保护和锻炼膝关节

骨科　李子剑

　　每当冬至的到来，我国也进入一年中最冷的一段时期，北方地区更是开始了"数九天"，很多地方白天的最高气温会降到零度以下。寒冷刺激不仅会带来身体的不适，还会诱发、加重某些疾病的症状，关节炎就是其中一种非常常见的疾病。

　　在季节交替的时候，门诊经常遇到这样的患者，原本没有症状的关节出现了症状，或者原本症状轻微的关节炎症状加重。如果大风天气多发，冬至过后气温骤降，这样的患者会增加不少。

　　之所以会出现这种情况，主要有 3 个原因，一是由于自然状态下关节本身的血液流动就缓慢、血液供应不丰富，寒冷刺激会造成血管痉挛，使血流缓慢、供血量减少；二是血流放缓后，关节的代谢产物和炎症因子容易淤滞在关节周围，进而导致关节的症状加重；第三，寒冷刺激容易造成关节周围肌肉收缩力量的下降、关节周围韧带的弹性下降，肌肉和韧带对关节运动时的保护作用和稳定作用下降，出现原有症状的加重和关节功能的障碍。

✚ 如何保护膝关节

　　膝关节是关节炎最常累及的部位，那么冬季里该如何保护和锻炼膝关节，才能避免关节炎的发作、改善关节炎的症状呢？

1. 给关节做好保暖，避免寒冷刺激

　　防寒保暖是最容易做到的。关节不好的患者平时可以做做热敷，但要避开急性炎症发作阶段。急性炎症发作期表现为关节肿胀、发热甚至发红，这个时候是不适合热敷的，否则会加重炎症反应。热敷可以使用热水袋、热毛巾、盐袋等，温度控制在 40～42℃，一次热敷 20 分钟即可。由于老年人对温度不敏感，应注意避免烫伤。

2. 合理使用护膝

　　生活中，很多膝关节不好的患者习惯佩戴护膝。短期使用护膝，既可对局部保

暖，又能保护关节的稳定性。不过需要提醒的是，要佩戴保暖性护膝，不要佩戴弹性较差、包裹过紧的护膝。过紧的护膝容易加重血液循环障碍，甚至出现小腿以下部位的浮肿。同时，如果长期佩戴弹力护膝，会出现关节周围肌肉和韧带的废用，更不利于关节疾病的恢复。

3. 避免不良运动和生活习惯对膝关节的损害

膝关节是负重关节，过度的反复高强度负重会加重关节软骨的磨损，特别是髌骨关节的磨损，从而出现关节炎的症状。在生活中，爬楼、爬山、蹲、跪等都是增加关节负担的动作，要尽量避免。在冬季，关节、韧带僵硬，参加运动前一定要热身，让肌肉和韧带得到充分拉伸再"工作"，避免运动损伤的发生。

4. 合理饮食

多吃富含蛋白质、钙质的食物，如奶及奶制品、豆及豆制品、鱼、虾、海带等，既能补充蛋白质、钙质，防止骨质疏松，又能营养软骨及关节，还可以帮助减轻关节炎的症状。

➕ 哪些锻炼对关节好

坚持合理、适量的运动，不但能促进血液循环，还能锻炼肌肉，并可改善神经、肌肉、关节的新陈代谢，增强关节的稳定性。像游泳、骑车、散步，甚至慢跑，都不会造成关节的损害。已有关节炎的患者，平时可以进行哪些运动来改善关节症状呢？

目前，国际上公认对膝关节有益的运动是打太极拳。太极拳是全身运动，动作舒缓而伸展，对关节负担小，又有利于关节活动度和控制力的加强。打太极拳时需要注意神形兼备，避免意外受伤，使关节出现进一步损伤；关节不好的患者要减少下蹲的深度，减轻关节的负担。

另外，强有力的大腿肌肉会增加关节在运动中的稳定性，加强大腿肌肉力量的训练会明显改善膝关节的症状。**大腿肌肉力量训练以股四头肌即大腿前方肌肉力量训练为主，但在练习过程中要避免反复屈伸膝关节，因为这样反而会加重其他关节的磨损。最合理的锻炼动作是：保持直腿位，主动收缩大腿前方的肌肉，每次维持肌肉收缩 10 秒，再放松 5～10 秒，每组做 10 次，每天做 10 组。**按照这个运动处方，坚持锻炼 2～3 周就应该感觉膝关节症状明显减轻。

"快乐行走，健康生活。"这句话是对患者讲的，包含两层意思：一是说走路时不疼痛，是健康生活的最低标准；二是说只有坚持快乐地运动，才能保持持久的健康。

希望我们都爱护关节，守护好自己的健康。

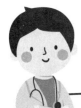

骨关节保养攻略

骨科　田　华

在十大慢病中，有一种疾病的发病率仅次于高血压，但致残率却高居榜首，它就是骨关节炎！骨关节炎是目前影响老年人生活质量的最常见的骨科疾病。严重者可以导致患者关节变形，失去正常的功能，从而导致残疾。

✚ 你是骨关节炎的患者或潜在患者吗

骨关节炎发病的相关因素主要有年龄、性别、肥胖及种族等。同时，也存在一定的遗传易感性。在这些相关因素中，年龄是骨关节炎发病最重要的危险因素。如果您的年龄在 40 岁以上，近期反复出现关节疼痛的症状，则一定要怀疑患上骨关节炎的可能性；如果您的年龄在 60 岁以上，则患骨关节炎的可能性高达 50%。2015 年我国人口调查的结果显示，我国 60 岁及以上的人口数量占总人口数的 15.5%，因此，我国骨关节炎的患者数量相当可观。尽管骨关节炎也称为老年性关节炎，但近年来随着肥胖发生率的增高以及人们生活方式的变化，骨关节炎的发病呈现一定程度的年轻化趋势。因此值得我们广大的年轻朋友警惕。

✚ 骨关节炎的发病机制

从本质上讲，骨关节炎就是关节软骨的老化、磨损。而软骨一旦磨损后就不可能再完全修复，因此大家需要了解骨关节炎的相关医学知识，尽量避免骨关节炎的发生，或患上骨关节炎后，尽量延缓疾病的进展。膝关节由于是负重关节，活动量大且容易受伤，因此是骨关节炎最容易累及的部位。早期主要表现为膝关节偶尔出现的疼痛，可以表现为久坐后站起时疼，稍微活动后减轻，但加大运动量后疼痛又加重；也可以表现为负重活动时疼痛，如爬山或上下楼梯时。随着病情的加重，中期及晚期骨关节炎患者可以表现为持续性疼痛以及夜间的静息疼痛。

✚ 天气转凉后，为什么关节容易疼痛

气温降低后，关节周围韧带及肌肉的顺应性变差，局部由于血管收缩而血流减

少、流速变慢，从而容易出现关节疼痛不适的症状。也有不少人会因此误认为自己患上了风湿性关节炎，其实，这只是由于骨关节炎患者对寒冷、潮湿等比较敏感罢了。因此，骨关节炎患者最好能及时添加衣服，注意保暖。

➕ 骨关节炎患者如何保护自己的关节

骨关节炎早期的患者，主要以改善生活方式、运动模式以及物理治疗为主。如果您的体重指数 BMI>25，则毫无疑问地建议您减肥，比如通过节食和运动相结合的办法。运动模式的改变包括减少爬山、爬楼梯等负重活动，增加游泳等非负重的运动。临床常见的误区为"骨刺能够通过运动摩擦掉"，持有这一观点的老年人并不少见，而这显然是错误的。另外，运动前需要注意热身运动，避免关节的损伤。

➕ 一旦患有骨关节炎，该如何正确治疗

骨关节炎的治疗应遵循阶梯治疗原则。毫无疑问，治疗的首选是没有任何副作用的物理治疗，而物理治疗中最简单易行的方法为热敷。如果物理治疗效果欠佳，首选的口服药物会建议使用非甾体类消炎止痛药，大多能有效减轻疼痛并同时改善关节的活动功能。如果非甾体类口服药物效果不佳，则会建议使用弱阿片类药物或关节腔内封闭治疗，往往会取得良好的效果。而对于目前大家熟悉的氨基葡萄糖类药物，其疗效存在争议。有的研究证明其能延缓软骨的退变并能在一定程度上缓解疼痛，而同时也有研究报道其对骨关节炎无明显疗效。因此，对氨基葡萄糖类药物，临床医生一般不会给出倾向性的推荐。

➕ 什么情况下需进行手术治疗

手术治疗的前提是患者通过保守治疗无效。对于保守治疗无效的最常见的膝骨关节炎患者而言，应该根据具体情况决定采用何种方式的手术治疗，如单髁置换、全膝关节表面置换、截骨手术以及关节镜手术。这些不同的手术方式各有其相应的适应证，应由专业的关节外科医生根据您的具体情况帮您做出决定。

➕ 人工膝关节置换的疗效如何

人工膝关节置换是目前治疗晚期膝关节骨关节炎的常见方法，也是有效方法。主要目的是缓解疼痛、改善功能和纠正畸形。膝关节置换的绝大部分患者术后能使用 20

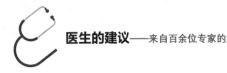

年或以上，这也就意味着如果年龄在 60 岁以上的患者进行膝关节置换手术治疗，则很可能会使用终生。总之，骨关节炎是老年人中最常见的骨与关节疾患，天气等变化容易导致疼痛或疼痛加重。理想的体重指数、合理的运动和保健都可以有效地避免或延缓骨关节炎的进展。非甾体类的消炎止痛药物是骨关节炎的一线用药，能帮助减轻疼痛和改善关节功能。对于保守治疗无效的患者，则应接受专业关节外科医生的建议，进行合适的手术治疗。

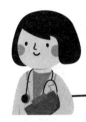

关节炎患者为何能"预测天气"

风湿免疫科　金银姬　刘湘源

在我们周围，为什么有一些患有关节炎的人对天气的突变"未卜先知"？这就要从天气变化与关节炎的内在联系说起。

✚ 变天之前，病变部位会疼痛

天气变化，如降温、阴冷、寒冷及风速加大等，是一般人所能看到和感知的，体内生理机制也会对这种变化做出正常调整。例如，当快要下雨时，气压一般要降低，湿度则加大，健康人细胞内的液体能自行渗出，导致尿量增多，以此适应天气变化。而对于患有关节炎的患者来说，因为存在病变组织，不能及时随天气变化排出细胞中的液体，致使病变部位的细胞压力比周围正常组织高，就会引起病变部位的胀痛感。这就是关节炎患者能预知天气变化的原因之一。

天气变化时，大气中带正负电荷的大气分子会出现移动和其他变化。由于不同电荷互相吸引撞击，产生一系列电磁现象和电磁波，可使人体细胞内外存在正负电荷的电位差。正常人对这种电位差能始终保持着平衡，而关节炎患者由于局部毛细血管和组织发生了变化，就会释放出一些炎性物质，使得神经末梢受压迫而产生酸痛感。虽然气温、气压、湿度等诸多要素变化可引起关节疼痛加重，但这些变化都没有电磁波来得快。所以，往往当地的天气还晴朗，而异常的电磁波已把天气变化的信息传递过来，这就是关节炎患者在天气变化之前就开始出现疼痛的原因，也是其能预知天气变化的另一个重要原因。

✚ 膝关节影响最大

有研究者在探讨天气变化对类风湿关节炎患者疼痛部位影响时发现，绝大多数患者疼痛发生在关节部位，其中以对膝关节的影响最大，这是由关节本身的一些特性所决定的。

有人曾做过一个试验，在常温下测定人体不同组织的温度，关节的温度是最低的。当被试者暴露于寒冷环境中 20 分钟后再测定不同组织温度，发现关节温度下降最

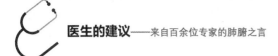

多。当被试者回到试验前的气温环境后，关节温度还在继续下降，甚至比试验时出现的最低温度还低，这表明关节温度恢复也慢。且风湿病患者体温调节机制较健康人差，所以关节部位对天气的变化最为敏感。

膝关节是人体的主要负重关节，滑液是关节间的液体润滑剂，其黏度对关节的滑动运动影响很大。人体膝关节约含有滑液 0.5ml，滑液的黏度直接与黏蛋白的含量有关。当气温下降时，滑液中的黏蛋白含量增多，便增加了滑液的黏度，影响了关节的活动。

此外，血浆中蛋白含量高亦会影响滑液中的蛋白。突然降温时，寒冷刺激可使肾上腺素分泌增多，而肾上腺素则可增加血液的黏度，这些都可增加滑液的黏度，从而增加关节阻力，引起关节疼痛。

✚ 到沙漠地区疗养可缓解病情

既然关节炎与天气变化有如此密切的关系，这就让人想到了利用气象条件有针对性地对关节炎进行治疗。有人通过试验发现，让关节炎患者到气候干燥、长期有阳光照射、昼夜温差较大，而且气压和湿度变化又较小的沙漠地区疗养，可以取得相当满意的效果。

但当患者返回原来的环境时，仍有部分患者会旧病复发。这一方面，说明单纯依靠气候因子治疗关节疾病还不能达到治愈每一位患者的效果；另一方面，说明人工创造适宜的小气候环境（可使气压和温度正常，湿度偏低），对治疗关节炎有辅助作用。

总之，气象因素对关节炎的影响是非常复杂的，是多种因素相互联系、相互制约综合作用的结果。气压及湿度变化较小的环境可能有助于改善关节炎患者因天气变化所致的关节疼痛。

运动损伤及康复

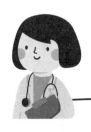

小区健身器械，你真的会用吗

康复医学科　李佳慧

如今，广场舞已经走出国门风靡世界，我们在大大小小的公园里都能看到不止一种广场舞。然而，公园里还有另一种锻炼方式，可谓老少皆宜，那就是公共健身器械。

说到健身器械大家肯定不会陌生，随着人们对健康不断重视，健身器械也从公园里发展到小区里，从单一的种类发展到现在的多种多样。这些健身器械为居民提供了健身的便利，让一些老人和孩子也能简单地参与其中。我们经常能看到一些老年人在闲暇时，喜欢三三两两边聊天边在健身器械上做一些运动，也能看到一些小孩在健身器械上嬉戏打闹，殊不知此时危险因素就在身边。

健身器械是把双刃剑，科学地使用能够让人们通过运动保持健康，而若使用不合理则会引起一些意外损伤。

下面，我们就选取几种大家最常用的健身器械为大家一一说明。

1. 太空漫步机

用途是锻炼下肢力量，促进心肺呼吸系统健康。如果使用不当，摆动幅度过大则很容易拉伤腰肌。

2. 健骑器

用途是增强肌肉力量及心肺功能。如果使用不当，会增加腰椎间盘突出患者的症状。

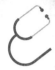

3. 上肢牵引器

用途是锻炼臂力、活动肩部。如果使用不当，会使原有的肩袖损伤加重。

4. 蹬力器

用途是增强下肢及腰部肌肉力量。如果使用不当，易加重原有的髌骨软化症。

到底怎样才能安全健身规避风险呢？下面我们就来讲一下该如何科学地使用健身器械。

（1）当我们在使用健身器械前，一定要先进行一些简单的准备活动，防止肌肉拉伤。

（2）使用前，应仔细阅读健身器械上贴着的使用说明及适用人群，看看是否适合自己，有目的性地根据自身情况做出筛选。

（3）在上健身器械前，应先检查健身器械是否牢固，是否有明显可见的损坏，如果有上述情况要停止训练并向相关工作人员反映情况，避免因为年久失修和螺丝松动等外界因素造成摔倒的风险。

（4）为了能够达到更好的锻炼效果，使用健身器械的时间、频率、强度，都要根据个人的耐受程度决定，在开始的时候要少量、缓慢地进行，然后根据自身情况循序渐进地进行锻炼。

（5）在使用健身器械时，要尽量避免与他人聊天，精神集中。体弱者和 12 周岁以下的儿童必须要在家人的看护下进行运动，以免发生意外。

（6）患有心脏病、高血压、哮喘等易突发疾病的患者，要在医生指导下进行锻炼。如有不适，要立即停止。

这些建议虽然看起来简单，但是细节决定成败。健康从来不和我们开玩笑，很多时候由于我们的疏忽，失去了它，那么它就再也不会眷顾我们了。运动中总是隐藏着危险，我们一定要警觉起来，规避危险，安全健身。

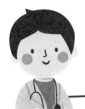

哪种跑鞋适合爱跑步的你

康复医学科　李文彪

很多跑步初学者，当穿着新买的跑鞋去操场跑了几次，常会发现脚踝和脚趾开始疼痛。这到底是鞋子不合适，还是自己跑步姿势有问题呢？如果是鞋的问题，那么我们又该如何选择呢？

✚ 挑选跑鞋之前，先要了解自己的步态

所谓的步态，就是跑步时脚掌从触地到离地的动作模式，人类在跑步时通常是脚的中后段先接触地面，接着渐渐把重心转移到前脚掌内缘和前脚掌，最后以大踇指离地，完成一个跑步的脚掌动作。这个过程称为双脚的内旋，并且依照脚掌动作的形式分成 3 类。

以左脚落地动作为例，有以下 3 种情况。

1. 内旋不足型，以外侧着地，然后从外侧离地。

2. 正常跑者，以外侧着地，然后以中掌离地。

3. 过度内旋，以外侧着地，然后以内侧离地。

✚ 三种跑姿比较

1. 正常内旋

足弓形状：中高足弓。

偏向外侧角度：约等于 15°。

观察鞋底磨损情况，一般人跑步过程中脚掌落地 / 离地之际，都会产生一个"正常内旋"的动作，这类人的脚掌触地后，重心会顺着中足至前脚掌的中央位置，可能会略偏内或者偏外一些，但大致是落在中间，这比较符合生物力学的足部动态，发生运动损伤的机会也比较小。

磨损状况：后脚跟均匀或是略偏外侧磨损，前脚掌则是平均磨损。

适合鞋款：可选择的鞋很多，避震型稳定型皆可选择，搭配其他因素和穿着习惯调整。

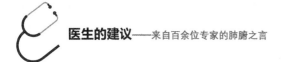

2. 过度内旋

足弓形状：扁平足。

偏向外侧角度：大于 15°。

这类人脚触地后，重心会从脚掌外缘向前脚掌移动，最后略偏回前脚掌中间离地；这种情形常发生于高足弓的人，因为足弓力量不足以支撑身体，所以改以脚的外侧来支撑身体，因此可能伴随腿部外侧的疼痛。

磨损情况：鞋底磨损会集中在脚后跟、中足和跑鞋前缘外侧。

适合鞋款：以避震型／缓冲型为主，减轻地面对脚底的冲击伤害。

3. 内旋不足

足弓形状：高足弓。

偏向外侧角度：小于 15°。

这类人脚触地后往内侧施力的动作明显，重心从脚的内侧向前脚掌移动，最后略偏回前脚掌中间；严重者甚至完全以脚掌内侧运动，此种情形多见于低足弓或者扁平足的人，若选用避震型／缓冲型跑鞋，通常会有明显的脚踝、膝盖不适或疼痛。

磨损情况：以外侧脚后跟与内侧前脚掌为主。

适合鞋型：选择的鞋款以稳定型为主，严重内旋者可以考虑动作控制型的鞋款。

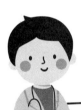

足底健，一身轻

康复医学科　郑旭园

随着人们的生活质量普遍提高，为了缓解精神压力、拥有一个健康的体魄，越来越多的人开始进行运动。在享受运动的同时带来了一个问题：不限量的跑步、登山、超负荷步行、逛街后，会出现足跟部疼痛的现象。表现在晨起下床刚落地时疼痛或者长时间静止不动后迈出第一步时感到疼痛，行走数步后疼痛有所缓解，但随着步行时间增长或站立时间增加，疼痛又加剧。疼痛部位于足跟着力处，并且用手按压足底靠近足跟的部位疼痛最为明显。

如果你已经出现上述的症状，那么，你可能得了足底筋膜炎。

✚ 什么是足底筋膜炎

足底筋膜炎又称足跟疼痛综合征、慢性足跟疼痛、赛跑者足跟、跟骨下疼痛，是足底的筋膜发生无菌性炎症所致，是一种足底退行性病变。疼痛产生的原因是：在休息的时候，足底筋膜不负重，处于一种放松的缩短状态；当下床踩地走路时，足底筋膜开始负重，会对筋膜产生较大、较快的牵拉，进而出现疼痛。活动后有所缓解，那是因为运动后足底筋膜会变得较松，但过度行走或剧烈活动时，足底筋膜被反复牵拉，症状就又会再现。随着病程的发展，任何负重活动都会引起疼痛，患者不能进行跑跳动作；长期站立的患者，疼痛还可以放射至足弓。

✚ 如何预防和康复训练

首先，扁平足、高弓足以及经常穿高跟鞋的朋友要尤为注意，选择一双舒适的鞋子十分重要。经常穿高跟鞋的朋友，记得适时脱下高跟鞋，让双脚得到充分的伸展。另外，再学会以下几个小动作放松你们的足底吧！

1. 松解筋膜和肌肉

利用网球、泡沫轴，前后来回滚动，动作要缓慢，让足底充分舒展。每组每次3～5分钟，重复3～5组。

松解小腿三头肌，如下图所示。

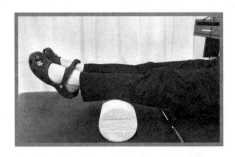

松解胫骨前肌，如下图所示。

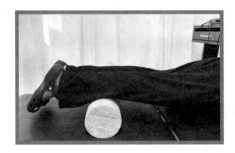

2. 拉伸肌肉和筋膜

（1）足底筋膜牵伸：取坐位，用手抓住脚趾向上、向后牵拉，直到感觉足底牵拉开感到舒服，维持该姿势约 20～30 秒，然后放松。重复该动作，10 次为 1 组，每天进行 3 组训练。

（2）台阶拉伸训练：站立在台阶边缘，脚掌触地、脚跟悬空。台阶两侧最好有扶手支撑物保护。将脚跟向下压低，直到小腿后方有牵拉感。维持 15～20 秒，3 次为 1 组，每天 3～5 组。整个过程应缓慢、轻柔地进行，如果感觉不明显，可以试着将脚跟放得更低一点，直到有紧张感，但不要过度。

3. 强化肌肉力量训练

可进行足底屈肌训练，将一块毛巾放在地面上，患脚平放于毛巾上，脚后跟着地，用脚趾不断地抓住毛巾，然后放开。每组 10～20 次。

如果您的足底筋膜炎反复发作，还可以选择去医院康复科进行冲击波治疗仪治疗，一般 4 次 1 个疗程，每次间隔 7 天。单次治疗后可有效缓解足底疼痛。

管理好足底，为更好地运动打下良好的基础吧！

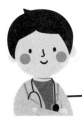

面对磕、碰、扭伤，该如何冰敷

康复医学科　邢　剑

　　小张同学参加公司的团建活动，一不小心崴了脚，大家把小张搀扶到休息室，纷纷给小张支招。

　　"你这得拿凉水冲冲！"

　　"你这得冰敷！"

　　"你这晚上回家得拿热水泡泡脚，肿消得快！"

　　……

　　小张一时蒙了，不知该听谁的，脚脖子也慢慢肿起个大包，好疼啊！

　　其实，小张的问题很好处理，她这属于急性损伤（无明显开放性外伤），用冰敷是非常靠谱的。为什么这么说呢？

　　1. 急性损伤常由一些突发状况造成，比如崴脚、扭膝、肌肉拉伤、磕碰等，通常马上就疼、肿得不行。即刻冰敷能起到镇痛、麻醉的效果。

　　2. 如果是慢性损伤急性发作，或者是运动训练、术后康复时出现疼痛、肿胀、发热反应，也可以使用冰敷，冰敷可以减轻肿胀、镇痛，将不适感控制在最低水平。

　　3. 慢性损伤通常没有突发的外伤，而是长时间反复劳损和过度使用而缓慢起病（如腰肌劳损、肩周炎），此时宜选择热敷。

　　冰敷可以改善周围血管通透性、减轻渗出，防止水肿；可以使组织代谢率降低，从根本上降低炎症反应发生的可能，减轻红肿、热痛的症状。

　　此外，还有3件事可以配合冰敷，恢复效果更佳。

　　1. 休息：如果脚扭伤了，受伤的脚要充分休息，不要再用力，下地要拄拐。

　　2. 加压包扎：首先建议大家直接用手按压住扭伤后疼痛最明显的地方5～10分钟，然后坐等救援材料入场（如绷带、纱巾等）。之后用绷带加压包扎可以减少损伤血管的出血量，从而减轻损伤处的炎症反应。

　　3. 抬高患肢：将损伤部位抬高于心脏水平面放置，这样可促进损伤处血液回流，对缓解肿胀、加速组织修复也是很好的。

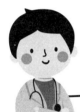

运动后，别忘了冷身

体检中心 葛 杰

运动前需要进行热身，这点大家都已熟知并越来越重视。但是运动后的冷身却常被人们所忽视。**运动后，身体要想真正平静下来，通常需要 1 小时左右，最好通过舒缓的运动，逐渐调整身体状态，避免剧烈运动突然停止造成的不适感。充分的冷身，可以有效降低运动损伤发生的可能性。**

所谓冷身，就是通过适当的方式，让身体从运动状态过渡到静止状态的过程，可以避免运动者各项身体机能变化过快而影响健康。

运动过程中，心脏将大量血液泵入肌肉来提供能量，同时通过运动中肌肉的挤压流回心脏完成循环。运动结束后，如果突然停止身体的活动，血液滞留在四肢肌肉中，甚至可能因心脏和大脑缺血而昏倒。同时，运动中血压和心率的突然下降，以及神经调节的突然变化，都会对健康造成不良影响。适当的冷身运动，包括剧烈运动后的慢跑、跑跳运动后的快走、力量练习后的舒展体操等，可通过保证肌肉的积极运动，促进血液的回流。需要注意的是，冷身运动要逐渐降低运动的速度幅度、力度。同时，运动后切记不要马上洗澡、进食或通过吹空调给身体降温。

冷身运动的重要性绝对不输于运动前的热身。正确充分的冷身，对于避免运动损伤、促进身体的恢复意义重大。

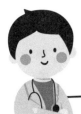

科学运动，从功能测试开始

体检中心　葛　杰

惊蛰一到万物复苏，花花草草、小虫小鸟都跃跃欲试地展现生机，我们是不是也该活力满满地运动起来？

如何锻炼能有效果？什么强度才是安全的？哪种运动适合自己？怎样运动才算科学？"不动一身病，练错一身伤"该如何破解？

✚ 如何选择适合自己的运动

选择适合运动的总体原则，就是运动项目对身体功能的要求只比我们现有的能力高出一点点。这样不但安全，还能通过锻炼有效地提高身体运动素质和运动能力。想要科学运动，要从了解自身心肺有氧耐力、运动基本素质和身体运动模式开始。

✚ 心肺功能评估

良好的心肺功能是运动的动力和安全保障。身体的协调性、平衡能力、绝对力量、耐力、速度力量、灵敏度、反应能力及柔韧性等很多方面的基础运动素质均衡发展，才能确保我们动得安全、动得快乐、动得健康！

先从心肺说起，如果简单地把 220 减去年龄的数值当成最高心率指导运动，是拿自己和人类统计的平均值进行比较，勇气可嘉，但风险太大。**通常要控制运动最高心率不超过（220 − 年龄）×85%，但也不建议长时间保持高强度，快慢交替各 5 ~ 10 分钟的间歇运动更适合维护健康。**人的个体差异非常大，摄氧量和无氧阈心率都不尽相同，并非公式算出的数值就可以放之四海而皆准，更精准的阈值需要运动心肺测试出我们的实际心肺功能，这才是最安全有效的金标准。

✚ 平衡能力评估

简单自测一下自己的平衡能力，看看你会不会是 30 岁的人因疏于锻炼而只有 60 岁的平衡吧。

闭上眼睛保持双手叉腰、单腿独立，开始计时，明显晃动或抬起的脚落地结束计

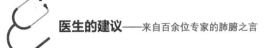

时。如果自我感觉平衡不够好，一定请别人帮忙计时和保护。如果成绩在正常以下，可以尝试练练瑜伽、普拉提等逐步提高平衡功能，还可以玩玩乒乓球来练习身体重心和脚步移动能力。在平衡功能提高之前，对于户外越野运动、跑酷、滑板之类的活动，就别去冒险挑战自我了。

成年人闭眼单脚站立评分标准

年龄（岁）	性别	较差	尚可	正常	良好	优秀
20 ~ 24	男	3 ~ 5	6 ~ 17	18 ~ 14	42 ~ 98	>98
20 ~ 24	女	3 ~ 5	6 ~ 15	16 ~ 36	34 ~ 90	>90
25 ~ 29	男	3 ~ 5	5 ~ 14	15 ~ 35	36 ~ 85	>85
25 ~ 29	女	3 ~ 5	6 ~ 14	15 ~ 32	33 ~ 84	>84
30 ~ 34	男	3 ~ 4	5 ~ 12	13 ~ 29	30 ~ 74	>74
30 ~ 34	女	3 ~ 4	5 ~ 12	13 ~ 28	29 ~ 72	>72
35 ~ 39	男	3	4 ~ 11	12 ~ 17	28 ~ 69	>69
35 ~ 39	女	3	4 ~ 9	10 ~ 23	24 ~ 62	>62
40 ~ 44	男	3	4 ~ 9	10 ~ 21	22 ~ 54	>54
40 ~ 44	女	3	4 ~ 7	8 ~ 18	19 ~ 45	>45
45 ~ 49	男	3	4 ~ 8	9 ~ 19	20 ~ 48	>48
45 ~ 49	女	2	3 ~ 6	7 ~ 15	16 ~ 39	>39
50 ~ 54	男	3 ~ 4	5 ~ 7	8 ~ 16	17 ~ 39	>39
50 ~ 54	女	2	3 ~ 5	6 ~ 13	14 ~ 33	>33
55 ~ 59	男	2	3 ~ 6	7 ~ 13	14 ~ 33	>33
55 ~ 59	女	2	3 ~ 5	6 ~ 10	11 ~ 26	>26
60 ~ 64	男	1 ~ 3	4 ~ 6	7 ~ 14	15 ~ 48	>48
60 ~ 64	女	1 ~ 2	3 ~ 5	6 ~ 12	13 ~ 40	>40
65 ~ 69	男	1 ~ 3	3 ~ 5	6 ~ 12	13 ~ 40	>40
65 ~ 69	女	1 ~ 4	3 ~ 4	5 ~ 10	10 ~ 35	>35

数据来源：《国民体质测定标准手册》。

注：60 及以上年龄段采用睁眼单脚站立的方式评估。

➕ 动作习惯评估

身体功能特点和潜在问题的蛛丝马迹，还表现在身体姿态和完成动作时的习惯中。如稍稍含胸驼背才觉得"自然"和舒服、从深蹲到站起来的时候习惯用手撑一下膝盖等，通常这都是身体启用代偿功能来为某些不足"替班"或者下意识躲避疼痛与不适。如果长期放任不管，旧问题就会加重，还会把"替班"劳损出新问题！

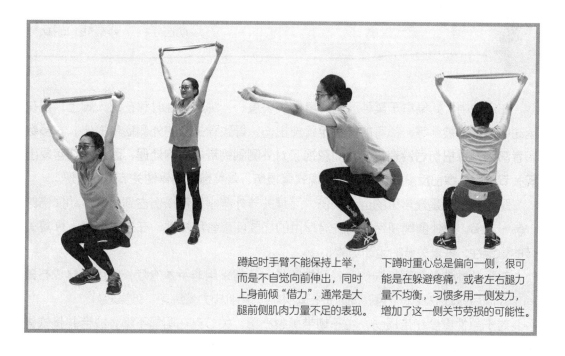

蹲起时手臂不能保持上举，而是不自觉向前伸出，同时上身前倾"借力"，通常是大腿前侧肌肉力量不足的表现。

下蹲时重心总是偏向一侧，很可能是在躲避疼痛，或者左右腿力量不均衡，习惯多用一侧发力，增加了这一侧关节劳损的可能性。

你可以尝试一下图示的这个动作，看看我们是如何完成的。

通过自我评估发现了自身运动功能的短板，是否缺什么就练什么呢？比如勤练单腿站立，或者每天对着镜子练蹲起来纠正重心平衡吗？事实上，我们在补短板强弱项的同时，整体提高身体运动功能，才能有效减少伤病发生，促进主动健康。例如，简便易行的提踵练习、针对下肢肌肉力量的静蹲练习、平板支撑等核心肌群练习，都可以帮我们逐步提高功能、优化运动模式。在运动素质均衡提高后，无论是跳绳、跑步、球类比赛或者登山越野，都会变得更加安全，让我们更好地畅享运动，收获健康！

脚扭伤了但是没有骨折，需要治疗吗

运动医学科　郭秦炜　胡跃林

在运动中，如果由于某种原因使身体失去重心、跳起落地时踩在别人脚上，或在运动中被踩、被绊等，都可能产生足踝部扭伤，导致踝关节的外侧韧带损伤。**大多数患者都因为踝扭伤后没有骨折，而忽视了对外侧副韧带损伤的处理，因此后期容易出现关节不稳、踝部反复扭伤，进而出现软骨损伤、骨赘增生和骨性关节炎的表现。**

踝关节扭伤是最常见的运动损伤，而踝关节外侧副韧带损伤占到所有运动损伤的16%～21%。踝外侧副韧带损伤的治疗目的是要使患者尽快地、在最大程度上恢复关节的稳定性，恢复关节的运动功能。

对于急性外侧副韧带损伤，轻到中度的，通常采用非手术治疗，使用支具或石膏固定3周后佩戴护踝1个月，同时进行本体感觉和肌肉力量练习，效果较好。

对于急性重度韧带损伤，由于韧带撕裂严重、关节存在明显不稳，或合并骨软骨损伤，则应首选手术治疗。手术应将撕裂的韧带断端缝合在一起；当韧带从止点撕脱，难以直接缝合时，应进行韧带止点重建术。怀疑关节内有软骨或骨软骨损伤时，应进行关节镜探查，修整软骨病灶、取出关节游离体。术后石膏固定3周，早期开始进行关节活动度、肌肉力量以及本体感觉等康复训练。

对于反复扭伤的踝关节，如果确诊为外侧副韧带陈旧损伤，中青年患者亦应该进行手术治疗，修复、重建韧带，恢复关节的稳定性，预防或延缓骨性关节炎的早期发生。

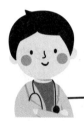

崴脚后的正确处置法

运动医学科　江　东

小王一年前下楼梯时，不小心踩空把脚崴了。当时他发现自己还能走，就觉得肯定没大问题。回家热敷、按摩后，肿痛不但没缓解，反而加重了。小王赶紧到医院拍X线片，结果发现并没有骨折，于是就正常去上班了。经过两三个月，小王的关节逐渐消肿，也不疼了，但新的问题却出现了：他的踝关节经常疼，一走不平的路就爱崴脚，也不敢做剧烈运动了。

你有过类似的经历吗？你知道问题出在哪里吗？

✚ 我们先来了解一下踝关节的构造，看看崴脚的一瞬间究竟发生了什么

我们的踝关节是由这几块骨头和连接它们的韧带、肌肉共同构成的。由于骨头很结实，大多数的踝关节扭伤都不会造成骨折，但是往往会造成韧带的断裂。

韧带是一种软组织，它的表面有丰富的血管和神经，因此，韧带断裂的同时，血管也会破裂出血，所以，崴脚以后踝关节会肿胀和疼痛；而血管遇热就会扩张，所以在急性期热敷会加重出血和关节肿胀。踝关节周围有很多韧带和肌肉，崴脚只会损伤一部分韧带，所以轻度扭伤后还可以走路，但是过多的活动会让撕裂的韧带不能对合在一起，从而错过了韧带自我修复的最佳时机。韧带没有完全愈合，关节就会变得松弛，所以就会经常崴脚。

现在，大家都知道小王错在哪里了吧！

✚ 崴脚后，正确的处置方法

既然热敷会增加出血，我们就要反其道而行之——冰敷。冰敷可以收缩血管、减少出血，从而减轻关节的肿胀。大家经常购买的是药店中售卖的冰袋，但是，对于关节而言，我们更推荐在家自制冰袋。把冰块和水按照 1：1 的比例放进塑料袋，在关节上铺一块毛巾，再把冰袋放上去，这样，冰袋可以充分地和关节周围接触，消肿的效果也会更好。

✚ 减少出血的小窍门

大家首先找到外踝突起的部位，然后向下 1cm，再向前 1cm。根据经验，大多数的踝关节韧带损伤和血管破裂发生在这个部位。如果崴脚后马上按压这个点，持续15～20 分钟，可以明显地减少出血和后期踝关节的肿胀。之后，我们需要尽量把患肢抬高，这样可以更好地促进血液回流、减轻关节的肿胀和疼痛。另外，我们还需要用夹板或者支具将踝关节固定 3～4 周，这样撕裂的韧带就能长在一起，得到很好的修复。

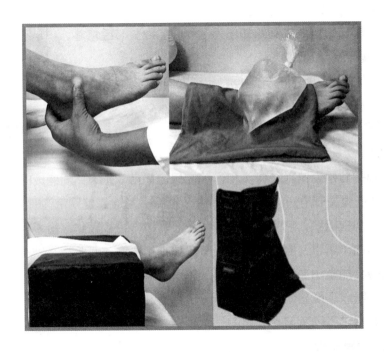

为了便于记忆，我给大家编了一个顺口溜。

崴了脚，怎么办？

冰敷再把痛点按。

腿抬高，少走路，

妥善固定少遗憾。

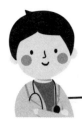

膝关节扭伤，必须看医生吗

运动医学科　马　勇

一位 32 岁的患者，前几天跑步时不小心扭伤了膝盖，除感到疼痛外，伤处还有一点点肿胀。他这种情况需要去医院就诊吗？

专家解答：急性扭伤按程度不同，处理方式也不同。

1. 轻度

膝关节扭伤时痛感轻微、不肿，这一般为关节囊轻度损伤，休息 3 ~ 7 天即可好转，症状消失后即可正常活动。

2. 中度

膝关节扭伤时有痛感，但还可以活动或者行走，伤后根据肿胀的情况来判断。

（1）伤后数小时内肿胀，这种一般合并膝关节韧带损伤或关节囊撕裂。

（2）伤后次日发现肿胀，一般是半月板或者软骨损伤。

（3）伤后不肿，但是疼痛减轻、活动后发生肿胀。

（4）伤后轻微肿胀，一般为关节囊轻度损伤。

前 3 种情况均须尽快就诊，最后一种可以休息，症状消失后正常活动。

3. 重度

膝关节扭伤时剧痛或者当即不能活动或有脱位感，伤后数小时内肿胀明显，须尽快就诊。

有些患者伤后还可坚持行走，甚至步态正常，但切记不能因此而耽误就诊。因为此类损伤一般包括大韧带比如内侧髌骨韧带、前后交叉韧带等撕裂、半月板撕裂或者软骨和骨骨折，甚至肌腱断裂。

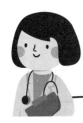

运动那些事儿

运动医学科　徐　雁

对于热爱运动的人来讲，没有什么比因运动损伤而告别运动更让人沮丧的事了。如何才能健康合理地运动、远离伤病，是我们需要关注的问题。这里就与您分享一些运动的知识与技巧。

✚ 运动中常出现的 4 种膝伤

1. 前交叉韧带损伤

这种损伤可能是膝关节损伤里最常见的一种，因为很多运动明星都曾经损伤过前交叉韧带。前交叉韧带损伤多数发生在对膝关节要求比较高、反复进行扭转动作的运动项目中，如篮球、足球。

损伤的当时往往有一种膝关节的脱位感，同时伴有剧痛，关节突然间不能活动，运动员往往不能继续当前的运动，需要下场休息。很快，关节会肿胀起来，肿胀通常会持续几周的时间。关节消肿后，对日常生活可能不会有影响，但是如果再进行运动，关节就会发生再次扭伤。即便没有再次扭伤，关节也会处在一种不稳的状态，出现一些继发的损害。因此，前交叉韧带损伤之后，多数情况下需要进行手术治疗。

2. 内侧副韧带损伤

这种损伤的损伤机制与前交叉韧带损伤有一些相似，也是经常发生在膝关节外翻的动作中，因此这两种韧带有时会合并损伤。

当然，当造成损伤的暴力不是很大、只是单纯的内侧副韧带伤时，反应会小一些。疼痛主要集中在膝关节的内侧部分，而关节内并没有很明显的肿胀。内侧副韧带损伤如果只是简单的拉伤或部分撕裂，通常保守治疗就可以了。但一些比较严重的、完全的撕裂，或者一些对于膝关节内侧稳定要求很高的运动员，也可能需要进行手术处理。

3. 半月板损伤

这种损伤相对更多见，半月板损伤无论是急性的还是慢性的，通常最开始都有损伤性的动作，动作可能并不是很剧烈，只是轻微的关节扭伤，造成关节不适，有时伴有轻度肿胀、弹响，甚至出现交锁症状。交锁症状即常说的卡壳，就像门卡住关不上了，晃一晃关节就可以继续活动开了。

因此，反复发生的、比较固定的疼痛、交锁、弹响等症状，就是半月板损伤比较典型的症状。半月板损伤后，如果为了完全恢复正常的运动状态，大多数情况下需要进行微创手术处理。

4. 关节软骨损伤

这种损伤分为急性损伤和慢性损伤。急性损伤主要指急性的创伤，包括髌骨脱位、继发的切线骨折。损伤后关节会肿胀得很厉害，反应会很大。

关节软骨损伤更多的是慢性损伤，比如常说的髌骨软化、髌骨软骨病。软骨损伤后，症状不是很典型，尤其是慢性劳损，表现为膝关节的不适、疼痛、肿胀、憋胀感，经常在运动、爬山、负重、蹲起后出现。

✚ 运动注意事项

为了避免运动中出现关节损伤，在运动时要注意以下几点。

1. 运动前最好进行 10 ~ 15 分钟准备活动，目的是让关节和肌肉进入一种亢奋状态，从而不容易在后面的剧烈对抗中发生意外的创伤。

2. 注意运动的服装、器材和场地。选择合身的服装、合适的器材，对于场地要注意照明是否正常、地面是否平整，避免意外跌倒和撞伤。

3. 根据自己的能力进行运动，不要选择超出身体素质允许范围的高强度动作，高难度动作往往都是建立在比较强大的基础素质之上的。

4. 运动过程中保持正确、合理的运动姿势，这样一方面能够进一步提高运动能力，同时可以预防意外损伤。举个例子，比如从高处往下落，落地时尽量要双脚同时落地，这样才能让两个肢体互相保护，避免一个关节受到过多的冲击而发生损伤。

最后，希望大家在一些集体对抗的运动中文明竞技，不要犯规，以免造成对手和自己的损伤。

✚ 篮球运动的损伤，该如何避免

相对来说，篮球运动是对抗性较强的运动。运动过程中可能会造成一些损伤，在临床中篮球损伤非常多见，具体分为以下两类。

1. 急性损伤

篮球运动中的急性损伤是在进行对抗时意外摔倒造成的损伤，或在抢球过程中手腕、手指部位的损伤等。

篮球运动经常进行急转、急停、扭转等动作，如跳起后踩到别人脚上，出现崴脚；或急转、急停做一个晃人动作时，关节出现问题，可能一下就摔倒了。因此，篮球运动的急性损伤包括腰部损伤、踝关节扭伤、膝关节损伤等。膝关节扭转造成前交叉韧带、半月板、侧副韧带的损伤，在临床中非常多见，这种损伤大多数需要进行手术治疗。大家平时爱看美国职业篮球比赛，很多著名的球星实际上都因为在做动作中扭伤了膝关节，造成前交叉韧带断裂，不得不暂时离开赛场。

2. 慢性损伤

相对急性损伤而言，慢性劳损损伤更为多见。

打篮球时，经常需要跳动，造成膝关节半蹲状态的发力，长时间反复做这个动作会造成髌骨软骨劳损、髌腱炎，表现为膝关节一跳就疼。打球时由于精神亢奋，血流动力快，可能没有感到不舒服。而运动后，膝关节感觉有胀痛、疼痛，甚至走路、上下楼出现问题，实际上这是慢性损伤的一种表现。

注意事项：为了避免在篮球运动中出现上述损伤，我们在篮球运动时要注意全身素质的训练，不局限于一两个动作，这样才能对膝关节有更好的保护。此外，也要注意场地、运动器材的条件，尽量不要发生意外的摔倒；文明打球，不要造成意外的犯规等。

✚ 想跑马拉松，运动医学专家为您解锁正确的长跑技能

不用昂贵的器械，不要特殊的场地，随时随地都可以开始的长跑，已经吸引了越来越多的粉丝。但作为跑友的你是在健康地长跑吗？是不是也有一些关于长跑的困惑呢？

长跑是比较缓和的一项运动，虽然发生急性损伤的情况比较少见，但也会发生一

些其他损伤。

1. 意外跌倒损伤

跑步常常是在室外进行的。室外的环境和路线有时并非我们非常熟悉的，容易造成一些意外的跌倒损伤。这些是我们在长跑中需要注意的。

2. 局部摩擦损伤

许多长跑运动爱好者喜欢跑马拉松，但马拉松是一项需要长时间奔跑的运动。因为衣服和皮肤容易发生摩擦，造成局部摩擦损伤。对于长跑运动爱好者来说，穿着舒适的运动衣物和鞋子是非常重要的。

3. 劳损

以上两种损伤跟我们跑步的客观条件有关，但跑步更常见的损伤还是劳损。虽然长跑是一种相对柔和的、不剧烈的运动。但是长期重复性的活动，仍会造成一些磨损，也就是慢性损伤。

人们常说的"跑步膝"，实际就是膝关节在经过长期运动之后，局部损伤所引起的疼痛。另一种比较常见的髂胫

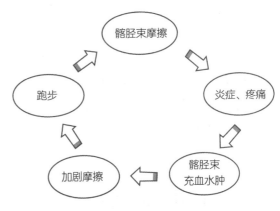

髂胫束摩擦恶性循环模式图

束摩擦综合征，实际就是膝关节外侧肌腱和骨头突出的地方反复摩擦引起的疼痛。这种疼痛有时会非常尖锐，会引起滑囊炎，甚至没法继续跑步了。但这并不是非常严重的疾病，只不过是由于反复摩擦造成的。

此外，还有小腿胫骨疲劳性骨膜炎。每年中考前夕，很多中学生为了更好地准备中考体育加试，就会开始练习中长跑。但长时间练习之后，很多人因为小腿前部疼痛而不能继续跑步，实际上就是由于小腿骨膜上的肌肉长期反复牵拉造成疲劳损伤。疲劳性骨膜炎在严重时可能会发展成疲劳性骨折，所以出现这种状况需要早期就诊处理。

除了以上提到的损伤，还有一些疲劳造成的足部、踝部的肌腱劳损也是很常见的。

✚ 是不是不运动就可以保护膝关节

对于这个问题，我们用基础实验来确定。在动物实验中，动物关节长时间不动，最后会出现软骨退变。发生这种退变与磨损多了发生的退变，几乎是一样的。就像齿轮，转多了、转快了会磨损，但如果长时间不动，就会慢慢生锈了。这是因为，**软骨需要关节进行运动，促使关节液分流至各个地方，为软骨提供营养**。关节不动了，就没有营养了，时间长了，就会出现萎缩并进一步退变。如果很长时间不运动了，突然间增加运动量，就容易引起劳损现象。

所以，只要遵循循序渐进的原则，跑步仍是一种很安全、很健康的运动。

✚ 如何游泳才健康

游泳是运动医学门诊医生常推荐给患者的一项运动。并且，游泳属于比较缓和、没有对抗、不太容易造成急性损伤的一种运动。

大家知道，游泳分为 4 种泳姿：蛙泳、自由泳、蝶泳、仰泳。对应的，和游泳有关的损伤，也有几个名称：游泳肩、游泳踝、蛙泳膝等。这些损伤都是因游泳造成的损伤特点而命名的。

游泳相关的损伤通常是慢性劳损。在水中要保持身体平衡，以便能在水中浮起来，人的力量主要集中于腰部，因此，腰部的负荷较高。如果长时间姿势不当，就会造成腰部损伤和慢性劳损。

此外，仰泳和蝶泳对肩关节要求也很高。游泳动作需要肩关节反复回转，这样会造成肩部劳损。对于肱二头肌长头肌腱或肩袖，会造成损伤、撞击综合征等，引起肩关节疼痛。蛙泳需要做蹬水的动作，膝关节会参与回转的动作，有时会造成局部的滑囊炎，甚至会损伤半月板。另外，游泳时需要将踝关节跖屈，长期对肌腱进行刺激、牵拉，也会造成踝关节的损伤。以上都是游泳时需要注意的。

专家建议：游泳是一种很好的运动，但也会造成特定部位的劳损，也是平时运动需要注意的。

✚ 在健身房运动就一定会健身？运动不当会伤身

当前，健身已不再是部分人的专享，而成为一股全民热潮。器械训练、有氧瑜伽、燃脂普拉提……总有一项适合你。但是很多健身新手不顾方法、技巧就盲目健身，容易伤害身体。下面与您分享健身房运动的知识与技巧。

健身房可以进行室内的器械锻炼，如卧推、举杠铃深蹲练习等，可以加强上肢、下肢的肌肉力量，练习过程中容易出现一些损伤。

1. 练器械易造成的损伤

（1）意外损伤：如被器械砸伤，这种伤其实并不少见，运动中要小心，需要有人保护。

（2）急性损伤：我们喜欢在健身房挑战自己，追求自己达不到的负荷，但强行发力会造成一些急性损伤，如胸大肌、肱二头肌等的断裂。

2. 练器械易造成慢性劳损

长期练器械，对肘、腕、肩、腰、膝都会造成慢性损伤。反复做同一个动作，比如肩上扛一个杠铃，反复练蹲起，如果练不好，会对膝关节造成反复冲击，尤其是强行蹲起，会造成髌骨软骨的磨损，最后引起膝关节疼痛。

专家建议：根据自己能力，循序渐进。从小负荷开始，逐渐增加活动量。

✚ 慢性损伤的处理办法

1. 注意全身肌肉力量的训练

平时人们多喜欢对抗和竞争性的运动，比如打球，而忽视力量训练。有效地进行全身肌肉力量的训练，对于预防关节损伤、促进自我修复很有帮助。同时通过加强全身肌肉力量的训练，对于提高运动水平、减少慢性损伤也有一定的帮助。肌肉力量训练结合运动专项的训练，才能提高我们的运动能力。

2. 寻求专业诊断

如果慢性损伤通过多种方式处理而得不到好转，需要寻求专业诊断。因为有时早期损伤症状不太明显，虽然损伤很重了，但可能感觉不到损伤的存在；应该及时发现，及时处理。

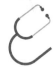

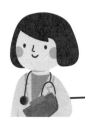

膝关节的运动和保护

运动医学科　杨渝平

————————————

有人说，运动可以加强膝盖功能；也有人担心，运动会造成膝关节磨损，对膝盖不好。那么，对于膝关节来说，体育运动到底是好还是不好呢？我们在运动时，究竟应该如何保护膝关节呢？

✚ 爬山不利于保护膝关节

膝关节是人体运动最多、负重最大的关节之一。一般来说，扭转最容易导致膝关节损伤。在一些球类运动中，尤其是足球、篮球等激烈对抗性运动中，一些斜切、转身、拐弯等动作，都比较容易造成膝盖受伤。而像跑步这种运动，路线是直线，受伤就会比较少。

爬山虽是一种很好的锻炼方式，但却不利于保护膝关节。因为，上山的时候，膝关节负重基本上就是自身体重，而下山的时候，除了自身体重以外，膝关节还要负担下冲的力量，这样的冲击会加大对膝关节的损伤。髌骨、半月板、关节面的摩擦加剧，很容易造成伤害。

✚ 根本就没有什么"跑步膝"

临床上没有"跑步膝"这个概念。如果感觉到不适，一般就是软骨损伤、肌腱末端病、滑膜炎等。事实上，只要运动量控制好了，跑步很少会造成膝关节损伤。所有的运动都要适度，即量力而行。

千万不要总拿自己跟运动员比。职业运动员每天都在训练自己的肌肉力量、身体柔韧性、身体协调能力、平衡能力等，他们对自身的解剖结构、功能状态以及伤病防治常识有相当的了解。

另外，职业运动员身后通常都有一个强大的医疗、康复团队。而这些条件，都是普通人所不具备的。因此，请普通的体育爱好者时刻记得：运动是给我们的业余生活增加乐趣和提升健康的一种非常好的方式，千万不要"本末倒置"。

✚ 滑膜炎切忌治标不治本

这里需要提醒大家的是，如果感觉膝关节疼痛不适，就要休息一下，暂时不要运动，休息到疼痛减弱或者消失为止。如果急性损伤，比如韧带损伤，那就最少要休息 3 个月以上了。俗话说，"伤筋动骨 100 天"，我们要遵从这些规律。

很多人都认为得了滑膜炎就应该赶快治，比如吃滑膜炎颗粒等，这种想法对吗？

好多人都说"我患滑膜炎了"，非要治滑膜炎，其实滑膜炎只是一个结果，不是病因。而实际上，我们应该去治根本。滑膜其实就是关节囊的内层，滑膜炎是由于其他组织坏了，刺激这个内层而产生的，如果大家都去治滑膜炎了，最典型的比如说吃滑膜炎颗粒什么的，这都是治标不治本的做法，也不看看是不是半月板坏了、是不是韧带断了就乱治，肯定治不好。

✚ 急性扭伤，要遵循"警察"原则

"警察"原则（即"POLICE"原则），其中 P 代表的是 protect（保护），OL 代表的是 optimal loading（适当负重），I 代表的是 ice（冰敷），C 代表的是 compression（加压包扎），E 代表的是 elevation（抬高患肢）。由此，可见"警察"原则倡导在休息的同时可以适当的负荷运动。

无论出现哪种膝关节扭伤，最初的症状都有可能是疼痛、肿胀，影响走路和运动等。通常经过数天的休息，都会得到暂时的缓解。但很多疾病并没有痊愈，只不过不疼、不肿了。所以，建议无论出现什么形式的膝关节的明显扭伤，都应该到医院找专业的运动医学医生或者骨关节科的医生看病，需要治疗的尽早治疗，以免耽误。当然，可以在去医院之前，先做冰敷、制动休息等保护，通常会有很大的帮助。

关于关节扭伤的应对方法，以前我们认为，受伤以后应该打石膏，完全不能踩地、不能活动，应该休息。结果经过很长时间的实践证明，还是适度活动比较好。在疼痛能够忍受的情况下，适度活动会比完全制动恢复得更快，这就变成了"警察"原则。

✚ 不建议使用跑步机进行跑步锻炼

很多人尤其是白领，热衷于办健身卡，在健身房里用跑步机跑步，或者在家里购置跑步机，一跑就是一个钟头。其实，并不建议大家使用跑步机跑步，因为跑步机对于膝盖的磨损是特别大的。那么，在跑步机上跑步，对膝盖的损伤到底有多大？

跑步机最大的问题，在于它是定速的，你速度稍微慢一步，就会从跑步机上掉下来了。但是你想想，一直按照同一个速度，一跑就是半个小时、一个小时，受得了吗？如果膝关节和肌肉的协调性跟不上的话，会对膝关节的半月板、软骨形成震荡损伤。而且，跑步机是让我们被动"跟着跑"，往往造成大腿前方肌肉用力过度，后方肌群用力过少，很容易引起前后方肌肉力量不平衡，对我们膝关节的长期健康非常不利。

✚ 不是所有人运动时都需要佩戴护膝

有些人一运动就会佩戴护膝，其实这样做是错误的。只有受伤的人需要佩戴护膝，对于普通人能不戴就不戴。

道理很简单，美国《CELL》杂志最新发表了一篇文章，提出环境对于人体健康的影响远远比遗传要大得多。也就是说，我们想要健康地生活，必须要适应环境，不能只依赖遗传。

回到运动这件事上来，你必须让你的膝盖去适应外界的冲击，这样膝盖才能有劲儿，才能好。如果你一上场就佩戴护膝，可想而知，对膝盖没好处。

✚ 穿高跟鞋对膝盖非常不好

中国台湾地区有一项研究表明，女性穿高跟鞋上下楼梯时，髌骨承受的重量可达自身体重的 7~9 倍。女性髌骨软化与常穿高跟鞋有很大的关系。髌骨软化是指髌骨软骨因磨损、创伤引起的退化、变性，通常表现为膝盖前方疼痛，按压髌骨有钝痛和摩擦感，上下楼时膝盖疼痛，尤以下楼为甚。

此外，过度肥胖也会损伤膝盖。关节就跟滑轮的作用一样，上边在拉它，下面的重量越大，压在腿上的平行分力就越大。

✚ 保护膝盖：不靠护具靠肌肉

一个是注意控制运动量，如果感觉膝盖疼痛就要休息。另外，很重要的一点，我们想膝关节不受伤怎么办？不是靠护具去保护，而是靠肌肉去保护。平时多练肌肉力量，另外还有你的反应性、敏感性等。当然，也要注意休息，练得太多也不好。另外，膝盖在寒冷的冬天更易受伤，因此冬春季节，还应注意膝盖保暖。

静蹲——值得推荐的锻炼方法

静蹲，是我们临床工作中总结出来的一种极其适合普通人群，尤其适合老年人的锻炼方法，主要是锻炼股四头肌肌肉力量。因为采取了静止不动的锻炼方式，所以既合理，又容易坚持。这种方式在哪里都可以锻炼，也不需要辅助器材，所以可行性非常强。静蹲不但可以治病，也是平时运动不多的朋友用来提高肌肉力量和能力的非常好的锻炼方法。

具体锻炼方法是：背靠墙，双足分开、与肩同宽，逐渐向前伸，和身体重心之间形成一定距离，大概 40 ~ 50cm。此时身体会呈现出下蹲的姿势，使小腿长轴与地面垂直。大腿和小腿之间的夹角不要小于 90°。一般每次蹲到无法坚持为一次结束，休息 1 ~ 2 分钟，然后重复进行。每天重复 3 ~ 6 次为最好。

此外，蹲的角度非常有讲究，因为维持姿势的肌肉有"溢出效应"，简单地说就是每部分肌肉只在一定的角度范围内起维持姿势的作用。所以，**静蹲最好分不同的角度来做，例如分为 30°、60°、90° 3 个角度，效果会更好。**静蹲最好在不引起明显疼痛的角度进行，否则若练习不当会加重损伤。

对抗性运动中，如何避免膝盖损伤

对于普通百姓而言，运动一定要在自己的能力范围内进行。如果觉得这个球够不着，你却硬要上去够，那就只能损伤了。像那些对抗性运动，对方如果明显比你强壮很多，你却非得跟他撞，那他就只能把你撞飞了。想一想，大多数损伤都是怎么造成的？记住，量力而行，就能减少受伤。

所以，从硬件上来讲，建议尽量选择专业一点的运动场地和运动装备。鞋非常重要，进行哪项运动，就尽量要用该项运动专用的鞋，这样会减少受伤概率。从技巧上来讲，尽量按照标准、专业的动作去训练，减少运动伤害。另外，运动前做一些热身运动、运动后做一些拉伸和放松，都是很有好处的。在一些球类运动中，要尽量避免扭转，尤其是不适当的扭转。

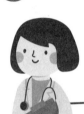

亲身经历告诉你：很多损伤可自愈

运动医学科　杨渝平

虽然疾病因人而异，但通过我自己和家人的经历以及 10 多年的门诊经验，我深刻地体会到：很多运动损伤都是可以自愈的。不要着急去干预和影响它的自愈过程，适当注意和休息才是最值得坚持的！

✚ 开长途车导致的腰痛——腰背肌锻炼自愈

有一次，我因为连续开长途车，连续两天开了 14 个多小时，导致腰椎间盘受损——其实以前我的腰就曾经有过不适，因为自己不太注意坐姿，难受了 1 个多月，右腿抬起来都受到了限制，做手术的时间都无法太长。

我没有为了治疗腰痛而去拍 X 线片或者做核磁共振检查，因为自己是从事骨科运动医学的，知道自己有些腰椎间盘膨出，并不是什么大不了的事情，只是从那以后，注意坐姿，锻炼腰背肌，加强身体全面锻炼（主要是靠打球锻炼）。

经过了大概两三年的时间，很少再会感觉到腰痛了。整个过程，我什么药物、仪器治疗都没有采用，因为腰痛带来的不适，我都可以通过一定的方法（例如休息、活动、注意不要弯腰搬重物等）进行调节，因此并没有觉得它特别影响自己的生活。

现在，我依然经常开长途车，例如去欧洲，经常一个人连续开几天车，平均每天 500km 以上的路程，也没有出现以前那样明显的症状。

✚ 抢篮板致脚后跟疼——穿气垫鞋自愈

大概 26 岁的时候，因为有一次打篮球特别兴奋，连续抢篮板等动作做得过多，球赛结束后就出现了双侧的足跟疼痛。这种疼痛在几天内迅速加重，甚至脚后跟都不敢踩在地上，上楼极其困难，竟然需要扶着扶手才能完成，这是我从来也想象不到的情况。还有早晨起来刚踩地时的那种剧烈的疼痛、站立做手术时不断"敲打"自己中枢神经系统的颇难忍受的疼痛等，都让"疼痛"这个词成为伴随我生活的一个重要组成部分。

那时候我才对"跟痛症"这种病的疼痛程度有了重新的认识——原来可以这么疼，

而且持续这么久。但因为自己对疼痛有一定的承受能力，也懒得去花较多时间去治疗这样一种损伤性疾病，所以就采用了穿气垫鞋的方式进行干预，前后一共持续了大约4年时间。

在这期间，我根本不能穿皮鞋，买鞋必须挑软底且是厚底的。这个病的疼痛，在强弱程度上反复了几次，但最终的结果是：完全自愈。

整个过程中，因为科里有震波治疗仪，于是去做了两次，发现有一定的作用但却不能很快根治，也因为没有多余的精力和时间，就再也没有去治疗过，这也就是唯一尝试过的"治疗"。

开始的1年内，我几乎不能打球。但随着疼痛减轻，我逐渐恢复打羽毛球，开始会有影响，但慢慢地也就不觉得被影响了。当自己都觉得这个病可能要伴随终生的时候，它却神奇般地好了，我也发现自己可以穿普通的皮鞋了。

这次患病经历让我对运动劳损性疾病有了特别深刻的认识：**一定要注意早期保养、休息，当然，也不必太把它当回事，放松心态，只要不太影响生活，千万不要随意采用打封闭、小针刀等可能改变疾病自愈进程的方法去治疗（因为我在临床上最多见到的就是经过这些治疗而疼痛加重或者迁延不愈的患者）。坚持健康的生活方式，疼痛最终会彻底离开你。一旦你太着急，采用了过度治疗，就很可能导致与我不同的结果。**

✚ 打篮球致踝关节损伤——拒绝手术，采用夹板、冰敷自愈

爱运动的人，运动损伤不可避免。很少在运动时严重受伤的我，竟然在一次篮球比赛中，因为踩在别人脚上而扭断了踝关节的距腓前韧带。当时听见明显的撕裂声，随即伴有持续的剧烈疼痛和肿胀。

受伤后，我请同事帮我看了伤情，有些人建议手术缝合，说松弛明显，韧带完全断裂，但我当时并不知道这种损伤的严重性（当时我接触这种伤病的患者还不是很多），也根本不想接受手术，于是同事帮我打了石膏。

因为受伤3天后疼痛加重，无法入睡，我被迫拆除石膏，改为双侧带夹板的支具保护，大概使用了2个多月。那段时间，生活上的不便也给我增添了不少烦恼，尤其是不能停止的工作让我在数周时间内只能住在病房的值班室里，但我还是坚持了下来。每天上手术时，踝关节的明显疼痛经常让我感到不适。下手术后，赶紧冰敷、抬高脚休息，这成了我那段时间的主要业余活动。

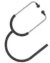

伤后 4 个月，我觉得好得差不多了，尝试在几次慢跑无特殊不适的情况下开始打羽毛球，但我发现自己根本没有完全康复，脚踝前后方向上的不稳定，会造成向前跨步时的剧烈疼痛，于是我放弃了羽毛球，改为通过跑步、游泳锻炼。一直到伤后大概 10 个月，我才发现自己外踝的肿胀几乎完全消失，逐渐可以恢复打羽毛球这样的剧烈运动了。

✚ 打羽毛球伤了另一只脚的踝关节——继续夹板、冰敷自愈

不太幸运的是，不到 1 年，在打羽毛球的过程中，因为鞋带没有系好，我另外一只脚踝也扭伤了，不过因为有了第一次的经验，知道这一次没有前一次那么严重，于是我赶紧冰敷、戴夹板支具保护，大概过了 3 个月，疼痛肿胀就不明显了。然后逐渐恢复运动。后来在全院羽毛球单打比赛中，我获得了第 3 名。之后再也没有出现过疼痛和扭伤，我在两次受伤后，没有采用药物和仪器治疗。

事实证明，这样的伤病经过恰当的保守治疗可以自愈。也希望有类似损伤的患者能够跟我一样幸运。但你需要像我一样，坚持走正确的恢复道路，过度着急和轻视都可能得不到很好的结果。

✚ 腕关节慢性损伤——继续冰敷，自愈

后来，随着年龄超过 30 岁，运动量逐渐减少，发现更容易患上运动损伤性疾病。我先后出现了腕关节慢性损伤和手背部伸指肌腱的腱鞘炎，前者在很长一段时间内影响了我打羽毛球时的挥拍动作和力量，后者则到现在都没有痊愈，用鼠标时间长了还会出现明显疼痛。但除了偶尔冰敷以外，我没有采用其他任何药物或者仪器治疗，因为以前的多次损伤经验让我知道它们根本就兴不起什么风浪，注意和适当锻炼就会大大减少它们给我带来的不适和对生活的影响。

✚ 羽毛球打多了膝盖疼——静蹲和力量锻炼，症状消失

有一段时间，因为羽毛球打得比较多，我对自己的要求也比较高，出现了很多人都出现过的膝前痛（主要是由髌骨关节软骨和滑膜损伤引起的），我也没有着急用药或者打针，而是坚持做静蹲和其他力量锻炼，运动量适当控制，尤其是进行半蹲的动作适当减少，也就尽量减少引起疼痛的动作。

果然，这个症状在大概持续了 1 年左右，之后就完全消失了。在此过程中，我曾

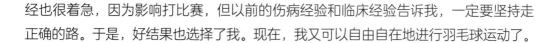

经也很着急，因为影响打比赛，但以前的伤病经验和临床经验告诉我，一定要坚持走正确的路。于是，好结果也选择了我。现在，我又可以自由自在地进行羽毛球运动了。

✚ 很多运动损伤真的可以自愈

上面说了这么多我的经历，并不是说所有人跟我学就一定可以获得跟我一样的结果。因为疾病是因人而异的，我只是想提醒诸位病友，其实很多运动损伤都是可以自愈的，不要着急去干预和影响它的自愈过程，适当的注意和休息才是最值得坚持的治疗方法。药物和仪器治疗通常只是一种辅助方法，不要把药物作用看得过重，也不用觉得不开药的医生就是不负责任的医生。我就经常只给患者开出"运动处方"，我也经常把自己的经验告诉患者，请他们参考。

其实，被西方尊为"医学之父"的希波克拉底早在两千多年前就说过："人体的自愈力是治疗疾病真正的灵丹妙药。"德国国家科研机构也在 2001 年的一份研究报告中称：如果把能治愈疾病的物质都称作药的话，人体自身是可以生产一万多种药的。也就是说，正视人体的自愈能力是每个人应该建立的观念。我希望通过我的亲身体验，告诉大家这些种类的疾病根本不至于让我们过度紧张，合理的治疗完全可以使他们最终得以治愈。别被疾病所累，生活也可以更加愉快。

小贴士

科学冰敷的方法

冰敷原理：减少以及减缓组织胺的释放，减轻组织对疼痛的敏感性；减轻微循环及周围组织的渗出和肿胀；减少血管内皮细胞的作用和血栓的形成；减少氧自由基的释放等。还有很多研究表明，在创伤后的第一个 24 小时之内，微循环障碍以及由其继发的组织损伤反应并不明显。所以冰敷要尽早，而且要持续一段时间。这样，早期合理的冰敷就可以达到减低组织创伤程度和加快组织修复的目的。

那么冰敷该怎么做呢？

1. 部位：疼痛或者肿胀发生的部位。

2. 材料：冰水混合物最好（我最爱跟患者描述的就是：像我们喝的"冰

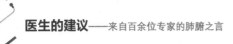

饮料"那样)，其次是冰棒、化学性冰袋、冷水等。

3. 时间：一般每次 20～30 分钟（这一般就是冰块化掉所需的时间）。

4. 频率：每隔 3～4 小时冰敷一次是常用的方法。

5. 疗程：一般在受伤后 48～36 小时内使用。（这是一般创伤性炎症作用基本消除的时间）

6. 制作方法

第一步：取一些用冰格或者其他方法冻成的冰块，放入塑料袋中（不应漏水，可以用双层塑料袋）。

第二步：加入适量的凉水，制成冰水混合物（温度基本保持在 0℃，容易控制，又不易引起冻伤）。

第三步：放在疼痛或者肿胀的部位，每次 20～30 分钟就足够了。

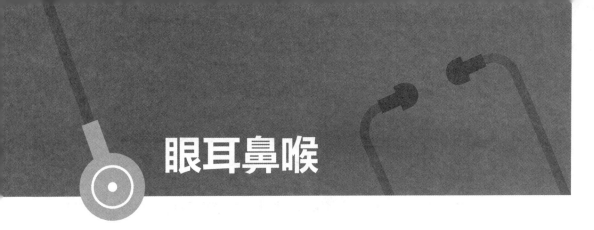

眼耳鼻喉

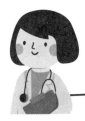

眼睛红痒怎么办

眼科 冯云

初春，万物复苏、花开繁茂。而在周末门诊的 30 个患者中，却有 20 多个是眼红、眼痒的过敏性结膜炎患者。这一现象提醒着我们：春天来了，过敏性结膜炎高发季节到了。

过敏性结膜炎是眼科门诊继干眼之后的第二大眼表疾病，具有一定的季节性，不同类型的临床表现有差异。

✚ 过敏性结膜炎的由来

过敏性结膜炎又称为变态反应性结膜炎，是结膜对外界变应原产生的一种超敏反应，其中以 I 型变态反应所致的过敏性结膜炎最常见。

I 型变态反应所致的过敏性结膜炎呈速发型，包括季节性过敏性结膜炎、常年性过敏性结膜炎、巨乳头性结膜炎、春季角结膜炎、异位性角结膜炎等；IV 型变态反应所致的过敏性结膜炎呈迟发型，主要有春季卡他性结膜炎。

✚ 过敏性结膜炎常见症状

过敏性结膜炎是因为眼睛表面黏膜对于空气中悬浮的特殊过敏原粒子产生了过敏反应，最常见的症状是眼红、眼痒，部分患者眼部有白色分泌物，会出现结膜充血，充血的程度跟病情的严重程度及病程的长短有一定的关系。结膜乳头增生是另一个常见的体征，乳头多出现于上睑结膜。巨乳头性结膜炎及季节性卡他性角结膜炎都属于过敏性结膜炎，其增生的乳头有其特异的形态特征，临床上最常见的是季节性过敏性结膜炎。

季节性过敏性结膜炎急性发作时会出现结膜红肿、充血、眼睛发痒、泪眼汪汪等症状。过敏体质的儿童更容易发作本病，结膜水肿大多出现在揉眼之后。部分患者会因为"眼内的肉"凸出来而惊恐，但这仅仅是结膜高度水肿的结果，要想避免这种情况的出现，就要在发病时尽量避免揉眼。

事实上，过敏性结膜炎发作时，除了眼睛不适外，同时还可能出现鼻腔过敏症状。

➕ 常见的过敏原

导致过敏性结膜炎的过敏原，通常以花粉、尘埃、湿冷空气、尘螨和一些动物毛发等为多见，一般季节性的过敏性结膜炎的过敏原以花粉最为常见。除此之外，还有经常与眼部接触的香水和化妆品，以及一些药物、隐形眼镜及其护理液、染发剂等。

➕ 过敏性结膜炎的治疗

大部分过敏性结膜炎都具有自限性。因此，治疗的主要目的是减轻症状和避免发生后遗症。脱离过敏原是最为有效的治疗方法，应尽量避免与可能的过敏原接触，例如注意床褥卫生、避免接触花粉、停止佩戴隐形眼镜、保持室内空气流通等。

➕ 如何预防过敏性结膜炎

1. 一般性预防

尽量避免长时间停留在热的地方；避免刺激因素，如阳光等光线刺激；避免揉眼。

2. 易感人群的预防

合理使用人工泪液：用人工泪液点眼时可以起到局部舒缓、降温止痒的作用，不用时应存放在冰箱中冷藏。

合理使用肥大细胞稳定剂：在过敏季节持续应用。若每年都有患病情况，应该在第二年季节开始前两周即预防使用，以减缓发病时的症状。

常见的季节过敏性结膜炎有一定的季节性，部分患者会有应对疾病的经验，甚至会为了迅速减轻症状而自行使用一些激素类药物。在这里，**要提醒大家的是，激素类药品的使用要慎重，如果确实需要，一定要在医生的监测与指导下进行，避免因自己用药错误而出现严重问题。**

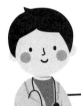

眼睛好干！难道是"干眼病"

眼科　李学民

很多人在面对屏幕时，总是觉得眼睛干涩，便认为自己得了"干眼病"（即眼干燥症）。而事实上，眼干燥症并不是干眼。简单来说，眼干燥症是一种疾病，而眼干则是眼干燥症的一个临床表现。

✚ "干眼"究竟是什么

其实，眼干燥症是极为常见的眼外疾病，是指任何原因引起的眼泪液减少、泪液中成分改变、动力学异常，从而导致眼干涩感、异物感、视疲劳或视力下降等症状的疾病的总称。

轻度眼干燥症会影响生活质量，严重者甚至会导致失明。可以看出，眼干燥症并不像我们平时认识的眼干那样"简单和善"，如果不妥善对待，它很可能带给您意想不到的恶性后果。

✚ 哪些人较易得眼干燥症

1. 老年人，围绝经及绝经后妇女。

2. 经常从事注意力集中的工作或活动，如长期使用电脑、长时间阅读或荧光屏前工作。

3. 熬夜工作者（眼表暴露时间长）。

4. 居住或工作环境有空调、烟尘，温度较高或空气较干（这往往是加重症状的诱因）。

5. 眼部长期滴用抗生素、抗病毒等眼药水。

6. 长期服用降压药、抗抑郁药和避孕药等药物。

7. 曾有眼部手术史 [如分子激光近视手术（LASIK）、白内障手术等] 者。

8. 患有甲状腺功能异常、类风湿性关节炎等自身免疫性疾病（还可有口干、关节痛等症状）。

高危人群要注意平时的用眼，要比其他人更加注意保护自己的双眼。

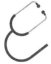

如何知道自己是否得了眼干燥症

如果您出现以下其中一项症状，就要提高警惕了。

1. 眼干涩感。

2. 眼异物感。

3. 视疲劳。

4. 眼烧灼感。

5. 畏光。

如何判断是否得了眼干燥症

主要依靠的是眼科的相关检查，包括以下几种。

1. 裂隙灯显微镜检查。

2. 泪河高度测定。

3. 泪膜破裂时间（BUT）测定。

4. 泪液分泌试验（schirmer's test）。

5. 其他检查。

得了眼干燥症该怎么办呢

眼干燥症的病因非常复杂。第一步当然是要去找医生就诊，医生会根据您的具体情况制订适合您的治疗方案。主要的治疗措施有以下几种。

1. 消除诱因，应避免长期使用电脑、熬夜工作等。

2. 应用人工泪液点眼，这是目前使用比较广的方法之一，被人们普遍接受。

3. 泪小点栓子植入，此法安全、有效、可逆，且可与其他治疗联合应用。

4. 口服促进泪液分泌的药物，但是这类药物往往有胃肠道不适等副作用、需长期服用、费用高等缺点。

5. 抗炎和免疫抑制治疗对于存在有炎症反应的干眼有一定疗效。

6. 手术治疗适用于非常严重的眼干燥症，在药物治疗完全无效时，可行自体游离颌下腺移植代替泪腺分泌液体，可有一定疗效，但手术复杂、疗效不确切、费用高。

7. 其他如与感染因素有关，可以口服或局部应用抗生素等。

✚ 日常生活中，应如何预防眼干燥症的发生、发展

1. 注意眼睛保湿是最好的预防方法，要注意用眼习惯，定时休息

连续在电脑荧屏前的时间不宜过长，每隔 1 小时就要休息 5 ~ 10 分钟，尽量在空隙时远眺，让眼睛放松。眼睛平时是向内、向下看的，所以在休息时，尽量让眼睛向左上方和右上方看。在休息时，也要活动颈部和肩部肌肉，因为颈部肌肉僵直紊乱，也会影响视力。学生还要注意膳食结构，多补充维生素 A、维生素 C、维生素 D，多吃胡萝卜、水果、海产品等。调查证实，每天在电脑前工作 3 小时以上的人中，90% 的人都患有眼干燥症。而在未来 5 年中，眼干燥症患病人数还将以高于每年 10% 的速度上升。

2. 避免长时间佩戴隐形眼镜

长时间戴隐形眼镜，眼睛容易干涩，这是由于隐形眼镜很容易吸附水分，从而导致眼球表面脱水。

3. 保持良好的工作、生活习惯

首先，要避免长时间操作电脑，注意中间休息，休息时可以看看远处或做做眼保健操。其次，要调整好显示器与眼睛的距离和位置，建议距离 50 ~ 70cm，位置略低于眼水平线 10 ~ 20cm，显示器的亮度也不要太亮，调节到最大亮度的一半就可以了，以看得清楚内容，但比周围物体稍暗为宜。另外，长时间使用电脑时，最好不要戴隐形眼镜，以免加剧眼睛的干燥程度。

4. 注意饮食调理

长期从事电脑操作的人，应多吃豆制品、鱼、牛奶、核桃、大白菜、空心菜、西红柿及新鲜水果等。

5. 日常生活注意

（1）眼保健：平时多注意眼保健，可以预防眼睛干涩，即便发病，症状也会减轻。

（2）护眼方法：平时用眼得当，注意精神放松，感到眼睛疲劳时进行适当休息。家里的电视机、办公室的电脑都不应该摆放在高于眼睛水平的位置，这是因为眼睛水

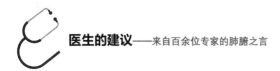

平视物不容易疲劳，对眼睛的损耗小。电脑最好要有防辐射屏幕保护。长期面对计算机的眼干燥症高危人群，应常备眼药水，定期补水增加眼睛湿润，维持眼功能正常。

通过以上介绍，希望大家在以后的日常生活中，能保持良好的生活习惯、注意保护眼睛。

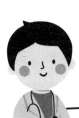

听说，近视眼不得老花眼

眼科　李学民

眼睛的调节

谈到老花眼，我们需要先了解两个概念——调节和调节力。实际上，人类的眼睛里有一块肌肉，叫作睫状肌，通过睫状肌的运动，可使眼睛里的一个晶状体东西像透镜一样来回地变薄、变厚，就像照相机的一个无级变速的镜头一样，可以随意地看远处或看近处。这就是眼睛的调节。

随着人类年龄增加、睫状肌力量减弱、晶状体变硬，眼睛的调节力会越来越差。这时候就会表现出一种调节近点的远移。

什么是调节近点

大家可以把一个手指搁在远处，让它从远处向近处慢慢地移动，当您看不清楚的时候，手指最后的位置点，就是您的调节近点。

当您很年轻的时候，调节近点可以很近，但当到了一定年龄，这个调节近点就开始向远移，比如我现在的调节近点就比我年轻的时候远移很多。

调节近点远移意味着什么

调节近点远移，就说明您的调节力已经明显地下降了。一般来讲，人类从近处看到无限远处，所需要的调节力是 300 度。出现调节近点远移却不能够满足远近调节去看清楚的年龄，一般在 45～50 岁之间，就如一句老话叫"四十八，花一花"。

一般来讲，人的调节力是逐步下降的，大约到 60 岁以上的时候，眼睛就几乎完全就没有调节力了，基本需要佩戴 300 度的花镜。

60 岁以后人人戴花镜

这是另外一个概念，每个人的眼睛都会"老花"，但不一定人人都要戴老花镜。

我们所说的最终 300 度的老花镜指的是看远和看近之间的差。有些人走路可以不用戴眼镜，但看书需要戴 300 度的老花镜。

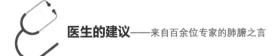

对于有一部分近视的患者，如果您原来有 300 度近视，将来一样会老花，即看路需要戴 300 度近视镜，看书不用戴近视镜或老花镜；如果您原来是 600 度近视，将来就可能会同时存在近视和老花的问题，即看路仍需要戴 600 度的近视镜，看书则需要戴 300 度的近视镜。

嗡嗡嗡，眼前有黑影是飞蚊症吗

眼科 杨 帆

什么是飞蚊症

玻璃体是像鸡蛋清一样胶样透明的组织，占眼球体积的 4/5，一方面起到透光作用，另一方面能维持眼球的形态。玻璃体是由网状的胶原纤维支架及填充其间的透明质酸组成的，透明质酸含有 98% 的水。由于年龄增长、外伤、近视等原因，玻璃体内透明质酸发生解聚，析出结合的水分，形成液化腔。与此同时，组成支架的胶原纤维也发生变性，浓缩聚集形成混浊体。当这些混浊体漂浮于玻璃体中央时，外界的光线投影到视网膜上，患者眼前就出现漂浮的细点、发丝或蛛网，临床上称之为飞蚊现象或飞蚊症。

飞蚊症有可能被治愈吗？难道患者一直要与"蚊子"为伴吗？飞蚊现象并非一直存在或永久不变，当漂浮物离开中央区或远离视网膜时，在视网膜上不能产生清晰的投影像，"飞蚊"可完全消失或变得模糊不清，从而不被患者注意。

眼前有黑影一定是飞蚊症吗

眼前黑影的症状可分为固定的黑影或飘动的黑影，即在眼球停止的瞬间，观察黑影是否还在自行运动。

固定不动的黑影常常是视网膜疾病导致的，需要尽快就医检查；而飘动的黑影则大多数是混浊物在玻璃体内漂浮产生的投影，即我们常说的飞蚊症。

飞蚊症需要治疗吗

飞蚊症的特点是起病隐匿、症状轻微，一般不影响视力。主诉有飞蚊现象的患者，有些经散瞳检查可以发现玻璃体液化或混浊体，有些即使散瞳也无法查见微小的混浊体，这是一种无害的玻璃体混浊，不会产生严重后果，因而也无须治疗。除了生理性的玻璃体变性之外，也有一些疾病可以导致玻璃体混浊，表现出飞蚊症的症状，如视网膜脱离、葡萄膜炎、视网膜出血等。当炎症细胞或血细胞进入玻璃体内，会引起玻璃体混浊，这些疾病往往需要散瞳检查和后续针对病因的治疗。

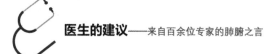
✚ 哪些飞蚊症患者需要尽快就医

对于短期内突然出现的飞蚊症、外伤后出现的飞蚊症、伴有闪光感或影响视力的飞蚊症患者和既往有葡萄膜炎或视网膜疾病的飞蚊症患者，建议尽快就医。这些患者需要接受详细的散瞳检查及眼部 B 超检查，由医生判断玻璃体混浊的性质，再决定是否需要治疗。

白内障就诊亲体验

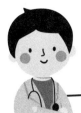

眼科　周吉超

下面这段文字来源于某位老年患者的亲笔信，讲述了她接受老年性白内障手术的大致过程和主观体验。文章从患者角度出发，着重描述了手术前后的主观体验，希望能对广大患者朋友起到参考作用。

我是一名 77 岁的高龄女性患者，于 2012 年 3 月 1 日做了左眼白内障手术并安装了人工晶体，手术非常成功。术后至今一个月，一切正常。

✚ 手术经过

我是住院进行手术的，手术前一天医生为我做了详细检查并询问了病史，医生认为多焦可调晶体和单焦晶体都适合我，推荐前者。但我经过反复考虑，还是选用了单焦晶体，倒不是因为多焦可调晶体贵一些，而是我对多焦可调节晶体不了解，怕用新技术有危险。但是现在我有些后悔了，对于我这样身体不错、眼底条件好，又有经济承受能力的患者，既然做了眼科手术，就应该选用多焦可调节晶体，享受高科技带来的福祉。

我平常血压正常，无心血管病。入院时测血压是 120/90mmHg，但手术当天上午血压测的是 110/145mmHg，医生说可进行手术。进手术室后，直到医生引我上手术台前，我都一直在对自己说："我不紧张，好好配合大夫手术"。

在手术台只待了 5 分钟左右就下来了，进出手术室不到 15 分钟，手术十分顺利。手术中只有几秒钟的痛感（就像平常打针那样），真是太快了！

虽然嘴上说不紧张，其实我的心里还是非常紧张。后来听医生说，在手术台上，我的血压高压升至 175mmHg（麻醉师稍稍处理就解决了），所以在下手术台时，术眼上部的头痛了十几秒。这种痛是短暂而激烈的（可能是眼压升高的原因），和感冒头痛的感觉不一样，感冒是头顶部较长时间的缓慢痛。

术后进入病房测血压，已降至 160/90mmHg。两小时后，血压就正常了，分别是140/90mmHg 和 120/90mmHg。

✚ 术后感觉

术后当晚，觉得术眼"金光闪闪"（蓝色底光加星星黄光），当时未睁开术眼，但很快消失，无痛也无其他不适。

术后第二天，大夫拆眼罩后检查，术眼视力从 0.08 上升至 0.8，未术眼仍是 0.6，眼压分别为 17.9 和 15.1，手术很成功，大夫和我都很高兴。只是术眼微红，眼前有些花，大夫解释其原因是：①术眼玻璃体混浊（已两年多了）；②刚做完手术，有麻药、眼药等。

但也许是我原有眼病为白内障、眼干燥症、闪光、老花眼，此次手术只解决了白内障，提高视力，并不能解决闪光。后来，我又戴上了以前的老花镜，眼就不花了，白内障清除了，看得很明亮。

术后的第二天半夜两点，因睡不着起来，看床对面墙上的钟。有几分钟时间，左眼（术眼）完全看不见，右眼只有些光亮。后来打开电视，光线很强，两只眼睛都能看见了。

术后的最初两天，术眼还有些红，不过很快就好了。但最初两天总觉得术眼中有异物，眼皮睁不开，老用手翻（好像粘着一样）。我翻开眼皮一看，是术眼上方（12点处）有一处长度 3mm 左右的伤口，有些微红。术后四天，伤口也不红了，眼睛基本正常，可在家看书、看电视和写字，看了 30 年彩色电视，现在才觉得它的颜色是这样的斑斓，此时的心情多么欢畅！在室外的时候，天晴时会觉得光线太强，眼睛不好受，所以我会戴墨镜。

刚手术完，走路时觉得脚下有些轻飘，现在慢慢好转了。有时觉得双眼都有些湿润，但没有流眼泪。

术后一个月检查，裸眼视力都变好了（我的视觉也有同感），术眼由 0.8 升至 1.0，未术眼由 0.4 升至 0.6，不知这种视力能否稳定。

手术前后视力					
日期	右眼	左眼	右眼压	左眼压	备注
2012.1.10（裸视）	0.6	0.08	未测	未测	术前最后一次
带孔测	0.8	0.4	未测	未测	未测
带自己眼镜测	0.8	0.4	未测	未测	无提高
2012.3.2（裸视）	未测	0.8	17.9	15.1	术后第二天

手术前后视力					
日期	右眼	左眼	右眼压	左眼压	备注
2012.3.8(裸视)	0.4	0.8	未测	未测	术后一周
2012.3.26(裸视)	0.6	1.0	17.1	13.3	术后近一个月

✚ 几点感受

虽然白内障摘除是一个很成熟的手术，但"眼睛即生命"，许多人都十分恐惧这个手术，还是要十分慎重地考虑之后再做决定。经过这次手术，我觉得，只要自己身体条件好，术眼原本无疾患，白内障手术的成功率是非常高的，风险也极低。

既然下决心做白内障手术，大多数患者就不会把价格当成影响选择的主要因素，不选择可调节多焦晶体，可能还是因为不了解。主要是听人们说"用复杂的多焦晶体，术后不好调节，若重新换晶体后果严重"。因此，若是在多焦晶体和单焦晶体之间选择，患者大都会从保守角度选用单焦晶体，这样多焦晶体就很难推广和改进。

✚ 医生点评

针对这位患者原文中提到的几点感受，从专业角度做一些说明。

1. 什么时候需要做白内障手术

长期以来，老百姓中流传着这样一种说法，认为白内障要等完全成熟，甚至眼睛看不见了才能手术，这是一种错误的观点。随着显微手术的普及，视力减退已经不是白内障手术的唯一指征。

一般来讲，只要白内障影响到日常的工作和生活，就可以考虑手术。有些患者虽然检查出视力还较好，但日常生活中很多场景并不像视力表那样黑白分明，只要有畏光、眩光、对比敏感度下降等症状，就可以考虑通过白内障手术来提高生活质量。

如果拖到白内障成熟甚至过度成熟，不但会引起继发性青光眼和葡萄膜炎，而且手术的难度也会大大增加，手术并发症也会相应增加。这篇文章的作者手术时机尚且偏晚（77岁，裸眼视力0.08，矫正视力0.4），可见"白内障要等成熟了才能做"的错误说法流传得多么广泛。

2. 白内障手术疼不疼

一般来讲，能够配合手术的成年人接受白内障手术，只需要局部麻醉甚至表面麻醉就可以，手术中间一般不会感觉到疼痛。

手术结束以后，医生会在手术眼睛的结膜下注射抗感染的药物，对于这个操作，有的人会有短暂的痛感，文章中提到的"在下手术台时术眼上部痛了十几秒"就属于这种情况。

3. 需要植入什么样的人工晶体

人工晶体是为了取代混浊的晶体而植入眼内的一种人工的光学晶体。就目前的临床观察来看，人工晶体性能稳定，植入后，可以维持使用数十年以上，无特殊情况，不需要更换。

目前，临床应用的人工晶体大致有四类：硬质人工晶体、可折叠人工晶体、可调节人工晶体和特种人工晶体。硬质人工晶体已经得到了广泛的应用，目前可折叠人工晶体是主流，可调节人工晶体正经历着比较前沿的研究和应用，而特种人工晶体是极具个性化和针对性的。各种人工晶体拥有各自的特点，没有绝对的优劣之分，需要由手术医生根据患者的实际情况商讨来共同确定。

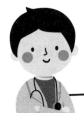

打呼噜的"照妖镜"有哪些

耳鼻喉科　曾　进

最近几年，因为"打呼噜"到耳鼻喉科就诊的患者逐渐增多。在治疗前，医生会开出一些检查单，某些患者对此表示不理解。尽管医生耐心解释，有的患者仍然满脸质疑："我去某医院都没有开这些检查，为什么你要让我查什么多？"

难道这些检查真是"多余的"吗？患者初诊时到底需要做哪些检查？这些检查都是干什么用的？下面，我就向大家介绍几种最常见的门诊检查项目。

➕ 全面的体格检查

全面的体格检查包括鼻腔、口腔、舌根的视诊和触诊，此外，我还会询问患者身高、体重，有时还要测量颈围和腰围，个别的患者还要检查一下皮肤和全身的情况。

别小看这样一个小小的检查和问诊，通过它，医生能获取很多有用的信息。

如果某位患者的 BMI（体重除以身高的平方）超过 $30kg/m^2$，同时又伴有打鼾的症状，在不做多导睡眠监测的情况下，我就可以非常有把握地诊断为睡眠呼吸暂停综合征，准确率超过95%；如果发现患者腿部有胫前水肿，我会特别叮嘱让他先去抽血化验。

因此，如果您在诊疗时遇到一位检查特别仔细的医生，一定不要嫌烦呀！

➕ 多导睡眠监测（PSG）

进行这种检查需要在门诊预约一个晚上的时间，患者在睡眠监测室，身上佩戴仪器进行检查。它主要评估是否出现睡眠呼吸暂停，如果有，监测是哪一种类型以及严重程度如何等。近些年，因为健康宣教的普及，越来越多的患者知道看打呼噜必须要做多导睡眠监测，因此大多数人对它的接受程度较高。但是有的患者并不是以打呼噜为主诉来看病的，我却仍然会要求他做 PSG。我曾经遇到过一个晨起头痛的患者，神经科已经排除了颅内病变导致头痛的可能性，我建议他做检查，结果显示是重度睡眠呼吸暂停综合征，治疗以后头痛症状很快缓解。

我还遇到过一个不明原因肺动脉高压导致心脏功能衰竭的患者，几乎排查了所有的疾病，最后我去会诊，发现患者打鼾的症状不明显，但是她家人和我说，患者晚上睡觉的

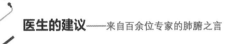

时候指甲盖会变青紫。最后，PSG 提示是睡眠呼吸暂停综合征比较少见的一种类型。给予呼吸机治疗后，患者的症状改善，5 年过去了，患者病情控制得非常稳定，生活可以自理。

说这两个例子是想告诉大家，看似不相关的症状和检查，在患者或家属看来，是这个医生"非常不靠谱""一心想开检查赚钱""不开检查就不会看病"等，但是在有经验的医生看来，看似无关的症状背后隐藏着蛛丝马迹，要仔细思考、大胆推断。

➕ 电子鼻咽喉镜

进行这项检查的主要目的是评估发生睡眠阻塞的部位。目前学界认为，鼻腔、口咽和舌根是 3 个主要的阻塞平面。

该检查一般是在清醒状态下完成的，鼻腔和口腔内会喷少量麻药，难受程度比较轻。

国内外均有研究显示，在患者麻醉入睡以后检查，这种条件更接近睡眠时的状态，评估结果更可信。此外，电子鼻咽喉镜需要预约，因为内镜属于潜在有创检查，为了防止交叉感染，必须要抽血化验乙肝、丙肝和艾滋病等指标，这一点需要患者及家属的积极配合。

➕ CT 或核磁共振检查

这些检查具有一定的针对性，比如拟行鼻腔鼻窦手术或评估咽腔阻塞程度等。我个人不会把 CT 及核磁共振作为初诊时一定要做的项目，如果确实需要，一定会告知患者检查的具体目的。

➕ 抽血化验

主要指甲状腺功能检查。教科书认为，因甲状腺功能减退引发的打鼾或者睡眠呼吸暂停，发生率不超过 3%，因此不建议每一位因为打鼾就诊的患者都化验甲状腺功能。但是，国外的最新文献显示，这种情况发生率远高于 3%，可以达到 8% ~ 10%。

我在门诊遇到甲状腺功能减退引发的打鼾的患者，会推荐其先在内分泌科医师的指导下服用药物，症状可以明显改善，患者可避免受到手术或长期带呼吸机之苦。当然，如果药物治疗无效，仍然需要进一步诊治。

此外，还有一些检查，比如下颌骨 X 线片、上气道压力测定、鼻阻力检查等，必要的检查为正确诊断疾病和治疗提供有力支持。

最后套用一句经典电影对白：我负责治病，您负责相信我！

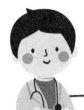

睡觉打呼噜是病吗？需要治疗吗

耳鼻喉科　段清川

睡眠打鼾是一个普遍性的问题，但睡眠打鼾到底是不是病呢？需不需要治疗？

✚ 在回答这些问题之前，我们首先要来了解人为什么会打呼噜

呼吸的时候气流经过人的口、鼻进入肺中，这中间就有几个关键性的通道：鼻、软腭、悬雍垂（也就是大家俗称的小舌头）。当软腭松弛肥厚的时候，人们平躺时它就会耷拉下来，气流冲击软腭就会产生呼呼的呼噜声。当阻塞严重时，特别是舌体肥大后坠者，就会阻塞呼吸道，人就不能呼吸了。这时候会怎么样？

大家试一试憋住呼吸，一段时间后，是不是感觉很晕？

长时间憋气，会造成大脑和身体的缺氧，造成血压升高、动脉硬化，更危险的是会造成脑出血、脑梗死，甚至猝死等一系列危险的情况！

就算没有脑出血，去医院治疗高血压也会增加经济支出，甚至有些人还会有因为打呼噜太响被踹下床的经历。

✚ 我们应该怎样去治疗打呼噜呢

首先，我们得看打呼噜造成的缺氧到了什么程度？这时候，门诊就需要做多导睡眠监测——在睡眠的时候监测您整体的睡眠指标。

这些指标我们应该如何解读呢？其实，这里面最重要的就是睡眠暂停次数。如果我们发现 1 小时内有 5 次以上的睡眠暂停或者憋醒，那大家就得引起注意了，这时候，脑出血的风险会大大增加！

很多人可能都有体会，人到中年发了福，然后就开始打呼噜，所以我们治疗打呼噜的第一步就是要控制体重。

每个人的身高不一样，那什么样的体重才算胖？这里我们就得用到一个公式，即 BMI= 体重除以身高的平方。正常的 BMI 值为 18.5～23.9。如果您超重了，就得赶紧控制体重，加强锻炼了。

减肥是个长期而艰苦的任务，这里教给大家一个减轻打呼噜的小窍门，就是侧着

睡。侧身睡能够避免舌体的后坠，从而改善通气。

有人会问，我睡觉不老实，一会儿就躺平了。这时候，大家可以在背心后面缝几个乒乓球，这样就没办法平躺了。

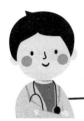

出现这 3 种头晕，要看耳鼻喉科

耳鼻喉科 曾进

"大夫，我老是头晕，在神经内科做了一堆检查也没发现问题。那边医生建议我来耳鼻喉科看看！"在临床工作中，我们经常遇到这样的患者。事实上，头晕是一个症状，很多疾病都会引起头晕，耳鼻喉科有 3 种疾病就与头晕有关。

✚ 良性位置性眩晕

此病俗称"耳石症"。耳石是内耳中小的碳酸钙结晶，本来附着于耳石膜上。脱落的耳石在内淋巴的液体里活动，当头位变化时，耳石就会随着液体的流动而运动，导致眩晕。

该病引起的头晕一般持续几十秒到 1 分钟，可能伴有大汗、恶心及呕吐。耳石症的治疗主要包括休息、手法复位和对症治疗（止晕、止吐）。

需要提醒的是，在症状发作期，患者需要家属密切陪护，防止摔倒。

✚ 梅尼埃病

该病以反复发作的眩晕、波动性听力下降、耳鸣及耳闷堵感为主要临床表现。

头晕持续的时间要比耳石症长一些，通常为 20 分钟到数小时，伴随有听力下降，而且这种听力变化有一定的波动性，头晕时听力下降明显，头晕缓解后听力又有所改善，总的趋势是逐步下降的。

梅尼埃病的治疗方法主要包括药物治疗（前庭神经抑制剂、抗胆碱能药、利尿脱水药等）、化学性迷路切除或手术治疗。

患者平时要注意休息，避免劳累、熬夜和情绪激动，这些都是梅尼埃病反复发作的诱因。

✚ 前庭神经元炎或突发性耳聋

这两种疾病引发的头晕持续时间都远长于耳石症和梅尼埃病，常可持续数天。

两者最大的区别在于，前庭神经元炎仅有头晕症状，不伴有耳蜗功能受损——即

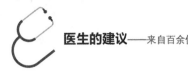

没有听力问题；而突发性耳聋的主要症状是突发性听力下降伴有头晕。

突发性耳聋的治疗一般是营养神经、增加耳蜗供血及激素治疗。需要特别强调的是，突聋治疗的首要目标是挽救听力，而且治疗的时间窗很短，最好在发病 3 天内用药，2 周内开始治疗还不算晚，超过 1 个月的突发性耳聋，治愈希望渺茫。

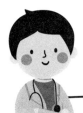

声音变哑，不可小觑

耳鼻喉科　曾　进　闫　燕

　　语言是人类交流的手段，而嗓音的好坏在人们社会活动中起着举足轻重的作用。试想一下，如果你喜爱的明星说话的嗓音特别低沉、沙哑，还会得到这么多人的青睐吗？

　　随着生活节奏的加快，嗓音疾病逐年增加，为了引起重视，每年的 4 月 16 日被定为"世界嗓音日"。那么，是不是所有人都知道该如何正确使用和保护嗓音呢？今天我们就聊聊嗓音那些事儿。

✚ 哪些疾病会导致声音嘶哑

　　声带的运动可以发出声音。导致声音变哑可以分为声带本身疾病引发 / 原发和其他器官病变累及声带 / 继发两种情况，以下是一些常见的致病因素。

　　1. 急性喉炎患者往往有上呼吸道感染病史，也可能在大声喊叫、长时间说话或唱歌以后出现，伴有嗓子疼痛或者不适感，病史较短。喉镜下检查可以发现声带明显充血，但运动正常。

　　2. 慢性喉炎声音嘶哑的持续时间长，症状时轻时重。喉镜下见声带慢性充血，黏膜肥厚。

　　3. 反流性咽喉炎一般是胃食管反流导致，患者可以伴随反酸、胃灼热、胃部饱胀感等。喉镜检查可以发现喉部黏膜因为胃酸腐蚀而呈现肿胀的状态。

　　4. 声带小结或息肉声带小结或息肉患者一般是职业用声者的人，如教师、歌手、销售人员等，声音嘶哑呈持续性，讲话多时音调变低、咽痛加重。检查时在声带两侧或一侧可见新生物、运动正常，但是声带闭合时不能完全合拢。

　　5. 喉癌好发于长期吸烟和饮酒的男性。声音嘶哑逐渐加重，伴有咳血、疼痛，严重的患者会出现呼吸困难甚至危及生命。检查喉腔时可以发现新生物，表面不光滑，有的会有溃疡和出血。

　　6. 其他疾病当然还会有一些少见疾病，如喉结核、甲状腺肿瘤、肺部肿瘤等，都会引发声音嘶哑。这些疾病的诊断可能需要花费患者和医生更多的时间和精力，往往不能一蹴而就。

➕ 声音嘶哑后应该做什么检查

1. 间接喉镜

它就是医生手中的小镜子。部分配合较好的患者通过这项检查就可以找到疾病的原因，比如喉炎、声带小结或息肉等，这是最方便快捷的办法。电子鼻咽喉镜非常类似"胃镜"，个头却比胃镜小很多，一般不会引发患者强烈的不适感。

2. 电子鼻咽喉镜

当间接喉镜不能有效地"窥视"声带情况或者需要进一步检查病变性质时，就需要电子鼻咽喉镜出马啦！

再次需要强调两点。

第一，门诊患者行电子鼻咽喉镜检查必须有 3 个月内的乙肝、丙肝、梅毒和艾滋病的化验结果，这是对患者本人和整个就诊人群的保护。

第二，当声音嘶哑的症状持续 2 周没有缓解时，请一定要做检查，不要因为一时的"省事"，而延误了治疗。

3. 频闪喉镜

它可以通过声带黏膜震动，对声带疾病的诊断和疗效进行精确评估。

4. 颈部 B 超

颈部包含重要的脏器、血管、神经和淋巴结，B 超可以有效分辨这些组织中的病变。

5. 颈部或胸部 CT

可以较为详细地展现检查者颈胸部的解剖结构和异常结构，对寻找声音嘶哑的原因非常有帮助。

6. 其他检查

还包括头颅的检查、肌电图等，需要由专科医生判断是否需要进行检查。

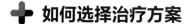 如何选择治疗方案

治疗方法主要包括：噤声休息、药物、手术和嗓音康复训练等。

1. 噤声休息最便宜、最有效，也是患者可以自己进行的治疗方法。很多声带疾病和过度用声有关，最好的办法就是让声带休息，通俗地讲，就是不说话。

2. 药物治疗的药物包括抗生素、中药、雾化和抑酸药等；抗生素一般只有在急性炎症时才使用；中药是我国传统医学的瑰宝，有些药物确实可以对急慢性喉炎或声带小结有较好的治疗效果；雾化就是通过设备将药物变成雾状，患者吸入后，药物分子直接作用于声带，初次治疗一般需要 3～5 天，每日 1～2 次；抑酸药一般用于反流性咽喉炎，治疗时间比较久。

3. 手术对于保守治疗无效的良性病变或者肿瘤引发的声音嘶哑，应作为首选方案，它分为经口微创手术和经颈部外科手术两种。经口微创手术是利用激光或者等离子经口暴露声带进行操作，手术损伤小，术后恢复快，适用于声带良性病变或者比较早期的喉癌；经颈部外科手术则需要在颈部切口切除肿瘤，一般用于中晚期喉癌或其他肿瘤引发的声音嘶哑（如甲状腺癌）。

4. 嗓音康复训练是由专业的嗓音训练医生指导患者学习科学的发音方法，减轻说话时声带的负荷，最终使嗓音得以康复的治疗手段，需要患者坚持学习并在日常生活中加以利用。

5. 在生活中要养成良好的生活习惯，避免过度用嗓，少吃辛辣刺激性食物，戒烟限酒，改变不良发音习惯等。

让我们健康生活，科学用嗓，远离嗓音疾病带来的困扰。

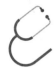

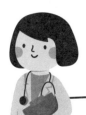

鱼刺卡喉怎么办

耳鼻喉科　杜　晨

春节到了，阖家团圆，全家人共享欢乐幸福！鱼，作为一道既讨彩头又营养美味的菜肴，会出现在家家户户年夜饭的餐桌上。这时候，常常有些人会因为一不留神，将鱼刺卡在了喉咙里，吐不出来也咽不下去。正如中国一句成语"如鲠在喉"，非常难受。遇到这种情况的时候，该如何处理呢？

吃鱼卡了刺该怎么办？其实，鱼刺扎的位置不同，处理方法也不大相同。

➕ 鱼刺到底容易卡在哪里

在北医三院耳鼻喉科急诊诊治的咽喉异物患者中，大部分为口咽部异物，主要好发部位是双侧的扁桃体窝。这时，患者会感到患侧咽部或上颈部刺痛或异物感，吞咽时可加重。

另外，还有一些患者的鱼刺会卡得比较深，我们称其为下咽或者喉咽异物。鱼刺多卡在舌根、会厌谷或是梨状窝。这时，患者常常感到患侧中颈部或喉部刺痛、异物感。

➕ 当大家不小心被鱼刺卡住后，该如何应对呢

首先，不要惊慌。患者可以试着轻轻咳嗽几下，看看能不能把本来扎得不深的鱼刺咳出来，同时感受一下鱼刺的大致位置。

如果不适感来源于上颈部或咽部，可以先在家试着用勺子柄轻轻按压舌体前部1/3（这样不会引起明显的恶心感），然后用手电观察有无鱼刺。若能看到鱼刺，且手边有合适的工具（如镊子等），可以尝试取出。

➕ 出现哪些症状需要尽快就医

如果出现以下情况，则建议到医院就诊。

1. 没有看到鱼刺，但不适感非常明显。

2. 看到鱼刺，但无法自行取出。

3. 感到喉部或中颈部不适。

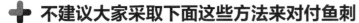

✚ 不建议大家采取下面这些方法来对付鱼刺

1. 用手指抠嗓子，希望将鱼刺取出。由于手指相对咽部空间较粗且不卫生，再加上患者对咽部局部解剖不了解，常常会将咽部黏膜损伤。在看病过程中，医生经常发现有些患者的咽部黏膜已经出现散在出血点，但是刺还在。这样即使成功将鱼刺取出，咽部不适的感觉也会持续较长的一段时间。

2. 吞咽馒头或米饭等食物，希望能将鱼刺咽下。这样做虽然有时会成功，但也存在较大的风险。比如把原本浅表的鱼刺带入更深的区域，或是使本来位置就比较深的鱼刺扎得更深，更有甚者可能损伤颈部的重要结构，造成感染及大出血。

3. 希望通过喝醋或进食酸性食物将鱼刺软化。大家可以做个试验，若想用食醋将鱼刺软化，大概需要几十分钟的浸泡，效果还不一定明显。可想而知，**仅仅依靠喝醋时那几秒钟的时间，是不足以软化鱼刺的。而且大量的醋还会刺激咽部黏膜，加重咽反射，给后续诊疗带来麻烦。**

因此，如果不小心卡了鱼刺，我们建议大家在经过简单的判断后，若发现不能取出或无法判断有无鱼刺时，应该及时到医院就诊，以免遗漏或加重病情。

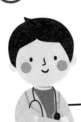

耳聋能治疗吗

耳鼻喉科　柯　嘉

在我们身边，有很多人受到耳聋的困扰，很多人就诊于耳鼻喉科门诊，向医生寻求帮助："我的听力到底能恢复吗？"

为了回答这个问题，我们先来认识一下耳朵的结构，了解一下我们到底是怎样听见声音的。

✚ 耳朵的结构

我们的耳朵分为外耳、中耳和内耳。外耳包括耳郭和外耳道，负责声音的收纳；中耳中最重要的结构就是听小骨，3块听小骨连续排列，负责传导声音；内耳中的耳蜗里分布着许多听觉感受细胞。

当外界的声音传到耳部时，声波沿着外耳道传到鼓膜表面并引起鼓膜的震动，这一震动通过3块听小骨传到内耳中，刺激到内耳的听觉感受细胞，从而将震动转化为神经电信号，通过听神经传递到位于大脑皮层的听觉中枢，通过综合分析后使人感受到声音。

因此不难理解，在声音传导通路中，如果是发生在外耳或中耳的部分出问题，声音就无法正常传入，将引起传导性聋。

而如果问题发生在耳蜗或听神经的部分，传入的声音也无法正常感知，这就会引起感音神经性聋。

1. 传导性耳聋

在临床中，常见的引起传导性耳聋的病因包括先天性外中耳畸形、外耳道耵聍栓塞、中耳炎等，若通过药物、手术等有效、合理的治疗手段，去除引起耳聋的病因，大多数传导性聋的患者都能够重新恢复失去的听力。

2. 感音神经性耳聋

常见的疾病有老年性听力损伤、梅尼埃病、耳毒性药物聋、噪声性耳聋、听神经瘤、遗传性耳聋等，无论哪种原因致聋，最终结果是给耳蜗带来永久性的损伤，产生不可逆转的听力损失。

从临床上看，感音神经性聋是不能通过药物或手术来恢复听力的，这已经经过多年来大量的基础和临床研究及其试验得到了充分的证实。

✚ 正确的干预措施

有的患者"病急乱投医"，被一些媒体广告上介绍的治疗耳聋的灵丹妙药和"家传秘方"所误导，不仅花了大量冤枉钱，有时还会对身体产生更大的负面影响。其实，患有耳聋，特别是神经性耳聋，并不等于得了绝症，针对耳聋的不同类型和耳聋的程度采取正确的干预方法是关键。

正如近视的患者需要佩戴眼镜一样，对于神经性耳聋的患者，也可以通过佩戴合适的助听器来提高听力，恢复正常的社会活动和工作。在手术方面，人工听小骨、振动声桥、骨桥、人工耳蜗等人工植入装置的研发，为不同程度、不同类型的耳聋患者提供了改善和提高听力的可能。

✚ 治疗原则

总之，对耳聋的治疗秉持早期发现、早期诊断、早期治疗的原则，能恢复或部分恢复患者已经丧失的听力，尽量保存并利用残余的听力，适时使用人工助听设备及采用听觉言语训练，使耳聋人群尽早建立或恢复和他人交流的能力，从而能和听力正常人一样在社会生活。

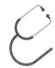

鼻出血怎么办

耳鼻喉科　谢立锋

鼻出血，又称鼻衄，是医院耳鼻喉科常见急症之一，特别是在干燥时节，门诊医生几乎每天都会遇上几例出血较多的患者。

统计资料显示，大约 2/3 的人在一生中会经历至少一次鼻出血，而其中 6% 的患者由于出血严重需要耳鼻喉科专科医生的帮助。可见，鼻出血对于人们来说是非常容易碰到的。

碰到鼻出血这一紧急情况，大多数人都会很紧张，在初步处理上难免会有不科学、不正确的应对方式。

在我们专业人士看来，常见的不当或错误行为如下。

1. 仰着头，通过吞咽频繁地把血液咽进肚子里。

2. 仅在鼻孔塞个小棉球或纸团。

3. 吹耳朵眼儿、抬高胳膊等。

这些都是不当或错误的止血方法。

✚ 鼻出血初步处理

1. 保持冷静

从专业角度来看，正确的初步处理是保持冷静。过度紧张会使血压升高，导致出血量增加，保持冷静是第一要务。

2. 稍微低头

因为鼻腔是人体的主要呼吸器官，它不是一个死胡同儿，前面是前鼻孔，后面是后鼻孔，后接鼻咽部，再向下与咽喉相连通。如果出血时仰着头，血液会由于重力作用向后流进咽喉，容易呛入气管或吞入食道，这样不利于呼吸和观察出血量，所以鼻出血时正确的处理方式应是稍微低头。

3. 局部压迫

要用拇指和食指自鼻翼两侧向中间进行一定力量的压迫，就是捏鼻子。因为从解剖结构的角度说，我们的鼻腔有丰富的血管网，又以前部黎氏区和后部静脉丛尤为密集，这也是常见的出血部位。通过外部指压可以压迫可能的出血血管，减少出血。

4. 冷敷额、颈

可冷敷额部和颈部，因为此区域有供应头颈部的大血管，通过冷敷收缩血管，可减缓出血。如果上述的初步处理实施完，鼻出血仍然难以有效控制，特别是老年人群常见的鼻腔后部出血（这种出血非常难以自行控制），就需要把患者马上送至医院，找耳鼻喉科专科医生来帮忙。

✚ 鼻出血诊断

一般而言，专科医生在关注生命体征的同时，着重检查患者的血液常规和凝血功能，判断可能的失血量和有无潜在的凝血功能障碍导致出血。对于一些严重的鼻出血患者，我们需要内科医生配合处理。

最重要的是进行鼻腔的专科检查，寻找可疑的出血部位。我们常使用的是鼻内窥镜，借助纤细的冷光源可以进入鼻腔狭窄的腔道寻找出血部位。

✚ 鼻出血治疗

在对出血情况进行分析后，专科医生的治疗主要是填塞鼻腔和烧灼出血部位。

填塞鼻腔是用填塞材料对出血部位进行压迫，需要一定的力度和维持时间，操作相对简便，治疗一般需要维持2天左右，但对患者而言舒适度稍差。

烧灼是在鼻内窥镜的照明下，用纤细的双极电凝器进行手术，烧灼出血部位。在明确出血点的情况下，采用这个方法止血常常准确、有效，术后一般不用填塞鼻腔，患者舒适度也较高。

小结：鼻出血很常见，初步处理要周全，专业诊治有必要，满意止血自可期。

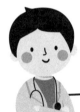

耳朵，我有一个"迷你家"

耳鼻喉科　张　珂

每个人都有耳朵，那么，您了解耳朵的构造吗？下面，就让我们听听耳朵的自我介绍吧。

大家好，我是住在身体这座大厦高层的耳朵。为了让大家更好地保护耳朵，今天我就向大家介绍一下我的"迷你雅居"。

先说说我家的阳台，它特别像数字"3"，我们给它起名叫耳郭。耳郭为我们遮风挡雨，还为我们收集声音。因为它单薄又突出，很怕冷，所以在寒冷的季节一定要记得给它做好保暖啊。还有，爱美之心人皆有之，打耳洞后一定要记得好好打理，否则感染和瘢痕都可能让它变得很丑。

➕ 一进家门就是我家的走廊——外耳道

我家的走廊可是弯弯曲曲的。走廊里每天都会产生一些"脏"东西，人们叫它耵聍，小朋友叫它耳屎。其实它的作用很大，可以保护走廊的地板，也就是我们的耳道皮肤。所以，使劲挖耳往往会损坏"地板"。还有些人喜欢把棉签放到耳道里，这样的话，"脏"东西可就要推到我的卧室了。还有的人喜欢长时间带耳塞，不通风，这样，我的走廊里也会又闷热、又潮湿。走廊是需要干燥通风的，所以请不要将异物放进去。

➕ 走廊的尽头有扇透明的窗，我叫它鼓膜

鼓膜非常非常薄，里面就是我家的客厅——鼓室。作为窗户的鼓膜作用特别大。它要是破了，不仅里面的客厅会脏，而且声音也就透不进去了。所以，千万不能将尖锐的东西放到耳道里，以防不小心捅破了窗户。另外，巨大的气浪和声波也会把它震破；被打耳光的时候，也是鼓膜最容易受伤的时候。

➕ 我家的客厅——鼓室

鼓室里有琳琅满目的家具，其中有"三大件"，即我们的听骨——由锤骨、砧骨和镫骨组成，它们可是人体中最小的骨头了。它们仨的主要作用是把声波最大程度地传

到里面的卧室——内耳中。

客厅的另一头还有个走廊，是通向鼻子的。打哈欠或者吃东西的时候，走廊的门就会被推开，客厅里的气体就会随之移动。如果感冒了，鼻子不通气又去坐飞机，鼻塞症状会加重，客厅里的气体不能进出了，鼓膜和中耳就会感觉胀或者有压迫感，弄不好还会引起炎症。使劲擤鼻子，也可能把窗户鼓膜给吹破了，把耳道的叮咛带到鼓室里。

➕ 最里面的一个房间就是我的卧室——内耳

卧室里面的设计可复杂了，很容易引起迷路，所以它的学名就叫作"迷路"。这是把声音信号处理成电信号的秘密场所，也是保持身体平衡的关键。但是这里很怕吵，巨大的噪声会毁坏它，而且还很不容易修好。迷路一旦坏了，人就听不到声音了。另外，不良的饮食、作息习惯或者免疫力低下、病毒感染等不仅可能会引起耳聋、耳鸣，还可能让人天旋地转地晕起来。

总之，我的家虽然不大，但它却很美，对每个人都很重要。我也很娇气，希望每个人都能好好爱护我。

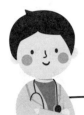

教您几招，防治过敏性鼻炎

耳鼻喉科　宋　昱　朱　丽

最近，一些患者来到北医三院耳鼻喉科门诊时，手里都会握着一大把卫生纸，还不停地打喷嚏，鼻子被捏得红红的；还有些患者夜间来急诊，说鼻子堵得厉害，晚上根本没有办法睡觉……普通人难以想象过敏性鼻炎患者的痛苦，曾有患者说，自己真是"生不如死"。

实际上，过敏性鼻炎是一种发生在鼻黏膜上的免疫反应，首先是机体的免疫功能出现异常了，这种异常集中表达在鼻黏膜上，跟遗传基因和环境有关系。有高达22%的人在一生中曾罹患过过敏性疾病。

患过敏性鼻炎的人越来越多

以前，人们对过敏这种病不是很清楚，常当作感冒来治。事实上，衣、食、住、行各方面都可能引发过敏，如与花粉、有毒气体等接触，就有可能引发过敏性鼻炎。即便您现在对这些物质不过敏，也可能在将来的某一天发生过敏。

过敏性鼻炎患者只有在接触过敏原时才会发病，也就是说，在生活中多加注意是可以避免引发过敏性鼻炎，或者至少是可以减轻症状的。近些年，大家的健康意识不断提高，很多人会主动去医院看过敏。

过敏性鼻炎患者中，图书管理员是高发人群，因为图书上面有很多灰尘、尘螨。一些人刚开始接触时会打几个喷嚏，若经常接触，喷嚏也就越来越多，慢慢地就过敏了，罹患上了过敏性鼻炎。

还有的人，只要有一次暴露在高浓度的过敏原或者污染环境中，比如在患了重感冒之后，或者在家庭刚刚装修之后等，就可能比较容易患上过敏性鼻炎。

发病容易，诊断也容易

过敏性鼻炎是一种慢性疾病，大多数是很难根治的。但过敏性鼻炎的临床诊断其实比较容易，接触过敏原后出现鼻痒、打喷嚏、流清涕、鼻塞等症状，到医院检查发现鼻腔黏膜苍白、水肿，就可以诊断为过敏性鼻炎。

比如，某位朋友连续3年，每年一到3月中旬就会开始疯狂地打喷嚏、鼻涕成河，晚上还因为鼻塞而辗转反侧，同时眼睛奇痒、流眼泪，要一两个月才能好。如此这般，患过敏性鼻炎的可能性就比较大。

✚ 查过敏原是非常重要的一件事

患上过敏性鼻炎后，很多人不去查过敏原，或者觉得查了也没多大用。实际上，查过敏原是非常重要的一件事。

首先，您要知道自己对什么过敏，因为我们只有把过敏原查清楚了，才能在生活中有意识地避免接触，并有的放矢地进行治疗。

目前，临床上有很多检测过敏原的方法，常规的无外乎体外法和体内法。体外法简单地说，就是免疫学检查，通过血清里的特异性免疫球蛋白来检测是否对某种物质过敏。体内法就是通过皮肤点刺试验或黏膜激发试验来确定过敏原。

✚ 治疗过敏性鼻炎，环境控制是重头戏

环境控制，也就是回避过敏原，是一种非常重要的治疗方法，是国内最新版《过敏性鼻炎诊断和治疗指南》（2015版）的重要组成部分。

比如，某位患者尘螨过敏，在生活中就要尽量地避免接触尘螨。我们日常睡的床、盖的被子都是尘螨的滋生地，因此，对于床单、被罩、枕巾的处理非常重要。

一般来说，过敏性鼻炎按照时间的不同，常分为季节性过敏性鼻炎和常年性过敏性鼻炎。

1. 季节性过敏性鼻炎

即对春季、夏季或秋季的花粉过敏。每年一到这个季节，患者就鼻涕一把、眼泪一把的，如果不是感冒，就有可能是患了季节性过敏性鼻炎。

对于季节性过敏的人来讲，需要了解自己的发病时间、了解各种植物花开的时间，以便在花朵盛开期的前一周就给自己用上抗过敏性鼻炎的药物，同时在花粉浓度很高的时候，尽量避免外出。进行户外活动时要佩戴口罩、眼镜，回家后要减少开窗时间，打开室内空气净化器以减少家里的花粉含量。秋季要尽量避免去草原，因为草叶上面有很多花粉。

2. 常年性过敏性鼻炎

对于常年性过敏性鼻炎的患者而言，需要在生活中处处留意。

尘螨是最常见的过敏原，为了避免自己每天都生活在水深火热之中，要尽量减少生活环境中的尘螨浓度。**尘螨怕热也怕冷，在65℃以上、0℃以下就会死亡。因此，我们在洗床单、被罩、枕巾时，不妨用开水烫一下。**

对动物皮毛过敏的患者，我们建议不要养宠物。

有人一到新装修的地方就喷嚏不断，这是由于装修污染引起的，比如甲醛。其实，甲醛本身不是过敏原，但它会破坏鼻黏膜，从而促发过敏，所以我们要特别留意房间里可能会有可挥发性气体的物品，搬到新家之前尽量检测甲醛是否超标。

最后，我们强调一点，过敏性鼻炎虽然是一种慢性病，但它是可以防控的。通过合理的生活安排，从而获得良好的生活质量。

➕ 面对过敏性鼻炎，我们该怎么办

1. 第一招：躲

也就是离开那个让自己过敏的环境。在东北，有些老人退休后会选择去海南度过后半生。一方面，他们离开了那个冰天雪地的环境；另一方面，他们离开了以往导致自己过敏的环境，常会惊喜地发现，自己的过敏性鼻炎消失了。

2. 第二招：隔

对很多人来说，离开过敏的环境并不那么容易。有工作、有家庭，孩子要上学，不可能轻易去另一个城市或国家生活。怎么办呢？躲不了就要隔，也就是佩戴口罩。

小小的口罩作用有很多，不仅能阻隔细菌、病毒，同时还能够阻隔过敏原，减少进入鼻腔的过敏原的数量，从而减轻症状。

3. 第三招：洗

佩戴口罩能够百分之百地隔离过敏原吗？显然不能，总会有那么一些"漏网之鱼"。我们每天要洗手，洗掉大部分细菌、病毒；我们每天要刷牙，减少牙齿食物残渣。同样的，**我们可以通过鼻冲洗的方法进一步减少鼻腔过敏原的含量，从而进一步减轻症状。**

在此教大家如何用身边的常见物品进行鼻腔冲洗。

首先找一个杯子，加入 200ml 温开水。取一平勺食盐（3g 左右）加入杯中，搅拌均匀就制成了盐水。用大号注射器抽取盐水，将头偏向一侧，从上方鼻孔冲入盐水，从另一侧流出，便完成了一次鼻冲洗。

如果家里没有注射器也没关系，可以用鼻孔"喝"入盐水后，从口腔吐出，效果是相同的。因为这是符合人体生理浓度的盐水而不是清水，所以不会有呛水的感觉。当然，如果能购买专用的鼻腔冲洗工具，效果会更好。

4. 第四招：药

如果通过上述方法仍然不能控制病情，就需要去医院，让医生根据病情开药，减轻身体的敏感性。在此就不多介绍了。

最后，希望大家能记住这 4 个字：躲，隔，洗，药。希望大家能够正确地了解过敏性鼻炎，并在今后的生活中不再受到过敏性鼻炎的困扰。

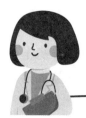

激光近视手术之前的必修课

眼科　张　钰　陈跃国

　　眼睛是心灵的窗户，而厚厚的眼镜片，却遮蔽了这透露灵光的一扇窗。为了摘下眼镜、看上去更美观，很多高中生、大学生近视眼患者会选择做飞秒激光角膜屈光手术治疗近视及散光。

　　激光曾被视为神秘之光，并已被人类广泛使用。近年来，科学家发现了一种更为奇特的激光——飞秒激光。现在，飞秒激光已用于治疗近视。那么，哪些人可以进行飞秒激光近视手术？飞秒激光手术安全吗？

➕ "飞秒"是多少秒

　　激光的产生需要特定的工作物质，而大多数激光是以其工作物质来命名的。飞秒激光是一种以时间命名的激光，它采用脉冲形式运转，是红外线激光（波长1053nm），每个脉冲持续时间非常短，只有几个飞秒（1飞秒=10^{-15}秒）。因此，可以在组织内精确聚焦到比头发丝直径更小的空间区域，产生微爆破效应，进行精细的切割加工。

　　飞秒激光用于角膜屈光手术已经有20多年的历史，1997年，美国医生使用飞秒激光完成了首例准分子激光原地角膜消除术（LASIK）手术，即利用飞秒激光的精确切割功能制作角膜瓣，再利用准分子激光对角膜进行消融及形态重塑，从而达到矫正近视、远视及散光的效果。

➕ 半飞秒手术和全飞秒手术

　　飞秒激光 LASIK 手术比传统的利用微型角膜板层刀制作角膜瓣的 LASIK 手术更安全，可以个性化制瓣，角膜瓣更均匀、更薄，预测性更好，蒂的位置以及边切角度可调。现已基本取代了传统的 LASIK 手术，飞秒激光 LASIK 手术成为了主流的屈光手术方式。

　　2011年，又诞生了一种新型的仅应用飞秒激光就能完成整个角膜屈光手术的方式——微小切口基质透镜切除（SMILE）手术，它应用飞秒激光按照近视及散光度数，由电脑控制在角膜内切割出一个薄薄的凸透镜样的角膜组织，再通过 2~4mm 的微小切口把透镜样组织取出，从而重塑了角膜前表面的形态，达到矫正近视及散光的目的。

因此，目前飞秒激光角膜屈光手术实际包括两种术式：飞秒激光 LASIK 手术（俗称半飞秒手术）和飞秒激光 SMILE 手术（俗称全飞秒手术）。

两种术式各有利弊，并非像字面所描述的那样，"全"一定比"半"好。

全飞秒 SMILE 手术的优势，在于避免了 LASIK 角膜瓣的相关并发症（如瓣因外伤而移位），角膜感觉神经损伤较少，术后干眼症状较轻等；但 SMILE 的矫正范围相对较小，不能矫正远视，不能进行精确的眼球跟踪定位，不能像准分子激光那样进行像差或角膜地形图引导的个性化量体裁衣式的切削矫正。

➕ 近视多少度可以做飞秒激光手术

并非每个近视或远视患者都可以接受飞秒激光角膜屈光手术，在决定接受手术前，一定要进行全面的眼部检查及屈光状态检查来确定是否适合手术。

简单来说，必须同时满足以下条件才能考虑手术。

1. 年龄 18 岁以上。

2. 屈亮度数稳定，1 年变化不超过 25 度。

3. 眼部没有其他活动性、感染性病变。

4. 角膜形态正常（必须排除圆锥角膜），角膜厚度合适。

5. 近视 1400 度（飞秒激光 LASIK 手术）或 1200 度以内（飞秒激光 SMILE 手术），散光 600 度以内。远视 600 度可考虑做飞秒激光 LASIK 手术、不能做飞秒激光 SMILE 手术。

➕ 飞秒激光手术安全吗

任何手术都存在风险，飞秒激光屈光手术虽然属于微创手术，安全性高，但对角膜的正常解剖结构也会产生或多或少的影响，矫正度数越高，改变越大，影响也越大，风险相对越高。术前检查最重要的方面就是评估个体的眼部条件是否能安全地进行手术，这需要先进的检查设备及医师的丰富经验。因此，选择正规而设备精良的医院以及经验丰富的医生才能最大限度地确保手术安全。

飞秒激光手术的总体安全性是非常高的，虽然不少患者在术后短期会出现眼干、易疲劳、看灯光略发散等不适，但真正严重影响视力及日常生活的并发症极少发生。

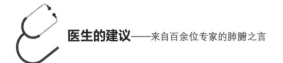

屈光手术不断发展进步，但至今，飞秒激光手术依然不能让所有患者都达到完美的术后视觉体验或达到鹰眼般的超视力，患者在术前应该有一个比较合理的期望值。

✚ 术前术后要注意什么

1. 在接受飞秒激光术前检查之前，需要停戴软性隐形眼镜 2 周以上、硬性透气性隐形眼镜 1 个月以上、角膜塑形镜 3 个月以上，以保证角膜恢复到原有形态。

2. 术前，要使用抗生素眼药水 3 天，每天点 4 次。手术当天不要涂香水，也不要进行面部化妆。

3. 飞秒激光术后，通常视力可以在几天内快速恢复，但仍要注意一周内少看书报及电子产品、不揉眼、避免脏水及脏物入眼，出门戴墨镜。

4. 术后 1 个月内不建议游泳。

5. 术后要按时复查（术后 1 天、1 周、1 个月、3 个月、6 个月、12 个月），遵照医嘱按时点眼药水。

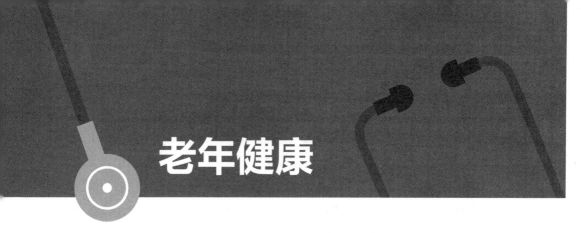

老年健康

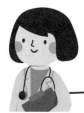

家有失忆老人，如何与长辈相处

中央党校院区　任　宁

"我能想到最浪漫的事，就是和你一起慢慢变老……"

这首充满柔情、浪漫的歌曲，每个人都耳熟能详。和自己爱的人一起慢慢变老，一起享受子孙绕膝的晚年时光，是每一对夫妻的美好愿望；自己的父母能安享晚年，是每个做儿女的期盼。

曾几何时，我们发现身边的老人的记忆力开始下降，总是忘记自己要做什么，甚至忘记了回家的路……他们也许会忘记一切，甚至是自己的亲人，仿佛永远被困在时间的长河里。这就是"阿尔茨海默病"，也就是通常所说的老年痴呆。

今天，我带着大家跟着电影一起走近阿尔茨海默病患者，了解他们出现的症状和我们作为照护者应如何应对。

这是一部来自日本的电影，名字叫《记我的母亲》，是描写阿尔茨海默病的十大影片之一，影片展现了一位母亲从记忆下降到完全沉浸在自己的过去、最终走失的经历。

✚ 情节一

奶奶每次来到家里，总是讲同样的过去的事情，但是她自己却不承认。

爷爷去世以后，奶奶又来到家里，和3个孙女非常开心地讲她过去的事情，似乎已忘记了爷爷刚刚过世的悲痛。奶奶总是惦记在国外的小儿子，刚刚给他寄去东西，很快就忘了，又要求爸爸再次寄。

♥ 症状及应对

阿尔茨海默病早期会表现为记忆力减退，特别是近事遗忘突出。

作为照护者，首先要理解健忘是阿尔茨海默病的特征，不要和患者争执，或者试图让她承认她没有记住的事情，这样做反而会影响患者的心情，使她对照护者产生厌恶并可能使病情加重。要耐心地倾听患者重复的表述，耐心地回答重复的问题。同时要多鼓励患者回忆过去的事情，尽量更长时间地维持远期记忆。

➕ 情节二

奶奶在家里总是说些特别奇怪的事情，比如谁去世了，葬礼礼金要给多少，和女儿不断地唠叨，直到女儿把钱发到全国各地。

♥ 症状及应对

整部影片中，奶奶一直沉浸在过去的记忆中。阿尔茨海默病的患者是从距离现在最近的事情开始遗忘的，他们可能渐渐忘记了现在往前数年、甚至数十年的事情。

因此，对于患者来讲，过去的记忆就是"现在"。此时，照护者也要和患者一起回到他的记忆中，回到她过去的世界。通过和患者的交流，发现她生活的年代，并根据当时发生的事情与患者进行有效的沟通。

➕ 情节三

爸爸把奶奶接到自己身边照护，奶奶一到晚上就会焦躁不安，提着自己的箱子要回家，还动手打阻拦自己的孙女，夜晚打着手电到处转，似乎在找寻什么。一天晚上，奶奶打着手电去寻找自己的儿子而走失，因为只记得自己过去住的地方，被好心的司机送到她自己叙述的地点。

♥ 症状及应对

阿尔茨海默病的患者晚期会因为出现定向力障碍而找不到自己的家或房间，有些患者甚至会出现一些幻觉等到处游荡。

对于晚期患者来讲，频繁更换居住地并不是一个明智的选择，应避免将患者带到陌生的环境居住。

对于阿尔茨海默病晚期的患者，照护者要加强看护，必要时给患者随身携带家属联系卡、黄手环等定位设备，万一出现走失，方便找到患者或者便于路人能够及时和家属取得联系。对患者的出走要做到不埋怨、不训斥、多安慰，减轻患者的心理负担。

当我们忘记一件事并回忆不起来的时候，会出现焦虑的情绪，对于阿尔茨海默病的患者来说，这种焦虑会更加明显。因此在与失忆老人相处时，照护者要使用我们上述提到的应对方法，与患者更好地交流，以减轻患者的负面情绪。

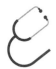

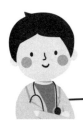

外科医生的陷阱——地高辛中毒

急诊科 田兆兴

电视剧《急诊科医生》中有一位略显肥胖的男性患者，虽然台词不多，但却令人印象深刻！这位患者患有阿尔茨海默病，回答最多的两句话，不是"疼！"就是"记不清了！"。这是一位腹痛的患者，意识淡漠、体态肥胖、全腹压痛，还伴有恶心、呕吐等症状。

剧中，海洋医生接诊后，感觉问题严重，请普外科专家吴仲恺主任会诊，因腹痛原因不明，且进行性加重，两位医生商量后，决定剖腹探查。

正在准备马上手术之际，幸遇何建一主任到场，经过细致检查，发现患者为地高辛中毒，并非急腹症，及时制止了一起手术悲剧！

故事跌宕起伏、扣人心弦，由全腹部压痛、反跳痛，怀疑急腹症决定手术，到急诊科主任及时到场，发现三度房室传导阻滞，推翻急腹症诊断！从推翻手术决定到患者内科药物治疗转危为安，情节可谓一波三折！

看完电视剧后，大家不禁会问，地高辛中毒到底是怎么一回事？诊断起来有这么复杂吗？

笔者2007年时也曾经遇到过一位患者，男性，70岁，半年前出现恶心、呕吐症状，同时总觉得"暗无天日"，即使天气晴朗，他也觉得眼前昏沉沉。

半年间，因为恶心、呕吐症状愈来愈严重，他先后去过多家医院，找过多位专家反复进行了多次全身系统检查，并且服用了多种胃肠道药物。但是，症状不但没有减轻，反而越来越重。

直到有一天，他恶心、呕吐严重，来到北医三院急诊，当时接诊的刚好是我，于是我询问老人家病史和症状。

"有没有什么基础疾病？"

"没有！"

"有没有服用什么药物？"

"没有！"

老人强调最多的就是，恶心、呕吐越来越重，吃什么药都不管用，并且不管多好的天气，仍感觉"暗无天日"。但多家医院、多次全面检查均在正常范围，莫非老人家患了"抑郁症"？

沉思良久，我忽然眼前一亮，直接问了一句："您以前是不是患有心衰啊？"

直到这时，老人家才说："我的确是患有心衰。"立即又补充一句，"但一直在吃药，控制得非常好！"

听了这个，我已经了解老人家得的是什么病了："您是不是每天都在服用地高辛啊？"

老人家突然一愣："是啊，已经连续服用了好几年了，每天1片，但每次到医院检查，大夫都说没有问题啊！"

为了确诊，我安排老人抽血检查了地高辛浓度。30分钟后结果显示，血液中地高辛浓度是正常值的10倍，他患的正是地高辛中毒。

经过有针对性的治疗，一周后，老人恶心、呕吐症状完全消失，"暗无天日"的感觉也没有了。

✚ 那么，地高辛到底是一种什么药物？中毒后有何症状呢

地高辛是中效强心苷类药物，为白色结晶或结晶性粉末，无臭、味苦，是目前治疗心衰的经典用药，对心脏有正性肌力作用，能够减慢心率、抑制心脏传导。适用于低心排血量型充血性心力衰竭、心房颤动、心房扑动、阵发性室上性心动过速等。地高辛排泄较快而且蓄积性较小，半衰期为33~34小时，中毒血药浓度为2.73~3.9nmol/L，成人致死量为10mg。

地高辛中毒常见的症状主要有消化道反应，如厌食、恶心、呕吐、腹痛、腹泻等；视觉障碍，如黄视、绿视、视物模糊、畏光等；神经系统症状，如眩晕、头痛、失眠、嗜睡、精神错乱、癫痫样抽搐发作等；心脏反应，如室性早搏、阵发性室上性和室性心动过速、心房颤动及不同程度的房室传导阻滞，严重者可发生心室纤颤、心搏骤停、猝死。

从《急诊科医生》和接诊的这两位患者的情况来看，我们能够发现，一位患者患有阿尔茨海默病，另一位则是年龄较高的老年人。在看病时，他们往往不能将自己的病史和用药情况说明白，这是影响诊断的重要原因。

患者只能描述说"疼！""记不清了！"，即便可以交流，医生问到既往患有什么疾病时，也很难有效地回忆，会说自己没啥毛病，问他平时服用什么药物时，也仍然

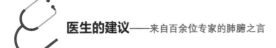
说没有。但是，经过有针对性地询问，他会说自己患心衰多年，一直服用地高辛控制得很好，每天 1 片。这是因为在患者看来，服用地高辛就如同平时吃饭一样，根本没有意识到那是"药物"，所以在问他平时是否服用什么药物的时候，他就略过了这条重要线索。

临床中，还有很多内科疾病可能会表现为急腹症，如糖尿病酮症酸中毒、腹型过敏性紫癜、血卟啉病、铅汞中毒、急性心肌梗死、系统性红斑狼疮、腹型上呼吸道感染、急性白血病、伤寒等。因此，不仅地高辛中毒是外科医生的陷阱，稍有不慎，其他内科疾病也容易因此蒙蔽双眼。

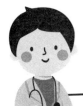

老年糖尿病切莫严苛"管住嘴"

老年内科　林玉晶

60 岁以上的朋友，对 20 世纪"三年困难时期"最刻骨铭心的记忆就是"饿"。历经了半个多世纪，人们的生活水平早已有了翻天覆地的变化，然而，其中一部分人又在经受着饥饿的折磨，这是怎么回事呢？

76 岁的张奶奶是位神采奕奕、气质优雅的老人，一年前，她发现餐后血糖升高，前来就诊。由于其体型适中、生活方式很健康，我建议她用小量降糖药物治疗。但张奶奶决定要更加严格地"管住嘴、迈开腿"，用"严于律己"的生活方式代替药物控制血糖，直到半年前，她被老伴逼着再次就诊……

此时的张奶奶尽管血糖已达标，但却出现了营养性贫血、低蛋白血症，人也明显清瘦、失去了往日的神采。原来，身高 165cm、体重 60kg 的她自作主张把主食缩减至每日 150g，基本上不吃肉，用她自己的话说，好像又回到了"三年自然灾害"时期，每天都饿、煎熬着。

生活中，像张奶奶这样的老年糖尿病患者不乏其人。我们知道，2 型糖尿病是生活方式病和增龄性疾病。在我国，老年人群（≥ 60 岁）糖尿病的患病率已超过了 20%。老年糖尿病分为 60 岁前和 60 岁后发病两种。前者多病史长、并发症多，病情复杂；而后者多病情较轻，甚至没有并发症，张奶奶无疑属于后者。

患了糖尿病，虽然控制饮食必不可少，但过度严苛"管住嘴"不可取，老年人由于基础代谢率下降、器官衰退及饮食结构的改变，多数不会像年轻人那样暴饮、暴食，但过分"管住嘴"也可能带来严重后果。其危害如下。

1. 影响热量和蛋白质摄入

这将会导致肌肉减少、体重下降。可别小看肌肉的作用，它可以增加葡萄糖利用，减轻胰岛素抵抗；还可以保护和支撑颈腰椎，防止椎间盘突出；更可以维持身体平衡，防止跌倒和骨折。**老年人随着年龄的增长，肌肉会进行性减少，如果不当的饮食控制会导致其进一步减少，可谓"雪上加霜"。**

再来说体重，常言道"有钱难买老来瘦"，其实不然，新近的研究表明，正常或轻微超重的人群最长寿。在老年人群中，低体重者死亡风险明显增加，甚至超过肥胖者。

2. 增加营养不良风险

过于严格地"管"和"限"，也可能把其他营养素都拒之门外，无形中增加了贫血、低蛋白血症等营养不良的风险，进而造成免疫力下降。

3. 诱发低血糖

合并应用降糖药物者过度节食，还可能诱发低血糖，严重者甚至昏迷。

4. 滋生焦虑、抑郁等不良情绪

已有研究证实，糖尿病与抑郁相关，而每天处于"忍饥挨饿"状态，势必会增加焦虑、抑郁等不良情绪，令幸福指数大打折扣。

✚ 老年糖尿病患者饮食管理应注意哪些因素呢？"管住嘴"都要管什么呢

1. 维持一定的体重和肌肉量很重要

除非是 BMI > $32kg/m^2$ 的过度肥胖者，否则不建议饮食减重。BMI 即体重指数，BMI= 体重（kg）÷ 身高（m）^{2}

2. 保证总热量和蛋白质摄入，兼顾饮食结构

建议每日热量摄入为每公斤理想体重 30kcal，其中碳水化合物占 45%～60%，蛋白质占 1.0～1.3g/（kg·d），以优质蛋白为主。

3. 不拒美食，注重选择

任何食物糖尿病患者都可以吃，建议选择富含膳食纤维、低升糖指数的食物，少食多餐，水果可在两餐中间或睡前吃。

4. 多管齐下，联合制胜

糖尿病管理是"五驾马车"并驾齐驱，饮食不是控制血糖的唯一手段，还应联合

运动、药物、自我监测、患者教育等。

后来，张奶奶接受了医生的建议，加用了少量降糖药物，回归了正常饮食并调整了饮食结构。最近的一次复诊，她的各项指标均已恢复正常，人又神采奕奕起来。

最后，在此呼吁所有的老年糖尿病朋友们，"管住嘴"并不是封住口，单纯饥饿疗法早已过时了。对自己好一点，降糖不应减营养，让糖尿病管理的"五驾马车"并驾齐驱，以糖尿病为伴的老年生活，同样可以有滋有味。

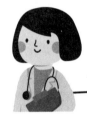

是命大还是有诀窍

老年内科　张福春

近日，被称命大、运气好的贾奶奶，在老伴的陪伴下，到北京大学第三医院心内科张福春教授诊室复诊，谈到复诊的原因，贾奶奶说："虽然已经过了 10 年，我还是不能忘记张大夫，那天晚上太悬了！"

十年前。

2006 年 5 月 1 日晚 8 时许，有多年高血压病史的 73 岁的贾老太太正准备在家与亲友聚餐时，突然发生无明显诱因的胸痛，大汗淋漓，被急救车送至医院急诊室。

在紧急检查和抢救治疗中，老人突然意识丧失，呼吸、心跳停止。医生、护士们立即对其进行电除颤和心肺复苏，贾老太太虽然恢复了自主呼吸及心率，但仍昏迷。医院开通绿色通道，继续进行造影检查发现，老人心脏冠状动脉 3 支病变，其中最大的一支完全闭塞，病情危急，命悬一线。正在值班的医生立即为其施行介入治疗并植入 2 枚支架，开通冠状动脉，血流通畅。次日，老人苏醒，逐渐康复出院。

十年后。

这一次见面，83 岁的贾老太太谈笑风生、精神饱满，看起来恢复得非常好。医生介绍说，目前，因心脏猝死后抢救成功的患者不足 20%，贾老太太能成功救治并恢复得非常好，首先得益于及早来了医院；其次，医院开通绿色通道紧急救治；再次，心脏康复运动及按时服药等。对心脏病患者来说，心脏康复很重要。心脏病患者不仅需要吃药、放支架或是手术，还需要有积极的心脏康复，这样才可以帮助患者恢复身体，享受更高质量的生活。

心脏康复包括规范的药物治疗、运动康复、精神心理康复、戒烟和合理饮食等多方面，而运动康复是心脏康复的核心，在指导下进行运动锻炼可以降低心血管病患者的死亡率。

➕ 如何进行心脏运动康复

心脏运动康复要循序渐进，患者应注意以下几点。

1. 住院期患者可从轻松的活动做起，包括床上坐位、关节活动和生活自理如剃须等。然后是在病房或走廊步行，以及限制性地爬楼梯等。

2. 出院后，患者遵循医生建议进行步行或做柔软体操，健康饮食，戒烟。

3. 出院后 6～12 周患者可以在医学监护下进行锻炼，并继续接受营养、生活方式和控制体重的健康教育，一般持续 3～6 个月。

4. 终生维持期即维持现有的健康状态，定期接受康复随访。

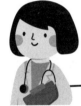

老人骨脆的六大原因

骨科 周 方

我们经常听老人自我调侃："人老了，骨头就脆了。"但这"骨头脆了"到底是什么原因造成的呢？

对于老年人来说，最常见的是腕部骨折、髋部骨折和脊柱骨折，而骨质疏松是造成骨折最主要的原因。疏松的骨头经不起磕碰，哪怕最轻微的摔跤和碰撞，都有可能造成骨折。

✚ 老人脆性骨折有六大原因

1. 老年女性在绝经期后雌激素水平下降，导致骨头中的钙质过快流失。

2. 现在生活越来越舒适，出门就坐车，很少走路，连骑自行车的机会都没有了，这样也导致老人运动越来越少，造成骨量丢失、骨头不再强壮。其实，骨头和肌肉都需要锻炼，不锻炼的话，二者都会萎缩。

3. 户外活动减少，晒太阳的机会少了，没法让紫外线帮助身体吸收钙。

4. 老人胃肠蠕动慢，会减少钙质的吸收。

5. 碳酸饮料也是骨头的"大敌"，长期饮用会让骨头变脆。

6. 有些老人服用激素类药物，比如肾上腺皮质激素药物等类固醇类激素药物，都会导致骨质疏松。

✚ 吃鱼虾、多散步保护骨头

对于老人来说，一旦出现易抽筋、浑身酸痛等症状，就是骨质疏松的前兆；如果驼背，则是比较严重的骨质疏松了，这些都说明，您已经成为老年骨折的高危人群。

中老年人必须在这些症状出现前就开始保护骨头，其中，户外运动是最好的方法。比如在阳光下散散步、打太极拳，有能力的话，还可以骑骑车。运动会加速血液循环，调节人体胃肠道蠕动，增加钙吸收；阳光的照射也能促进钙吸收。

✚ 补钙前后查骨密度，钙片、维生素 D 要分开吃

骨钙的吸收是一件很慢的事，别指望一口吃成个胖子。下面给出的保护骨头的方法，渗透在生活的一点一滴中。比如饮食，最好吃些易消化的高蛋白食物，如牛肉、鱼、虾等都对骨头有益。如果老人怕消化不了，还可以吃牛肉松，或用鱼虾肉剁馅包饺子、包子吃。

钙片当然也是必不可少的，45 岁以后就要开始补钙。对于老人来说，关键是钙片吃进去了，能不能吸收。所以光吃钙片还不行，还得补充维生素 D，需要注意的是，这两种最好分开吃。

此外，补钙前最好查 1 次骨密度，补钙 1 年后再查 1 次，看看吸收效果如何。一般来说，骨密度一旦降低，则需要很多年才能补上一部分。

辨证寻医，六要素助老年人护眼

眼科　李学民

眼睛事关老年人幸福生活质量，对于很多常见眼病，老年人经常会以为是上了岁数的正常现象，往往错过了疾病的最佳治疗时间。

✚ 重视非年龄相关性眼病

在老年人常见眼病中，老花眼和白内障症状的出现与年龄相关，是人体衰老的表现之一。而其他眼部多发疾病如干眼症、黄斑变性、青光眼等则与环境、身体情况息息相关。出现以下症状应及时就医，以防止病情进一步恶化。

1. 干眼症

是老年人常见的眼表疾病之一。引发干眼症的原因很多，老年人常见的发病原因包括睑板腺功能障碍、长时间近距离工作以及患有糖尿病、类风湿关节炎等全身性疾病等。

2. 黄斑变性

是老年人常见的致盲眼病，该病可能与长期慢性光损伤、遗传、代谢、营养等因素有关。发病随年龄的增长而增高。如果老人出现视物变形、视野中有暗点或视力下降等情况，要考虑到有可能是出现了眼底病变。

3. 原发性青光眼

是老人比较常见的眼病之一，分为原发性闭角型青光眼和原发性开角型青光眼。其中，原发性闭角型青光眼根据发病情况又分为急性闭角型青光眼和慢性闭角型青光眼。急性闭角型青光眼发病迅速，伴有明显症状。发作时，眼红、眼痛、眼胀，并伴有头部胀痛、恶心、视力急速下降，重者仅能看到亮光，如发生上述情况要马上到眼科检查。由于高眼压也可引起头痛和恶心，因此当老人出现上述症状时，不要忘记排除青光眼的可能。

需要提醒的是，与年龄相关的老花眼如果不及时矫正，即使能勉强看清近处目标，也会由于强行调节、睫状肌过度收缩，产生种种眼睛疲劳现象，如头痛、眼痛、视物模糊等视力疲劳症状。因不服老而硬撑着不肯戴老花镜来矫正视力，反而会加重眼睛负担。

✚ 糖尿病患者应警惕眼部并发症

糖尿病性视网膜病变是糖尿病在眼部的一种严重并发症，它对视力有很大的危害，如不及时治疗，可能造成失明。高血压、血糖控制情况不稳定等可加重病情进展。糖尿病视网膜病变的诱因，是因高血糖导致血管和血液的改变，致使视网膜出血、水肿、缺血，甚至新生血管生成，进一步加剧眼底出血，导致玻璃体积血、视网膜脱离、黄斑水肿或视神经缺血病变、青光眼等严重并发症，最终令视力严重下降甚至失明。

除了糖尿病导致的眼部并发症，还有一种称之为视网膜静脉阻塞的疾病需要老年人关注，发生该病的患者，大多感觉视力模糊、有黑影遮挡视线，且往往突然发病。视网膜静脉阻塞发生的原因多种多样，常见的有高血压、高血脂、吸烟、喝酒及疲劳焦虑。

✚ 老年人护眼六要素

1. 清晨一杯茶

晨起喝一杯加了菊花的绿茶，可以提神醒脑、清肝明目。

2. 正确按摩，科学护眼

经常按摩眼眶和面部，每次 10 分钟，每天数次，对眼睛有保健作用。

3. 看书、写字的姿势要正确

平时应注意保护眼睛，如看书、写字的姿势要正确，看书时眼睛与书的距离要相隔约 33cm。

4. 眼保健操要多做

应经常做眼保健操，按压太阳穴，或是闭目养神，既能使眼睛得到充分的休息，又能休息大脑。

5. 养成良好的爱眼习惯

不要躺着看书，不要边走边看书，坐车时也不要看书；看书时一般每小时要起来活动一下，并用双手掌捂住双眼轻轻按摩，然后往远处眺望，望得越远越好，最好是看绿色植物，因为绿色植物能吸收强光中的紫外线，减少或消除紫外线对人眼睛的有害作用，给眼睛一种舒适的感受。

6. 食补不可少

在糙米、酵母、动物肝和各种豆类食物中，含有丰富的维生素 B_1，老年人应该多吃。动物肝脏中含有丰富的维生素 A。植物性食物如蔬菜、水果中都含有较多纤维素、胡萝卜素和维生素 A、维生素 C 等，适合老年人食用，能预防夜盲，防止眼睛干燥。

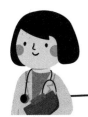

别只顾白内障，它也不容忽视

眼科　吴玲玲

刘先生是北京某高校的教授，德高望重，一辈子著书立说，虽然已是古稀之年，但身体硬朗，每天的案头工作是生活的重要内容。

可是随着年龄增长，他感觉双眼视物越来越模糊，看书、写字时颇有力不从心之感，到医院眼科被检查出患有老年性白内障，确诊不久即接受了双眼白内障摘除手术，并在眼内放置了人工晶状体，术后自我感觉效果不错，视力有所提高，视物也明亮了些。

但是他不像其他患者手术后视力恢复得那么理想，看东西还是有些模糊。1个月后去医院复查，主刀医生检查了眼底，怀疑刘先生患有青光眼，建议进行进一步检查，以确诊治疗。

可是刘先生认为，毕竟手术后视力已经明显改善，能够再次伏案工作，视物虽然仍然有些模糊，但慢慢应该会恢复，就没有把医生的建议当回事儿，再者，为了在有生之年完成几部大的著作，需要抓紧写作，无暇顾及其他。

半年多过去了，刘先生的视力不但没有进一步恢复，反而越来越差，甚至需要用放大镜来做文字工作。不得已，刘先生只能再回到医院就诊，希望尽快得到诊治，恢复视力，以便去完成尚未完成的著作。

不料，眼科检查结果使人大吃一惊，刘先生的双眼视力已经从白内障术后的0.4下降至0.03，并且发现刘先生因为原发性开角型青光眼没有得到及时诊治，视神经已经大部分萎缩，视野已缩小至管状范围，并且医生遗憾地告诉他，由于发现得太晚，已经失去最佳治疗时间，视力已经不可恢复。此刻，刘先生对当初未听主治医生的建议后悔莫及。经过全力治疗，刘先生最终保住了残存的视功能。

➕ 青光眼——早期不易被发现

大部分患者的青光眼属于慢性致盲性眼病，主要与眼压有关，缓慢引起视神经萎缩，造成视野缩小而最后失明。但是在早期，对于小范围视野的缺失，一般人自我感觉不到，只有通过眼科检查才能被发现。一旦患者自我感觉到视物不清，往往已经到

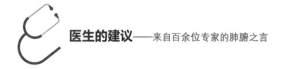

了不可挽回的晚期，后果已经非常严重。

✚ 白内障＋青光眼——容易顾此失彼

原发性青光眼大多好发于 50 岁以上的中老年人，而老年性白内障也是老年人的常见眼病。白内障可以通过手术治疗恢复视力；但是若白内障合并有青光眼，青光眼却不容易被发现，因为白内障的存在会阻碍眼底视神经的观察，掩盖眼底青光眼的表现。

早期及中期的青光眼一般不影响中心的视力，只影响中心以外的视野，所以当白内障摘除后，屈光介质会变得透明，中心视力会有一定程度的提高；有时即使视力没有恢复至正常，但患者也很容易满足，毕竟视力比手术前提高许多，殊不知眼内还存在更大的隐患，那就是青光眼。

如果这时及进行眼底的检查，就能发现青光眼，进行及时治疗后就能预防失明；反之，如果像刘先生那样不重视青光眼的进一步诊治，青光眼这个隐患就会继续充当视觉的隐性窃贼，逐渐使残存的视神经功能丧失殆尽，导致不可逆转的失明。

因此，对于老年人，如果白内障手术后视力恢复不满意，或者视力虽然恢复正常，但仍然觉得视物模糊，就需要进一步查找原因、及时治疗，警惕青光眼这个视觉的隐性杀手，避免发生类似刘先生那样的悲剧。

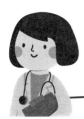

老年人多吃粗粮更健康吗

营养科　李百花

粗粮，想必大家都不陌生。为了营养均衡，许多家庭会在饮食中添加粗粮。关于粗粮，有这样一个传言：老年人多吃粗粮更健康。

NO！这是假的！

✚ 老年人为什么不能多吃粗粮

对于一般人群来说，粗粮含有更多的膳食纤维、矿物质和 B 族维生素，所以比起细粮，粗粮具有更好的健康效益。但是，具体到老年人这类特殊人群，则应该考虑到他们的生理特点。

老年人胃肠功能比较弱，多吃粗粮就意味着过多的膳食纤维的摄入，膳食纤维中的不溶性膳食纤维对胃黏膜会产生机械性的损害作用，而可溶性膳食纤维又会有吸水膨胀的作用。所以说，多吃粗粮，很容易引发老年人胃部的不适，比如腹痛、腹胀。另外，摄入过多的膳食纤维还会影响矿物质（如钙、铁、锌）的吸收。缺钙容易导致骨质疏松，缺铁容易导致缺铁性贫血，缺锌最主要的危害就是会引起食欲的减退和抵抗力的下降。所以，老年人是不适合多吃粗粮的。

✚ 粗粮怎么吃更健康

粗粮虽然有很多的优点，但不太建议老年人每餐只吃粗粮，**我们主张要粗粮、细粮搭配食用，一般建议粗粮占一天主食量的 1/3 左右**。假如说你一天主食吃到 200～250g，那差不多一天粗粮占到 75g 就够了。这 75g 我们指的是粗粮的生重（即烹饪前的重量）。比如中午吃了 50g 玉米面做的窝头，晚上可以喝 25g 小米熬的粥，大概是 1 小碗；再比如早上喝了 50g 燕麦片熬的粥，晚上可以吃一根 200g 左右的玉米。

✚ 所有人都可以吃粗粮吗

成人、儿童和老年人可以按上述配量进行粗细粮搭配。但是一些特殊的人群，是不适合吃粗粮的。比如，急慢性胃肠炎的患者、食管静脉曲张的患者、肠道手术前后的患者以及经常腹泻的人是不适合食用粗粮的，因为这类人群吃粗粮后会加重胃肠道的负担。

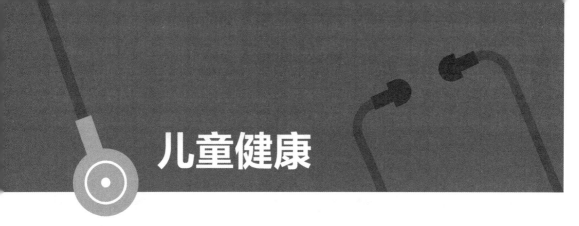

儿童健康

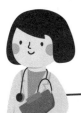

从医 20 年，儿科医生谈喂养

儿科　韩彤妍

　　最近，微信朋友圈以及育儿群里都在热烈讨论婴儿辅食到底该不该加盐的话题。微信时代的到来，使这个问题的两个论调在同一天被转发数次。科里有孩子的护士、育儿群里的妈妈都在问我："到底应该听谁的？给婴儿做辅食到底可不可以加盐？"

　　这个问题本不是个问题，关注的人多了，它就成了一个令人焦灼的问题了。因为关于吃饭喝水，有好多说法：有的人说 1 岁以内的饮食不要加盐，不然会加重肾脏负担；有的人说吃母乳不能喝水，不然会增加肾脏负担；有的人说孩子不能喝太多水，不然会增加肾脏负担。家长们对这些问题产生困惑，实际上反映了一个好现象，他们很想了解如何科学育儿的知识；同时也反映了一个问题，医学问题的回答者不同，就会产生不同的答案，到底如何做才是最正确呢？适合自己孩子的方式就是最好的。

✚ 记喂养日记很有必要

　　从孩子出生，妈妈就应该准备一个本子，每天记录喂养日记。例如饮奶量，即便是纯母乳喂养，无法估算奶量，也要记录几点几分开始吃奶，吃到了几点几分，每 24 小时小结一下。此外，还要记录孩子大便、小便和睡眠状况。孩子刚出生时，大家都知道要按需喂养，妈妈也是这样坚持的，但是逐渐就迷茫了，不知道孩子是因为什么哭闹。经常会有妈妈说，只要孩子哭，马上就得喂奶，还有的开始使用安抚奶嘴。实际上，在孩子刚出生的头几天，睡眠时间多于觉醒时间。到 3 周大的时候，孩子会越来越喜欢被抱着，父母经常会发现孩子被抱着的时候睡得很香，只要一放床上就哭。很多新手妈妈不了解孩子的这个需求，会因为孩子哭闹去医院急诊就诊，但是当排完长长的候诊队伍，医生看到的却是一个睡得香甜、不哭不闹的小宝宝。所以，喜欢被抱着、喜欢吸吮母亲的乳头，这是孩子的一个需求，那是他最享受的时刻，是他感觉最美好的事情。

所谓按需喂养，就是说要尽量满足孩子的需求，而不是照搬书本或者按母亲自己的想法安排孩子的作息。在按需喂养的同时逐渐规范孩子的作息，慢慢培养他们规律的作息，等到孩子百天时，即便是纯母乳喂养的宝宝，也要有自己的生活规律。此时，妈妈也应该能了解自己宝宝的需求了。

✚ 添加辅食，不要偷懒怕麻烦

说到辅食添加的时间，很多时候有专业人士将 WHO 的指南解读为纯母乳喂养至 6 月龄再添加辅食。可是，婴儿的味蕾发育关键期是 4～6 个月，这又如何解决？

其实，WHO 还提出了另一个概念——顺应喂养，要观察孩子对于辅食的反应。如果孩子在 4～6 月龄时已经对大人吃东西感兴趣，表现出眼馋的样子，而且已经到了 4 月龄，虽然不到 6 月龄，但是也可以每天 1 次、每次吃一两口辅食，这是辅食添加的第一步——尝味期，添加辅食的顺序是米粉、菜泥、果泥。食物的性状以泥糊状为主，不要太稀，不要放在奶瓶中让孩子喝，应该用勺和碗给孩子喂食。但是，需要注意孩子厌新的现象，即拒绝新食物。每添加 1 种新辅食，可能需要经过 15 次以上的尝试才能逐渐被接受。有的孩子刚开始吃时，可能会吐出来，只要每天坚持喂 1 次，孩子逐渐就接受了。父母此时不要偷懒，想着反正孩子不到 6 月龄，等 6 月龄以后再说。这么做的后果就是，等孩子 6 月龄之后更难以接受辅食。

✚ 餐具消毒别马虎大意

纯母乳喂养的孩子一般不用担心奶瓶消毒的问题。但是，即使是纯母乳喂养的孩子，仍可能会出现鹅口疮。因此，如何给宝宝的餐具消毒，是很多家长关心的问题。俗语说："不干不净，吃了没病。"但是，因为小宝宝在出生之后，肠道菌群还不能达到成人水平，所以消化道抵抗力很弱。对于纯母乳喂养的宝宝，母亲应该每天洗澡、换内衣，乳垫要及时清洗、晒干。如果是使用奶瓶的宝宝，刷奶瓶要刷到像洗试管一样，内壁附着一层均匀的水膜，再上蒸锅蒸，之后烘干。一定要避免清洗不干净，避免蒸后不烘干或者不晾干，因为奶是细菌、真菌的良好培养基，在湿热的环境中最容易滋生细菌。如果赶上夏季，消毒还要更加严格一些，冬季会相对好一点。一般来说，宝宝的肠道菌群，到2岁才能达到成人的水平，因此，蒸奶瓶要坚持到孩子2岁，不要嫌麻烦。给孩子买吃辅食用的勺、碗等，要选择能蒸汽消毒的材质。例如不锈钢餐具就比较好，比较容易清洗消毒。

➕ 辅食是买还是自己做

孩子到了添加辅食的时间了，到底买瓶装泥，还是自己做？笔者建议，刚开始尝味期的时候尽量自己做，因为此时的孩子吃得很少。米粉可以买现成的，也可以自己煮大米粥，稠稠的，吃到嘴里需要抿一抿才能咽下去，这样有利于孩子学习咀嚼的动作。菜泥从块茎类蔬菜开始，如冬瓜、南瓜、胡萝卜，再到西红柿、叶子菜。这是因为块茎类的菜，孩子吃了不容易过敏，但是南瓜、红薯、胡萝卜也不要连续吃，我们经常碰到天天吃南瓜粥的孩子，因为脸色发黄到门诊就诊。西红柿要买汁水比较多的，用热水烫一下，把皮剥掉就可以吃了。叶子菜可以放到开水中煮5分钟，捞出来之后，和剥了皮的西红柿一起，用食物研磨器碾成泥，这样的菜泥是酸甜口味的，既不需要加盐，也比较好吃。水果从苹果、梨开始食用，孩子较少出现过敏。有湿疹的孩子，最初添加的水果应避免热带水果，以免激发过敏状态。水果不需要加热吃，不然会导致维生素C的损失。**辅食具体种类的选择取决于孩子的口味，母乳喂养的孩子喜欢酸味和咸味，而配方奶喂养的孩子比较喜欢甜味，所以制作辅食要以孩子喜欢吃为最终目的。**如果在添加辅食的时候，家里没有人能为孩子精心制作辅食，的确可以买瓶装泥吃，但是瓶装泥必须在48个小时内吃完。

切记，不要让孩子为了吃辅食而吃，在4～6月龄时，辅食应安排在在两顿奶之间，吃的量不要太多，以不影响吃奶量为原则。当然，1岁以内的辅食量以不干扰奶量为原则，奶量最好保持在600ml以上。

➕ 给孩子做肉泥，出锅前再放盐

孩子6月龄之后，辅食量就可以逐渐增加了，每天早晨的那顿奶之后可以吃点蛋黄，上午9～10时吃点水果，11～12时是午餐时段，可选择米粉加菜泥（注意分装到两个小碗中，不要混合在一起），给孩子喂食时要一口菜泥，一口米粉，吃完辅食再喝点奶，其他时间照常吃奶。孩子满7月龄，午餐时可以加点肉泥，这时为了要把肉做得好吃，可能需要加点盐。如果孩子不挑食，不加盐也可以。我们做饭的时候，喜欢在菜或肉刚放进锅里就加盐，为的是做的菜有味，但这其实会增加我们对食盐的摄入量，所以才会出现国人饮食总是盐摄入过高的现象。

1. 如何降低盐的摄入

应当在菜、肉快要出锅的时候，再加入盐。这就要求食材新鲜，烹饪之后，人们更多的是品尝到食材的原味，盐只是调味品，而不是主味。那么，给婴儿做肉泥，买肉的时候要买小里脊肉，这是最嫩的部分，或蒸或炒，或做成肉松，趁着刚出锅还热的时候加点盐，把味道调得淡淡的有点咸味就可以了。对于口味挑剔的孩子，一定是以好吃为第一原则，做得好吃的肉，孩子肯定爱吃。**将米粉、菜泥和肉泥，分别盛到 3 个小碗里，午餐的时候吃，每口吃不一样的食物，口味的变换有利于孩子吃更多的食物。**

2. 肉泥的量怎么增加

肉泥的量要从少到多逐渐增加，而且以中午吃为好。一方面，逐渐加量会让孩子有个适应的过程；另一方面，中午吃可以利用一下午时间消化，不会出现晚上吃不容易消化的现象。

3. 能给孩子吃鸡肉吗

在给孩子添加辅食时，很多家长由于担心鸡肉含激素，不敢给孩子吃鸡肉。殊不知，鸡肉是最少过敏的。而从另一个角度来说，为了保证孩子食用补铁效果更好的食物，肉类的选择应以红肉为主，例如猪肉、牛肉。而鱼、虾是白肉，补铁的效力不如红肉。孩子 7 月龄开始添加肉泥，家长可以从猪肉开始。

4. 吃肉泥会不会上火

有的家长担心孩子吃肉不好消化，会上火，因此不添加肉泥，这样会造成孩子在 7~8 月龄出现贫血，尤其以母乳喂养的孩子多见。肉泥的添加是必须的，从少到多，中午吃完了，可以让孩子下午多爬多动，促进消化，晚餐不吃或者少吃，保证每天菜泥、水果吃得够多，大便通畅，这样就不会出现家长担心的积食问题。

✚ 1 岁加辅食，可参考 3 顿奶 3 顿饭模式

辅食添加和运动训练、语言训练是婴儿期的 3 件大事。

辅食添加是一个过程，从 4~6 月龄开始，到 1 周岁，历时 6~8 个月的时间。到 1 岁时，形成一天 3 顿奶 3 顿饭的模式。早起 150~180ml 奶，再吃个蛋黄，来点粥或其他主食。上午 9~10 时吃点水果。11~12 时，吃软米饭、菜泥或者碎菜、肉泥或碎碎的小肉末（取决于是不是上下牙可以研磨食物）。中午午睡，15 时起床再喝 150~180ml 奶。17~18 时，喝点粥或者吃点面条，来点菜泥，或者牙多于 8 颗时，可以吃小馄饨、小饺子，但是馅要软软的，且菜多于肉。20 时左右再喝一顿奶。这样，一天的奶量在 500~600ml，辅食也慢慢培养起规律性。

✚ 加不加盐看孩子需要

在辅食添加的问题上，总体原则是观察孩子的需求，添加有营养食物的同时，满足孩子的需要。比如，有的家长说，孩子就是不喜欢给他单独做的食物，就是爱吃大人饭，这可能说明，给他单独做的食物的确不好吃，而不是他不爱吃辅食。还有的家长说，他啥都不爱吃，只爱用大人吃的菜汤蘸馒头，实际上，这也反映了孩子想要辅食有点咸味的表现。能观察到这些现象的妈妈起码还算是称职，还有的妈妈，当被问起孩子喜欢什么口味的时候，无从回答，这就是没有细心体会孩子需求的妈妈。

喝水更不是问题，正常的孩子，不会因为喝水造成肾功能受损，比如夏天出汗多，就要多喝水。北方的春天、秋天，天气干燥，就要多喝水，有了暖气更要多喝水。总之，喝水量以观察孩子出汗、尿色等为标准。至于每顿饭吃多少，每餐奶喝多少，每个孩子食量是不同的，要因人而异。

✚ 培养饮食习惯应站在孩子的角度考虑

如果按照前面说的时间，逐渐安排宝宝的辅食、逐渐建立起饮食的规律，基本上到 1 岁的时候，是一天 3 顿奶 3 顿饭。在 1~2 岁，孩子的饭还是要单独做的，喂辅食的时间可以比家人进餐的时间提前 10~20 分钟。宝宝吃饭要养成良好的习惯，比如，他吃饱了，扭头不想吃了，或者喂进去就吐出来，可能就是吃饱了的信号，妈妈要观察孩子的各种表现，来判断孩子是吃饱了，还是不喜欢吃，喜欢哪个菜、哪种食物。如果妈妈不知道宝宝喜欢什么口味的食物，不了解宝宝饿了、渴了的表现，不明白他哭闹的含义，只能说，妈妈没有从宝宝的角度考虑他们的需求。

宝宝每顿饭吃饭的时间不要超过半个小时。当他吃饱了的时候，不要强迫他一定要把碗里的食物吃光。妈妈应该做到的是，吃什么食物由妈妈决定（当然是给宝宝有

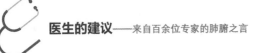

营养的食物），吃多少食物由宝宝决定（吃饱了的时候不强迫进食），这样就不会出现追着喂食，一顿饭吃两个小时等让家长焦虑的现象。到宝宝两岁之后，可以和家人一起共餐，融入家庭饮食。

➕ 辅食和运动

宝宝出生后，妈妈应该每天给宝宝做新生儿抚触，练习追视，练习俯卧抬头。经常做抚触的宝宝，因为缓解了皮肤饥渴，相对不爱哭闹，更容易安静。在家里铺上地垫，经常练习俯卧抬头，会让宝宝喜欢趴着，后背的力量增强了，到了 4～6 月龄添加辅食的时候，头就能自由的转来转去，喜欢吃的就吃，不喜欢吃或者吃饱了之后，头就扭向一边。到宝宝 8 月龄时，就可以逐渐训练宝宝自己吃食物。比如，可以用带有吸盘的碗，里面放点软米饭或小麦圈，让宝宝自己用手捏起来吃，他会表现得很兴奋，这样不仅训练了精细运动，而且宝宝也能因自己吃到食物，满足他对于食物的好奇，还能让他有吃到食物的满足感。

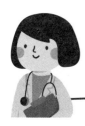

母乳喂养常见问题解决方案

儿科　韩彤妍　童笑梅

　　母乳喂养时，母亲含情脉脉地看着宝宝，宝宝在妈妈的怀抱里，幸福地吸吮；母亲的下丘脑接收到宝宝的信息，分泌更多的母乳，满足宝宝的需求。

　　母乳喂养的优点很多，但是，能纯母乳喂养的妈妈却并不多——不是妈妈们不想坚持，而是纯母乳喂养的种种困难从一开始就令新手妈妈望而却步。

✚ 困难一：母乳何时会有？如何喂呢

　　分娩后，母亲体内激素水平迅速发生变化，母乳很快就会分泌出来。此时，应多让宝宝吸吮，母乳就会逐渐分泌增多。如果因为母亲或宝宝的原因，不能由宝宝吸吮母乳，则应该用吸奶器代替宝宝的吸吮。

　　关于衔乳的姿势和母亲哺乳的姿势，不论是书上或是网上都有很多的描写，把握姿势最重要的原则是让宝宝和妈妈都感到舒适——宝宝能吃进去奶，妈妈也能舒服地喂奶。每个孩子和妈妈都需要磨合，之后就能很好地开始母乳喂养。

✚ 困难二：刚开始给宝宝加了奶粉，他已经喜欢上奶粉了，怎么办

　　小宝宝都很聪明，配方奶味道比母乳甜，奶瓶流量恒定，吸奶嘴比吸吮母乳省力，他肯定优选配方奶。如果想要回到纯母乳，只能狠狠心，每次他饿了，先给吃母乳。省心的孩子会乖乖地开始吃母乳，可是总会有一些超级"有心眼儿"的宝宝，吃半小时母乳还是不满足，这时候再给他来60ml配方奶，他照样还能吃进去。"怎么办，一定是母乳不好，孩子吃不饱。"曾经有一位妈妈和奶奶就因为这个问题在我的诊室里吵了起来。我的建议是：虽然吃了半小时母乳，但是孩子还没有满足，就继续让他吸吮母乳，坚持按需喂养的原则。在不断吸吮的过程中，母乳还会持续分泌出来，最终，孩子是能吃饱的。如果早期就因为孩子吸吮时间长，怀疑母乳量不够而加上配方奶粉，就会出现母乳分泌越来越少的情况，这样反倒真的不能满足孩子需要了。

困难三：妈妈睡眠不好，为了保证奶量，晚上不喂奶，但是母乳为什么越来越少

曾经有个体贴的爸爸，很焦虑地咨询，为了保证妈妈的睡眠，他每晚给孩子吃配方奶，怎么母乳反倒更少了。母乳分泌是在孩子吸吮刺激下分泌量逐渐增多的。如果夜间不给宝宝喂奶，母乳分泌量会减少，即便白天再努力，也还是不能满足宝宝的需要。而且，在 8 周之内给宝宝用奶瓶喂奶粉，会干扰母乳喂养，宝宝会喜欢上奶瓶，因为毕竟奶瓶吃起奶来省力气，而母乳的分泌是要经过他不断吸吮努力之后，才能再分泌出来。因此，一定要记住，母乳分泌量是靠宝宝吸吮才能越来越多的。

困难四：为什么吸奶器只能吸出来 60ml，孩子能吃饱吗

一部分母乳分泌后，储存在乳房中，每次宝宝先吃到的是储存的。当宝宝不断吸吮时，母乳又会源源不断地分泌出来，俗称为"奶阵"。此时妈妈会感觉到乳房内有麻麻的感觉，宝宝就大口大口地开始吞咽，甚至有时流速快，还会呛着宝宝。所以，宝宝吃到的不止 60ml，随着日龄增加，最多时可能会达到 150～180ml，甚至更多。

困难五：母乳看起来很稀，是不是不如配方奶

曾经，有位妈妈很郁闷地说她的母乳就像水一样，家里人总是在劝她给孩子加奶粉，她实在犹豫。每一位实施母乳喂养的妈妈，都需要家人的精神支持以及语言上、行动上的不同形式的鼓励和帮助，而不应当在母亲最焦虑的时候，用她最困扰的问题令她丧失信心。母乳分为前奶和后奶，前奶水量丰富，看似稀薄，但碳水化合物丰富，能解渴；后奶脂肪含量丰富，在吸吮后分泌增多，能解饿。所以，衡量宝宝是否能吃饱的标准，是观察他是否有吸吮后的大口吞咽动作、大小便排出好、体重增长好，如果上面的问题是肯定的，就说明宝宝吃饱了，妈妈要对自己和宝宝有信心。

困难六：3 周的宝宝，母乳吃得凌乱了，怎么办

很多妈妈都会说，宝宝刚出生那几天真好，饿了就哭，虽然吃奶一次会吃上半个小时，但是吃着吃着就睡着了，感觉他好享受。可是到宝宝 20 多天时，他吃一会儿母乳就睡着了，妈妈本想放松一下，轻手轻脚地想把宝宝放到小床上，结果刚放到床上，宝宝就大哭起来，妈妈只好抱起他继续喂奶。吃了没几口，宝宝又睡着了，放到小床上，又大哭，反复折腾三四次，最终才成功地放到了小床上睡觉了。从宝宝的角

度就不难理解这一现象，他喜欢被怀抱，喜欢吸吮母乳，3 周的宝宝，就开始有感情的需求，这个现象大概会持续到 3 月龄。所以，从宝宝出生，就每天记录一下吃奶的时间、大小便的时间和次数、睡眠的时间，每 24 小时统计一下，一天吃母乳合计多少分钟，大便几次，睡眠多少小时，逐渐到了 3 个月之后，就能摸索出宝宝的生活规律了。

母乳喂养，短则数月，长则数年，其中的苦乐一言难尽。母乳喂养是一门需要学习的技能，并在不断学习和实践中逐渐完善。家人的支持，母亲的信心、耐心、恒心，才能使宝宝获得源源不断的母乳。

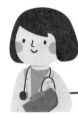

哺乳期妈妈得病，宝宝怎么办

儿科　王雪梅

人吃五谷杂粮，难免会生病。可正在哺乳期的妈妈如果生病了，还能给宝宝喂奶吗？

事实上，针对不同情况应采取不同的处理方式。需要根据妈妈所患疾病种类、病情的轻重程度、用药情况以及时间长短等情况综合分析以决定是否继续喂奶。

感冒是最常见的疾病，一般会出现发热、打喷嚏、流鼻涕等症状。通常来讲，在感冒期间，妈妈可以继续为宝宝喂奶。因为无论是细菌还是病毒性感染，当妈妈出现症状时，宝宝早已暴露在被传染的环境之中了，乳汁中的抗体反而有利于婴儿抵抗疾病的侵袭。

不过，在喂奶时，妈妈应该尽量减少与宝宝面对面的接触，必要时佩戴口罩，以防呼出的病原体直接进入孩子的呼吸道。那样，对宝宝可就不好了。

此外，妈妈还要勤换衣服、勤洗手，减少日常与孩子的接触。如果感冒不重，妈妈可以多喝开水或服用板蓝根、感冒清热冲剂；如果病情较重，需要服用其他药物，应遵照医生处方，以防止某些药物成分进入母乳，影响宝宝健康。如果发热了，就不要再母乳喂养了，可用奶粉代替。

➕ 还有些其他疾病也需要引起注意

有的妈妈在怀孕时患上糖尿病，只要经饮食调整或通过胰岛素治疗，妈妈病情趋于稳定，就可以继续用母乳喂养宝宝。

有的妈妈患有急性乳腺炎等乳房疾病，如果乳头已经破裂、感染，就应暂时停止喂奶，或将母乳煮沸后再喂给宝宝。

还有一些非器质性的疾病，比如失眠、抑郁等症状，如果妈妈连续服用了含有中枢神经抑制药物，可能会造成宝宝嗜睡、体重减轻。对于这种情况，妈妈需要根据情况减少或不再母乳喂养。

如果哺乳期的妈妈患有哮喘、过敏性鼻炎等过敏性疾病以及阴道炎、结核、心脏病等，用药需谨遵医嘱，并咨询医生是否适合继续母乳喂养。

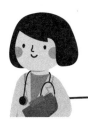

两岁前，母乳辅食怎么搭配

儿科　张娟

目前，在婴幼儿营养领域有"生命最初 1000 天"的说法，这 1000 天是指从母亲怀孕开始到孩子出生后两年。成年后的很多疾病，都取决于这个时期的营养状态。

✚ 孕期营养问题

英国有位医师叫大卫·巴克，他做了一个有趣的研究，1944—1945 年间荷兰发生了饥荒，针对当时出生的孩子，到 20 世纪 90 年代的时候再做人群调查，结果发现他们发生高血压、肥胖、糖尿病等代谢性疾病的概率比其他年代出生的人群要高。这就是著名的 DOHaD（developmental origins of health and disease）理论，即成人疾病胎儿起源学说。

DOHaD 理论认为：除了成人期的生活方式和基因遗传之外，胚胎期的不良状态，或者营养异常的状态，可能会影响成年期的疾病发生。

有项研究对怀孕最后 3 个月的孕妇进行研究，让她们分成两组：一组每天摄入一定量的胡萝卜汁，另一组不添加胡萝卜汁。调查发现，在添加辅食阶段，加胡萝卜汁的妈妈生下的孩子比较能够接受胡萝卜的味道。这提示我们：孕期母亲摄入的食物味道会影响婴儿的味道偏好。

因此，孩子的很多饮食行为、营养状况都是与孕期、哺乳期和幼儿期喂养密切相关的。

✚ 分阶段育儿经

1. 0~6 月龄

坚持母乳喂养。母乳里有很多免疫因子，可以避免孩子出生后患感染性疾病。母乳含有的一些有益的细菌，如双歧杆菌，有利于孩子的黏膜免疫发育。母乳喂养的过程还能够增强母子交流，有研究表明，母乳喂养的孩子情商比配方奶喂养的孩子高。

另外，母乳喂养可以减少孩子出现过敏性疾病的概率，这可能与肠道菌群、母乳中低聚糖能增加肠道的屏障功能有关。因此，0～6 月龄孩子最优的食品就是母乳。

2. 7～24 月龄

母乳仍然可以为满 6 月龄（出生 180 天）后婴幼儿提供部分能量、优质蛋白质、钙等重要营养素，以及各种免疫保护因子等。继续母乳喂养也仍然有助于促进母子间的亲密关系，促进婴幼儿发育。因此，7～24 月龄婴幼儿应继续母乳喂养。

不能母乳喂养或母乳不足时，需要以配方奶作为母乳的补充。

婴儿满 6 月龄时，胃肠道等消化器官发育已相对完善，可消化母乳以外的多类食物。同时，婴儿的口腔运动功能，味觉、嗅觉、触觉等感知觉，以及心理、认知和行为能力也已准备好接受新的食物。此时开始添加辅食，不仅能满足婴儿的营养需求，也能满足其心理需求，并促进其感知觉、心理及认知和行为能力的发展。

这时，需要增加富含铁的食物，可添加强化铁的铁制剂，然后逐渐引入蛋黄、肉泥等富含铁的食物。因为婴儿体内的铁主要是孕后期 3 个月由母体经胎盘供给，而婴儿在生后 2～3 个月时会发生生理性贫血，加上母乳中铁元素含量不高，可能会出现贫血。在此基础上，宜逐渐引入其他不同种类的食物以提供不同的营养素。

添加辅食过程中的原则：每次只添加一种新食物，由少到多、由稀到稠、由细到粗，循序渐进。 从一种富铁泥糊状食物开始，如强化铁的婴儿米粉、肉泥等，逐渐增加食物种类，过渡到半固体或固体食物，如烂面、肉末、碎菜、水果粒等。每引入一种新的食物应适应 2～3 天，密切观察是否出现呕吐、腹泻、皮疹等不良反应，适应一种食物后再添加其他新的食物。

➕ 顺应喂养，不要强迫喂养

随着婴幼儿的生长发育，父母及喂养者应根据其营养需求的变化，感知觉、认知、行为和运动能力的发展，顺应婴幼儿的需要进行喂养，帮助婴幼儿逐步达到与家人一致的规律进餐模式，并学会自主进食，遵守必要的进餐礼仪。

父母及喂养者有责任为婴幼儿提供多样化且与其发育水平相适应的食物，在喂养过程中应及时感知婴幼儿所发出的饥饿或饱足的信号，并做出恰当的回应。尊重婴幼儿对食物的选择，耐心鼓励和协助婴幼儿进食，但绝不强迫进食。

父母及喂养者还有责任为婴幼儿营造良好的进餐环境，保持进餐环境安静、愉悦，避免电视、玩具等对婴幼儿注意力的干扰。

控制每餐时间不超过 20 分钟。父母及喂养者也应该是婴幼儿进食的好榜样。

辅食应保持原味，尽量少加调味品，尽量减少糖、盐及刺激性调味品的摄入，保持淡口味。淡口味食物有利于提高婴幼儿对不同天然食物口味的接受度，减少偏食挑食的风险。淡口味食物也可减少婴幼儿盐和糖的摄入量，降低儿童期及成人期肥胖、糖尿病、高血压、心血管疾病的风险。

强调婴幼儿辅食尽量少添加盐、糖及刺激性调味品，也是为了提醒父母在准备家庭食物时也应保持淡口味，既为适应婴幼儿的需要，也为保护全家人的健康。

✚ 注意饮食卫生、进食安全，监测体格发育

制作辅食前须先洗手。制作辅食的餐具、场所应保持清洁。辅食应煮熟、煮透。制作的辅食应及时食用或妥善保存。进餐前洗手，保持餐具和进餐环境清洁、安全。婴幼儿进食时一定要有成人看护，以防发生进食意外。整粒花生、坚果、果冻等食物不适合婴幼儿食用。

孩子的前 3 年生长发育指标非常重要，需要监测。如果这时候出现了疾病或者其他的影响，造成孩子生长曲线下降，一定要及时寻找原因，否则孩子会慢慢出现营养不良。适度、平稳生长是最佳的生长模式。每 3 个月定期监测并评估 1 次 7 ~ 24 月龄婴幼儿的体格生长指标有助于判断其营养状况，并可根据体格生长指标的变化，及时调整营养和喂养。对于生长不良、超重肥胖，以及处于急慢性疾病期间的婴幼儿应增加监测次数。

✚ 添加辅食后，如何安排一天膳食

孩子 7 ~ 9 月龄时就可以添加辅食了，以米粉、肉泥、蛋黄泥等为主。但是，具体应该如何安排孩子一天的膳食呢？

一般来讲，先母乳喂养，可以在早上那一顿饭的时候喂一点辅食，看能不能吃。喂完以后，前 3 天看看孩子有没有腹泻、皮疹等问题，即能否耐受这些食物。

当进食逐渐稳定，且量也增多，辅食喂养可以作为单独的一餐。母乳还是强调喂养，每天喂 1 ~ 6 次，辅食 2 ~ 3 次，观察有没有食物过敏。不管母乳还是配方奶，奶量应在 600ml 以上。

临床上往往看到一些孩子在 6 月龄以后生长速度会下降，或者体重下降，本来 0 ~ 6 月龄都是中上的水平，到了 1 岁的时候掉到中下或者营养轻度不良，这与辅食添

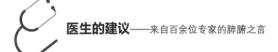

加不当是有关系的，可能会造成能量摄入不足。

9月龄时，孩子不能光吃糊状的东西，可以添加小颗粒的食物，如烂面、碎菜，不能让孩子吃得太过精细，以此来训练咀嚼能力。

10～12月龄时，注意培养孩子对进食的兴趣，考虑让孩子自己坐在餐桌上，切断一些块状或者条状比较好啃的食物，注意不要强喂，这样往往会引起孩子的反感，反而造成进食的困难。除了米粉、蛋黄泥，还可以逐渐添加更丰富的食物，如鱼类、水果和蔬菜。

在此期间，奶还要保证每天3～4次，辅食每天3～4次，让孩子进食的时间与大人时间相靠，以培养孩子的进食文化和观念。此时奶量保证到600ml。母乳不足的时候可以用配方奶替代，不能认为母乳不够，吃饭吃得好就行了。

等到1岁以后，要让孩子学习自主进食。尝试进食家庭食物，可以拿着小勺试着吃，这也是进食的乐趣。大人不要怕弄脏、怕麻烦而不让孩子自己进食，这是非常不好的。孩子自己拿小勺吃，可能只有50%的东西吃到嘴里，50%的会洒掉，但这样慢慢训练他，到2岁的时候，小碗里的食物孩子基本上都能自己吃进去。这是学习的过程，不要因为怕麻烦就剥夺了孩子学习的能力。

1岁以后，可以引入少量的鲜牛奶，要选择巴氏消毒牛奶或者酸奶、奶酪，但建议少量摄入，不能以此完全替代配方奶及母乳，如果孩子不接受也别强求。如果家里条件允许的话，配方奶的喂养可以持续到孩子6岁。

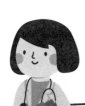

孩子挑食，怎么办

营养科　张秋香

6～17岁的孩子处于身体生长发育迅速的时期，充足合理的营养关系到智力和体格的正常发育，是一生健康的物质保障。合理膳食、均衡营养对于他们而言十分重要。

然而，目前孩子普遍存在着两种极端情况：一种是由于不适应青春期的身体脂肪适度增加，如一部分爱美的女生挑食，甚至盲目过度节食，结果造成了体重不达标、贫血甚至营养不良；另外一种是由于孩子暴饮暴食，长期无节制地摄入零食，超重、肥胖屡见不鲜。

在日常生活中，我们如何来预防和纠正孩子的这些不良饮食行为呢？

✚ 要提高孩子们的营养科学素养

家长应该言传身教，改变自身不健康的饮食行为，不把食物当成奖励，不要再说"好好考，考好了给你买好吃的"这样的话。

孩子们应该在家庭和学校能学到关于食物与营养的知识，学会合理搭配食物，养成健康的饮食习惯。

✚ 家庭应该饮食规律，三餐时间大致固定，定量分配，比例合适

应保证早餐占一天总能量的 25%～30%，午餐占 30%～40%，晚餐占 30%～35%。

从食物种类来说，孩子要经常吃含钙丰富的奶、奶制品和大豆制品。每天 300ml 奶或者相应量的奶制品能保证钙的摄入，促进骨骼健康。需要指出的是，乳饮料不是奶，不能代替奶。

要经常吃含铁丰富的猪瘦肉、牛肉、羊肉等，同时搭配能促进铁吸收的含维生素 C 丰富的新鲜蔬菜水果，保证铁的摄入，预防缺铁性贫血。

每天少量、多次、足量地饮水。6～10岁的孩子每天 800～1000ml，9～17岁的孩子每天 1100～1400ml，天气热时应该增加饮水量。

✚ 要合理选择零食

水果和能生吃的新鲜蔬菜、奶类、大豆及其制品、坚果、谷薯类等都可以作为健康的零食，但是要合理把握数量，不能影响进食正餐，在正餐前 30 分钟及睡前 30 分钟不能吃零食；不喝或者少喝含糖饮料，更不能用饮料代替水；既不能采用极端的方式控制体重，也不能暴饮、暴食。

✚ 保持合理强度的身体活动

孩子应确保每天累计至少 60 分钟的中等强度的身体活动，以有氧运动为主；每周至少 3 次高强度身体活动（如长跑、游泳、打篮球），3 次抗阻力运动（如俯卧撑、仰卧起坐及引体向上等）。

应该避免空腹运动和餐后半小时内运动，运动中和运动后注意及时补充水分。少年儿童应该减少久坐和长时间注视屏幕。

✚ 保证孩子的体重合理增长

对于已经发生营养不良的孩子，应该在充足能量摄入的基础上，增加鱼、虾、瘦肉、禽类等优质蛋白质的摄入，保证一日三餐，纠正偏食、挑食和过度节食的不健康饮食行为。

对于已发生超重或者肥胖的孩子，在保证正常生长发育的基础上调整膳食结构，控制总能量的摄入，适当增加杂粮、蔬菜、水果、豆制品的摄入，避免零食和含糖饮料。如果有了营养相关疾病应该及时就医。

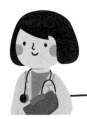

婴儿食物过敏，咋办

儿科　李在玲

　　随着人们生活水平的提高、卫生条件的改善，过敏性疾病的发生率无论是在发达国家还是发展中国家都有所增加，被世界卫生组织称为"21世纪流行病"。

　　春季，万物复苏、鲜花盛开，是过敏性疾病高发的季节。其实，除了花粉外，某些食物也可以引起宝宝过敏，食物是宝宝生长发育的必需品，门诊经常可以遇到这样的宝宝，他们的爸爸妈妈焦急万分，对于食物过敏有着很多疑问。

什么是食物过敏

　　我们吃的东西也可以引起过敏？是的，甚至可以危及生命。古罗马哲学家及诗人卢克莱修曾说过："一些人的美食，却是其他人的毒药。"

　　食物过敏是指食物进入人体后，机体对之产生的可重复出现的异常免疫反应，导致机体生理功能的紊乱或组织损伤，进而引发一系列的临床症状。引起过敏的食物是常规的食物，没有被污染、没有腐败、没有毒物，多数人食用后没有反应。少数特殊体质的人食用后会出现免疫反应。

什么食物最容易引起过敏

　　虽然目前报道有170余种食物可以引起过敏，但容易引起食物过敏的最主要食品有8种，它们是花生、牛奶、鸡蛋、小麦、大豆、坚果、虾和贝壳类动物。

婴幼儿更容易发生食物过敏吗

　　在食物过敏人群中，3岁以下的婴幼儿占有很大的比例，这是因为婴幼儿的肠道黏膜屏障不成熟、免疫系统不完善，不能形成很好的免疫耐受；而婴幼儿因为生长发育的需要，需要摄入更多的大分子蛋白，蛋白的分子量越大越容易导致过敏。上述原因使得婴幼儿更容易发生食物过敏。

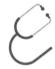

什么样的孩子容易出现食物过敏

有过敏性疾病遗传背景的宝宝更容易出现食物过敏。

1. 当父母有一方患有过敏性疾病，他们的下一代有 20%～40% 患过敏性疾病的概率。

2. 当父母双方都患有过敏性疾病，他们的下一代有 50%～80% 患过敏性疾病的概率。

3. 当父母双方都没有过敏性疾病，他们的下一代有 10%～15% 患过敏性疾病的概率。

4. 当父母双方同患同一种过敏性疾病，其下一代患过敏性疾病的概率将在 90% 以上。

5. 祖父母、外祖父母、父母的兄弟姐妹等二级亲属患有过敏性疾病，也对孩子有一定影响。

什么是速发型的食物过敏

速发型食物过敏在医学上定义为 IgE 介导的食物过敏反应，此种过敏反应的强弱与摄入食物的多少无关，微量的食物即可以引起强烈的反应。

临床表现为：反应发生在摄入食物后数分钟至 2 小时之内。可有皮肤症状，如大面积红斑、荨麻疹、眼皮和面部明显水肿；呼吸系统症状，如气短、气促、喘息、呼吸困难、咽喉梗阻，甚至呼吸停止；消化系统的表现，如腹痛、肠绞痛、腹泻、呕吐、便血；循环系统，如血压下降等。

如果只有皮肤的表现，一般为速发型食物过敏反应。除皮肤表现外，同时还伴有其他系统和器官的症状（如呼吸系统、消化系统等），则为严重速发型食物过敏反应。

出现了严重速发型食物过敏该怎么办

当出现严重的食物过敏反应，应立即呼叫急救车，在专业医务人员的陪伴下或进行紧急救治后送至医院。

什么是迟发型的食物过敏

迟发型食物过敏在医学上定义为非 IgE 介导的食物过敏反应，可以有消化系统、皮肤、呼吸系统的表现，其中 60% 以上表现为消化系统症状，如反流、呕吐、拒食、腹泻、便血等。

在婴儿牛奶蛋白过敏中，往往表现为黏液便、血便、迁延性或慢性腹泻。容易被当作肠道感染，而用抗生素治疗。

✚ 食物过敏该做什么检测

一般来说有 3 类方法。

1. 抽取静脉血检测各种食物的特异性抗体

常规食物基本上都可以检测，此类检测可精确查出抗体的浓度，对过敏的状态、有可能持续的时间作出初步的判断。

2. 皮肤点刺试验

类似于抗生素的皮试，但是不是注射，而是将过敏原试剂点在皮肤表面，用特殊的针点刺皮肤浅层，不刺破真皮层，疼痛感不明显。此项试验检查准确，与取血检测抗体基本相同，当时可以看到结果。皮肤点刺前需要停用抗过敏药物 2 天以上，停用皮肤外用的激素类药膏，停用全身应用的激素类药物。

3. 食物激发试验

停用可疑过敏的食物 2 星期以上，再次食用，观察是否出现过敏症状。此试验是诊断食物过敏的金标准。曾有速发型食物过敏的患儿需要在医院医生、护士等接受过专业培训的人员的监控下按程序实施。此法有可能会引起严重的过敏反应，实施的医院须有相应的抢救设备和措施。食物激发试验进行过程中所摄入的食物量是有差别的，不同食物有不同量的等级，应在相关医院进行标准化的试验，得出的结论才能够准确。

✚ 婴幼儿食物过敏会持续多长时间

婴幼儿期出现的食物过敏与婴幼儿胃肠道屏障功能和菌群以及免疫系统发育不完善有关，当宝宝逐渐长大到 3~5 岁，大多数孩子的食物过敏症状会消失，少数食物（如有壳海鲜）的过敏症状会终生存在。

食物过敏发病时间越早，过敏现象越重，今后这类孩子哮喘、过敏性鼻炎等疾病

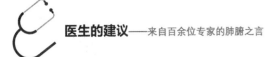

的发病风险越高。

➕ 食物过敏的治疗

严格地避食是最关键的治疗。 避食过敏的食物，比如有牛奶蛋白过敏的宝宝需要避食牛奶（包括奶粉）、酸奶、奶酪以及含牛奶的米粉、面包、蛋糕、饼干、含乳饮料等食品，进食水解蛋白配方或游离氨基酸配方的奶粉来代替全蛋白牛奶或奶粉，以保证营养供给。

鸡蛋过敏的宝宝要避食鸡蛋、鸭蛋、鹅蛋、鹌鹑蛋、鸽子蛋等禽蛋，以及避食含鸡蛋成分的婴儿食品、蛋糕、色拉酱等食品。

药物治疗一定要在医生的指导下进行，避免盲目用药。有食物过敏宝宝的妈妈应注意以下问题。

1. 夫妻一方或双方有过敏性疾病史者，妈妈怀孕时应避免超量摄入高蛋白的食物，比如有些孕妇每天吃 10 多个鸡蛋，这不但给自身的脏器增加负担，还有可能致敏胎儿。宝宝出生后应尽量母乳喂养。

2. 母乳喂养出现食物过敏的宝宝，妈妈需要避食导致宝宝过敏的食物。有些婴幼儿从未喝过牛奶，为什么也会出现严重过敏？这是由于进行母乳喂养的妈妈喝牛奶、吃奶制品，将牛奶中的过敏原通过母乳带给婴幼儿，先致敏了宝宝，当宝宝直接接触到牛奶时就会出现过敏反应。其他食物过敏也是同样的道理。因此哺乳的妈妈要严格避食导致宝宝过敏的食物。

3. 添加辅食要得当，添加固体辅食的时间不能早于 4 月龄，也不能晚于 6 月龄。首先添加谷类食物（如婴儿营养米粉），其次添加蔬菜汁 / 泥，然后水果汁 / 泥，最后添加动物性食物（如蛋羹、鱼、禽肉泥 / 松等）。

4. 家长要学会看商品食物配料标签，认真阅读，确认是否存在宝宝过敏的食物原料，如果有，要避免给宝宝食用。如果宝宝存在严重的食物过敏反应，如牛奶蛋白严重过敏，而食品配料表中标明含有微量牛奶，此种食品是不能给宝宝食用的。

5. 有食物过敏宝宝的妈妈要学会记录详细的宝宝饮食日记，喂母乳的妈妈同时要记录自己的饮食日记。观察宝宝的症状与饮食的关系。

6. 曾经有严重食物过敏反应或超敏反应的宝宝，其常密切接触的家庭成员如果进食了宝宝过敏的食物，需要洗手、漱口后再接触宝宝。因为即使是微量的食物残渣，也可以使宝宝出现过敏反应。

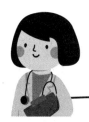

湿疹还是皮炎？儿童皮肤问题一箩筐

皮肤科　王文慧

　　有时会遇到患者或者家属纠结——孩子这病到底是湿疹还是皮炎？为什么有的医生告诉我们是湿疹，有的医生却说是皮炎？

　　还有，患处皮损一点儿都不湿，怎么被诊断为湿疹了呢？

　　这源于学术界疾病命名的混乱。最初的湿疹，起源于拉丁语的"水沸腾"，是指具有渗出倾向、瘙痒明显的一类疾病，但随着对疾病认识的不断深入，疾病的分类和命名都在发生一些变化。

　　目前比较被接受的观点是：湿疹是一个暂时性形态学描述性诊断，还应该进一步分类诊断；不主张单独诊断皮炎，而应加以一定的修饰，如特应性皮炎、接触性皮炎、脂溢性皮炎等。也有观点认为，凡病因、发病机制或临床特点明确的湿疹可以称为某某皮炎，否则均笼统地称为湿疹；在有些文章里，湿疹等同于特应性皮炎，尤其小儿湿疹，就是特应性皮炎在小儿期的表现。

✚ 什么是特应性皮炎

　　特应性皮炎 50% 以上在婴儿期起病（通常在出生 2 个月以后，所以要注意，如果刚刚出生的孩子就有皮损，通常是先天性疾病，并不是湿疹皮炎），90% 的患者 5 岁以前起病，对于还不会爬行的婴儿，皮损常见于面部（累及颊部，俗称"奶癣"，其实和吃奶没有任何关系）；皮肤的任何部位均可受累，但尿布区通常不受累。

　　儿童期和青少年期逐渐出现与成人期类似的临床特点，表现为肘窝、腘窝及颈后的亚急性和慢性皮损，俗称"四弯风"，腕部及手部经常受累，踝部及足部也可能受累。皮损逐渐从湿性转变为干性。特应性皮炎通常瘙痒非常明显。

　　除了典型皮损表现外，患者还可能有个人或家族特应性病史（特应性皮炎、过敏性鼻炎、哮喘或过敏性结膜炎），以及干皮症、鱼鳞病 / 掌纹症 / 毛周角化症、乳头湿疹、唇炎、眶周黑晕、白色糠疹等。特应性皮炎的病因和发病机制目前还不完全清楚，遗传、免疫、皮肤屏障破坏是主要的原因。

➕ 特应性皮炎应该怎样治疗呢

治疗方面，首先要加强皮肤的护理、减少诱发因素（比如使用碱性肥皂、刺激性的化学品、过度频繁洗浴等）。

干燥皮肤会诱发特应性皮炎发作，经常使用润肤剂保持皮肤滋润非常重要，要在沐浴或淋浴后3分钟内使用润肤剂。只在腋窝、腹股沟大汗腺区域使用温和的沐浴露、有泡沫的浴液及有香味的浴盐或油可能会刺激皮肤，应该避免使用。

不要使用搓澡巾。推荐盆浴或湿包，但时间不可过长，要控制在10～20分钟以内，之后迅速用软布轻轻蘸干，并立即在皮损涂抹外用药，全身皮肤涂抹润肤剂。

一般不禁止患者在经氯消毒的泳池中游泳，但是建议游泳后立即冲澡并使用润肤剂。尽量选择浅色棉质衣物，羊毛或化纤制品通常会加重皮损。

很多患者或家属都会谈激素色变，其实如果在医生的正确指导下使用，多数外用激素是安全有效的，但在面部、间擦部位（腹股沟、腋窝、乳房下皱褶）比较容易出现外用激素所致的皮肤萎缩，推荐外用钙调磷酸酶抑制剂。间歇外用和主动维持使用钙调磷酸酶抑制剂可以减少特应性皮炎严重发作的频次，延长疾病缓解期。

多数情况下，外用治疗就已足够，但对于中重度特应性皮炎，阶梯治疗方案中可能会有口服抗组胺药、光疗、免疫抑制剂等，以及比较新型的生物制剂。在外用治疗中，要注意长期外用激素的副作用以及使用外用药或润肤剂导致的过敏。

如果家里有特应性皮炎的患儿，皮肤护理会占据家长大量的时间，但好消息是，多数特应性皮炎患儿在5岁以后病情会减轻或痊愈，只有部分患者可能会持续到成人期。

➕ 另一类湿疹皮炎类皮肤病——脂溢性皮炎

脂溢性皮炎通常在出生后1周左右出现（比特应性皮炎发病更早），可能持续几个月，有自限性。皮损的分布模式也不同，多表现为头顶及前囟区轻度油腻性鳞屑，可以扩展至整个头皮，出现炎症及渗出，可发展为覆盖大部分头皮的、粘连着的鳞屑性及结痂性斑块（"摇篮帽"）；面部常表现为明显的对称性皮损，累及前额、眉弓、眉心、上睑、鼻唇沟及鼻侧部、耳后区，有时会累及枕部和颈部；躯干及四肢近端可以出现泛发性皮损，皮损通常不是很严重；腋窝及腹股沟皱褶部位可以受累（尿布皮炎皱褶部位一般不受累）。

通常比特应性皮炎的炎症轻，最重要的是，没有明显瘙痒、易激惹及睡眠影响。

一般饮食也不受影响。

婴儿脂溢性皮炎症状轻且有自限性，因此一般采取简单的皮肤护理措施就能收到满意的效果，如洗澡及用润肤剂。避免刺激（如使用机械的方法去除头皮鳞屑）很重要。如果结痂厚，可以油焖 15 分钟左右，用柔和的洗发剂去除头皮鳞屑及结痂。重症患者可以外用一些抗真菌制剂。

✚ 其他几种类型的皮炎

有一种皮炎表现为双侧面颊和额部出现多量丘疹、脓疱，多见于 42 天到 3 月龄的婴儿，有时会被误以为是湿疹，但正确的诊断应是婴儿痤疮（目前也有观点认为这就是一种特殊类型的脂溢性皮炎）。

还有一种容易和湿疹混淆的常见疾病——痱子，原因是出汗过多，尤其因为衣物包裹出现皮肤角质层浸渍时引起的小汗管阻塞。对于小于 2 周的新生儿或者儿童，可以在面部和躯干上部出现 1mm 大小的易破、清亮的小水疱，一般不痒，这就是我们说的白痱，阻塞在角质层，也有先天性白痱；比白痱更为常见的是红痱，可由白痱发展而来，阻塞发生在表皮中部，表现为颈部和躯干部出现瘙痒性、红斑性、1～3mm 的红色丘疹，可以有小脓疱，这时也更易和湿疹相混淆。典型的发病部位和过程可以帮助鉴别诊断痱子。痱子的主要治疗方法是保持清爽、透气，可以适量使用痱子粉。

接触因素引起的皮炎是接触性皮炎，比较常见的有杧果皮炎和尿布皮炎。建议吃杧果的时候要划成小丁，用勺子送到嘴里，吃完杧果后马上洗嘴。对于尿布皮炎，要注意尿布皮炎腹股沟区不受累。

还有一种沙土皮炎，多见于小儿的手背、手腕和上臂，多跟玩沙子、土或脏水有关，但有时不接触这些脏物也可发病，可能和塑料玩具或其他接触物有关。因此，现在一般诊断为摩擦性苔藓样疹。接触性皮炎最主要的治疗是避免接触诱发物质，也要注意护肤，保持皮肤屏障的完整性。

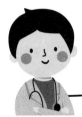

初为父母，怎样照顾早产宝宝

儿科 潘维伟

✚ 帮助早产宝宝出院回家

可爱的"小壮壮"终于要出院了，作为一个 27 周的超未成熟儿，他在新生儿重症监护室度过了 70 多个日夜，在儿科医生和护士阿姨的精心照顾下，他闯过一个又一个难关，从一个只有 800g 的袖珍小早产儿成长到了近 2000g。我们都为他高兴，"小壮壮"的父母见到他时也掩盖不住激动，可他们在高兴之余也不禁担心起来——回家后，自己能照顾好"小壮壮"吗？

对于初为父母的他们来说，一点儿照顾孩子的经验都没有，更别说是照顾一个 27 周的小不点儿了。我们一边鼓励着"小壮壮"的父母，一边有条不紊地给他们讲解早产儿出院后应该注意的事项。

✚ 喂养的问题

1. 我可以对宝宝实行纯母乳喂养吗

母乳是孩子最好的营养选择，但因为出院时大多数早产儿仍存在生长发育落后的问题，若给予纯母乳喂养，并不能满足其对营养素的需求。只有加用含蛋白质、矿物质和维生素的母乳强化剂的母乳喂养才能满足预期的营养需求。大量数据表明，强化母乳喂养能促进早产儿体格的理想增长和骨骼矿化，而且，母乳强化剂是非常安全的。

2. 强化喂养要多久

早产儿强化营养需至少喂养至校正胎龄 40~52 周。在强化母乳喂养的同时，还需加用维生素 D 和铁剂等。

3. 什么时候能添加辅食

辅食添加的时间一般不宜早于矫正年龄 4 个月，不迟于矫正年龄 6 个月。添加的顺序同足月儿。孩子在 1 岁内以奶为主，但辅食添加种类要多。

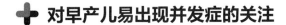

✚ 对早产儿易出现并发症的关注

1. 听力

　　所有早产儿均应定期进行听力随访，通过监测脑干听觉诱发电位或听力筛查来对听力障碍进行筛查，目标是要在出生后 6～9 个月内排除听力障碍。

2. 视力

　　所有体重 < 2000g 或胎龄 < 35 周的早产儿，在生后 5～7 周时均应行间接眼底镜检查，并根据首次检查结果进行眼科定期随访。所有早产儿在 1～5 岁体检时均应检查视力。

3. 支气管肺发育不良

　　出院前需对支气管肺发育不良的早产儿做出院准备及评估。出院后应根据睡眠、觉醒、喂养时缺氧情况和临床指标（主要指生长和运动耐受力）来决定是否增加或减少、停止给氧；如在停止给氧后出现生长缓慢、睡眠和喂养困难，应继续供氧。积极防控肺部感染，加强营养支持。

✚ 出院后体格发育监测

　　1. 定期到儿童保健门诊复查：监测孩子身长、体重和头围的增长情况。测量指标与矫正年龄时间所对应的生长曲线相比较。监测孩子出院后的追赶生长速度。

　　2. 循序渐进地对宝宝进行运动训练：儿保监测对于早产儿来说是非常重要的。在进行体格监测的同时，需要对孩子的运动发育水平进行评估，并进行个体化的指导和训练。

　　3. 掌握正确与孩子交流的方式：要温柔体贴地对待早产儿。初回家庭，他可能会表现出易哭闹，但是家长又不理解他哭的含义，往往会被他折磨得坐立不安。实际上，初回家的早产儿需要一个适应的过程，最初的 3 天或 1 周，对于孩子和爸妈都非常重要。最初 3 天避免奶汁反流，避免呛奶，喂养奶量由少到多，逐渐增加；最初 1 周需防止呼吸道感染，避免接触陌生人，每天和孩子说说话、聊聊天，让孩子逐渐适应家庭环境、适应父母的照顾，避免短期内再住院。

✚ 对孩子随访的具体安排

首次： 出院后 1 周，评估母婴适应情况。

第 2 次： 纠正胎龄满 40 周时，全面评估早产儿神经系统的发育情况，如有必要，做头颅 MRI。

出院后 1 ~ 3 个月内： 随访重点是体格发育，尤其是体重方面的追赶生长；指导合理喂养；监测相关并发症（胆汁淤积、听力损害、早产儿贫血、慢性肺疾病、早产儿视网膜病）；早期神经系统干预。

出院 3 ~ 6 个月内： 重点评估神经系统发育情况，早期识别发育障碍，便于进行个体化干预措施以及膳食营养指导。

出院后 6 ~ 12 个月内： 重点进行神经系统发育干预和膳食营养指导。

之后的随访频率一般来说是出院后 12 个月，每 1 ~ 2 个月 1 次；1 ~ 2 岁，每 3 个月 1 次；3 ~ 6 岁，每半年 1 次。

听完我们的详细讲解后，"小壮壮"的父母心里踏实多了，十分高兴地陪着"小壮壮"进入早产儿过渡病房。我们相信，经过训练的新手爸妈，能慢慢体会该如何照顾"小壮壮"，也会有足够的信心在今后养育好"小壮壮"，陪伴他茁壮成长。

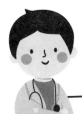

儿童流感的预防与治疗

儿科　潘维伟　童笑梅

流感，又称流行性感冒，特指由甲型或乙型流感病毒引起的急性上呼吸道感染。与普通感冒相比，流感的局部症状如流涕、咳嗽等较轻，但是它的全身症状往往很严重，多出现持续性高热、头痛、乏力等，症状持续时间也更长，容易引发肺炎、心肌炎等严重并发症，甚至导致死亡。流感的传染性很强，容易引起区域性爆发流行。

✚ 流感为什么找上孩子

1. 孩子对气温剧烈变化的适应能力较差

冬季气温较低，室内外温差大，骤冷、骤热，气候无常，往往使孩子一时难以适应。

2. 随意添减衣服

孩子大多不会保护自己，常会随意增减衣服，使风寒侵入体内而致感冒。寒冷的气候，可使呼吸道黏膜下血管收缩、黏膜表面的免疫球蛋白分泌减少、黏膜的防御屏障作用减弱，容易让病毒乘虚而入。

3. 户外活动少

天气阴冷，孩子户外活动少，接触日光中紫外线照射的机会也减少，而紫外线可以改变病毒中核酸的生物活性，有杀灭病毒的作用。

4. 冬春季节病毒活动猖獗

日照时间短，湿冷气候可能是冬春季节病毒活动猖獗的一大原因。大气污染重，雾霾天气增多，一方面影响了日光中紫外线的照射量，另一方面，悬浮气溶胶是病毒传播的温床。

5. 集体环境易交叉感染

学龄前或学龄儿童处于幼儿园或学校集体的环境中，一旦有人得流感或感冒，同伴或同学间容易发生交叉传染，加快了传染病的传播速度。

✚ 流行性感冒的治疗

因为儿童流感后容易并发喉炎、急性中耳炎、急性支气管炎、毛细支气管炎、肺炎、心肌炎、心肌病、脑病、脑炎、肌炎等，一旦确诊或疑似流感时，都应尽早开始抗病毒治疗；与普通感冒不同，目前已有特异性抗流感病毒药物。

根据 2017 年 9 月美国儿科学会（AAP）与美国感染病学会（IDSA）最新发表的儿童流感预防与控制建议中，对抗病毒药物使用建议如下。

1. 流感的药物治疗与预防主要以奥司他韦为主，治疗强调在出现症状 48 小时内尽早给药，但是如果超出 48 小时给药，也有作用。

2. 除尽早口服奥司他韦外，还需要做到充分休息，给予清淡、易消化饮食，开窗通风保持空气新鲜，不滥用抗生素，对于体温大于 38.5℃以上者给予退热药，根据患儿是否出现鼻塞、流涕、咳嗽等症状给予患儿缓解感冒症状的药物治疗。

✚ 流行性感冒的预防接种

1. 推荐所有 6 月龄以上的儿童、青少年进行季节性流感的疫苗接种。

2. 6 月龄~8 岁从未接种过流感疫苗者，首次接种需要 2 剂（间隔≥4 周）。在上一个流行季节接种过 1 剂或 1 剂以上流感疫苗的，建议本次接种 1 剂；8 岁以上孩子仅需接种 1 剂。

3. 6 月龄以上患有心脏疾病、代谢性疾病、神经系统疾病和接受阿司匹林类药物治疗的患儿，需医生评估后接种。

4. 目前尚未许可对 6 月龄以下的婴儿进行流感疫苗接种。

✚ 流行性感冒的其他预防措施

1. 任何与确诊或高度怀疑流感患者密切接触的患儿，或是在家庭、学校、幼儿园和社区爆发流感疫情时，可以选择预防性用药。

2. 流感高发季节，需避免去人多拥挤、通风不畅的公共场所，注意休息，居室通风，多饮水，勤洗手，注意卫生。

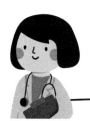

流感宝宝护理 6 大要点

儿科 陈宇珊 童笑梅

随着寒流的降临与病毒感染的流行，北京、天津、青岛等北方城市医院的儿科门诊、急诊量急骤上升。患儿表现出的大部分症状为高热、咳嗽、流鼻涕，一部分还出现呕吐、腹泻等症状。

✚ 流感的发生原因及传播途径

冬季气温较低，室内外温差大，骤冷骤热，气候无常，可使呼吸道黏膜下血管收缩、黏膜表面的免疫球蛋白分泌减少、黏膜防御屏障作用减弱，容易让病毒乘虚而入。

流感病毒典型的传播途径是经飞沫（即气溶胶）吸入，与感染者的鼻腔分泌物或污染物直接接触。但"手—手""手—表面—手"的接触传播似乎比飞沫传播更常见。病毒可长时间在环境中生存（鼻病毒生存期超过 18 小时）。病毒可能黏附在人手上，随后带到眼睛或鼻腔，引起感染。

✚ 宝宝家长的护理要点

1. 耐心等待孩子痊愈

病毒感染是一种自限性疾病，只要孩子的免疫功能正常，通常 1 周左右的时间能痊愈（咳嗽、流涕可能会延续一段时间）。众所周知，病毒感染是没有特效药的。

2. 注意休息

让孩子充分休息，以减少体力消耗。患儿年龄越小，越需要休息，待症状消失后才能恢复自由活动。

3. 调理饮食

孩子感冒后食欲多减退，应根据孩子食欲状况及消化能力的不同，分别给予清淡、易消化的食物，如稀粥、面条等。喂奶的孩子可暂时减少喂奶次数，不要强行喂

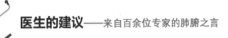

奶，以免发生吐泻等消化不良症状。由于发热、出汗多、吐泻等原因引起体液损耗大，应鼓励孩子多饮水，防止脱水。可给予一些富含维生素 C 的水果或果汁。

4. 当孩子出现发热时，最好带他到医院验血常规（社区医院即可）

如果白细胞高，考虑有细菌混合感染，可相应服用几天抗生素控制细菌感染；如果血液化验正常，不需要服用抗生素（因为抗生素对病毒无效）。目前没有有效的抗病毒药，发热早期可使用奥司他韦。原则上，只要孩子用了退烧药（或配合物理降温）后，体温能降到 38℃ 以下，此时孩子精神状态好，基本不影响吃喝和玩耍，继续观察护理即可。一般 3 ~ 5 天，体温即可恢复正常。

5. 及时就医

如果孩子服药后体温不降，或体温虽降，但精神状态仍然不好，或伴有头痛、声音嘶哑、反复呕吐等症状，最好及时就医。

6. 其他对症处理

如流涕、咳嗽重时，可配合服用感冒药和止咳药，同时可服用一点儿清热解毒的小中药，如豉翘清热颗粒或蒲地蓝消炎口服液等。

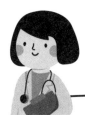

打喷嚏、流鼻涕就是感冒吗

儿科　刘　玲　周　薇

✚ 打喷嚏、流鼻涕一定是感冒吗

　　打喷嚏是指鼻黏膜或鼻咽部受到刺激所引起的一种防御性呼吸反射。反射动作与咳嗽类似，都由深吸气开始，随即产生一个急速而有力的呼气动作，急速的气流主要从鼻腔中喷出。打喷嚏的生理意义就在于排出上呼吸道中的异物或过多的分泌物，清洁和保护呼吸道。许多生理及病理情况下都可引起打喷嚏，如闻到刺激性气体等。人患感冒时，由于受到病毒或细菌的侵袭，鼻黏膜感受性增高，极易引起打喷嚏。因此，打喷嚏只是感冒的一种常见症状。

✚ 打喷嚏、流鼻涕不一定是患了感冒

　　感冒的症状除了打喷嚏、流鼻涕之外，还有发热、咳嗽、头晕、浑身酸痛等一系列症状。如孩子若体温正常、无发热，一般情况良好。仅流涕和打喷嚏，这种情况并非一定是患了"感冒"，也有可能是儿童鼻炎。

　　尤其是春秋两季，气温忽冷忽热，空气湿度大，雾霾指数 PM 持续超标，这时不少儿童会有打喷嚏、流鼻涕的症状，还有揉眼睛等表现，儿童患鼻炎的发病率正在逐渐上升。以下这两种儿童鼻炎比较常见。

1. 过敏性鼻炎

　　儿童鼻炎以过敏性鼻炎最为常见。过敏性鼻炎是指易感患儿接触变应原后，主要由特异性 IgE 介导的鼻黏膜非感染性炎性疾病。症状可出现清水样涕、鼻痒、鼻塞、喷嚏等，一般症状出现 2 项（含 2 项）以上，每天症状持续或累计约 1 小时以上，可伴有眼痒、结膜充血等眼部症状。症状严重的患儿可有揉鼻动作。变应原检测包括皮肤点刺和血清特异性 IgE 检查。治疗应选用抗过敏药、鼻喷激素以及白三烯调节剂等。

　　由于儿童过敏性鼻炎具有慢性和反复性特点，若控制不佳，会对患儿生活质量和学习能力造成影响，甚至影响支气管哮喘的发生和控制水平。所以对于已知变应原的患儿，需要使其充分避免变应原接触，如花粉、宠物等。做好室内卫生，保持室内干

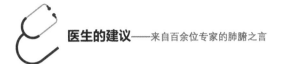

燥。在即将要到来的过敏季节可提前 2～3 周预防性用药。

2. 鼻窦炎

鼻窦炎多也可以引起患儿打喷嚏、流鼻涕。鼻窦炎可分为急性、慢性两种。急性鼻窦炎多由上呼吸道感染引起，细菌与病毒感染可同时并发。慢性鼻窦炎多因对急性鼻窦炎治疗不当，或对其未予彻底治疗以致反复发作，迁延不愈，使之转为慢性。急性鼻窦炎病程 < 12 周，主要表现为持续的、较重的上呼吸道感染症状，包括鼻塞、脓涕、头痛、嗅觉下降等。鼻塞和脓涕是鼻窦炎不同于过敏性鼻炎清水样涕的区别。急性期可有发热、全身不适等全身症状；慢性鼻窦炎病程 > 12 周。检查鼻窦炎需要进行鼻内镜及鼻窦 CT 等检查。治疗包括足量抗生素控制感染、鼻腔冲洗改善鼻窦引流、鼻喷激素以及黏液促排剂改善分泌物性状。必要时，慢性鼻窦炎需要手术治疗。有过敏因素者需要注意避免变应原暴露。

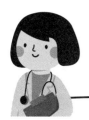

孩子咳嗽老不好，会发展成肺炎吗

儿科 刘 玲 周 薇

咳嗽属于人体的一种保护性反射动作，也就是说，当一个人的呼吸道内有病理性分泌物（最常见的是痰液）或一不小心有异物进入呼吸道内（尤其是小孩较常见，因吃饭不慎，米粒落入气管）时，就会引发机体的反射反应，并通过咳嗽将它们排出。

看似平常的"咳嗽"，本身是机体的一种反射，由中枢神经系统控制，接受与"加工、分析"各种可引起咳嗽的刺激，然后再向有关的神经发出"信号"，并由这些神经将信号/冲动传到有关肌肉及有关器官（如下述的声门等），后者再协调一致地做出咳嗽反应。气道黏膜附着神经末梢，作为"感受器"，当呼吸道感染发生时，上皮细胞受损，神经末梢暴露，就会引起神经调节的咳嗽。除此以外，咳嗽的触发还包括气道黏膜渗透压改变，触发化学感受器诱发的咳嗽反射。

可见，咳嗽本身是一种生理反射，是机体一种"自我保护"方式。但是，咳嗽同时也是某些疾病发生时的症状。如果咳嗽程度剧烈，可能会加重气道黏膜的损伤。不过，咳嗽不会直接导致肺炎的发生。

➕ 咳嗽老不好，切忌盲目应用镇咳剂

呼吸系统疾病容易累及气道，容易并发咳嗽症状，如上呼吸道感染、气管炎、支气管肺炎、哮喘等。而肺炎本身是由于不同病原体或其他因素导致的肺部炎症，临床上会出现发热、咳嗽、气促等表现。

因此，咳嗽作为一种反射，可能由于生理原因导致，也可能是某些疾病发生时（特别是呼吸系统疾病，如肺炎）出现的一种症状，当咳嗽长期无法好转时，应该进一步查找造成咳嗽的原因，对因治疗加对症治疗，切忌盲目应用镇咳剂。如过量应用镇咳剂抑制咳嗽，反而不利于痰液等排出，往往不利于呼吸道疾病恢复。

➕ 经常咳嗽和反复咳嗽的原因有哪些

咳嗽是小儿呼吸系统最常见的症状之一。当咳嗽作为唯一或主要临床表现，病程＞ 4 周，并且拍胸部 X 线片未见明显异常者，称为慢性咳嗽。引起儿童慢性咳嗽常见

的病因如下。

1. 咳嗽变异性哮喘

是目前引起我国儿童尤其是学龄前儿童慢性咳嗽最常见的原因。患儿通常为干咳，常在夜间和清晨发作，运动、遇冷空气后咳嗽加重。患儿往往无感染征象。经支气管舒张剂诊断性治疗后，咳嗽症状明显缓解。

2. 上气道咳嗽综合征

是引起儿童尤其是学龄前与学龄期儿童慢性咳嗽的第 2 位主要病因。各种鼻炎、鼻窦炎、慢性咽炎、扁桃体和增殖体肥大、鼻息肉等上气道疾病均可能引起慢性咳嗽。患儿除咳嗽外，可伴有白色泡沫痰（如过敏性鼻炎）或黄绿色脓痰（如鼻窦炎），伴有鼻塞、流涕、咽干并有异物感和反复清咽等症状。抗过敏药和糖皮质激素对过敏性鼻炎引起的慢性咳嗽有效，化脓性鼻窦炎引起的慢性咳嗽需要抗生素治疗 2～4 周。

3. （呼吸道）感染后咳嗽

是引起幼儿和学龄前儿童慢性咳嗽的常见原因，一般近期有明确的呼吸道感染病史。咳嗽通常有自限性，通常持续时间不超过 8 周，若持续时间超过 8 周，需要考虑其他因素。

4. 胃食管反流性咳嗽

咳嗽可在进食后加剧，夜间好发。需要做 24 小时食管下段 pH 监测，阳性支持诊断。但是需要注意，慢性咳嗽也可导致儿童胃食管反流。

5. 心因性咳嗽

常见于学龄期和青春期的儿童，但需要排除多发性抽动症。心因性咳嗽多以日间咳嗽为主，专注于某件事情或夜间休息时咳嗽消失，常伴有焦虑症状。

上述病因在某些患儿身上可有重叠。儿童还有一些特异性咳嗽病因，常见如下。

1. 先天性呼吸道疾病

主要见于婴幼儿，可由于先天性食管气管瘘、先天性血管畸形压迫气道、喉—气管—支气管软化或狭窄、支气管—肺囊肿、原发性纤毛运动障碍引起。

2. 异物吸入

多见于 3 岁以下儿童，咳嗽是气道异物吸入最常见的症状。

3. 特定病原体引起的呼吸道感染

百日咳杆菌、结核杆菌、肺炎支原体 / 衣原体感染等。

诊断和治疗儿童慢性咳嗽需要针对详细病史，结合上气道情况及影像学和肺功能，以及过敏状态等多方面检查评估。

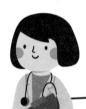

孩子发热，何时需要去医院

儿科 邢 燕

发热是儿童时期最常见的一个症状，对于儿童发热的很多问题，许多家长还不是很清楚。经常是孩子刚发热不到 1 小时，就半夜带来看急诊。而且只要孩子体温不退，一天能来 3 次医院，各科的大夫都看一遍。

真的有必要这么频繁地来医院吗？下面，我就和大家一起谈谈孩子发热的几个关键问题。

✚ 孩子体温多高是发热

孩子是否发热，需要测量体温来判断。目前，市面上常用的体温计有 4 种类型，分别是玻璃水银体温计、电子体温计、红外耳氏体温计及红外线测温仪。相信这几种体温计大家都不同程度地接触过，具体选用哪种温度计要根据孩子配合程度和家庭具体情况而定。玻璃水银体温计是我们国内最常见且最便宜的体温计，但由于容易断裂并有发生水银泄露的危险，现在不主张用于 3 岁以下儿童；电子体温计测量准确且快速，在发达国家已广泛使用，是较为理想的体温测量仪；红外耳式体温计和红外测温仪测量时间短且舒适，适合用于儿童，但相对较贵，目前使用逐渐增多，但其测量准确性受影响因素较多，容易引起测量偏差，需要反复多次测量，一般认为红外测温可能高于腋温 0.5℃。

无论选择哪种体温计，都需要在合适的时机下进行测量：环境温度不能太高或太低；要在安静状态下测量，哭闹、餐后或奶后、运动后立刻测体温容易偏高，穿衣过多测得的体温也容易偏高；测量腋下温度时要保持腋窝干燥，测量时间一般为 5 分钟，不能过长或过短。

一般而言，人体的正常体温是腋温 36.2 ~ 37.3℃，一天内，人的体温会有所波动，但波动范围不会超过 1℃。

体温升高超出 1 天内正常体温波动的上限即认为是发热，也可认为腋温高于 37.3℃即是发热，低于 38℃是低热，超过 39℃是高热，发热的高低与疾病的严重程度并不完全相关。

通常我们说的发热是指 1 周之内的急性发热，需要和大家强调的是发热本身不是疾病，而是一种症状，我们不是去治疗发热，而是去治疗引起发热的疾病。

✚ 孩子为啥会发热

要想知道孩子为啥发热，需要先来看看人体是如何维持正常体温的。在我们的大脑中，存在着一个叫下丘脑的体温调节中枢，它控制着人体的温度。正常情况下，它会设定正常的体温调定点，让人体的产热和散热保持平衡，从而维持正常的体温。

当环境中的细菌、病毒或支原体进入孩子们的体内后，它们会释放一些致热源，下丘脑把体温调定点上移，导致身体通过收缩骨骼肌引起产热增加。

此时，孩子们会表现出寒战、手心及足心冰凉，产热增加、散热减少，这势必会导致体温升高，表现为发热。虽然孩子们会出现寒战、手足心冰凉，感觉全身发冷，但实际他的体温是升高的，呈现一种假冷真热的现象。此时，要避免给患儿过度保暖。

✚ 发热对孩子有什么危害？发热只有坏处吗

一定程度的发热对孩子们是有利的。它是机体对抗细菌、病毒等病原微生物的一种防御表现。T 淋巴细胞是人体最重要的杀灭病原微生物的免疫细胞，发热可以增强 T 淋巴细胞的功能，有助于增加机体的免疫反应，从而对抗入侵的细菌、病毒或支原体等病原。因此，当体温小于 38.5℃，患儿无明显不舒服感觉时，无须服用退热药物。

当然，当体温升高到一定程度，也会引起孩子们的不舒服感觉，可能导致孩子全身代谢增加，表现为疲乏、无力，高热还可能引起惊厥，就是老百姓常说的"抽风"，这也是家长最担心的事情。通常来讲，这种惊厥持续时间一般为 1～3 分钟，大多可以自行缓解，无须过分紧张。

传说中有发热把孩子脑子烧坏了的例子，其实，脑子烧坏了只是由于那些孩子患了脑炎或脑膜炎等病，并不是发热所导致的。此外，发热还可引起孩子心率增快、食欲减低、腹胀、腹泻或便秘。

✚ 发热在家怎么办

家长们需要多观察孩子的精神状态，监测体温的变化趋势。观察有无头痛、呕吐等表现，要给孩子食用易于消化的食物。根据孩子需求增减衣物，不要通过捂汗来降低体温。

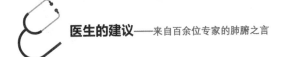

要保证孩子摄入足够的液体类食物。

不推荐给患儿进行温水擦浴，这会让孩子感觉不舒服，也不要给患儿进行酒精擦浴。

体温高于 38.5℃时，可以给孩子服用退热药，常用的药物有布洛芬混悬液和对乙酰氨基酚缓释片。目前不推荐两个药交替使用，一般服用退热药后，可以让体温维持正常 4～8 小时，随后体温会再次升高。一般服用退热药的间隔为 4～6 小时。

急性发热儿童中，绝大多数病因是良性、自限性的病毒感染，发热 3～5 天后体温可自行恢复正常。

因此，通过居家护理和观察，多数孩子体温可以自行恢复。家长不必着急来医院就诊。

➕ 到底啥时需要去医院

当孩子的发热出现如下情况时，需要来医院就诊，在此，我给大家 3 条建议。

1. 当孩子发热超过 3 天，或者 3 月龄以下婴儿一旦出现发热，就要来医院就诊。需要强调的是，这里的 3 天是指的 72 小时。

2. 当孩子发热伴有皮肤颜色改变，或出现皮疹、持续腹痛或反复呕吐、剧烈咳嗽或喘息以及其他严重症状时，需要来医院就诊。

3. 当孩子发热伴有难以安抚的哭闹，或服用退热药体温正常的间歇期内，孩子精神仍差、活动减少，也需要带孩子来医院就诊。

希望家长朋友们重视以上 3 条建议，当您的孩子发热但精神状态良好时，暂先居家观察，把有限的儿科诊区空间和有限的儿科医生留给更加需要诊治的孩子们，这样也有助于逐步形成一个良好的儿童就医环境，造福于更多的孩子们。

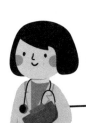

孩子发热抽风怎么办

儿科　黄春玲

3 岁的妞妞在玩耍的过程中突然出现双眼上翻、牙齿紧咬、四肢强直、呼之不应，家长不知所措，慌忙抱起孩子冲入医院。在去医院途中，孩子逐渐清醒过来，到医院后量体温，40℃！医生经过全面检查后，告知家长：这是单纯型热性惊厥，不用太担心！

虽然医生这么说，但是家长心理还是很焦虑：孩子会不会抽傻啊？会遗留后遗症吗？遇到这样的情况，应该怎么办？

✚ 孩子发热抽风会遗留后遗症吗

热性惊厥一般分单纯型热性惊厥和复杂型热性惊厥，大多数孩子发热抽风为单纯型热性惊厥。单纯型热性惊厥一般短暂且有自限性，约 1 ~ 2 分钟自行停止，多数少于 5 分钟。孩子不会遗留后遗症，且无生命危险。但是，当孩子出现以下情况时，需要特别关注！孩子有可能是其他的疾病，比如脑炎、脑膜炎、复杂性热性惊厥等。

1. 年龄小于 6 月龄，或大于 5 岁。

2. 抽搐时间超过 10 分钟。

3. 24 小时内出现多次抽搐（大于 2 次）。

✚ 孩子发热抽风了应该怎么做

日常生活中，我们首先要避免以下误区。

1. 孩子抽风了，赶紧撬开牙齿，把筷子、勺子，甚至是自己的手伸进去，防止孩子咬到自己的舌头。

孩子热性惊厥一般不会咬到自己的舌头！如果强行将硬物塞进嘴里，反而会损伤牙齿、牙龈，手伸进喉咙，还会堵塞气道，刺激迷走神经，进一步造成生命危险。

2. 孩子发热抽风了，总得做点什么吧？给他喂点退烧药吧？或者是使用一些有止惊作用的药物？

其实这样适得其反，会造成异物进入气管，危及生命。

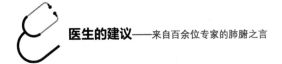

3. 孩子抽风了，家长赶紧一把抱起孩子，冲向医院。

这样搬动孩子，一方面是一种刺激，会加剧患儿病情；另外，强行抱起或者限制他的活动，反而会损伤身体。比如，有可能会造成骨折。

✚ 那么，我们应该怎么做呢

首先，我们先要确定孩子倒地的环境安全、平坦。让孩子平躺，头偏向一侧，或者侧卧位，这样是为了防止异物吸入造成窒息。若口腔内有异物，可令孩子侧卧将其取出。

其次，测量体温、观察意识及抽搐情况。若高热，可采取物理降温的方式降温。观察抽搐形式及记录时间。热性惊厥一般少于 5 分钟，若抽搐时间超过 5 分钟，应积极拨打急救电话，转入医院进一步诊治。

最后，让我们来做个总结：热性惊厥较常见，大多短暂且自限，先要冷静别慌张，保持平躺头侧位，5 分钟后若未停，赶紧拨打 120，多数长大可自愈，全家不要有压力。

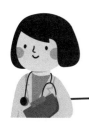

说说孩子腹泻的那些事

儿科 张 娟

腹泻是宝宝经常会出现的问题。对于 2 周岁以下的儿童，不论是着凉了，还是饮食不当或进食了受污染的食物，都可能引起孩子拉肚子。然而，儿童与成人不同，腹泻也需要引起重视，如若腹泻引起了电解质紊乱，后果是十分严重的。

✚ 宝宝为什么会腹泻

导致宝宝腹泻有如下 5 大原因。

1. 肠道内感染

主要为细菌、病毒、真菌、寄生虫等有害物质进入肠道内，引发感染，导致儿童腹泻。

2. 肠道外感染

患上呼吸道感染、肺炎时，可引起消化功能紊乱，亦可产生腹泻症状，即症状性腹泻。儿童年龄越小，此类情况越多见。

3. 饮食不当

多见于人工喂养的宝宝。饮食不当导致的腹泻无季节性，是由于婴幼儿消化系统功能不健全、消化能力低，再加上喂养不当造成的。婴儿进食过多、过少、不定时喂养，或过早进食大量淀粉类和脂肪类的食品，以及突然更换食物种类，都可引起消化功能紊乱。如食物中缺乏蛋白质、碳水化合物多，食物易在肠道内发酵也会造成腹泻。消化不良引起的腹泻有发热、呕吐、食欲不振等症状，大便呈稀糊状、蛋花汤样或水样，甚至带有黏液。

4. 过敏性腹泻

如对牛奶或大豆制品过敏而引起的腹泻。

5. 气候因素

气候突然变化、腹部受凉使肠蠕动增加；天气过热、消化液分泌减少或由于口渴饮奶过多等，都可以诱发消化功能紊乱，导致腹泻。

✚ 孩子腹泻有哪些常见症状

讲完发病的因素，我们再来谈谈怎样才算是腹泻。

如果孩子的大便次数增加，大便性状发生改变，大便较稀，多呈水样、蛋花样，或者含有明显的黏液、脓血，就是出现腹泻症状了。儿童腹泻的同时往往伴有呕吐的情况，严重者甚至会出现脱水的情况，可出现眼眶凹陷、口渴感明显、尿量减少。部分孩子还可能伴有体温偏高，出现发热的症状，而且往往精神不佳，严重时可能伴有抽风、昏迷的症状。

✚ 孩子出现腹泻，家长要如何应对呢

1. 家长应及时将宝宝的大便送检

平时最好在家中备上一个医院化验便常规使用的便盒，留便时不要刮取尿不湿上的大便，留取大便后最好在 1 小时以内送检。为及时有效，家长可以选择将标本送附近医院化验。

2. 抗生素的使用最好听取专业医生的意见

一般来说，如果大便化验可见较多白细胞，甚至有血丝，侵袭性细菌感染可能性大，结合病史可考虑应用抗生素，而且应该在大便常规化验正常后才能停药，不要过早停药。

当抗生素治疗效果不好或病情反复时，应及时复诊，做大便培养、大便寄生虫、肠道特殊感染等相关检查，如同时有体重下降，甚至需进一步肠镜检查以明确腹泻病因。如果大便化验未见或只有少量白细胞，多为病毒感染或非感染性腹泻，可暂不应用抗生素，口服益生菌、蒙脱石散、口服补液盐等支持治疗。

3. 密切关注脱水和电解质酸碱失衡

急性腹泻时，最严重的情况是脱水及电解质酸碱失衡。如果宝宝大便含水量多且

腹泻次数多，或同时合并呕吐、进食差，极易合并脱水及电解质酸碱失衡，此时应及时到医院就诊，轻症可在医生的指导下口服补液盐，重症需要静脉点滴补液。否则，可以继发酸中毒、电解质紊乱甚至休克。

当宝宝出现以下症状时，表示已有脱水现象：嘴唇及皮肤干燥，失去弹性；尿量减少，甚至无尿；泪少或无泪，哭的时候流不出眼泪；眼窝凹陷，囟门凹陷（1岁半以下的小儿，囟门尚未关闭，脱水严重时会出现囟门凹陷的情形）。

4. 有时宝宝在急性肠炎之后，因肠黏膜受损，会引起暂时性的乳糖耐受性不良，导致较长时间的腹泻

此时，可更换专门的腹泻奶粉（如免乳糖配方），帮助孩子更快恢复。

✚ 宝宝腹泻如何护理和治疗

当宝宝出现上述症状，就算是腹泻了，那么我们又该怎么去护理和治疗呢？

儿童腹泻的治疗主要分为4个部分。

1. 提前防止脱水情况的出现。

2. 改善并努力制止脱水的情况。

3. 保持规律的饮食习惯。

4. 正确服用药物。

参照以上4个部分，具体的应对措施如下。

1. 优化饮食

儿童刚开始出现腹泻的情况时，家长就需要让孩子口服足够量的液体，同时继续喂养，液体可以是糖盐水或者米汤加盐。调节好饮食，轻者不必禁食，可适当减少哺乳的次数、缩短喂乳的时间，停止食用牛奶、巧克力等不易消化的食物；可饮用淡盐水、米汤、稀藕粉等。病症重的应禁食4~6小时，如禁食一定时间后症状缓解，可逐步恢复饮食。恢复饮食必须由少到多、由稀到浓，切不可操之过急。

2. 注重补液

轻度、中度脱水的儿童口服一定剂量的补液，重度脱水的儿童则需要通过静脉补液来纠正脱水情况。

3. 每天定时、定量进行饮食，按照病症正确服用药物

肠道微生态制剂的目的在于恢复肠道正常菌群，重建肠道天然生物屏障的保护作用。常用的有布拉氏酵母菌、鼠李糖乳杆菌、双歧杆菌等。黏膜保护剂（如蒙脱石散）可缩短腹泻病程，效果良好。

➕ 如何预防宝宝腹泻

最后，我们来讲讲如何预防宝宝腹泻，让孩子免受腹泻之苦。

1. 注意卫生清洁

食品应新鲜、清洁，餐具也必须注意消毒，保持饮用水洁净，孩子及其看护人都应养成饭前、便后洗手的好习惯。

2. 坚持母乳喂养，尤其出生后最初数月内，应母乳喂养

母乳最符合婴儿的营养需求和消化能力。人乳中含有 IgA，可中和大肠杆菌产生的肠毒素，有预防感染埃希氏大肠杆菌的作用。

3. 注意饮食质量

在添加辅助食物时，应当根据孩子的具体情况"由少到多"逐次添加，应当杜绝一次添加多种食物或者添加时间过晚的情况。同时，在喂养的过程中，奶和食物的量不能同时增加。可以给年龄稍大的儿童提供易消化、营养价值高的食物。

4. 防止受凉，尤其是防止腹部受凉

孩子消化系统发育还不成熟，特别是腹壁及肠道缺乏脂肪"保暖层"，因而容易受凉空气的刺激而引起肠蠕动增加，导致便次增加和肠道水分吸收减少，出现大便稀溏，病毒也容易乘虚而入。

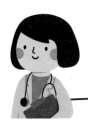

儿童胸痛是心脏出问题了吗

儿科 鲁 珊

儿童出现胸痛家长往往误以为是心脏痛。儿童一般没有成人那样的心绞痛、心肌梗死，绝大多数胸痛都不是由心脏病引起的，如果检查心电图、动态心电图、超声心动图、心肌酶谱、肌钙蛋白都没有发现器质性心脏病的证据，那么，还有哪些疾病可以引起儿童胸痛呢？

其实，胸部组织器官结构包括骨骼、脊髓、肌肉、肺、胸膜、食管、心脏、血管及神经等，这些部位的病变都有可能导致胸痛。

1. 病毒感染引起胸部肌肉疼痛

这是造成胸痛的最常见原因，如感冒，可以伴随发热、咳嗽、咽痛、流涕、呕吐、腹泻及腹痛等。一般随着感冒症状好转，胸痛症状也逐渐减轻。肠道病毒感染引起的胸痛又称为流行性胸痛，轻症可以自愈，但可能复发。

2. 下呼吸道感染及胸膜炎、胸腔积液

较常见，如气管炎、支气管炎、肺炎、胸膜炎及胸腔积液引起的胸痛，一般需要胸片协助诊断，需要针对疾病本身治疗。

3. 胸部肌肉损伤

较常见，一般有运动损伤病史，胸片无异常，停止运动后逐渐好转。

4. 膈肌疲劳

膈肌位于胸腔、腹腔之间，跟呼吸肌运动有关，剧烈跑步一般属于无氧运动，需要呼吸肌密切配合，如果孩子配合不好，容易引起膈肌疲劳，导致胸痛，停止运动后会逐渐好转。

5. 上消化道疾病

较常见，如反流性食管炎、胃食管反流等引起的，胸痛一般跟进食有关，可以伴随反酸、嗳气、上腹不适及上腹痛等症状，需要看儿科消化专家，针对疾病本身诊断治疗。

6. 情绪障碍、焦虑状态

儿童情绪障碍、焦虑状态引起的胸痛越来越多见，可能跟精神紧张、学习压力大、课内和课外学习负担过重、考试和升学目标期望值过高、睡眠不足甚至失眠、不愉快的经历有关，也有可能与不良个性如胆小、心重、爱生气、脾气大、任性、内向、不爱说话、追求完美、爱钻牛角尖、自己跟自己较劲及过分关注自己的身体等相关，还可能跟家长自身情绪紧张、过度担心及教养方式不当也有一定关系，治疗需要休息、减负、心理干预。

7. 乳腺结节

以女孩多见，需要看儿科内分泌专家，检查乳腺超声等。

8. 特发性胸痛

较常见，指孩子反复出现或经常出现一过性或短暂胸痛，能自行缓解，但经过一系列检查均未发现器质性疾病证据，对孩子生活、学习影响不大，但家长往往很紧张，一般随着孩子年龄增长，可能自愈。

9. 气胸

较少见，年龄相对较大的孩子在剧烈运动后突发胸痛更多见一些，需要胸片协助诊断，治疗需要看小儿胸外科。

10. 肋骨、胸廓骨折

较少见，患儿一般有外伤史，需要胸片、胸椎影像学协助诊断，治疗需要看小儿胸外科。

11. 胸部肿瘤

较少见，如食管肿瘤、肺部肿瘤、脊髓肿瘤等，一般有相应的症状和体征，需要胸片、进一步胸部影像学、腔镜协助诊断，治疗需要看相应科室的专家。

12. 肋软骨炎

儿童一般很少诊断肋软骨炎。

总之，儿童胸痛的原因可能涉及胸部的各个组织器官，儿科医生需要根据病史、症状、体征、实验室检查来综合判断，采取相应的治疗方法。

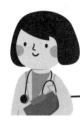

孩子能做胃镜检查吗

儿科　张　娟　李在玲

孩子经常肚子疼，做了 B 超，没有发现问题，大夫让做胃镜。胃镜检查是怎么回事？小孩子可以做吗？家长应该怎样给孩子做检查前的准备？

在看病的时候，大夫一提到要给孩子做胃镜检查，家长们往往很难接受。但如果对以下问题有所了解，可能会对家长的决定有一定的帮助。

➕ 胃镜检查是怎么回事

1. 胃镜检查是上消化道病变的首选检查方法

胃镜检查就是把一根前端有成像装置的柔软的管子，从口腔插入，依次经过食管、胃、十二指肠球部及降部，能直接观察这些部位有无病变的检查方法；还可通过对可疑病变部位进行病理活检及细胞学检查，以进一步明确诊断，是上消化道病变的首选检查方法。比如这些地方有没有炎症、糜烂、出血，长没长肿瘤，有没有胃酸、胆汁反流到食道，有没有解剖结构的异常，有没有狭窄、梗阻等。

2. 胃镜检查的同时还可以进行治疗

比如胃或十二指肠有出血时，可以通过胃镜帮助直接压迫出血部位止血或者通过胃镜来喷洒、注射药物以及使用钛夹来止血。各种原因引起的食道狭窄可通过胃镜来扩张。有肝硬化、食管静脉曲张的孩子可以通过胃镜注射药物防止反复出血。

3. 吞食的异物可通过胃镜取

有的孩子不小心吞食了异物，在短时间内可通过胃镜取出。如果孩子长期反复出现腹痛、呕吐、不明原因消瘦、不明原因贫血、大便发黑等情况时，也需要及时做胃镜检查。

胃镜检查是目前诊断食管、胃和十二指肠疾病最可靠、最直观的方法，其他任何检查方法，包括上消化道钡剂造影、胃电图和胃肠道 B 超等都不能替代它。

现在使用的电子胃镜是一种软式镜，可以随着解剖腔道弯曲前进，边看边前进，一般不会损伤组织，不会引起疼痛；具有影像质量好、屏幕画面大、图像清晰、分辨率高、镜身纤细柔软、弯曲角度大、操作灵活等优点，有利于诊断和开展各种内镜下治疗，并有储存、录像、摄影等多种功能，便于会诊及资料保存。

做胃镜检查时，镜身需通过口腔进入胃，所以在大夫进镜子时可能会有一过性恶心的感觉，很快就会缓解。检查前，大夫会给予咽部局部麻醉。进镜后可能有些腹胀的感觉，但也很快就会缓解。

有以下情况的孩子，应在大夫建议下行胃镜检查。

（1）反复腹痛，尤其是上腹部及脐周疼痛。

（2）X线钡餐检查发现有溃疡或充盈缺损、息肉或肿块等，但不能确定其性质者。

（3）原因不明的上消化道出血，可行急诊胃镜检查。

（4）咽下困难、吞咽疼痛及胸骨后烧灼感，不能用心肺疾病解释，疑有"食管性胸痛"。

（5）有明显的消化道症状，如常出现呕吐、厌食、反酸、嗳气及上腹饱胀等症状。

（6）不明原因的幽门梗阻。

（7）某些上消化道疾病的定期随访复查（如溃疡、萎缩性胃炎等）及药物治疗前后或手术后疗效的评价。

（8）有与胃有关的全身症状，如不明原因的贫血、消瘦等。

（9）对部分上消化道出血、食管静脉曲张、息肉及异物等进行治疗，胃扭转复位。

✚ 小孩子可以做胃镜检查吗

实际上，如果具备适应证，临床上从新生儿到 16 岁儿童都可接受胃镜的检查，只是应用内镜的型号不一样。儿童胃镜的管径不足 1cm，能保证检查的顺利进行。6 岁以下孩子因为年龄小，不能配合，可以采取全身麻醉后完成胃镜检查。

✚ 家长应该怎么给孩子做检查前的准备呢

为预防一些传染性疾病，在做胃镜检查前需常规取血进行肝功能和乙肝表面抗原、艾滋病抗体、丙型肝炎抗体检查。因为胃镜检查为侵入性操作，术前需要家长签

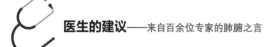

署知情同意书。

　　家长应尽量避免在孩子面前表露出对此检查的焦虑，要告诉孩子检查中配合好医生。对年龄较大的儿童，医生也要耐心做好说服、解释工作，让孩子相信这种检查是安全的、不疼的，鼓励孩子配合医生检查。

　　检查当日应让孩子穿宽松款式的衣服，腰部不要太紧。

　　为减少唾液分泌及咽部不适感，在检查前 15～30 分钟应让患儿口服去泡剂 2～3ml 及局部麻醉药物。

　　为了清楚地看到消化道的黏膜，必须使被检查部位很干净。

1. 检查前一天

　　胃镜检查前一天晚饭应吃少渣易消化的食物，如粥类食物，胃镜检查前一天晚上 8 时以后不再进食任何食物及饮料。

2. 检查当天

　　胃镜检查当天晨起禁食、禁水。

3. 特别情况

　　吃奶的婴儿则应禁食、禁水 6 小时以上。如果已做钡餐检查，钡剂可能附于胃肠黏膜上，特别是溃疡病变的部位，故必须在钡餐检查 3 天后再做胃镜检查。

4. 检查结束后

　　检查结束后约 2 小时，等局部麻醉药药效过后才能进食，若取活检者则需 2 小时后始能进食流质饮食，当天可吃些米粉、面条、稀饭、牛奶等食物，以减少对胃黏膜创伤面的摩擦。检查后可能排气、打嗝比较多，但很快会缓解。

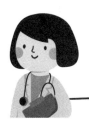

什么是儿童多动症

儿科　汤亚南

➕ 怎么判断我的孩子有多动症

我的孩子平时很文静，但上课时老走神，这算不算多动症呢？

多动症的全称是注意力缺陷多动障碍（ADHD），即包括注意力不集中和多动、冲动两类核心表现，在儿童早期就开始出现，会影响孩子的认知水平、学业表现、行为情绪状态和社会功能。也就是说，即使没有多动，但上课时注意力不集中、老走神，也需要考虑是不是多动症。

➕ 多动症有哪些症状

多动症的孩子可能有以下一项或几项主要表现。

1. 活动过度或"多动"，无法静坐片刻，也不能安静地游戏。

2. 冲动，脾气急躁，经常招惹别人，做事不假思索。

3. 注意力不集中，健忘，丢三落四，经常完不成功课。

患多动症的男孩多于女孩，症状常常开始于 4 岁左右。随年龄增长，症状会有所变化，常常可延续到青少年时期或成年。

➕ 得多动症的孩子多吗

得多动症的孩子比咱们想象的要多得多。估计学龄儿童患病率为 8%～10%，是儿童期最常见的疾病之一，毫不夸张地说，几乎每个班级都会有几个多动症的孩子。多动症在男孩中比在女孩中更常见，多动型男女患病比为 4：1，注意缺陷型男女患病比为 2：1。

据统计，男孩患病率为 15.1%，而女孩患病率为 6.7%，患病率随年龄增长而增加，4～10 岁为 7.7%、11～14 岁为 14.3%、15～17 岁为 14.0%。

➕ 用什么仪器或检查能测出来我的孩子有没有多动症

多动症不是靠某一种仪器或检查测出来的。如果怀疑自己的孩子有多动症，就需要求助于医生或儿童行为专家，他们会询问相关的症状，以及孩子在家庭和学校的表

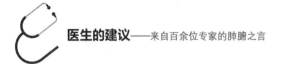

现、老师对孩子的评价等。医生诊断多动症的主要依据如下。

1. 行为特点：孩子在不同的场合都表现出多动行为。

2. 持续时间：至少持续 6 个月以上。

3. 发病年龄：12 岁以前起病。

4. 社会功能：孩子的社会功能受损，比如影响伙伴关系和学习成绩。

5. 症状对比：症状超出正常儿童的发展水平。

6. 排除混杂：排除其他精神和行为疾病。

注意力不集中和多动也可以见于其他情况，比如读写障碍的孩子也可能学习很吃力，所以医生诊断多动症会比较慎重，有时需要反复甄别才能确定。

值得注意的是，几乎所有儿童都会有程度不等的注意力不集中、冲动和多动行为，不能一概而论，全都诊断为多动症，只有行为症状具有持续性、广泛性和出现功能受损时，才能考虑诊断。

✚ 父母都没有多动症，孩子为什么会得多动症

多动症的发病机制是非常复杂的，主要因素可能是大脑皮层传递神经信号的物质失衡，遗传基因可能也发挥了一定的作用。多动症儿童的大脑结构常常有一些微小的改变，导致相应脑区功能降低。环境因素在发病因素中占次要位置。还有一些因素可能与多动症有关，但并不确定，比如早产和低出生体重、孕期烟酒暴露、头部外伤等。

✚ 多动症一定需要治疗吗

大部分专家都认为多动症需要治疗。未经治疗的多动症儿童往往学业表现不佳，有挫折感，容易产生焦虑、抑郁情绪，可以合并其他行为障碍，甚至出现意外事件。

✚ 多动症能治好吗

目前，医学上还没有能彻底治愈多动症的方法，但综合应用各种治疗手段，可以明显改善孩子的症状，减少不良行为，提高孩子的社会功能。

✚ 多动症该怎样治疗呢

多动症治疗的目的是减轻症状，帮助孩子改进在学校和家庭的表现，改善伙伴关系，治疗是综合性的，包括以下一种或多种措施。

1. 药物

医生可能会给孩子开具处方药物，大部分服药的孩子注意力会提高，多动现象会减少。但是药物也可能有一定的副作用，所以家长应该告知医生孩子的身体情况、有无特殊疾病，服药后还应该注意观察孩子有没有什么不舒服。某一种药物不见得对所有的孩子都管用，所以医生有时会调整药物，比如加量、换药或联合用药等，以期达到最好的治疗效果。

2. 行为治疗

可以从身边做起，比如可以把家庭环境布置得更加简洁、有序，避免对孩子造成干扰，给孩子列出任务清单以免遗忘，培养孩子做事的条理性，利用各种亲子活动训练孩子的注意力等。

3. 学校教育

孩子一天当中大部分时间在学校度过，学校教育对多动儿童非常重要。教师对孩子应该采取积极鼓励的态度，切忌讽刺、挖苦、打击；对健忘的孩子，教师可以协助制订备忘录、计划书并督促其完成；对行为拖拉的孩子，可适当放宽交作业的期限等。

在孩子的成长过程中，家长和教师应该经常交流孩子在校和在家的表现，并随之不断调整教育方法。

✚ 多动症的孩子应该如何调理膳食

其实，膳食对于多动行为并没有决定性的影响，也不能用膳食因素来解释多动症的发生。不过，确实有研究表明，如果儿童经常食用含食品添加剂（如人工色素、人工香料、防腐剂）的食物，过多食用甜食、减少必需脂肪酸和矿物质（如铁和锌）摄入时，可能会表现出轻度不良行为。食物过敏也可能与行为异常相关，但与多动症并没有直接关系。所以，多动的孩子与其他孩子在营养配餐上并没有什么不同，仍应提倡健康饮食、均衡饮食。

✚ 多动症要治疗到什么时候，到多大年龄就能好

多动症是慢性疾病，可以随着年龄增长逐渐减轻，但也可能会持续终生。成人患多动症的也大有人在，实际上，成人多动多起源于儿童时代。成人多动可能没有儿童多动那么明显，但也常常造成职业表现不佳和社交失败。要不要进行长期治疗，往往取决于是否存在明显的社会功能受损。

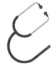

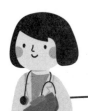

如何判断孩子是否性早熟

儿科　王雪梅

➕ 儿童青春期（性早熟）的认识与预防

每个儿童都要经历性发育成熟同时伴随身高突增的过程，也就是青春期。青春期什么时候开始、按什么进程发展都要遵循一定的规律，偏离了正常的规律，就可能是身体出了问题，也可能对身体造成进一步的影响。那么，正常的青春期是什么样的呢？

女孩青春期的最早征象是乳房发育，一般在 8～10 岁，最迟 13 岁。然后是阴毛生长、阴道分泌物增多，一般在 9～11 岁。最后是月经初潮，平均在 12 岁左右。从乳房发育至月经初潮之间平均为 2 年左右，开始早（9 岁）者间期略长，约 2.8 年；开始晚（11 岁）者间期短，约 1.8 年。女孩约在 15～17 岁停止身高增长。

男孩青春期最早表现是睾丸增大（容积达 4ml，长度为 2.5cm），一般在 10～12 岁，最迟 14 岁。然后是阴囊发育、色素沉着、阴茎发育，一般在 10～12 岁，阴毛发育在 12～13 岁，继之腋毛、痤疮、声音变调。初次遗精多在 14～15 岁，15 岁左右长胡须，约 17～18 岁停止身高增长。

➕ 算算你的孩子"蹿个儿"正常吗

青春期的身高突增，也就是蹿个儿（身高增长速度最快），女孩多在青春早期乳房开始发育时，身高增长年速度达 8～10cm；男孩在青春中期睾丸达 10～12ml 时（约 13.5 岁左右），身高增长年速度达 10～14cm。女孩初潮后身高平均增长 5～10cm（10 岁初潮者 10cm，12 岁者 7cm，15 岁者 5cm）。整个青春期身高增长：女孩约为 20～25cm，男孩约为 25～28cm。偏离以上规律就可能出现性早熟或青春发育延迟。

➕ 为什么我的孩子出现性早熟或青春发育延迟

一般来说，影响青春发育的因素包括遗传因素（有 20 多种基因调控）、体重指数及脂肪含量（超重 / 肥胖的女孩发育较早，男孩则延迟），以及环境中的化学物质如农药、洗涤剂、大豆异黄酮等，此外还有慢性疾病的影响。性早熟的定义是女孩在 8 岁以前出现乳房发育，10 岁以前月经初潮；男孩在 9 岁以前出现第二性征。按发病机理和临床表现分为中枢性 / 真性性早熟和外周性 / 假性性早熟。

1. 中枢性性早熟

中枢性性早熟的可能病因有中枢神经器质性病变，包括下丘脑、垂体肿瘤或损伤、放疗、感染，也可能是先天畸形如蛛网膜囊肿、Rath 囊肿、脑积水等，原发性甲状腺功能低下也可发生。

未发现器质性病变者为特发性性早熟，占女孩中枢性性早熟的 80% ~ 90%；而男孩者 80% 以上是器质性的。有些是不完全性性早熟，如单纯乳房早发育，只有乳房早发育而无其他第二性征，乳晕无着色，多在数月后自然消退。

若发生于 2 岁内女孩，又称为"小青春期"，是生理性的，女童在前 1 ~ 2 年的雌激素可接近成人水平。

2. 外周性性早熟

外周性性早熟可以表现为同性（早现的第二性征与患儿原性别相同），也可为异性（早现的第二性征与原性别相反）。

可能的病因有卵巢或睾丸囊肿、肾上腺皮质肿瘤、先天性肾上腺皮质增生症、异位分泌 HCG 的肿瘤，也可以是因外源性性激素摄入如避孕药、接触化妆品、环境内分泌干扰物（EEDs）。

EEDs 多有拟雌激素 + 抗雄激素作用，能在儿童出生前和出生后通过多种途径进入机体，引起生殖系统功能紊乱甚至青春发育异常。

对于女性，可导致性分化异常、性发育提前、子宫内膜异位、乳腺癌及卵巢癌的发病率增加，是女性假性性早熟的直接病因、真性性早熟的重要促进因素。

对于男性，可导致睾丸和附睾萎缩、精子畸形率升高、精液量和精子数减少、精子活动度降低，是男性原发性性腺发育不良的直接病因、青春期延迟的重要促进因素。

EEDs 中的环境雌激素有 80 余种，包括植物性雌激素（如豆类）、动物雌激素和人工合成雌激素，如洗涤剂中的烷基化苯酚类、有机农药、有机磷酸酯、除草剂、增塑剂中的邻苯二甲酸酯类、合成树脂原料中的双酚 A、绝缘材料中的多氯联苯等。

➕ 性早熟的检测手段有哪些

为确定中枢性或外周性性早熟，需要做性激素测定，凭基础值不能确诊时需进行激发试验。查 β-HCG 和 AFP 是诊断分泌 HCG 生殖细胞瘤的重要线索。做妇科 B 超检查子宫、卵巢和卵泡大小。

骨龄是预测成年身高的重要依据。

确诊为中枢性性早熟后需做鞍区核磁，尤其是男孩、6 岁以下发病的女孩，性成熟过程迅速或有其他中枢病变表现者。必要时需做肾上腺或肝、脑、纵隔、性腺的影像学检查以排除肿瘤。如有明确的外源性性激素摄入史可免除复杂的检查。

✚ 性早熟对孩子有哪些危害

性早熟对孩子的危害主要是原发疾病的影响、骨骺提前闭合影响最终身高、早初潮对女孩心理产生不良影响。因此，性早熟的孩子需要全面检查以排除可能的疾病，必要时积极治疗。

✚ 发现孩子性早熟，如何治疗呢

治疗目标是抑制性发育，防止早初潮，防治患儿或家长的心理问题；改善因骨龄提前而减损的成年身高。

对骨龄大于年龄 2 岁或以上、预测成年身高女孩 < 150cm、男孩 < 160cm、性发育进程迅速、骨龄增长较快者，需要用抑制性发育的药物治疗，疗程一般为 2 年左右，具体疗程需个体化。

如性成熟进程缓慢、骨龄虽提前，但身高生长速度亦快、预测成年身高不受损者，不需治疗。

有中枢器质性病变的患者应行相应病因治疗。

✚ 对于性早熟，预防是关键

既然儿童性早熟危害很大，关键是要做好预防：及时发现并治疗各种疾病；避免食用容易诱发性早熟的食物，如反季节水果（激素、催熟剂含量较高）、大豆及其制品（含植物雌激素大豆异黄酮）；避免食用各种成人补品，如雪蛤、冬虫夏草、人参、蜂王浆、蜂蜜；避免食用"长高、长壮"的口服液、高激素食物，如家禽脖子为"促熟剂"残余集中部位；避免油炸食品，食用油反复加热后氧化变性，易引发性早熟；避免超重肥胖；避免用含动物甲状腺、性腺等含有激素的肉煲汤，因为其中的物质会析出并进入人体；避免偏食肉类和不良的卫生习惯；避免接触言情片及成人化妆品；避免睡眠时开灯等。

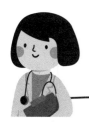

别让肥胖变成孩子成长的烦恼

儿科 王雪梅

体重是判断小儿营养状况和健康情况的重要指标之一，不同年龄有不同的正常值范围，体重过轻表示营养不足或可能有某些身体疾病，那么体重过重是否就代表健康呢？答案是否定的。体重过重也同样提示可能是由某些疾病导致的，而且肥胖本身也会导致很多健康问题。

✚ 如何判断儿童是否肥胖呢

常用指标为体重指数（body mass index，BMI），可用以下公式计算。

BMI= 体重 / 身高 ^{2}（单位：kg/m^2）

成人正常值为 18～24，儿童不同性别、不同年龄，正常值都不同，可以通过查表得到，比如 12 岁男孩 > 21、女孩 > 20 为超重，男孩 > 24、女孩 > 22 为肥胖。

✚ 儿童肥胖对身体有哪些危害呢

1. 皮肤问题

从外观上看，儿童期肥胖可以有黑棘皮症，在颈部、腋窝、肘部常见皮肤颜色加深，好像总也洗不干净一样，可以有棘皮样突起，它可不仅是美观的问题，而是体内胰岛素抵抗的体表标志，是糖尿病的前兆。

另外，还可有皮肤紫纹、白纹，胸部脂肪过多易被误认为乳房发育，因此一定要仔细鉴别。

2. 心理问题

肥胖的孩子容易有疲劳感，用力活动时心慌、气短或腿痛，可以有膝外翻和扁平足，因此不爱参加体育活动，容易产生自卑、胆怯、孤独等心理问题，不爱参加集体活动，这样就更加重了体重的增长，形成恶性循环。

3. 肥胖问题

约有 3%~5% 的儿童肥胖是由身体本身的疾病所致，又称继发性肥胖。

4. 血糖、血尿问题

可以导致高血糖、高胰岛素血症、2 型糖尿病，一般先是餐后血糖或胰岛素增高，如果没得到及时有效的控制，则会发展为空腹血糖和胰岛素增高，即 2 型糖尿病，青少年 2 型糖尿病患者中肥胖者占 93%；肥胖儿童约 1/3 有高血压，主要是收缩压增高，这也是成人期冠心病的高危因素！也可以有高尿酸血症，将来容易发展为痛风。

5. 男孩、女孩的发育问题

肥胖对孩子的性发育也会有所影响。

一般男孩会导致雄激素水平下降，表现性发育迟缓、男性乳房发育，这是因为脂肪组织能把雄激素转化为雌激素。可能有阴茎包埋，易被误认为阴茎发育不良，只有医生检查才能确定是否真的阴茎发育不良。

女孩则表现为雌激素升高，易出现性早熟，甚至会有多囊卵巢综合征，表现为月经紊乱、不易生育。

6. 影响身高

肥胖儿童往往骨龄提前、骨密度降低，会影响儿童的最终身高。

7. 免疫功能低下

肥胖儿童的免疫功能低下，易患呼吸道和消化道疾病。

8. 易发展为成年肥胖

儿童期肥胖很容易发展为成年肥胖，约 40% 的儿童期肥胖会发展为青少年肥胖，约 70%~80% 的青少年肥胖会发展为成人肥胖。成人期肥胖可以并发高血压、高脂血、糖尿病、冠心病、痛风，也与胆石症、恶性肿瘤、脑出血等相关。极度严重的肥胖会出现肥胖—换氧不足综合征，表现肺换气量减少，呼吸浅快、发绀、睡眠呼吸暂停、心脏扩大、心衰甚至死亡，死亡率高达 25%。

✚ 儿童为什么会出现肥胖呢

1. 身体本身的疾病

约 3%～5%的儿童肥胖是由身体本身的疾病所致，又称继发性肥胖。

常见的导致肥胖的疾病有遗传性及内分泌疾病，如甲状腺功能低下、皮质醇增多症及某些遗传性综合征等。

此类情况除肥胖外，往往同时有面容异常、身材矮小、体脂分布异常、视力损害、性发育不良等。

2. 热能摄入过多

绝大多数（95%～97%）的儿童肥胖为单纯性肥胖，即无特殊疾病导致。主要原因为热能摄入超过消耗。

表现为多食，尤其食物搭配不合理（高脂、高糖、少纤维素食品），有不良饮食习惯，如进食快、咀嚼少、食量大、晚餐进食多，并且喜食油腻、甜食及零食、加糖饮料，不吃早餐，经常吃快餐。

有统计结果表明，每周食用快餐次数：0～1 次者肥胖发生率为 18.6%；2～4 次者肥胖发生率为 13.5%；5～7 次者肥胖发生率为 8.6%。

3. 活动量少

长时间看书、看电视、玩游戏，或因某些病后卧床导致肥胖，肥胖者又不爱运动，形成恶性循环。

4. 遗传

遗传也是儿童肥胖的重要因素之一，父母一方肥胖者，孩子肥胖的概率比正常者高 3～4 倍；父母均肥胖者，孩子肥胖的概率比正常高 5～6 倍，同胞胎之间的体重差异仅 2.5%，这些都说明了遗传对肥胖发生的重要性。目前已经发现了多个与肥胖相关的基因。

✚ 如何查找肥胖的原因

肥胖的儿童要做很多检查以排除可能的内分泌或遗传性疾病病因，同时要看肥胖

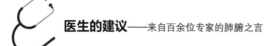

本身是否已经对身体造成某些内分泌和代谢的影响，包括检测血压、血脂、尿酸、血糖、胰岛素（同时测空腹及服葡萄糖后 2 小时的血糖和胰岛素）、性激素水平、肝功能、肾功能、甲状腺功能、皮质醇、腹部 B 超、肺功能、骨密度、骨龄等，必要时还得做妇科 B 超、心脏彩超、肾上腺或脑垂体核磁等。

✚ 如何控制体重

既然儿童肥胖的危害那么大，那么应该怎样控制儿童的体重呢？

总的原则就是要减少能量的摄入、增加能量的消耗，通过控制饮食、增加运动来实现。

1. 如何控制饮食

控制饮食时一定要注意满足儿童生长发育所需营养，禁用禁食、饥饿疗法，禁用减肥药物或减肥食品，应以调整饮食结构为主，提倡低脂、低糖和高蛋白饮食，以米面为主食，加瘦肉、鱼、蛋、奶、豆制品，多吃蔬菜、低糖水果类等体积大、易饱又热能低的食物，尽量不吃油炸食品和甜食，要荤素搭配、粗细相兼、细嚼慢咽。

2. 如何运动

运动可采用散步、慢跑、爬山、羽毛球、做操等低强度、低冲击性、持续时间长的户外有氧运动。同样的运动，下午和晚上进行比上午进行能多消耗 20% 的能量。要强调的是，儿童减肥需各方面共同努力，是学校、家庭、医院、孩子、教师、家长（尤其强调祖父母）、医生共同参与的战斗，是持久战。这场战斗将贯穿于儿童的日常生活中，可以配合寒暑假集中训练。对极度肥胖者可以考虑进行缩胃手术治疗。

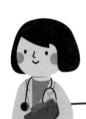

千万别把激光笔给孩子当玩具

眼科　陈慧瑾

什么？孩子玩的激光笔居然能造成视力永久损害！

2014 年，著名的《柳叶刀》杂志报道了这样一个病例，一名 15 岁的孩子用激光笔点燃香烟后出现双眼视力的急剧下降，经眼科医生检查，其眼底发现双眼黄斑裂孔形成，造成视力永久性损害。

➕ 小小的激光笔怎么会有这么大的威力

首先，我们先来了解一下有关激光的基本常识。激光是原子周围的粒子在受到光子激发后发生能量跃迁过程中发射出来的光。激光主要有四大特性：高亮度、高方向性、高单色性和高相干性。激光的这些特性决定了激光的光束能够精确地聚焦到焦点上，并在局部产生很高的功率密度，在焦点附近产生高温，即激光的热效应。在我们眼科，很多眼底疾病的治疗都需要利用激光的热效应，如在糖尿病视网膜病变、视网膜裂孔、视网膜脱离等疾病中，激光治疗是非常重要的，这是我们应该肯定的激光的正面作用。

➕ 既然激光可以用于眼部疾病的治疗，为什么还会对眼睛产生危害呢

想解答这个问题，我们需要了解一些眼部的解剖知识。在我们的眼球内部，黄斑区是视网膜上感光细胞密度最高、敏锐度最高的区域。当我们用眼睛直接注视激光笔的光源时，激光经过眼睛的屈光系统汇聚后光斑会正好落在视网膜的黄斑中心，激光能量被黄斑中心的色素成分快速吸收，并产生热效应，导致局部感光细胞凝固、变性、坏死而失去感光的作用。轻则感光细胞灼伤，重则造成黄斑全层裂孔。损伤的严重程度取决于激光的种类、波长、暴露的时间以及光斑大小。激光对黄斑的这种破坏作用是不可逆的，一旦损伤，就会造成永久性的视力下降。这也是为什么眼科医生在为患者进行眼底激光治疗的时候一定要谨慎、小心地避开患者黄斑中心的原因。

✚ 在日常使用激光笔时，是否有损伤视力的危险呢

要回答这个问题，我们需要对激光产品的安全等级有一个大概的了解。激光产品的危险等级从 I 级（无伤害）到 IV 级（可以切割厚钢板）共分为 4 级。

第 I 级激光产品没有生物性危害。任何可能观看的光束都是被屏蔽的，且在激光暴露时，激光系统是互锁的。

第 II 级激光产品输出功率为 1mW。由于眼睛反射的存在，这类激光器不被视为危险的光学设备。

第 III a 级激光产品输出功率为 1～5mW。在某种条件下，这类激光可以对眼睛造成致盲及其他损伤。

第 III b 级激光产品输出功率为 5～500mW。这类激光产品明确定义为对眼睛有危害。

第 IV 级激光产品输出功率大于为 500mW。这类激光产品一定能够造成眼睛损伤。

根据规定，玩具中的激光器应满足 I 类激光辐射功率限值要求，而大多数激光笔为 III a 级（功率不超过 5mW），如果不是用眼睛直视发射光源，通常也不会对眼睛造成损害。但有调查发现，市面上有不少激光笔的输出功率超过了 III a 级标准。像上述病例中使用的激光笔是从网上购买的，激光功率达到了 1000mW，远远超出了激光笔的安全范围。这一类大功率的激光笔目前可以在网络上以十分低廉的价格轻松购买得到，此外在一些学校周边的摊贩、商店里也有出售，被一些学生买来当玩具玩。因此，近年来由于激光笔导致的黄斑损伤的报道有逐年增加的趋势。在此，我们特别提醒各位家长，**儿童应尽量避免接触激光，不可用激光照射他人，更不能直视激光光源，以免造成无法挽回的后果。不宜给儿童购买激光笔作为玩具枪使用，应向儿童宣传相关的激光辐射危害知识，避免儿童在学校周边摊贩、商店、网络等渠道购买大功率激光笔。而办公或教学用激光笔应放置在儿童无法触及的地方。**

要尽量选择正规渠道购买激光笔、儿童激光枪，对于无激光辐射类别信息、无品牌型号、无警告说明的产品，应避免购买。

消费者选购儿童玩具枪时，可通过查看外包装、试用产品或咨询销售人员，确认玩具是否带有激光器。建议消费者不要为儿童购买带激光射击功能或激光瞄准功能的玩具。若已购买相关产品，应仔细查看激光辐射类别是否为 I 类，对于超过 I 类的激光玩具建议立即停止使用。

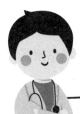

这些误区，让孩子戴上了眼镜

眼科 陈跃国

　　眼睛是人类观察世界的"一扇窗户"，然而这扇窗却经常蒙尘。北京大学发布的《公民健康视觉报告》显示：中国高中生和大学生的近视比例已超 70%，就连小学生近视率都达到了 40%。

　　孩子们为什么会戴上眼镜呢？为了保护孩子的眼睛，我们又应该做到哪些呢？

✚ 为什么"小眼镜"越来越多了

　　青少年近视眼高发的原因复杂，主要包含遗传因素和后天环境因素。

1. 遗传因素

　　亚洲地区本身近视眼高发，黄种人的遗传基因决定了其近视发病要高于白种人。

2. 后天环境因素

　　儿童过早开始用眼、过度使用电子产品，都是近视的隐患。人从出生到学龄前，该阶段的视力状况处于相对远视，直到 6 周岁后，儿童眼部发育才基本接近成人。

　　但是，现在很多两三岁的小孩子就开始玩电子设备，影响了正常视力发育。而后天的不良用眼习惯，如打游戏、看电脑等，导致一些学生即便是上了大学后，近视度数仍有增无减。另外，空气质量差，导致孩子户外活动时间减少；城市高楼林立，局限了人们的视野范围；营养摄入不均衡，个人体质问题等，都会影响孩子的视力发育。

✚ 假性近视是否需要治疗和配镜

　　顾名思义，假性近视并不是真的近视，属于眼球内控制晶状体形态的睫状肌痉挛的现象。

1. 假性近视常见于学龄前儿童

当家长发现孩子眯眼睛、看不清东西，很容易误认为是近视，从而过早地给孩子戴上近视眼镜。实际上，这种现象可以通过充分休息或睫状肌麻痹药物来缓解。

2. 区别假性近视不能仅靠简单验光

区别假性近视和真性近视需要进行散瞳验光，不能仅仅通过简单的电脑验光就贸然判定近视。

3. 是否配眼镜一定要遵从医生建议

一方面，过早配镜可能破坏眼睛的自身调节能力，增加眼睛疲劳，造成真性近视；另一方面，很多家长怕孩子一旦戴上眼镜，度数会越戴越深，所以宁愿扛着，只是做眼保健操、针灸按摩、吃药，就是不佩戴眼镜。其实，这也会增加眼睛的负担，造成眼睛疲劳。所以，孩子到底需不需要配眼镜，一定要在医生的建议下，根据检查结果来决定。

✚ 经常上网真的会造成视网膜脱落吗

这个并不一定！

视网膜脱离主要是由于视网膜变性或变薄，出现破孔，同时眼内玻璃体出现液化，水液渗入到视网膜下面，造成视网膜脱离。普通的近视使用光学手段就能够有效矫正缓解，但是视网膜脱离和其他近视相关的眼底病变对于视力损伤则可能是永久性的毁灭。虽然有网瘾少年因为连续上网导致视网膜脱离，但是根本原因可能不在上网。电脑屏幕的光热刺激并不能直接导致视网膜脱离，但是会不会因此导致玻璃体液化，还有待研究。

事实上，当事人可能在前期就已经出现视网膜变性或变薄，而上网只是一个诱因。而且，临床上超高度近视的视网膜脱离发生率相比低度、中度近视反而更低。因为年轻人好动，外伤才是导致视网膜脱离的重要诱因，超高度近视的人一般活动受限，视网膜脉络膜瘢痕化，反而很少发生这种意外。

✚ 护眼灯或眼保仪能不能缓解近视

护眼设备特别受到家长们的欢迎，它们对于消除眼睛疲劳方面有一定的作用，但如果真的近视了，再用护眼设备，对延缓近视的发展并没有根本改善作用。如果想获得明显地改善，还是要多做户外运动。另外，目前在眼科研究领域已被证明有效并能够缓解近视发展的措施主要有两个。

1. 角膜塑形镜（OK 镜）

孩子在晚上睡觉的时候佩戴这种眼镜，白天能够恢复正常视力。与普通框架眼镜相比，这种眼镜能够有效抑制近视度数增长。

2. 低浓度阿托品滴眼液

可以在一定程度上阻止眼轴变长，但是药物治疗具有一定的副作用，在散瞳以后，可能会出现畏光、看近距离事物模糊等现象。也可能会产生过敏或眼压升高等副作用。因此，还是要在医生详细检查后，判断能否使用。

✚ 预防青少年近视有哪些好方法

青少年近视的防护是一个社会问题，需要学校、家长，还有整个社会的重视。预防青少年近视的最好方法就是"每天户外运动 2 小时"，自然光对于眼睛视力和视野的调节有非常好的作用。

室内阅读照明设备最好采用可调节亮度的白炽灯，老师和家长要让孩子养成正确的坐姿和握笔姿势。学校要给孩子们减负，减少课业负担，保证户外运动时间。家长也要注意平衡孩子的膳食结构，让孩子多喝牛奶、多吃新鲜果蔬和蛋白质丰富的食物；帮助他们树立爱眼、护眼意识，并对儿童期眼病做到"早发现、早诊断、早治疗"，让孩子拥有一双健康的眼睛。

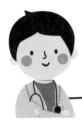

预防儿童近视新观念

眼科 周吉超

在全国政协十三届一次会议上，一名眼科医生提交了一份题为《建议将"每天户外运动两小时"纳入中小学教育管理制度》的提案，建议制订适合我国中小学教育管理特点的户外体育运动项目，预防近视、促进青少年心理健康以及提高身体综合健康状况。

权威资料显示，我国儿童青少年近视患病率居世界第一！

我国仅高度近视（近视度数 > 600 度）的人口就相当于整个加拿大的人口总和！

近视，尤其是高度近视，不仅对患者自身视力健康有一定的危害，在航天、国防、高精密仪器等诸多领域更是限制重重。

因此，我国儿童青少年近视预防的形势非常严峻，刻不容缓！

✚ 那么，怎样预防近视呢

目前我们普遍采用"看书累了远眺""给儿童加装护眼灯"等措施预防近视。但是这些措施效果如何呢？权威调查显示，如果我们预防近视的措施不加以改变，5 年之后，我国近视和高度近视的人口将会有大幅度的提高！这就迫使我们冷静地思考：我们一直在沿用的预防近视的措施效果至少是不充分的！

每天户外两小时，正是预防近视的新观念！这也是来自第 15 届国际近视眼大会众多报告的一致声音。

✚ 每天户外 2 小时

1. 新观念强调户外

这是因为户外有阳光。**我们的身体接受阳光的照射，会产生一种叫多巴胺的物质，而多巴胺会保护我们的眼睛不得近视。**正是因为赤道地区阳光充足，居住在赤道地区的马赛人几乎没有近视患者。我们坐在室内远眺和加装护眼灯的措施都因为没有阳光而没有起到足够的预防近视的效果！

2. 户外活动的类型对于预防近视的效果来说差别不大

多数研究推荐球类运动和跑步等运动类。应该避免"户外活动就是要直视阳光"的错误观念，因为长时间直视阳光会产生严重的黄斑灼伤，严重危害视力。

3. 新观念强调户外时间的长短

在新加坡和澳大利亚进行的临床实验观察到，每天户外半个小时的孩子，近视率是 24%；而户外时间延长到 3 个小时，近视率则急剧下降到 0.3%，可见，户外活动的时间长短对预防近视的效果是多么的明显！

4. 并不是户外时间越长预防近视效果就越好

二者并不是线性关系，也就是说，户外时间即使远远超过 2 小时也跟 2 小时的效果差不多。这就也强调了每天坚持的必要性，突击一日晒太阳并没有什么用。

5. 除了户外活动，还有哪些预防近视的方法

药物、OK 镜等都是有潜力的措施。但是目前为止，每天户外 2 小时是最安全、最有效、最简单易行的办法。

每天户外 2 小时，听起来是非常容易实现的便捷做法。但中国的执行情况却令人沮丧：我国儿童青少年课业负担重是有目共睹的事实，每天户外 2 小时对我国儿童青少年几乎是奢望。希望通过医务工作者的呼吁，能引起公众对我们民族未来视力的关注。

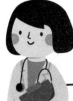

OK 镜能让你扔掉眼镜吗

眼科 张 钰

最近，OK 镜（即角膜塑形镜）备受关注，有很多家长来咨询角膜塑形镜帮助孩子治疗近视的问题。在各大网站上，我们可以看到这样的说法：角膜塑形镜特别针对青少年近视，可以快速让近视学生摘掉近视镜恢复视力，不用手术，只要夜间使用即可。

它的原理是什么？真的可以矫正近视吗？

➕ 角膜塑形镜是一种特殊形状的硬性隐形眼镜

与普通隐形眼镜整体为弧面的设计相比，角膜塑形镜最突出的设计就是它在中央区的部分要比角膜表面平坦一些。人的眼角膜原本是弧形的，戴上角膜塑形镜之后，眼角膜表面就会轻微变平。

那么，为什么角膜变平，视力就可以恢复正常呢？这其实与近视的形成原因有关系。外界的平行光线经过角膜和晶体，光线不断汇聚，如果眼球的比例是合适的，那么这个汇聚的焦点会正好落在后面感光的视网膜上，这时，我们能看到清晰的影像。

那么，当发生了近视眼以后，最明显的改变就是眼球变长，平行光线虽然还发生同样的汇聚，但是因为视网膜往后移了，成像的焦点就落在视网膜前面，这时视网膜上的成像是模糊的。角膜塑形镜可使角膜前表面适量变平，从而改变了光线汇聚的角度，使成像的焦点重新回到视网膜上，因此看远处物体就清晰了。

➕ 角膜塑形镜真的能彻底治疗近视吗

一些虚假宣传说宣称戴角膜塑形镜就能把近视治好，永远不用戴眼镜，这肯定是骗人的。角膜塑形镜只能短暂地改变角膜的形状，当中低度近视患者戴上塑形镜几个夜晚之后，视力可以恢复到正常，但最多只能保持一到两天，由于眼角膜有弹性，当角膜从变平的状态恢复到原样时，就又看不清楚了，所以这种眼镜并不能彻底的治疗近视。

不过，青少年连续夜戴角膜塑形镜却可以控制近视的发展。另外，当到 18 岁左右时，眼睛的近视度数就基本定型了，没有太大必要佩戴角膜塑形镜了。

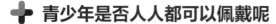

✚ 青少年是否人人都可以佩戴呢

佩戴角膜塑形镜之前，需要进行全面的眼部检查，确定眼部健康才能佩戴。

最常见的影响佩戴的眼部疾病是干眼症，检查是否有干眼症的方法是泪膜破裂时间检查，眼睛涂上荧光素后，可以看到眼表均匀分布的黄绿色荧光，但是让患者瞪着眼睛不眨眼的时候，有些人很快在均匀的黄绿色背景中，出现了黑斑，这就表明眼表的泪膜已经破裂，破裂时间明显变短，即是干眼的一种表现。这种眼睛特别干的孩子，佩戴角膜塑形镜肯定是不安全的。

因此，角膜塑形镜并不是每个人都适合戴，有非常严格的筛选标准，所以看到一些商家打着包票这样的广告千万不能信，到底能不能戴，还要听大夫的建议。另外，即使佩戴了角膜塑形镜，也要定期去医院复查，为了预防感染，镜片的洗护也是特别重要的。

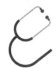

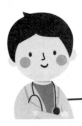

青少年患 2 型糖尿病后如何选药

内分泌科　高洪伟

近一二十年，随着肥胖儿童的逐年增多，青少年患 2 型糖尿病越来越常见，患病率已经大幅度增加，有赶上 1 型糖尿病患病率的趋势。

中国最新流行病调查显示，目前我国"小糖人"的发病率达十万分之六，且年发病率增长超过 14%。青少年患糖尿病，有没有适宜的治疗药物呢？

✚ 青少年患 2 型糖尿病，血糖难控制

近年来的研究结果显示，青少年患 2 型糖尿病的病理、生理特点和疾病的发展规律上与成人患 2 型糖尿病显著不同，血糖获得理想控制的比例较低，甚至低于 1 型糖尿病患者。

血糖控制欠佳的原因包括以下几方面。

1. 被批准用于治疗青少年患 2 型糖尿病的治疗药物仅有二甲双胍和胰岛素。二甲双胍单药治疗仅能使不到一半的青少年糖尿病患者血糖达标；其他种类的口服降糖药均未被批准用于治疗青少年糖尿病患者。

2. 胰岛细胞功能下降过快。

3. 青少年糖尿病患者大多较肥胖，往往都有不良饮食习惯并且少运动，这既是糖尿病的发病因素之一，也是血糖较难控制的重要原因之一。

4. 青少年的自我约束能力、对疾病的正确认识能力较差，常常导致治疗不规律。

5. 患者的心理因素、家庭经济因素以及家长对疾病的认识和理解方面存在局限性等。

如果血糖不能获得良好控制，青少年患 2 型糖尿病者在成年早期即可出现糖尿病的微血管并发症，心脑血管疾病的风险也显著升高。

因此，患病率的快速升高和血糖控制达标率的过低，使 2 型糖尿病对青少年的健康威胁越来越严重，这既是糖尿病医生，同时也是全社会必须面对和需要尽快设法解决的严峻挑战。

➕ 青少年患 2 型糖尿病后能用哪些药

青少年患 2 型糖尿病的治疗包括生活方式干预（改变不良饮食习惯、适当控制热量摄入、增加体育锻炼）和药物治疗（二甲双胍和胰岛素）。

唯一批准使用的口服降糖药是二甲双胍，然而二甲双胍并不能使多数青少年患 2 型糖尿病者血糖控制达标；如果仍不达标，应该及时开始胰岛素治疗，以防止血糖长期控制不良。

其他口服降糖药是否能用于青少年 2 型糖尿病患者治疗，还需要进一步的临床研究来明确。

另外，改变不良饮食习惯和适当控制热量摄入能使肥胖患儿的体重降低 2%～3%，有利于血糖的控制。但是青少年时期正是身体快速发育时期，过度的饮食控制不利于青少年健康成长，最好能去咨询糖尿病专科医生和营养师。

➕ 青少年糖尿病的血糖控制目标

不论是 1 型糖尿病还是 2 型糖尿病，青少年糖尿病患者血糖控制目标是一样的，即：糖化血红蛋白（HbA1c）≤ 7.5%；空腹血糖 ≤ 7.2mmol/L。

如果能做到尽量少发生低血糖，最理想的血糖控制目标是：糖化血红蛋白（HbA1c）≤ 7.0%；空腹血糖 ≤ 7.0mmol/L。

另外，家长对糖尿病知识的正确掌握、对孩子饮食和活动的合理安排和督导、小伙伴的理解和支持、学校乃至全社会的关爱等都有助于青少年糖尿病患者的血糖控制。

由于 2 型糖尿病对青少年的健康危害较大且疗效不甚理想，应该尽可能防止 2 型糖尿病的发生。肥胖与 2 型糖尿病的发病密切相关，因此预防儿童肥胖是防止儿童和青少年糖尿病的根本方法，避免或改变高热量和高脂肪等不合理的饮食结构以及增加体力活动是预防青少年糖尿病的有效方法。

此外，对于糖尿病高危人群，如有糖尿病家族史、超重或肥胖、血脂异常等青少年个体，应定期进行血糖检测，及时发现血糖升高并及时治疗，可每 2 年检测 1 次血糖。

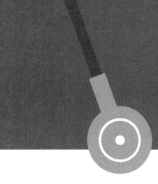

生育健康

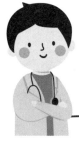

生娃要趁早!
年龄大了还想要,医院专家来支招

生殖医学中心　姜　辉　马彩虹

怎样才能生出健康的宝宝呢?高龄夫妇要注意哪些问题呢?

✚ 准备好做爸爸了么

对于想要做爸爸的男性朋友,应做到:多锻炼、少烟酒,放松心态,常检查。具体建议如下。

1. 多参加锻炼

研究表明,男性身体过度肥胖会导致腹股沟处的温度升高,损害精子的成长,从而导致不育。因此,体重控制在标准范围内可以提高精子的质量。**特别提醒:精子喜欢待在 35℃左右的环境里,所以,也要尽量避免穿紧身裤,长期把睾丸压向 37℃的身体,小精子也会热得要罢工的。**

2. 少去桑拿房、蒸汽浴室

高温蒸浴直接伤害精子,还抑制精子的生成。总泡热水澡也会造成不育。

3. 戒烟、戒酒

数据显示,吸烟、饮酒是精子数量、质量下降的最主要原因。对于烟酒成瘾的人来说,必须衡量一下,到底是烟酒重要,还是身体和宝宝重要。

4. 放松心态

精神压力过大也对精子的成长有负面影响，所以应该适当放松自己。

5. 多吃绿色蔬菜

绿色蔬菜中含有维生素 C、维生素 E、锌、硒等利于精子成长的成分。

6. 定期体检

应经常到医师那接受生育能力相关检查。

✚ 要生娃，趁年轻！女性的黄金生育年龄到底是多大

当女宝宝还在妈妈肚子里的时候，从孕期 22 周往后，卵巢就开始衰退了……是的，你没看错。在妈妈怀孕 22 ~ 24 周时，女宝宝的卵巢里原始卵泡还能有 600 万 ~ 700 万个，等到女宝宝出生时，这个数量就变成了 200 万左右。等到青春期时就只剩下 30 万 ~ 40 万个了，35 岁以后就更少了。

女性的一生中，有这么多的卵泡，但大约只有 400 个左右会变为成熟卵泡脱颖而出，其余的卵泡都"消亡"了。

因此，**女性的最佳生育年龄是在 30 岁以前。过了 30 岁，尤其是 35 岁以后，卵巢储备功能下降，衰退速度加快，如果错过了最佳生育年龄，不容易怀孕其实就是一种自然生理现象。**到了这个阶段，卵细胞的质量没那么好了，与精子相遇后形成受精卵发育为胚胎的质量也没那么好了，其发生异常的可能性增多，再加上环境污染、工作压力等不良因素的刺激，就有可能发生不孕不育、胚胎停止发育等情况。

✚ 男性也有黄金生育年龄

人们常常有个误区：男性的黄金生育年龄很长。但这是错误的。不要误认为男性的黄金生育年龄可以比女性晚不少，其实也就在 25 ~ 35 岁之间。

很多人在这个年龄段不注意自身健康，认为年轻扛得住，经常透支健康，随着年龄的增大，这种不健康的生活方式对精子的伤害会更大，再加上一些男性疾病的影响，如果有一天突然暴发了，想要尽快恢复可就没那么容易了。

近些年来，男性的精子质量是不断下降的。传统观念认为，不会生孩子是女人的事，这绝对是错误的！导致不孕不育的原因，除了先天或后天的疾病，有些则是生活

中一些人为因素造成的。而精子质量下降的是导致男性不育症的主要原因。

医生提醒，如果两夫妻同房一年以上还怀不上孩子，就该去医院接受正规检查，全面了解双方的生育能力，千万不要碍于面子问题不敢去正规医院，反而盲目相信小广告。

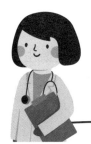

晚婚、晚育要注意，
冷冻卵子平均活产率仅为 5%

生殖医学中心　李　蓉

上午 10 点，医院生殖医学中心门口的挂号队伍依然是一条长龙。人多时，挂号的人甚至会从中心的大厅一直排到外面的路上。候诊两个半小时的张先生和妻子终于可以就诊。如果这次检查结果合格，就可以准备取精做试管婴儿了。

✚ 一等就错过了孩子

张先生今年 31 岁，来自黑龙江。他从今年 3 月初第 1 次来北京求医，到现在已是第 5 次了。谈起要不上孩子的原因，张先生语气中掩饰不住些许后悔。结婚 5 年，过去一直忙着工作，妻子也觉得年龄还小，不着急要孩子。去年，在家人的催促下，两人都认为条件可以了，却怎么也怀不上了。医院检查结果显示，男性精子活力太低，自然怀孕概率很小。"像我俩这种情况，在老家可不算少。"在男科候诊区，坐在张先生旁边的李先生来自辽宁盘锦，也是准备来做试管婴儿的。他早上做完检查，打算下午再赶回盘锦，因为这样能节省一晚的住宿费。李先生说，算上吃饭和住宿，每次来看病都要花两三千元，七八次的复查，更让他觉得压力倍增，但如果能要上孩子，一切都是值得的。"6 年前刚结婚的时候，我老婆怀过一次，可我们觉得当时还太年轻，就把孩子打掉了，没想到现在怎么都要不上。"

在生殖医学中心的妇科门诊区，第 2 次来做人工授精的徐女士遭遇过同样的问题。"以前就是觉得自己年轻，不想要孩子，转眼身边的朋友第 2 个都有了，我才开始准备要孩子，结果 1 年多了，啥动静都没有。医生说，我就算现在怀孕也算高龄产妇了。"来看过几次病后，徐女士与几个相识的病友建了个微信群，供大家平时交流经验。"群里比我年纪大的人多了去了，平均年龄 35 岁。据一个病友说，现在二胎政策放开了，40 多岁想怀孕的大有人在，甚至 50 多岁也想再生一个。听说还有绝了经的想要孩子，但这可能么？"

➕ 你还在想等等吗

据了解，二孩政策放开后，前来医院问诊的患者明显增多。北京大学第三医院生殖医学中心，去年的门诊量约为 55 万人次，这是 10 年前的 3 倍多。即便原来的生殖科已升级为生殖医学中心，办公区域也从两层楼扩大为现在的五层楼，依然感觉不够用。

生育年龄的不断推后，是造成生育困难的主要原因，从临床就诊患者来看，因女性单方面原因导致不孕的最多，粗略统计约占 40%，因男性单方面导致不孕的占30% ~ 35%。前者以输卵管堵塞居多，后者最常见的是精子数量少等问题。近些年，就诊患者的年龄持续增大，2005 年患者平均年龄为 30 岁，2015 年患者平均年龄已增长到 34 岁。对高龄女性来说，身体机能的下降和卵巢的衰老，直接导致怀孕越来越难。美国疾病控制和预防中心的数据显示，43 岁女性试管婴儿的活产率仅为 3%，自然分娩率则更低。同时，男性的精子数量和活力也会随着年龄增长有所减少，如再加上抽烟、喝酒、熬夜等不良生活习惯，精子质量下降更为明显。

近年来，就诊患者还呈现出一些新特点。不少并未达到不孕症诊断标准的人也纷纷前来问诊。

一般来说，35 岁以上的人，如果准备半年以上仍不能怀孕，才需要考虑不孕症的可能。35 岁以下的健康男女，自然受孕的成功率平均为 20%，因此，尝试一两次后没有成功并不稀奇。一些要二孩的患者，备孕两三个月，甚至只准备一个月，发现没成功就跑来看病，这其实没有必要，遇到这种情况，医生一般都建议他们再尝试几次。

➕ 我能冷冻卵子吗

很多人对辅助生殖技术的认识还很片面，医学发展的确可以帮助人们战胜一些疾病，但不能阻挡自然规律。几乎每天都有医生遇到已经绝经的妇女前来咨询试管婴儿，似乎到了医学可以战胜衰老的地步。这显然是错误的，也说明很多人对辅助生殖技术的认识还较为片面。还有一些人选择冷冻卵子，事实上，资料显示，冷冻卵子的平均活产率仅为 5%，且 38 岁以后，女性卵子质量开始下降，冷冻保存后的质量会更差。

➕ 晚婚、晚育别过了头

尽管医学在不断进步，人们还是应当正确认识辅助生殖技术，懂得衰老是限制生育的第一大问题，没有任何方式可以阻止。鉴于此，年轻夫妻应当在年龄适合时尽快生育，拖得越晚，对孕妇伤害越大，妊娠期高血压、糖尿病等风险都会增加。

因此，许多国家为了保证大龄女性的健康，会限制高龄产妇的生育，比如新加坡就禁止 46 岁以上的女性采用辅助生育（人工授精、试管婴儿等）手段，欧盟一些国家也不建议 50 岁以上的女性尝试试管婴儿。

如果一旦确定需要辅助生殖，应到正规机构的正规科室进行生育能力评估，进而保证以简单、有效且更贴近自然受孕的方式怀孕，这对孕妇和后代的安全健康都是保障。

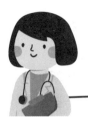

准备生二孩？这些可以助你好"孕"气

妇产科　刘春雨

随着我国"二孩"政策的逐步放开，很多满足条件的家庭在做着"要老二"的计划，但同时也有人提出了"现在能不能要老二"的问题，到底是什么挡住了他们生二孩的脚步呢？还有，如果怀上了，有什么事情需要告诉医生？

✚ 要二孩前"封山育林"（即戒烟、戒酒）最少要持续多长时间

很多人在怀老大的过程中经历过戒烟、戒酒等举措，而在老大出生后，个人习惯方面可能就没有那么在意了。时隔数年，为了要老二，想知道现在又对"封山育林"有了哪些新的要求。

1. 吸烟和酗酒的危害

吸烟和酗酒对身体健康是有坏处的，对男性的生殖健康也是一样。长期吸烟和酗酒对精子质量和男性的生育力都有不良影响，导致精子数量、活力均明显下降，而精子畸形率和不育率均显著增加。

对女性而言，长期吸烟和酗酒更容易导致流产、早产、胎儿畸形、胎儿生长受限，甚至胎死宫内。这些都是有害物质长期、大量的累积效果，但是偶尔吸烟和饮酒不一定会对胚胎有明显的影响，就像偶尔吸烟、饮酒对个体的健康也不见得会有严重的影响一样。

2. "封山育林"的时间

对于戒烟、戒酒的时限没有严格的规定，但通常认为"封山育林"最好在 3 个月以上，希望有害物质在体内尽可能残留得越少越好。

3. 女性有无生活行为禁忌

女性在准备怀孕的时候除了同样要戒烟、戒酒，还要注意保持规律的作息、饮食及适当的运动，预防感冒，一旦出现感冒等病情，要警惕无意中使用药物，甚至拍摄

X线片等，孕前 3 个月依旧要开始补充叶酸，进行必要的预防接种，停服避孕药物，控制体重在标准范围内，使身体在最佳状态下受孕。

如果在怀孕前就患有糖尿病、高血压、心脏病，甚至系统性红斑狼疮等并发症，应该提前与医生进行沟通，了解疾病程度以及是否可以再次妊娠。

✚ 为什么怀老二要比怀老大困难

很多人在计划要二孩的过程中屡试不中，不禁问道，怀老大的时候很快就成功了，有的甚至一次就怀上了，现在怎么会想要又要不上了。

随着怀二孩的人群增多，其年龄也是明显增加的，35 岁以上甚至 40 岁以上的女性不在少数。**卵巢功能受年龄的影响还是很大的，而卵巢功能下降则意味着激素水平或是排卵、月经的异常，最终会影响受孕。**

另外，随着年龄的增加，其他问题也可能会相应出现，比如输卵管因素（炎症等）、子宫内膜异位症、子宫肌瘤等，这些可能成为导致怀孕困难的原因。如果年龄偏大，而且已经尝试了半年都没有怀上，应该到医院进行相关检查。

怀上老二以后，产检的时候不仅需要让医生知道你是经产妇，之前分娩过孩子，而且还要把之前怀孕的过程尽您所知地都要告诉医生，包括以下方面。

1. 前次妊娠期间发生的所有的病情，比如妊娠期高血压、妊娠期糖尿病等，以及疾病的程度，因为这些有可能在这次妊娠时还会发生，或许更严重。

2. 前次妊娠的分娩方式，包括产程的长短、产程是否顺利、有没有产后出血、产褥感染；如果是产钳助娩或是剖宫产分娩，还要告诉医生选择这种分娩方式的原因。

3. 老大的出生体重、现在是不是健康也都很重要。如果实在是记不清或是不了解，最好能到曾经的分娩医院复印病历，把原始的医疗资料提供给产检医生。这些虽然是前次分娩的信息，但都与本次怀孕有密切的联系，通过这些真实、完善的病史，医生能够进行专业的评估，您也才能更放心地怀老二。

✚ 经产妇孕期都需要注意什么

因为前次妊娠和分娩会影响此次妊娠以及分娩方式，如果前次妊娠期间患有并发症，比如高血压、糖尿病、早产等情况，除医生产检检查外，还需要自我提早关注并进行相关指标的监测，比如血压、血糖、宫缩等情况。

前一次阴道分娩的孕妇，再次妊娠分娩时往往产程更快、时间更短，甚至有时还

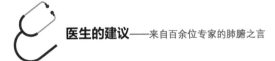

没到医院，就已经在路上生完了。但是在路上生产是极不安全的，所以在临近预产期的时候，要格外注意见红、腹痛等情况，及时到医院就诊。

前次剖宫产的孕妇，在早期要做 B 超检查，了解胚胎附着部位，如果胚胎附着于前次子宫切口上，我们称之为瘢痕妊娠，是不宜继续妊娠的。而随着孕周增加，有过剖宫产史，尤其还经历过子宫手术（如肌瘤剔除等）的孕妇还要注意腹痛的情况，要警惕子宫破裂的发生。

➕ 为什么老大顺产，老二却要剖

我们提倡自然分娩，曾经阴道分娩的产妇首选阴道分娩，而且再次阴道分娩的概率很大，但是仍有一部分孕妇却无法经阴道分娩，需要通过剖宫产分娩，比如胎位异常（如臀位、横位）；某些类型的双胎；完全性前置胎盘；母体发生了严重的疾病，导致耐受不了产程以及宫缩；胎心的异常等。这些情况都是剖宫产的指征，如果一味地要求阴道分娩，会发生不可想象的后果。我们并不为了追求自然分娩而自然分娩，原则还是掌握医疗指征，保证母婴的安全。

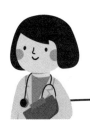

备孕时，男性需要补充叶酸吗

妇产科　刘春雨

最新研究显示，雄性动物如果摄入过多富含甲基的食物，可能对后代的智商产生负面影响。德国神经退行性疾病研究中心埃宁格领导的研究小组发现，孕前摄入富含叶酸、甲硫氨酸和维生素 B_{12} 的公鼠，其后代的学习和记忆测试结果比正常饲养的对照组后代要糟糕。

这也就是说，如果准爸爸在孕前过多地补充叶酸，则有可能通过表观遗传作用对后代产生影响，尤其是智商。最新研究成果发表在近期的《自然》子刊《分子精神病学》杂志上。那么，对于备孕的男性，叶酸到底该不该补？

✚ 补叶酸是否影响后代尚无定论

叶酸在国外饮食中添加较为广泛，也有人提出男性补充叶酸是否会对后代产生不利影响。

有国外学者在小鼠身上进行了一些实验，他们给雄性小鼠补充甲基供体丰富的食物（包括叶酸、甲硫氨酸、维生素 B_{12}），发现其后代的学习能力和记忆能力出现改变。

这项动物实验得出的结论需要再探讨、验证，还远远不能就此为男性补充叶酸得出具体的指导性结论，两者之间是否真的有联系，需要进行大量翔实的研究。**目前并没有要求或建议男性孕前也要补充叶酸的观点。**

✚ 补叶酸的"军心"不能动摇

叶酸是一种水溶性 B 族维生素，人体自身不能合成叶酸，只能从食物、增补剂／药物，或是强化食品中摄取。

由于叶酸在同型半胱氨酸代谢、DNA 合成、甲基化等多方面发挥重要的作用，参与人体的正常发育和机体健康的维持，同时还与多种疾病的发病风险相关，比如神经管缺陷，因此这也正是备孕时增补叶酸的重要原因。

神经管缺陷是胚胎发育早期神经管未能正常闭合所导致的一类先天缺陷，包括无脑、脊柱裂、脑膜脑膨出等，合并神经管缺陷的胎儿往往会胎死宫内，即便成活，也

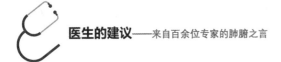

会存在严重的残疾，常合并脑积水，必须进行外科手术引流脑脊液，否则也会因此而夭折。

当初，叶酸对神经管缺陷的预防作用并不像现在这样众所周知。我们都知道，一种成分或是物质变成药物，并广泛应用于人群，从发现伊始需要经过实验室再到临床的漫长的过程，而叶酸是否真的在孕妇中有效预防和降低神经管缺陷，人群研究是不可或缺的。

从开始研究规模较小，或并不是随机对照临床实验，到后来 7 个国家 33 所医院的大规模随机对照临床试验；从服用叶酸的剂量，到增补叶酸的时间；从在生育过神经管缺陷的妇女中证实，到发现在没有神经管缺陷生育史的妇女中也可以降低生育畸形患儿的危险……近半个世纪的研究证明，女性在孕前 3 个月至孕早期 3 个月补充叶酸，可以降低生育神经管缺陷后代的风险率达 70% 以上。在我国，人群的叶酸服用率水平仍很低，尤其是农村地区。针对这一状况，卫生部（现国家卫健委）于 2008 年开展了出生缺陷防治项目，免费为全国所有农村户籍妇女提供叶酸增补剂。

大多数妇女是计划外妊娠，未能及时从孕前开始服用叶酸。所以从 1999 年开始，美国食品与药品监督管理局（FDA）在所有谷物产品里按一定比例添加叶酸。全世界已有 79 个国家或地区立法，要求采用叶酸强化谷物主食。美国、加拿大、智利、南非等国家实施叶酸强化面粉后，神经管缺陷的发生率均有不同程度的下降，但随之而来叶酸强化面粉的安全性也越来越受到关注，比如结肠癌发病率的上升、可能掩盖维生素 B_{12} 缺乏导致的周围神经损害、影响叶酸受体药物的药效等，但目前这些问题并无确定的结论。

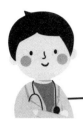

生殖器官大小是否影响生育

泌尿外科　赵连明

　　很多男性在婚后才发现自己的睾丸很小、无法生育，到底如何来判断睾丸是否比较小呢？现在针对各种不同的病因是否有相应的治疗手段呢？

　　谈到小睾丸的问题，首先要和各位朋友说明什么是小睾丸。从医学上来讲，亚洲人睾丸大于 12ml 算正常大小，自己检查时会感觉睾丸像鹌鹑蛋大小。今天我要和各位朋友说的小睾丸不是指所有比正常值小的睾丸，而是那些自己摸起来感觉像绿豆一样大小的睾丸（实际小于 5ml）。

　　小睾丸的患者有很多种不同的情况，目前大部分是能够找到原因的。首先，我根据朋友们自己能够判断的条件来将小睾丸分成两类。

✚ 睾丸小，但是能看到阴毛，阴茎也已经发育

　　有这类情况的大部分人能够正常完成性生活。但如果到医院检查精液，常见的情况是没有精子——因为睾丸小，导致没有相应的生精能力。再检查一下激素水平会发现，大部分人的尿促卵泡激素（FSH）、黄体生成素（LH）明显升高，而睾酮（T）会降低或者正常。

　　过去的观点认为睾丸越小，FSH 值越高，睾丸内越没有精子，对于睾丸小于 6ml 或者 FSH 值升高两倍的患者，很多大夫至今仍然认为没有做睾丸活检和治疗的价值。但实际上，随着显微取精技术（MESE）的出现，现在很多认识和过去有了翻天覆地的变化。

　　对于这类患者，有条件的建议检查染色体，很多患者的染色体是 47，XXY（正常人的染色体是 46，XY），这类患者我们称为"克尼格氏征"。北医三院男科中心目前有超过 50% 的克尼格氏征患者在显微取精的时候取到了精子，并且有一半的人的伴侣已经怀孕。

　　而染色体检查是 46，XY（正常）的患者，大多数病因是腮腺炎诱发睾丸炎，导致睾丸没有发育，这类患者也有显微取精成功的可能，只是比例要低于克尼格氏征患者。

　　无论怎样，目前我们多了显微取精手术这个新的武器，也提高了我们治疗的能力。

✚ 睾丸小，阴茎也没有发育，完全没有阴毛

这类患者由于阴茎尚未发育，治疗前很难完成性生活。很多这类患者可能从来没有射过精，部分能射精的患者精液量也少，没有精子。这时我们检查激素通常的结果是 FSH、LH、T 3 项均非常低，接近没有。这些激素都是促进我们睾丸的发育生长以及生精的。

对于这种情况，医学上统称特发性低促性腺激素性性腺功能减退症（IHH），若伴有嗅觉异常的患者，我们又称其为 Kallmann 综合征。

对于这类患者，主要的治疗是补充相应的 FSH、LH，临床上常用的有 HCG、HMG 等注射液，建议的治疗周期在 2 年左右。即使是 30 多岁的患者依然能够长出阴毛，阴茎增大到成人型。超过 70% 的患者能够在治疗中产生精子，并且拥有自己的孩子。

从上面的描述中我们不难看到，对于过去完全没有办法治疗的小睾丸患者，我们现在也有了良好的治疗手段。当然，还是有些患者治疗后会仍然没有精子，那时就需要使用精子库的精子来辅助了。

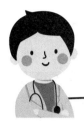

男性不育的这么多，原因是什么

生殖医学中心　姜　辉

　　每天早晨，在北医三院生殖中心排队看男性不育的患者非常多，为什么会有这么多男性不育呢？

➕ 男性不育不是一个独立的疾病

　　什么样的人不育的概率比较高呢？从调查来看，生育问题没有职业区分，各个职业的人都会存在生育问题，只不过从事一些高污染、高风险职业的人，不育问题会相对严峻一点，比如在化工厂、高温、高辐射的地方工作的人。所以，做好职业病的防护非常重要。

　　现在有试管婴儿技术，是不是患者来了就要做试管呢？不是的。大家来到医院首先希望医生能帮助自己生孩子，而不是要求通过手术、药物、试管婴儿等进行干预。作为男科医生，我们更多还是关注如何帮助患者，让他自己能够生育。

　　那么，什么叫男性不育呢？世界卫生组织关于男性不育的定义是夫妻二人都正常，生活在一起性功能也正常，在一起居住1年以上没有采取避孕措施而没有怀孕的，叫男性不育。男性不育不是一个独立的疾病，它是一个由很多原因造成的症候群。

➕ 男性精液质量一直在下降

　　我们在门诊观察5年间来门诊就诊的患者情况，发现5年间患少精症、弱精症、无精症的患者比例每年都在增高。也就是说，患者的疾病程度越来越重。

　　从世界卫生组织定义的男人精液正常值可以看到，由最早的每毫升6000万到每毫升2000万，到现在的每毫升1500万，也是在下降的。所以男性精液质量下降可能是造成男性不育的一个重要因素。

➕ 生育前需要做什么检查

　　到了医院，最主要的是做一个精液化验。精液化验现在要求标准化、规范化，可以到一些大的专科医院，按照世界卫生组织的要求来进行精液检查。

首先，需要进行精液检查。那么，怎么看精液化验单呢？第一看量；第二看颜色，颜色应该是无色透明的，如果红了，那说明有精囊炎，太黄了可能有炎症等；第三要测一下 pH 值，pH 值的高低也影响精液的情况。还有一些精液的分析，看看精子跑得多快、活动精子的数量、总精子数量。此外，还要看精子的形态，是不是畸形的，包括精浆的生化、果糖多少等。同时，医生还会给您查一个血，看看激素水平、内分泌情况。

另外，还需要查染色体。夫妻二人的生育能力是决定能不能要孩子的关键。如果两个人的生殖能力都很弱，比如说男方弱精，女方卵巢不好，有多囊卵巢，这种情况就会比较麻烦。因此，一对夫妇如果有了不孕、不育的问题，两个人都应该到医院分别查一查。男方相对简单，只查精液和抽血，所以一般建议男方先检查，而不要像以前那样误认为不生孩子都是女方的原因。

随着科学的进步，目前认为，如果男方有少精、弱精和畸精症等问题，不要认为女方不用查，一般 25% 的女方也会有问题，我们建议双方共同检查。

➕ 显微外科治疗不育效果显著

这些年，男性不育的外科治疗领域进步很大，如输精管堵塞、附睾堵塞的患者，可以通过显微外科技术，达到输精管的再通、输精管和附睾的吻合；静脉曲张的患者，可以通过显微外科的结扎来改善精液质量；射精管囊肿、前列腺囊肿的患者，不用开刀，通过电切的办法就能够使精液达到顺畅；没有输精管的患者，可以通过睾丸穿刺把精子吸出来，放到体外与取出的卵子进行体外受精。

什么是人类辅助技术呢？就是运用各种医疗措施和办法，使不孕的女性、不育男性的爱人能够受孕的方法。一般分几大类，第一类是人工授精，人工授精又叫体内受精，是把精子拿出来以后体外进行改善、优选以后，通过一个细的管子、通过阴道注射到宫腔里，增加它和卵子见面的机会；第二类是体外受精，就是把精子、卵子分别取出来，让它俩在体外受精，再移植到体内，这就是试管婴儿。还有一类是丈夫没有精子的，用供精生孩子，叫供精人工授精。

如果有遗传的问题，可以检测一下胚胎是否正常，如果不正常，就不进行体内移植，这样可以避免一些生殖缺陷的问题，这是第三代试管婴儿。

这里想特别强调的是，夫妻俩在适合要孩子的年龄应该早点生育，30 岁女性的生育能力仅仅是 25 岁女性的 50%；如果男性从事一些高风险、高污染的工作，再加上有一些家族问题，就更建议早点要孩子。同时，男性在自己的生活上要特别注意，因为紧张、压力、焦虑、抽烟、喝酒等都会损伤您的"精子工厂"。特别是在一些其他疾病的治疗方面，要注意保护我们的功能。比如儿童时期患有腮腺炎，如果不及时治疗，等成年以后他的睾丸功能会下降，精子的成活率会降低，精液的数量也会减少。希望大家能够了解自己的健康状况，早一点把自己不良的生活方式、不良的状态调整过来，生育一个健康的宝宝。

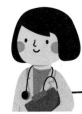

孕期焦虑和产后抑郁

生孩子这件事儿，说大不大、说小不小。大家对孕妇的关照大多集中在身体上，比如该怎么吃、怎么活动等，往往忽视了心理和情绪层面的关怀。就连孕妇自己也是一样，漠视情绪大起大落背后的"真凶"，总迁怒于周围的人。

➕ 那么，孕妇的心思到底有谁懂

孕期、产后的心理变化往往是生理和社会原因共同作用的结果。由于孕产期激素水平和社会关系调整等原因的影响，很多孕产妇会经历焦虑或抑郁等心理状态的变化，在孕期多表现为焦虑，而产后随着胎盘的娩出，激素水平出现急速下降，抑郁的表现或更加明显。

孕期焦虑和产后抑郁与老百姓常说的精神科诊断的焦虑症和抑郁症不同，孕期焦虑和产后抑郁是女性在妊娠和产后特定时间段的表现。孕期焦虑和产后抑郁一定要引起重视，这需要孕妇家人、朋友等的理解和支持。产妇生完孩子2周到1个月，如出现心烦、想哭，甚至出现想伤害自己或他人等情况，有可能是产后抑郁的表现。这时，家人和朋友一定要关心这些新妈妈，而产妇自己也不要压抑自己的情绪，应该主动表达自己感受，寻找合理的渠道疏解，切莫憋在心里。

➕ 案例讲述：产后出现幻视、幻听，不可漠视

经过漫长的40周+3天，小茜终于"卸货"了！她说，生产完躺在病床上看着窗外，有种莫名的凄凉。生产之前憧憬的温馨、热闹的画面好像定格在远方，触不可及。生完没多久，产房护士把小茜的丈夫叫了出去，跟他进行了一次长谈。原因是小茜告诉护士有人老站在她右侧，想要害她。护士告诉小茜的丈夫，小茜出现了幻觉，这在产后并不多见，希望家人重视这件事，注意观察小茜的行为举止，多关心她，给她支持。

小茜的丈夫很是不解，小茜的整个孕期情绪还算好，偶尔耍个小性子都能接受，没有特别反常的表现，而且每次的产检也都一切正常，生产也很顺利，怎么就会突然

出现幻觉呢？医院组织了精神科的专家会诊，最后的诊断是抑郁状态，以心理干预为主，没有进行药物治疗。回家后，小茜的丈夫也尽量帮助她放松心情，通过听轻松、舒缓的音乐、调整呼吸、放松身心。孩子也是尽量请家人带，努力给小茜营造一个温馨、舒适的大环境。在家人的关怀下，小茜慢慢走出"阴霾"。而当看到新闻报道说，有些患有严重产后抑郁症的产妇出现了自杀和伤害他人的情况，小茜的丈夫仍觉得后怕。

✚ 专家解析：孕期焦虑明显，产后更容易抑郁

孕产妇复杂的心理变化最多见的是抑郁和焦虑。从文献报道来看，其发生率国外为 16.5% 左右，国内为 11% ~ 25%。妊娠和分娩情绪多变从生理原因来看是体内激素水平在"作祟"，但是影响孕妇情绪的大部分原因可能跟"怀孕——经历一个人生巨大变化期"这一点密不可分。

身体的变化带来相应社会功能的调整，怀孕本身充满的许多不确定性、工作职能的相对弱化、家庭角色的转变等，都会给孕妇带来无形的压力，尤其那些经历着自身疾病或胎儿疾病的孕产妇，更容易出现产前和产后的心理异常。而如果家人对其心理问题未能给予重视，加之个人性格等因素，很容易产生焦虑和抑郁。**这里需要提醒的是，如果孕期经常出现爱哭、焦虑、失眠、易怒、紧张等情绪不稳定的情况，产后出现抑郁情绪的概率很大，更需加以重视**。孕妇不良情绪可引起神经内分泌系统、免疫系统等的联动反应，释放多种神经递质和激素，通过胎盘进入胎儿体内，影响胎儿的身心功能。并且，经常焦虑的准妈妈会导致胎儿脑血管收缩，使大脑的供血量减少，影响中枢神经系统的发育。而产后随着激素水平的急速下降，加之生产的疲劳、疼痛、尿失禁等，大约有 15% ~ 20% 的产妇会发生产后抑郁，一些妈妈会在产后 3 ~ 4 天内出现爱哭、易怒等情绪变化，但更多的产妇在产后 2 周到 1 个月之内情绪变化更明显，严重抑郁的妈妈会一直持续到产后半年甚至更长时间。如不加以重视，任其发展至严重阶段，有的产妇会说出"活着没意思"或"我不想活了"等话语，更严重者还会出现自伤或伤害他人的行为。因而，如果产妇向家人表达出想要轻生的语言，家人一定要重视，并积极寻求专业医护人员的帮助。

✚ 专家支招

1. "坐月子"的新讲究

有的新爸爸抱怨，妻子生完孩子之后就是个"事儿妈"，她的负面情绪甚至让自己也变抑郁了，难道新爸爸也有"产后抑郁"？新爸爸的产后情绪波动多是社会性的，一般不存在生理因素。通常新妈妈的产后抑郁是生理过程的正常调试，轻度抑郁的人很多，大概有20%，产后2周到1个月这段时间高发，而这段时间又正好是新妈妈的"月子期"，出现抑郁状态相对容易被忽视。这里需要提醒的是，"坐月子"要摒弃一些不科学的观念，比如月子里不能看电视、不能刷牙、不能洗澡、不能出门等，这些做法从一定意义上讲都不利于新妈妈稳定情绪、放松心情。适时地外出散步、和其他新妈妈聊天、跟丈夫去看一场电影，尽量放松自己，调整自己的心情是很有必要的。

2. 群体心理干预疗法

针对孕产妇的心理问题，可采用群体心理干预疗法来减轻孕产妇的产前焦虑和产后抑郁。这种方法是通过专用的设备采集孕产妇大脑细胞活动时的电位后，通过音乐治疗、呼吸放松治疗、冥想治疗、群体治疗等多种方式促进大脑的放松，从而达到调整孕产妇心理情绪的作用。

3. 自我筛查——爱丁堡产后抑郁量表（EPDS）

爱丁堡产后抑郁量表包括10项内容，根据症状的严重度，每项内容分4级评分（0、1、2、3分），于产后6周进行，完成量表评定约需5分钟。需要注意的是，产后抑郁症筛查工具的目的不是诊断抑郁症，而是识别那些需要进一步进行临床和精神评估的女性。筛查工具可以帮助识别产后抑郁症，但不能代替临床评估。

指导语： 你刚生了孩子，我们想了解一下你的感受，请选择一个最能反映你过去7天感受的答案。在过去的7天内，你有如下哪些感受？

（1）我能看到事物有趣的一面，并笑得开心

　　A. 同以前一样

　　B. 没有以前那么多

　　C. 肯定比以前少

　　D. 完全不能

（2）我欣然期待未来的一切

    A. 同以前一样

    B. 没有以前那么多

    C. 肯定比以前少

    D. 完全不能

（3）当事情出错时，我会不必要地责备自己

    A. 没有这样

    B. 不经常这样

    C. 有时会这样

    D. 大部分时候会这样

（4）我无缘无故感到焦虑和担心

    A. 一点也没有

    B. 极少这样

    C. 有时候这样

    D. 经常这样

（5）我无缘无故感到害怕和惊慌

    A. 一点也没有

    B. 不经常这样

    C. 有时候这样

    D. 相当多时候这样

（6）很多事情冲着我来，使我透不过气

    A. 我一直像平时那样应付得好

    B. 大部分时候我都能像平时那样应付得好

    C. 有时候我不能像平时那样应付得好

    D. 大多数时候我都不能应付

（7）我很不开心，以致失眠

    A. 一点也没有

    B. 不经常这样

    C. 有时候这样

    D. 大部分时间这样

（8）我感到难过和悲伤

    A. 一点也没有

    B. 不经常这样

    C. 相当时候这样

    D. 大部分时候这样

（9）我不开心到哭

    A. 一点也没有

    B. 不经常这样

    C. 有时候这样

    D. 大部分时间这样

（10）我想过要伤害自己

    A. 没有这样

    B. 很少这样

    C. 有时候这样

    D. 相当多时候这样

测试计分说明：每道题，选 A 计 0 分，B 计 1 分，C 计 2 分，D 计 3 分。

你测出的分数为：

EPDS 测查评分解释：得分范围 0～30 分，9～13 分作为诊断标准；总分相加 ≥ 13 分可诊断为产后抑郁症；若 ≥ 13 分，建议及时进行综合干预。

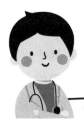

怀双胞胎要比单胎多承担多少风险

妇产科　王学举

俗话说，多子多福。对于孕妈来说，如果能一次生两个宝宝或多个宝宝该是多有福气、多有效率！其实，双胎或多胎妊娠的风险要比单胎大得多。双胎妊娠尤其是单卵双胎，因共享一个胎盘有血管交通吻合，胎儿患并发症的概率会增大。因此，应在妊娠 6～14 周内超声检查确定绒毛膜性，妊娠 16 周开始每 2 周进行 1 次 B 超检查，监测胎儿生长情况及血流、羊水情况等，以便及早发现异常情况，早诊早治。

✚ 案例讲述：生命的奇迹——成功救治"双胎输血综合征"宝宝

来自山东的小贾一家，现在拥有两个虎头虎脑、俏皮可爱的男婴。可仅仅在 4 个月前，他们还在为突如其来的打击不知所措、焦头烂额。今年 7 月，小贾在孕 25 周做 B 超检查时被查出双胞胎孩子一个大、一个小，并且两个孩子的羊水量相差很多。医生初步诊断是单卵双胎常见的一种并发症——双胎输血综合征。也就是小胎儿作为供血方在不断地给大胎儿输血，所以小胎儿越长越小；而大胎儿被迫接受大量血，逐渐出现胎儿水肿。这种病在当地有个通俗的说法叫"一个孩子吃另一个孩子的血"，由于以前对这种疾病的认识不足，很多患此疾病的孕妇都选择了引产，但这对于 27 岁的小贾来说简直无法接受。小贾夫妻俩结婚两年多来一直想要孩子，如今好不容易怀上了，还是双胞胎，他们觉得这两个孩子无比珍贵。

经过多方打听和上网查询之后，小贾来到了医院，经过一系列检查后，小贾被确诊为双胎输血综合征IV期。产科专家团队立刻会诊确定了治疗方案，即采用胎儿镜激光凝固胎盘吻合血管术（FLOC），通过激光来截断两个孩子的血流交换"通道"。当小贾的丈夫得知孩子有救时，在诊室门口喜极而泣，哭得不成样子！

手术要在胎儿镜下识别不同类型的吻合血管，有选择地进行凝固，有的血管直径甚至只有 1mm，手术难度可想而知。因为属于急诊手术，第 2 天小贾就被推进了手术室，手术很顺利。术后，小贾两口子在北京暂住下来，定期产检，最终剖宫产分娩两个健康的男婴。

➕ 专家解析：单卵双胎妊娠常见并发症

双胞胎一般分为双卵双胎和单卵双胎。前者属于双绒毛膜双羊膜囊，即有两个胎盘，独立性相对较好；而后者又分为双绒毛膜双羊膜囊、单绒毛膜双羊膜囊和单绒毛膜单羊膜囊3种，其中单绒毛膜双羊膜囊和单绒毛膜单羊膜囊都共享一个胎盘，且两胎儿之间80%~90%的血管是相通的，容易发生并发症。从临床来看，单绒毛膜双胎常见的并发症有以下3种。

1. 双胎输血综合征（TTTS）

孕期依据超声诊断标准，单绒毛膜囊双胎孕期出现一个胎儿羊水过多（受血儿）、一个羊水过少（供血儿）的现象。供血儿除要满足自身需要外，还要向受血儿输血，因此可能出现贫血、宫内生长受限及羊水过少等问题。受血儿则相反，不断地接受供血儿的输血，体内循环血量负荷过重，出现多血征、血液黏滞度高、血压高、心脏肥大、皮肤皮下水肿、羊水过多。

单绒毛膜双胎妊娠，约10%的孕妇在孕期会并发双胎输血综合征，发病孕周一般在16~26周之间。此种情况如不积极治疗，两胎儿丢失率高达80%~100%。

2. 双胎贫血——红细胞增多序列（TAPS）

一般从孕20周开始，一个胎儿给另一个输血，表现为一个胎儿贫血，而另一胎儿红细胞增多，血液黏稠。这种疾病属于慢性输血，通常输血出现在较细的血管之间，血管细到只允许红细胞单向通过，受血儿的红细胞越来越多，供血儿的则越来越少，因而引发供血儿贫血，两个孩子出生后血色素差别很大。

3. 选择性宫内生长受限（SIUGR）

双胎中有一个胎儿生长受限制，超声估计胎儿体重低于相应孕周的10%，两个胎儿体重相差25%，并且小胎儿缺乏生长潜能。如果把胎盘比作一张大饼，其中大胎儿会占据2/3甚至更多部分胎盘，小胎儿只在胎盘边缘，小胎儿血供相对减少，在孕20周左右出现血供不足，生长变慢，导致两个孩子体重相差越来越大。

➕ 专家支招：3种治疗手段

尽管双胎妊娠存在很多风险，但从统计数据来看，双胎妊娠中双卵双胎约占

70%，均为双绒毛膜；单卵双胎约占 30%，应该说大多数的双胎还是健康的。这里需要强调的是，即便出现了上述复杂双胎妊娠并发症，也有相对行之有效的治疗措施。比如双胎输血综合征，通过胎儿镜下激光治疗，在孕 18～26 周都可以进行手术。

1. 胎儿镜激光凝固胎盘吻合血管术（FLOC）

胎儿镜激光凝固胎盘吻合血管术现已成为治疗双胎输血综合征的一线选择。在胎儿镜下识别不同类型的吻合血管，有选择地进行凝固，阻断胎盘浅表吻合血管，尝试保留两个胎儿。在胎盘浅表绒毛膜板上形成一条赤道线，将胎盘进行功能性分割为两部分，旨在降低术后残留血管发生率。这种方法适用于上述 3 种并发症。

2. 羊水减量术

羊水减量术能够在一定程度上改善子宫动脉的血流、减低羊膜腔内的压力。一方面可以缓解患者由于羊水过多所致的子宫张力增大、腹胀甚至宫缩等，另一方面可以在一定程度上改善双胎输血综合征患者的妊娠结局。但是该方法治标不治本，临床复发率高，仅适用于双胎输血综合征早期患者。

3. 选择性减胎术

在超声引导下，应用射频消融术、双极电凝术或在胎儿镜下行脐带结扎术以阻断脐带血流来减灭小胎儿，避免小胎儿突然胎死宫内而导致大胎儿因急性失血可能造成的神经系统损伤，在一定程度上可保护大胎儿、延长其终止孕周。手术也相对较为简单，术后存活胎儿的活产率可在 80%～85%。

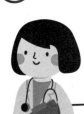

胎盘位置长偏了怎么办

妇产科 王 妍

从北医三院的门诊情况看，孕妇胎盘低置状态和前置胎盘发生率接近 5%，不算低。前置胎盘的发病率国外报道 0.5%，国内报道 0.24% ~ 1.57%，经产妇尤其是多产妇，其发生率相对较高。而北医三院作为北京市危重症孕产妇转诊抢救中心，接收因前置胎盘转诊至此的患者不在少数。孕妇前置胎盘如不加注意，会引起无痛性阴道出血，且容易反复，导致贫血；而出血易引发早产等问题。特别是头胎剖宫产的孕妇，怀二胎出现"凶险性前置胎盘"的概率会增加，易出现产后大出血。因此，准妈妈要加强产前保健，对相关知识有一定的储备。

✚ 案例讲述

1. "胎盘低置状态"跟一次流产经历关系不大

文文是典型的"都市白领"，由于工作压力大、生活没规律，职场那些常见病，诸如职场狂躁症、假日综合征、非典型失眠症等该得的她都没落下过，还好没有婚姻恐惧症，得以顺利"脱单"。婚后，小两口想多享受两年二人世界，意外怀孕之后流掉了第 1 个孩子。

经过 1 年多备孕，文文再次怀孕。这本来是件很开心的事，但最近她却高兴不起来。怀孕 24 周的 B 超报告单上提示处于"胎盘低置状态"。"孕 13 周时 B 超检查还很正常，这都孕期过半了怎么会低置呢，会不会跟 1 年多前的流产有关？"文文问道。医生告诉文文，出现胎盘低置状态的原因很多，跟一次流产没有直接关系。那么，究竟什么情况下会被报告出现"胎盘低置状态"，这种状态该注意些什么呢？"胎盘低置状态"跟"前置胎盘"又是怎样的一种关系？

2. 完全性前置胎盘采取"期待治疗"显成效

小刘家住农村，第 1 胎顺产，怀第 2 胎时被确诊为完全性前置胎盘，孕 32 周时因出现大出血转诊至北医三院。小刘回忆，住院头几天，每天还有少量褐色分泌物从阴道排出，这种状态让她和家人很是担忧。医生告诉小刘，完全性前置胎盘如果反复出血，会引起早产、早产儿体弱、易感染疾病，一般需要在医院保温箱内生活一段时间，而这笔费用对于小刘一家可是不小的负担。"我们家并不富裕，为生这个孩子攒了点儿钱，但没想遇到这种情况，当时真不知该咋办！"医生根据小刘的病情，采取了期待治疗，即以观察为主，并给予促胎肺成熟、预防感染、心理安慰等常规治疗措施。小刘也积极配合医生治疗，绝对卧床休息。最终她坚持到孕 37 周，顺利进行了剖宫产手术。因为孩子是足月出生，没有任何问题，也免去了保温箱里的"煎熬"，皆大欢喜。

✚ 专家帮您来解析：胎盘低置状态与前置胎盘大不同

正常情况下，胎盘应附着于子宫体的后壁、前壁或侧壁上。通常在整个孕期，胎盘下缘距宫颈内口都不应小于 2cm。妊娠 28 周后，胎盘下缘距宫颈内口小于 2cm，甚至胎盘下缘达到或覆盖宫颈内口，其位置低于胎先露部，称为前置胎盘。前置胎盘又分为完全性前置胎盘、部分性前置胎盘、边缘性前置胎盘。在孕早、孕中期有关胎盘位置的报告，不要太过担心甚至视其为包袱。因为胎盘位置会随着子宫的不断增大而发生变化，在 B 超检查时，如果胎盘下缘距宫颈内口小于 2cm，医生都会将"胎盘低置状态"结果标注到 B 超报告单中，以便门诊医生知晓。但这并不意味着被贴上"前置胎盘"的标签。

相对来说，流产次数多、刮宫、宫腔有息肉或病变（如子宫肌瘤、子宫腺肌症）以及双胎等会增加胎盘的低置风险。归结起来，病因可能与以下因素有关。

1. 从胎盘角度来看

膜状胎盘、双胎和有副胎盘的孕妇容易发生前置胎盘。双胎妊娠有两个胎盘，胎盘面积过大，前置胎盘发生率较单胎妊娠高 1 倍；有的孕妇有不止一个胎盘，可能主胎盘的位置正常而副胎盘位于子宫下段接近宫颈内口；胎盘大小因人而异，有的小而厚、有的大而薄，膜状胎盘大而薄，可能会扩展到子宫下段，从而发生前置胎盘。

2. 从子宫环境来看

流产次数多、有子宫手术史等会造成前置胎盘。子宫的损伤会引起子宫内膜炎或萎缩性病变。这就好比种树，能不能成材，一半看土壤。胎盘就像小树根，子宫便是

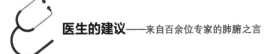

土壤。如若子宫这个土壤"贫瘠"，胎盘为了汲取养料自然就会增大面积延伸到子宫下段。

3. 从受精卵角度来看

受精卵发育与子宫"土壤"发育不同步或迟缓，也会导致前置胎盘。受精卵到达子宫腔后，双方都在发育准备着床，此时如子宫发育迟缓，便会导致受精卵向下游走择机着床，进而造成前置胎盘。

完全性前置胎盘产后大出血风险高，如案例2所述，如果孕妇是完全性前置胎盘，就好比一个屋子只有一个门，这扇门被堵住了，孩子不可能出来，只能进行剖宫产手术，产后出血量比正常胎盘要多。正常情况下，胎盘娩出时，子宫肌纤维会通过强有力的收缩将血管关闭。由于子宫下段的肌纤维较少，不利于血管关闭，所以产后出血的风险很高。我们知道，产后出血是导致孕产妇死亡的首要原因，存在前置胎盘的应当做好可能发生产后大出血的心理准备和抢救准备。

✚ 专家支招

避免出血，不要剧烈运动。对于胎盘低置状态且未出血的孕妇应避免剧烈运动，如爬山、搬重物、快走、长时间逛街、经常性下蹲、同房等，正常吃饭、洗漱、散步等都没有问题，活动以肚子不紧、不胀、不坠为原则。另外，还要保持良好的心态，这点在整个孕期都很重要。这里需要指出，前置胎盘主要是避免对子宫的过度牵拉，不要憋尿、保持大小便通畅，睡觉相对侧卧即可。

对于前置胎盘且有出血现象的孕妇，则需要及时就诊、根据病情决定治疗方案，出血时间越早、量越大，早产风险越高。

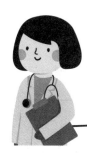

孕期总想吃，
又怕得妊娠期糖尿病怎么办

妇产科　王　妍

每年的 11 月 14 日是世界糖尿病日。调查显示，中国每 10 个成年人中就有 1 名糖尿病患者，而这种疾病又是比较隐匿的，"甜蜜"之中暗藏杀机。近年来，我国糖尿病患者呈现年轻化趋势，其中孕妇患妊娠糖尿病的概率也越来越高，发病率在 15% 左右。

大多数情况下，"糖妈"只需要采取"控制饮食 + 运动"的方式来控制血糖，只有少数"糖妈"需要进行胰岛素注射。患有妊娠糖尿病的孕妇如果血糖控制得好，他们跟正常孕妇生出来的宝宝会是一样健康的。值得注意的是，血糖不是越低越好，而是应控制在适当范围内。

此外，妊娠糖尿病不是胖人的专属。

小杨身高 1.5m、40kg 左右，属于典型的江南女子——削肩细腰、小巧玲珑。她回忆说，怀孕前想都没想过自己血糖可能会有问题，因为在她看来，糖尿病是个"富贵病"，只有胖人才会得。但就是这种病，偏偏在怀孕期间"找"上了她。

小杨表示，做糖耐量实验时，她的空腹血糖在正常范围，但是喝糖水 1 小时和 2 小时后的糖耐量均超标。"我当时吃得也不多，孕期体重增加也正常，不知血糖怎么会高的？"医生告诉小杨，这可能跟她的胰岛功能有潜在异常相关。后来在医生的指导下，小杨在饮食方面做了调整，并适当加强了运动，血糖一直控制得很好，没有用药。最后孩子顺产，出生时 3kg 多。

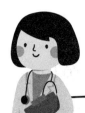

谁偷走了孕妈的睡眠

妇产科 魏瑗

尿频、多梦、腿抽筋……当胎宝宝在肚内安家落户之后，不少孕妈就越来越睡不踏实了。

多年来养成的睡眠姿势和习惯变得不再舒适，在床上辗转反侧难以入睡或是频频醒来，孕期睡眠变成了一个难题。

✚ 孕期睡不好的 5 大元凶

良好的睡眠有利于孕妈和胎宝宝的健康。但由于激素、情绪及体形变化等因素的影响，孕妈想要睡个好觉正变得越来越困难。

1. 雌激素搅局

怀孕初期，有些孕妈变得更敏感了，担心胎儿，情绪不稳，常常失眠；与此相反，有些孕妈则更兴奋了，睡前对宝宝充满了憧憬，思维过于活跃，也不容易入睡。这是孕早期的正常反应，大概在怀孕 3 个月后便会自然好转。

2. 肚子越来越大

从孕中期开始，孕妈腹部开始日渐增大，再也无法舒服地躺下，睡觉质量大受影响。采取左侧卧位睡眠，左右侧交替，可能会让孕妈睡得好一些。

孕晚期，逐渐增大的子宫挤压到膀胱，会让孕妈产生尿意，进而发展为尿频。因此，晚饭后孕妈要少喝水，每次去洗手间要尽量排空膀胱。

3. 半夜腿抽筋

腿抽筋频繁发作，再加上宝宝的扭动，孕妈常常半夜醒来。腿抽筋可能是缺钙，孕期要适当补充钙剂。

4. 梦多压力大

由于孕妈担心胎儿健康和对分娩的恐惧，常常浅睡，并做各种奇怪的梦。可在睡前用温水泡泡脚，或者听一段舒缓的轻音乐，尽量让自己放松下来。

✚ 小妙招让孕妈睡得香

孕期睡眠质量不高，孕妈请别担心也别烦躁，我们给孕妈提供舒适的睡眠建议，可以帮助孕妈安心睡到天亮，快来试一试吧。

1. 掌握一些放松术

孕妈可以学习一些放松心情的方法，避免恐惧和焦虑。如跟其他孕妈交流、倾诉，学习妊娠知识，进行放松训练等。

同时，准爸爸和其他亲属要多关心和照顾孕妈，帮助孕妈调整好情绪。另外，晚饭后洗温水澡、睡前翻翻书或做一遍放松练习，或是让准爸爸为自己做一个按摩，都是不错的改善催眠的方式！

2. 让卧室更温馨一些

把卧室尽量布置得舒适、温馨，孕妈能更轻松地入睡。比如，保持适宜的温度和湿度，尽量减少灯光和噪音，如果为了起夜方便开着小夜灯也是可以的，但最好把灯放得离孕妈远一点，光线要柔和些，以免影响正常睡眠。还有，别在床上看书或看电视。

3. 选择正确的睡姿

孕早期的胎宝宝还小呢，孕妈的睡眠姿势相对比较随意，感觉舒适就可以；到了孕中期，宜取左侧卧位，即右腿向前弯曲并与床接触，使腹部贴于床面，这样的睡姿感觉会更踏实。如果身旁有一个长长的抱枕可随时倚靠，或是夹在双腿之间就更舒服了！但一直保持一个睡姿也很累，孕妈可以变换使用不同的睡姿。

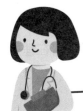

辣妈如何"长胎不长肉"

妇产科　赵艳

在辣妈圈广为流传的一个名词"长胎不长肉"，大概是说准妈妈孕期体重大部分都增长到孩子身上了，而自己跟怀孕前相比变化不大，仍然能拥有较好身材。这恐怕是所有辣妈共同的心愿！

其实，在整个孕期，准妈妈和胎儿的体重是"同步增长"的。孕期平均体重增加在 12.5kg 左右，以此为例，**一般情况下孩子会有 3~3.5kg 重，胎盘、羊水、子宫、血液、液体潴留、乳腺等的重量约 5~6kg，真正长在妈妈身上的肉（母体储备）有 3~4kg，这是在一个比较合理的范围内**。需要提醒的是，准妈妈不要一味地追求"长胎不长肉"，需要对孕期体重从饮食、运动和生活习惯等三方面进行合理的管控。

➕ 案例讲述：100kg 产妇的顺产经

蓉蓉是个乐天派，开朗的性格让她跟食物之间有种天然的亲切感，加之缺乏运动，于是她的体重一直都很给力——在 100kg 左右徘徊。怀孕之后，医生告诉她必须要控制饮食，因为她的体重指数（BMI）在孕前就属于肥胖（≥ 30.0），而她在整个孕期的总体体重增长范围应该是 5~9kg，也就是要比标准体重的孕妇少增长一半左右。

听到医生说让控制饮食，这可愁坏了蓉蓉，她对美食根本没有抵抗力。医生根据她的具体情况帮她制订了食谱，并建议她每天写饮食日记，把早、中、晚餐和零食加餐等一天吃的食物记录下来，便于监测。每到产检的时候，医生又会根据她的新情况给出相应的调整方案。除了控制饮食，她还得暂别甜品、碳酸饮料、炸薯条等高热量食物。

控制饮食对蓉蓉来说已经很艰辛，而最要她"老命"的是运动。以她的体重基数，夏天不动就一身汗、冬天一动也一身汗。用她老公的话说，她最擅长的运动也就是张着鼻孔呼吸了。而适当的运动对于孕期中的她而言，又是必不可少的。**医生给出的运动建议是：一周至少步行 5 次，循序渐进地增加，每次 30 分钟以上。医生口中的步行是指甩开胳膊大步走，不是闲庭信步地逛花园。**为了孩子，蓉蓉这些都咬牙忍了。她的体重在整个孕期总共增加了 7.5kg，最终顺产一名 3.6kg 的男婴。

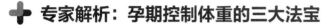

➕ 专家解析：孕期控制体重的三大法宝

孕期的体重管理是以孕前的体重指数（BMI）为基础的，根据孕前的体重指数（BMI）划定整个孕期体重增长的范围，进而从饮食、运动和生活习惯等3方面加以控制，最终达到一个合理的增长目标。体重指数是根据身高和体重的比例来衡量人体胖瘦的常用指标。体重指数的计算方法及孕期体重增长范围如下。

$$体质指数（BMI）= \frac{体重（kg）}{身高（m）\times 身高（m）}$$

依据孕前 BMI 的不同，推荐孕期体重增长范围

	孕前 BMI	总体重增长范围(kg)	孕中晚期体重平均增长率(kg/周)
体重不足	< 18.5	12.5 ~ 18	0.51(0.44 ~ 0.58)
标准体重	18.5 ~ 24.9	11.5 ~ 16	0.42(0.35 ~ 0.50)
超重	25.0 ~ 29.9	7 ~ 11.5	0.28(0.23 ~ 0.33)
肥胖	≥ 30.0	5 ~ 9	0.22(0.17 ~ 0.27)

1. 饮食管理：均衡饮食，少量多餐

孕妇的体重增长可以影响母婴的近、远期健康。医学界有个关于健康和疾病发育的起源学说叫 DOHaD 理论，学者发现出生时体重过重的新生儿和体重过轻的新生儿比正常新生儿成年后罹患高血压、冠心病、Ⅱ型糖尿病等慢性非传染性疾病的风险增加。胎儿期的营养状况不仅会影响新生儿出生时的体重，还会影响到孩子成年后患慢性非传染性疾病的发病概率，孕期的营养管理显得尤为重要。下表是根据 2016 年中国营养学会发布的《孕期妇女膳食指南》的推荐，汇总如下。

不同孕期的膳食构成结构以及推荐量

膳宝食塔	膳食大类	推荐量(g)		
		孕早期	孕中晚期	哺乳
第一层	油	15 ~ 20	20 ~ 25	25 ~ 30
	盐	6	6	6
第二层	奶类及奶制品	200 ~ 250	250 ~ 500	300 ~ 550
	大豆类及坚果	50	60	60

膳宝食塔	膳食大类	推荐量（g）		
		孕早期	孕中晚期	哺乳
第三层	鱼、禽、蛋、肉 （含动物内脏）	150～200 （鱼、禽、蛋各50）	200～250 （鱼、禽、蛋各50）	200～300 （鱼、禽、蛋各50）
第四层	蔬菜类	300～500 （绿叶菜为主）	300～500 （绿叶菜占2/3）	300～500 （绿叶菜占2/3）
	水果	100～200	200～400	200～400
第五层	谷类蒜类及杂豆	200～300 （杂粮不少于1/5）	350～450 （杂粮不少于1/5）	350～450 （杂粮不少于1/5）

（1）均衡饮食：根据膳食宝塔，我们把食物分成5层7类：谷薯类（主食）、水果类、蔬菜类、鱼禽蛋肉类、奶类及奶制品、大豆及坚果类、油及盐等。所谓的营养均衡是说这7大类的均衡，不多吃也不少吃。其中，**谷薯类（主食）中杂粮的摄入量不应低于总量的1/5。**有些准妈妈为了保持身材尽量不吃主食，这种做法会有什么危害呢？通常说的主食是人体主要的能量来源，如果摄入不足，身体中会出现酮体，酮体可以通过胎盘并对孩子大脑发育产生影响，因此一定不能不吃主食。为了避免饥饿性酮症的发生，孕早期每日要保证至少130g碳水化合物（200g左右的全麦粉或约180g大米或小麦粉）；孕中晚期，一般每日要保证约300g的主食量，食量偏小的孕妇也应该在200g以上。

（2）少量多餐：**每天分成5～6餐，除了每日3次正餐外，上下午或睡前可以增加一次加餐，如水果、面包、热牛奶等食物，这样可以避免正餐时因饥饿造成大吃大喝，有助于孕期体重的控制。**特别是对于血糖偏高的准妈妈，更建议应少量多餐，维持血糖在正常的波动范围内。有的孕妇在早孕期有早孕反应，因此一定要清淡饮食，多食绿叶蔬菜，可以通过色、香、味的调整增加食欲；有的孕妇到孕后期尤其是孩子入盆后，食欲增加，这时要注意有节制地进食，少食多餐，切忌饥一顿、饱一顿，避免一次吃进大量的食物。

2. 适度运动，贵在坚持

孕期运动的总体原则是"适度＋持久"。运动时，不要勉强自己，如果感到劳累、肚子紧等不适，应该稍事休息、减少运动量。孕期运动贵在每天坚持，所以日常生活中要"挤"出时间进行适量运动。这样可以帮助准妈妈消耗过多的热量，增加胰岛素受体的敏感性，控制体重，同时也有利于自然分娩。那么，有胎盘低置、宫颈功能不全等情况需要卧床保胎的孕妇，就不能运动了吗？需要卧床保胎的准妈妈也不要轻言放弃运动，如果条件允许，一般可以躺在床上做手臂伸展练习、翻身练习和踝泵练习。如果长期卧床又不运动可能会形成血栓，一旦突然起身活动有可能造成肺栓塞而致命。

教给大家一个简单易学的"卧床运动"——踝泵练习，就是通过踝关节的运动，起到像泵一样的作用，促进下肢的血液循环和淋巴回流。以不痛为原则，主动屈伸踝关节，缓慢而有力的（在没有疼痛或者只有微微疼痛的限度之内），尽最大角度地勾脚尖（向上勾脚，让脚尖朝向自己）之后再向下踩（让脚尖向下），注意要在最大位置处保持 10 秒左右，目的是让肌肉主动地收缩挤压下肢的血管，从而促进下肢的血液循环，预防静脉血栓的发生。就这样反复地屈伸踝关节，一天 3～4 次，一次练习 5 分钟。

3. 养成良好的生活习惯

有研究表明，孕妇通过改变不良的生活方式，尤其是吸烟、喝酒、熬夜，同时避免过胖或过瘦，可有效降低流产的风险。另一方面，健康的生活方式，比如规律产检、生活规律、保持乐观的心态，都会有助于孕期体重的控制。拿上文的案例来说，蓉蓉 100kg 的体重，非一日吃成，这跟她不良的饮食、生活习惯大有关联。这里提醒，准妈妈应该避免吸烟、饮酒，尽量不熬夜，少食冷饮、甜品、油炸类食物等。

✚ 专家支招

1. 每周称重心中有"秤"

一般来说，孕妇在怀孕 12 周以内体重增加不要超过 3kg；孕 12～28 周建议体重增加 5～6kg；孕 28 周以后到分娩前建议体重增加 5～6kg。孕前过胖和过瘦的人都应该尤其关注孕期的营养和体重控制，而对于尚未怀孕的女性，应该在积极管理好体重后再怀孕。这里特别提醒，孕妇应关注自己孕期的体重增长，最好每周监测，建议选择同一时间、同一地点、穿同样的衣服，排空膀胱后称体重，这样更有可比性。

2. 孕期应该吃多少水果

老百姓常说"孕妇多吃水果，孩子皮肤好"，这句话有一定道理——水果富含维生素和矿物质等营养成分，能够为孕妇和胎儿提供很多营养，在一定程度上对孕妇的便秘有帮助。但水果同时含有大量的糖类和热量，过量进食会使孕妇体重增长过快甚至增加妊娠期糖尿病的风险。**仍然以孕中晚期为例，每日合理的水果量是 200 ~ 400g 之间，约相当于中等大小的苹果 1 ~ 2 个，或者中等大小的橘子 2 ~ 3 个。**在孕妇中，很多人进食水果的量严重超标，甚至有些孕妇根本数不清自己吃了多少水果，但等到孕妇出现糖尿病等问题时，才后悔莫及。

3. 孕期便秘该怎么调整饮食

怀孕以后，受孕激素的影响，胃肠道平滑肌张力降低，出现胃肠蠕动相对减慢、肠道充血等情况，使吃进去的食物在胃肠道停留的时间变长，加之孕期活动量相对减少，因此不能像孕前那样正常排便，容易引起便秘。那么，有什么方法能缓解便秘呢？缓解便秘应适当增加活动量，多吃富含纤维素的食物，比如瓜茄类的蔬菜，黄瓜、丝瓜、冬瓜、茄子等；绿叶菜，如菠菜、芹菜等；谷薯类食物，如红薯、玉米等；还有水果类，香蕉、苹果、梨、猕猴桃等都富含纤维素，可增加胃肠道的蠕动。另外，适当地多饮水，但不是暴饮，这样也有助于排便。

4. 孕晚期缺铁性贫血如何食补

为何孕晚期会出现缺铁性贫血？准妈妈身体对铁元素的需求量会随着孕期的推进而增加，到孕晚期，每日所需的铁大概为 12 ~ 15mg，比起早期需要的 1mg 大大增加，而且孕晚期的血容量也大幅增加。很多孕妇在选择肉类食物时愿意选择鱼或虾之类的白肉，而认为猪、牛、羊肉等红肉的营养不如鱼或虾，但医护人员建议孕妇均衡地选择白肉和红肉，有条件的孕妇可以每日一顿红肉、一顿白肉，这样可以对孕妇的缺铁性贫血起到一定的预防作用。

但由于孕期铁需要量大，一些孕妇仍然会出现贫血，这样就需要根据医生的建议补充铁剂，值得注意的是，适当补充维生素 C 能促进铁质的吸收，而服用铁剂时要避开与奶及奶制品同服。所以，适当补充些富含维生素 C 的新鲜果蔬必不可少。

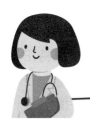

乙肝妈妈能生健康宝宝吗

感染疾病科　李　璐

　　建立幸福家庭、孕育健康聪明的宝宝，几乎是所有女性最大的愿望。患有慢性乙肝的女性也不例外，当然，她们也有着比一般人更多的担忧和顾虑。

　　一年多前的上午，小丽和她的新婚丈夫来到了我的门诊。她从小感染乙肝病毒，多年来坚持定期检查，肝功能一直正常，乙肝五项显示为"大三阳"，乙肝病毒量是 10^7，原本活泼开朗的她面对婚后生活有着诸多的担心，说着说着竟然忍不住哭了起来。

➕ 担忧一：我会传染给我的爱人吗

　　乙肝病毒主要经血液、母婴及性接触传播。因此有这种担心可以理解。

　　但实际上，医学工作者曾观察过我国乙肝患者配偶中乙肝的感染情况，发现即使未注射乙肝疫苗，也只有 10% 左右的乙肝配偶被传染成为慢性乙肝。大多数配偶不但没有患乙型肝炎，还对乙肝病毒产生了保护性抗体。

　　这是因为被乙肝病毒感染后的临床过程是急性还是慢性，与感染者的年龄有很大的关系，成年人免疫功能完善，大部分是急性过程。

　　当然，乙肝病毒还是可防的，可以通过接种乙肝疫苗来获得更强大的保护力。所以，这种担心是多余的，正确预防完全可以避免传染给爱人。**建议乙肝病毒感染者的配偶在婚前检查乙肝病毒的血清学指标，如果抗 -HBs 阴性，应先接种乙肝疫苗**。

　　看到丈夫的化验单显示抗 -HBs 阳性，小丽终于松了口气。

➕ 担忧二：我能怀孕吗，会传染给我的宝宝吗

　　目前的慢性乙肝感染者中，大约有一半是通过母婴传播而感染的。所以，对于患有慢性乙肝的女性，特别担心自己的悲剧也会发生在自己的下一代。

　　实际上，乙肝的母婴阻断成功率非常高，我国 2014 年的全国乙型肝炎的流行病学调查显示，1～4 岁的幼儿表面抗原检出率是 0.32%，远低于整体人群（7.18%）。

　　如何保证孕期安全，并有效阻断母婴传播，有如下几个关键点要把握。

1. 妊娠的时间点

如有生育打算，应定期检查肝功能、HBV-DNA、乙肝五项，如果肝功能维持正常，暂时无抗病毒治疗指征，则尽早妊娠。

如果发现病毒活动导致的肝炎活动，则应推迟妊娠计划，先进行抗病毒治疗，待病情稳定后（肝功能正常、病毒检测不出或者发生 HBeAg 血清学转换）可考虑停药备孕，抗病毒治疗尽量在孕前 6 个月完成，期间应采取可靠的避孕措施。

2. 妊娠过程中的监测

女性妊娠后，免疫功能也发生相应的变化，有可能出现病情的波动，因此定期监测非常重要，如谷丙转氨酶轻度升高可密切观察，但如肝脏病变严重，权衡利弊后可以使用替诺福韦酯或者替比夫定等妊娠 B 类的抗病毒药物，病毒被控制了，肝脏功能才能快速恢复正常。

3. 宝宝出生后的处理

研究表明，母婴传播主要发生在围生期，因此，新生儿应在出生后 24 小时内（最好 12 小时内）注射乙肝免疫球蛋白，剂量应 ≥ 100IU，同时在不同部位接种 10μg 重组酵母乙肝疫苗，在 1 个月和 6 个月时分别接种第 2 针和第 3 针乙肝疫苗，可以大大减少母婴传播的风险，而且宝宝可以接受乙肝妈妈的哺乳。

4. 应更关注高载量 HBV-DNA 的妈妈

因为 HBV-DNA 大于 106IU/ml 的乙肝妈妈，可能发生宫内感染而导致免疫阻断失败，近年来研究显示，对这部分乙肝妈妈在妊娠中后期应用抗病毒药物，可提高阻断成功率。

因此，在充分知情的前提下，可于妊娠第 24 ~ 28 周开始给予替诺福韦酯或者替比夫定降低 HBV-DNA 载量，产后 1 ~ 3 个月停药，停药后仍可母乳喂养。

小丽整个孕期还算顺利，肝功能一直正常，但由于病毒量高，为保险起见，她在妊娠后期服用了替诺福韦抗病毒治疗。前几天，小丽夫妇带着喜糖再次来到我的门诊，他俩已光荣升级了，宝宝出生后检测乙肝表面抗原阴性。看来之前的担心都是多余的。

正确认识、定期检查、科学处理，慢性乙肝女性也能孕育健康聪明的宝贝！

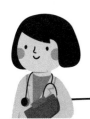

得了子宫肌瘤，会影响怀孕吗

生殖医学中心　李　蓉

　　随着女性年龄的增长，子宫肌瘤的发病率也会越来越高。过去有一些报告说，80%的女性实际上都有肌瘤，只不过肌瘤或大或小。很多人都会问，子宫肌瘤影响生孩子吗？得了子宫肌瘤，会影响怀孕吗？

　　一般医学上把肌瘤分成3种：一种叫黏膜下肌瘤，黏膜下肌瘤的意思就是它是凸向子宫腔内的，也就是胚胎生长的位置上；一种叫肌壁间肌瘤，是长在子宫的肌肉层里面；还有一种叫子宫的浆膜下肌瘤，浆膜下肌瘤是凸向母亲的腹腔内这一侧的。大多数认为影响生育的是2种，即黏膜下肌瘤和肌壁间肌瘤。

✚ 黏膜下肌瘤

　　对于黏膜下肌瘤，我们建议要做手术提前处理掉。

✚ 肌壁间肌瘤

　　如果肌瘤长在肌壁间，就像在墙里面安了一块很大的砖头一样，如果这个砖头会凸向房间里，那它就会侵占胎儿的空间，所以它会影响胎儿着床。但是，如果是4cm以下直径的肌壁间肌瘤，对子宫腔——也就是小孩的着床部位影响是不太大的。特别大的、4cm以上的肌壁间的肌瘤，我们建议要治疗。

✚ 浆膜下肌瘤

　　浆膜下肌瘤就像是朝墙外长的"砖头"，它对胎儿居住的空间是没有影响的，所以浆膜下的肌瘤一般对孩子的影响非常小。但如果是非常大的浆膜下肌瘤，我们建议在怀孕前做手术把它处理掉。因为在怀孕的时候，子宫的血液供应增加，这样肌瘤很容易出现肌瘤变性，它有的时候会快速生长，这样会带来一些血液循环等方面的变化。有时候它会导致怀孕期的母亲出现腹痛和发热等症状，所以对这种很大的浆膜下肌瘤，我们也建议做手术处理掉。

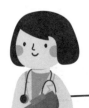

孕期湿疹不用抗过敏

药剂科　李慧博

有一天在门诊用药咨询室，身怀六甲的小丽因为面部和四肢皮疹类的问题前来咨询。她手里拿着刚取到的药，用担心和困惑的眼神看着我，问："药师，这个药膏含有激素吗？用了会不会影响腹中的胎儿？"

药师作为合理用药的把关人，格外关注老人、儿童、孕产妇等特殊的群体。其实，我们遇到过很多像小丽一样的孕期需要用药指导的孕妈。

✚ 为什么孕妈容易出现湿疹呢

因为孕妈出于孕育胎儿的需要，会分泌更多的雌激素和孕激素，基础体温会随之升高，加上体内怀有一个宝宝，免疫系统也会发生变化，因此孕妈的皮肤就容易出现湿疹。

传说中怀孕之后会过上女皇般的生活，每天享受着全家最高级别的待遇。可是"理想很丰满，现实很骨感"，小丽患上了湿疹。本想着，湿疹忍一忍就扛过去了，可是每天晚上痒得夜不能寐。其实，孕妈可以通过安全、合理地用药，轻松、美丽地度过孕期。

不少人认为湿疹是由于皮肤太湿造成的，其实恰恰相反，患了湿疹，皮肤特别怕干。

做好皮肤保湿可以事半功倍，甚至轻度的保湿就可以治愈湿疹。比如使用保湿效果特别好的含水软膏，尤其适用于北京的干燥天气。但对于中重度湿疹的治疗，外用激素药膏是首选。

✚ 孕妈可以使用外用激素吗

我相信像小丽一样谈激素色变，担心外用激素有副作用，患了湿疹硬扛着的孕妈绝不在少数。然而大家联想到的满月脸、水牛背、向心性肥胖等副作用，是只有长期大剂量口服激素或者注射激素，才会出现的。

短期使用外用激素只会出现皮肤变薄和色素沉着，不会对胎儿产生致畸作用。作为一个刚从孕期走过来的哺乳期妈妈，李药师在这里可以负责任地告诉大家，孕期湿疹是可以使用外用激素的，不过要有选择地使用。

国内外的研究显示，孕中期和孕后期可以选用弱效或中效激素，比如 0.1% 丁酸氢化可的松或 0.1% 糠酸莫米松，并且短期、小面积地使用。怀孕前 3 个月使用的安全性不太确定，应该避免使用。相比较洗剂、凝胶和软膏，推荐使用乳膏，既能保湿，也不会让孕妈觉得太油腻。

那像小丽一样，脸部起了湿疹能不能用呢？对于娇嫩的皮肤，可以选用弱效激素丁酸氢化可的松，甚至婴儿的皮肤也可以用。

在这里教给大家一个小窍门，需要比市面上的药品浓度更低时，可以将低敏的保湿霜和激素乳膏 1∶1 或最低 4∶1 均匀混合后使用。

✚ 激素可以抗炎止痒，我能不能身上一痒就擦激素药膏

万万不可有"用药量越多越好，覆盖面越大越好"的心态。

一般每日涂抹仅需 1～2 次，用指尖选取少量，薄薄地涂在起疹子的部位，一个指尖涂两个巴掌大的地方。

如果涂的次数过多，不仅不会大幅度增加疗效，反而会增加出现副作用和感染的风险。在短期用药后，见好就收，只用保湿滋润霜护理皮肤即可。同时，如果是全身大面积爆发湿疹，应考虑食物过敏等因素，要查找出原因并加以避免。

也有很多孕妈在微博和微信平台咨询中药以及海淘药品的问题。

不要轻信所谓的纯中药不含激素，也不要迷信海淘药品安全无副作用。与其在不知情的情况下滥用激素药膏，不如明明白白、合理地使用激素药膏。如果分辨不清，请您到正规医院寻求药师的帮助。

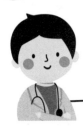

顺产还是剖宫产

妇产科　张夔

小薇临近产期时，有位算命大师告诉她，可以通过剖宫产改造命运。为了让宝宝在一个完美的日子出生，小薇跟大夫提出想提前进行剖宫产。

自 20 世纪 80 年代以来，我国剖宫产率快速上升。21 世纪，国内大部分城市医院剖宫产率在 40%～60%。

➕ 剖宫产安全吗

在特殊情况下，如前置胎盘或子宫破裂时，剖宫产是最安全的分娩方式。但对于大多数低风险妊娠而言，剖宫产对产妇造成的严重并发症高于自然分娩，如羊水栓塞、严重产后出血等。此外，再次妊娠的胎盘异常，如前置胎盘、胎盘植入的发生率，随剖宫产次数增加而上升。

选择剖宫产的原因很多，主要原因有如下几方面。

1. 产前监测、干扰技术的广泛应用，使胎儿窘迫、脐带缠绕诊断率提高。

2. 晚婚或高龄初产妇比例明显增多。

3. 孕妇和家属文化知识局限，迷信生辰八字，选择日期；或误认为剖宫产的小孩聪明，对产妇身材影响小；或怕产程中的阵痛；或怕试产后再剖宫产是"吃两遍苦，遭二茬罪"等。

4. 阴道分娩时间长，可变因素多，承担风险大；而剖宫产手术时间短，风险小。

5. 新生儿体重增加，巨大儿增多。

➕ 降低剖宫产率的政策和措施

针对现状，国家出台了系列降低剖宫产率的政策，妇产科也开展系列干预措施，包括以下方面。

1. 严格掌握剖宫产指征、产程异常的重新定义，减少产程中不必要的干预。

2. 提供产程中非医疗性支持，分娩镇痛及陪伴分娩，提高胎心监护的识别能力。

3. 开展臀位外倒转术的应用。

4. 妊娠期合理营养指导，预防巨大儿发生。

5. 倡议第 1 个胎儿为头位的双胎妊娠尽量不采用剖宫产。

尽管采取了一系列的措施，我国不同省份、区县的剖宫产率差异显著，500 多个区县的剖宫产率低于 20%，近 800 个区县高于 50%，仍处于一个较高水平，与 WHO 提出提出的 15% 的目标相距甚远。

我国正处于生育高峰期，尤其是二孩政策放开以后，高龄、瘢痕及相关并发症的增加，期望在短时间内降低剖宫产率任重而道远。在上述措施的基础上，规范孕产妇保健管理、重视对高危孕产妇的预警、诊疗和救治工作，关注欠发达和交通不便地区、关注弱势和流动人口的生育需求，切实加强区县等基层助产分娩机构的产科管理服务和救治能力，只有各方共同努力，才能有效控制剖宫产率，维护妇女健康。

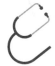

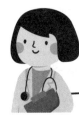

夏天坐月子可别"捂"

妇产科　王爱莉

2013年7月22日备受瞩目的英国"王室婴儿"降生，凯特王妃在伦敦圣玛丽医院顺利分娩，诞下的这名男婴重3.8kg。7月23日下午，凯特王妃身穿连衣裙和凉鞋，与威廉王子抱着新生儿走出医院，在众人的欢呼中回家。

大多数西方女性在产下孩子后3个小时，护士就会抱着新生儿来吃妈妈的奶，同时，依照每个新妈妈不同的饮食习惯，护士们还会送来冰块、冰激凌、果汁等饮品。如果顺产，新妈妈会在24小时后离开医院，回到家在起居和饮食方面一般没有特别忌讳，产后一两个星期就购物、上班的大有人在。而在中国，坐月子几乎是每一个新妈妈的必经过程。

新妈妈小张赶上三伏天坐月子，为了照顾好她，婆婆特地嘱咐：不能吹空调、不能开窗、不能刷牙、不能洗澡或洗头……这让第一次当妈妈的小张有些无所适从。

✚ 产妇中暑、新生儿红斑皆因"捂"

很多新妈妈在坐月子时不仅窗门紧闭，还要用帽子、袜子、长衣、长裤包得严严实实的，生怕着凉，其实大可不必这样。如果穿得过多，反而会妨碍汗液的散发，导致体液丧失过多、体温过高而中暑。**中暑的先兆是出现头晕、头痛、口渴、多汗、四肢无力发酸、注意力不集中等表现。**对于体温正常或略升高的产妇，应及时转移到阴凉通风处，补充盐和水分，短时间内即可恢复。对于症状较重或仍感不适的产妇，就要及时就医。情况严重且不能给予迅速有效的治疗，可引起抽搐、肾脏衰竭，甚至死亡。室内温度过高，不仅新妈妈会感到不适甚至中暑，宝宝也会因室温过高而引起新生儿红斑。这是由于宝宝皮肤娇嫩，皮肤下血管丰富、角质层发育不完善，出生后受到空气、衣物、高室温等外界的刺激导致的。

✚ 开窗通风、吹空调别对着人

夏天坐月子，一定要杜绝门窗紧闭，要经常开窗通风，以保持室内空气清新。若室外风较大，为了避免新妈妈和宝宝在通风的时候着凉，可以在房间通风换气的时候，让新妈妈和宝宝待在另外一个房间里。

➕ 空调的正确打开方式，风口、风速和温度

如果室温过高，可以开空调，但是不能让出风口正对新妈妈或宝宝。空调的温度最好控制在 26℃以上，风速尽量调小，而且新妈妈最好穿长袖衣服、长裤，以防着凉。如果新妈妈出汗过多，千万不要为了想立即降温而正对空调或电扇直吹。

➕ 受凉会留病根

如果坐月子时受凉，会引起骨关节疼痛，遗留病根。据中医学所述："产后百节空虚，若感受外邪，风寒湿邪乘虚而入，痹阻经络关节，则不通则痛。"

➕ 凉席的正确使用方式

有的人在夏天喜欢用凉席。需要提醒的是，新妈妈可以使用草席，但不要使用麻将席。草席清凉但很温和，麻将席过凉易伤身。

➕ 保持卫生的正确方法

炎热的夏季，人们经常出汗，而且新妈妈的分泌物较多，还会有恶露，不保持清洁的话，既不卫生也不舒适，很容易造成生殖系统炎症。如果头发很脏了也不敢洗，头部污垢堆积还会刺激发根的毛囊，引发皮肤炎症。要强调的是：洗澡时要淋浴，一定要用温水，洗后要立即擦干。有的老年人说，坐月子不能刷牙。其实，刷牙不仅能起到清洁口腔、预防口腔内感染的作用，还能增进食欲，相信宝宝也愿意亲近香喷喷的妈妈。

➕ 月子里也能吃水果

水果中有大量的维生素和纤维素，对于新妈妈的身体恢复大有好处，还可以防止便秘和中暑。很多人认为，月子里吃水果，新妈妈的肠胃可能受不了，将水果加热后食用，既营养又安全，其实这样的想法并不科学。水果加热后，会使营养成分损失。对新妈妈来说，食用常温下的水果没有问题，只要不吃刚从冰箱里拿出来的水果就行。有条件的，也可以置办一个榨汁机，将水果榨成汁后立即饮用。

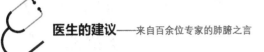

➕ 延伸阅读

在正常的妊娠过程中，从分娩结束到子宫内胎盘剥离的创面完全愈合，大概需要 6 周的时间，也就是医学上所说的产褥期，即我们常说的月子。

欧美地区的人虽不讲究坐月子，但对身体的康复也非常关注。欧美有很多健康中心，女士从怀孕起就参加培训班，为顺产、产后康复积累经验。**医生通常要求产妇在婴儿出生 6 小时后下床活动，以利于身体复原及伤口愈合。1~3 天后产妇出院，在家可每天做康复体操，每周去社区的健身俱乐部。**

欧美人也有产后禁忌——如少食多餐、不生气、不过度劳累，在因分娩拉开的肌肉韧带未恢复前，产妇要用特殊的姿势弯腰、取重物，保健医生会指导她如何坐起、如何下蹲以对身体造成的损害最小，以让产妇在身体的运动中恢复，整个产后的恢复一般持续 6 个月。

虽然西方女性在饮食结构、体质、文化背景等方面和中国人不同，但不管西方还是东方，女性怀孕期体内各系统的变化是一样的，生完都要有恢复阶段。

产前，孕妇要为胎儿生长发育提供所需要的营养，母体各个系统都会发生一系列的适当变化，尤其是子宫变化最为明显，到妊娠晚期子宫重量增为非孕期的 20 倍，容量增为 1000 倍以上。同时，心脏、肺脏负担明显增加，肾脏略有增大，输尿管增粗，蠕动减弱，其他如肠道内分泌、皮肤、骨关节、韧带等都会发生相应的改变。身体内这些器官的形态、位置和功能的复原，都需要在产褥期内完成。能否完全复原，取决于产妇的调养保健。

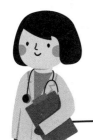

大笑、打喷嚏、咳嗽时都会尿裤子？原来身体里面有个"盆儿"

妇产科　葛　霖

　　洋洋已经半岁了，看着儿子健康、可爱的小模样，洋洋妈妈心里这个美，洋洋最喜欢的就是被"举高高了"，她又情不自禁地用双手将儿子举起来，小洋洋刚要咧开小嘴乐，可洋洋妈突然感到下面一湿，尿液就不受控制地流了出来。洋洋妈妈皱起了眉头，因为这个现象最近越来越严重了，她不禁想起了在产后 42 天复查时，医生说的话："你的大胖儿子出生体重快 4kg 了，从检查结果看，你的盆底肌出现了受损的情况，需要尽早地进行盆底肌康复治疗。可千万不要因为带孩子忙就忘了自己的身体健康。"

　　医生的话清晰地出现在她的耳边，这半年来她忘我地精心陪伴着宝宝，总以为这漏尿的情况会自己好转，可是现在她不仅是在举着宝宝玩的时候，就连大笑、打喷嚏、咳嗽的时候都会尿裤子，于是她决定去看医生。

　　在去医院的路上，洋洋妈妈回忆着分娩时那痛并快乐的时刻，虽然经历着撕心裂肺的痛，但想着这痛是宝贝来到这个世界上的动力，她就勇敢了，当然这痛也使她的盆底经历了一次"历劫"。到了医院，正赶上给她复查的那个医生在进行科普教育讲课，这回她可是踏踏实实坐了下来。

　　"大家都知道，原来我们的身体里面有个盆儿，这个盆就是骨盆。那么既然是盆儿，就要有盆底才能'装东西'。"医生手里拿着个骨盆模型在讲解。

　　分娩是一个奇妙的过程，宫口要从一指开到十指，胎儿要通过母体的产道来到这个世界。女性骨盆是支持躯干和保护盆腔脏器（子宫、膀胱、直肠等）的重要器官，同时又是胎儿娩出时必经的骨性产道。

　　骨盆底由多层肌肉和筋膜等软组织构成，封闭骨盆出口，承托并保持盆腔脏器于正常位置，参与控制排尿、控制排便、维持阴道的紧缩度、增加性快感等多项生理活动。若骨盆底出现异常，可导致盆腔脏器膨出、脱垂或引起功能障碍。

　　怀孕和分娩可以不同程度地损伤骨盆底的软组织或影响其功能，出现尿失禁、子宫脱垂等，甚至影响夫妻间正常的性生活。这也就是我们所说的"盆底历劫"。

　　产后，身体内器官恢复得如何是需要到医院由医生来根据检查结果判断的。女性在怀孕的时候，盆底的软组织会随着胎儿的不断增大和子宫重量的不断增加而受到影响；分娩时的产道损伤、会阴撕裂也是对盆底的损伤。

腰背酸痛、外阴及阴道口坠胀、尿不尽、不自主漏尿、便秘都是产后最常见的症状。这些是盆底肌肉功能损害的早期表现，如果不及时进行盆底肌肉正确的康复治疗，日后就有可能出现尿失禁，子宫、膀胱、直肠脱垂、盆腔疼痛、性功能障碍等疾病，影响到生活质量，就像家里的婆婆和妈妈有时会告诉我们她在打喷嚏或大笑时会尿裤子。

很多孕妇担心顺产会影响形体或阴道分娩导致阴道松弛，甚至会引起子宫脱垂、阴道膨出问题，所以选择剖宫产。实际上这种想法是错误的。

妊娠时腰部向前突出，腹部向前鼓起并向下突出，使重力轴线向前移而使腹腔压力和盆腔脏器的重力指向盆底肌肉，加上在妊娠期由于子宫增大对盆底慢性牵拉及孕激素水平的变化导致盆底支持结构减弱。

无论采取何种分娩方式，妊娠对女性盆底肌肉的损害都是不可避免的，每个产后妇女都会有不同程度的盆底损伤。

虽然人体会有一个自我修复的过程，但很难恢复到正常状态，而且随着年龄的增大，激素水平下降，肌肉更加松弛，症状就会越来越严重。

最好在产后 3 个月内进行科学有效的康复治疗，否则时间拖得越久，用在治疗上的时间就越长，效果也会受到影响。因为在肌肉和神经刚刚受到损伤的时候，自身细胞的修复是活跃的，加之正确的康复治疗，就会有事半功倍的效果。**因此，产后 42 天进行盆底肌肉康复疗程的效果最好，不仅能唤醒更多受损的盆底肌纤维、减低肌肉疲劳度、增加其弹性，从而使阴道的紧缩度、弹性和敏感度回到产前的状态，提高性生活的质量，同时还有利于预防、治疗盆底障碍性疾病的发生。**

随着国家二孩政策的放开，再次怀孕、分娩将更大地影响到盆底的健康。所以产后一定要及早进行盆底肌肉训练和盆底功能康复。

科学、正确的盆底康复治疗和产后的盆底功能评估，一定要选择官方指定的盆底筛查和防治的医疗机构，接受专业医务人员的康复指导和治疗，不要自己盲目进行盆底肌的康复锻炼，因为如果方法不正确反而会加重损伤。

医生的课讲完了，大家开始议论纷纷，洋洋妈妈手里拿着复查时的盆底功能检查报告单，站起来说："大家别犹豫了，还是尽早来做盆底康复治疗吧！"

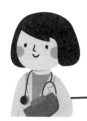

产后一定要"捏骨缝"

妇产科　赵扬玉

我国北方不少地方有个习俗：产后 7 天，一定会给产妇包顿饺子吃。因为老理儿认为，女人生孩子时骨缝都打开了，而"捏饺子"取个谐音，就意味着把骨缝给捏上了。那么，从医学的角度来讲，到底该不该"捏骨缝"呢？

➕ 孕妇骨盆肌肉和韧带会松弛

人体骨盆是由两块髋骨、骶骨和尾骨组成的，就像是一个盆儿，里面装着膀胱、直肠、子宫、输卵管；盆底是由 3 层肌肉和韧带组成的，是个"软"的底儿。正常情况下，骨盆内脏器的重量是由坚固的骨骼支撑的，而怀孕后随着胎儿的逐渐长大，为了保持平衡，孕妇的重心就会改变，尤其到了晚孕期，子宫基本成了直筒型，整个盆腔的重量就转移在了这个"软乎"的盆底上，孕妇骨盆底所承受的重量至少 5kg。

为了给胎儿一个宽裕的空间，在激素的作用下，骨盆肌肉和韧带会变得松弛，可想而知，怀孕给骨盆带来了怎样的影响。往往分娩以后的腰背酸痛、尿频、漏尿、便秘，都可能与盆底肌受损有关。

很多人不知道，中老年时发生的盆底功能障碍（尿失禁、子宫脱垂）很可能是几十年前分娩损伤引发的。美国医学家针对初产妇进行了产后 7 年和 15 年的跟踪调查发现，孕期尿失禁发病率为 55%，产后早期为 26%，产后 7 年为 51%，产前发生尿失禁的妇女有 2/3 在 15 年之后有尿失禁症状，并且 15 年后发生尿失禁的危险增加 1 倍。我国的研究报道，普通人群的尿失禁患病率为 18.1%～55.4%，初产妇产后 1 年内尿失禁发病率为 30.5%。

➕ 产后 42 天是锻炼黄金期

产后 42 天，产妇已经进行了 1 个多月的休息调养，宝宝也有了规律的作息时间，新妈妈就应该开始进行盆底康复了。也有的产妇会问："不锻炼骨盆不是也可以恢复吗？"是的，人体自身有很强的恢复能力，但是医学研究告诉我们，锻炼与不锻炼恢复的时间和恢复的程度是不一样的。

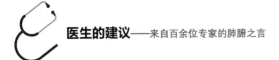

有研究将产后妇女分为锻炼组和自然恢复组进行比较。结果发现，经过科学方法锻炼的产妇，盆底肌恢复的能力明显好于自然恢复组。

在欧、美及日、韩等发达国家和地区，已经普及了盆底肌肉的功能评估、生物反馈训练、电刺激治疗。在法国，进行规范的产后盆底康复避免了很大一部分人在老年之后的盆底功能障碍，以至于国家保险法提出，如果不进行产后盆底康复，老年后出现任何盆底功能障碍的治疗费用，保险可以不予以报销。

说到训练，就不能不提到以美国妇产科医生名字命名的"骨盆瑜伽"——凯格尔训练，通过自主、反复的盆底肌肉群收缩和舒张，达到预防和治疗目的。这个训练是要在专业人员指导下进行的。人体肌肉在活动的时候会产生肌电信号，专业的仪器会将盆底肌的肌电信号变成图形或声音再通过电脑屏幕显示出来，让产妇能够看到自己盆底肌肉的运动，从而进行正确、科学的生物反馈训练。训练前，医务人员要为产妇进行盆底功能的测评，根据测评结果选择适合的方案，训练每次 15～20 分钟，10 次 1 个疗程，1 周 2～3 次。家庭中每一个成员都健康才是家庭的幸福，产后一定要"捏骨缝"，产后盆底康复一定要尽早提上日程。

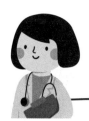

产后避孕的四大误区

妇产科　王晓晔

现在产后 1 年内到北医三院做人工流产的人并不少，有的甚至产后 3 个月就再次怀孕了。其实，这些都本不该发生。

产后的科学避孕一定要引起重视。一般产后 42 天，过了产褥期的复查，如果新妈妈一切恢复正常便可以同房了。资料显示，我国产后新妈妈 1 年内的人工流产率高达 12.8%，近 17% 的新妈妈 1～2 年内没有采用有效的避孕方法，产后发生意外妊娠的女性中，44.9% 没有使用过任何避孕方法。

✚ 案例讲述：产后不避孕危害大

30 岁的小李半年内经历了 1 次剖宫产术和 1 次流产手术，流产时还发生了大出血。"还好医生抢救及时，我真是在鬼门关里走了一遭，现在想想还心有余悸。"小李说话间双眉紧蹙，苦不堪言。

小李最近一次来到医院，是因为停经 49 天来做检查，发现再次怀孕。而就在 5 个月前，她刚刚经历剖宫产生下一名女婴。这次怀孕，B 超提示小李相当于宫内孕 7 周加 1 天，胎囊距剖宫产切口瘢痕处 1.9cm，这种情况是不建议继续妊娠的。况且小李现在还在哺乳期，孩子还小，距离上次剖宫产手术间隔时间又短。另外，她有过 4 次怀孕经历，孕产次数较多。

在医生的建议下，小李接受了负压吸引人工流产术，手术过程相当惊险，术中出血 180ml，采用静脉输入缩宫素及按摩子宫后才有好转。术后，医生建议小李转经后选择长效避孕方式，宫内节育器或皮下埋植剂。

✚ 专家解析：产后避孕的四大误区

1. 哺乳期不会怀孕

确实有一种"哺乳闭经"避孕法，但是需要同时具备 3 大条件。

（1）产后半年之内（剖宫产和顺产一样）。

（2）接近完全的母乳喂养。

（3）完全闭经，也就是一点儿月经都不来。

只有这3个条件都满足，才能达到一定的避孕效果。但实际上，同时满足这3个条件没那么容易，并不是说哺乳就会闭经。

哺乳会使泌乳素升高，使性腺激素分泌下降，从而起到抑制排卵的作用。这段时期排卵少且不规律，所以这时新妈妈的受孕率要比正常女性低一些。但也正是因为这一时期排卵不规律，意外怀孕也就不可避免。

2. 产后没来月经前同房不会怀孕

有的新妈妈觉得产后还没来月经，这段时间是不会怀孕的。其实不然！因为产后第1次的排卵不一定是在月经出现之后，有些人是在月经出现之前。因此，如果等月经恢复了，才采取避孕措施，那么就可能会产后短期内再次怀孕。

3. 产后偶尔同房一两次不会怀孕

一些小夫妻心存侥幸，觉得产后大部分精力都放在孩子身上了，1个月也同房不了两次，偶尔的一次不会怀孕。加之有些新妈妈因为刚生完孩子，觉得采取避孕措施不舒服，因此选择不避孕。

这些侥幸心理都有可能酿成"大祸"，如果产后没采取避孕措施，同时月经又迟迟未来，则需留意再次怀孕的可能。

4. "安全期"避孕很安全

对于普通人而言，安全期避孕都是不安全的，何况是产后的新妈妈。一般来讲，"前七后八"被称为安全期。

有一项调查表明，采用"安全期"避孕的100个人里，1年内会有20个左右怀孕，失败率不低。这是因为排卵受情绪、环境、生活状况等的影响，会使排卵期提前或者出现额外排卵。比如高考备考的学生精神过度紧张、有较大的心理负担等都会影响到大脑及内分泌系统，导致"闭经"。

相反，丈夫出差回来，小夫妻小别胜新婚情绪高涨，特别是在月经后的卵泡发育成熟期，有可能导致排卵提前。对于产后妈妈来讲，本身排卵就极其不规律，所以"安全期"自然也不安全。

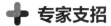
专家支招

1. 怀二胎的"黄金间隔"期

二孩政策一出，不少家庭"跃跃欲试"。有的认为生二胎跟头胎的间隔时间短，这期间不需要避孕。有这种想法的不在少数，但是这种想法很危险。

世界卫生组织（WHO）建议，为了减少母体、围生期胎儿和新生儿的不良结局，应至少在活产后两年之后再次妊娠。子宫里孕育生命要分母体的营养成分、微量元素等，分娩之后的哺乳还要消耗很多，而母体的恢复大概需要两年，这有助于减少低体重儿、产后出血、早产等的发生。

剖宫产术后尤其要保证两年后再考虑再次妊娠，这是因为剖宫产除了母体营养物质的恢复之外，还有手术瘢痕的恢复。

子宫瘢痕恢复接近正常至少需要两年时间，如果小于两年再次妊娠，子宫破裂的概率是正常人的 2 ~ 3 倍。

2. 产后科学避孕的四大方法

（1）避孕套的"完美使用"：用避孕套避孕在产后的女性中采用的是最多的。哺乳期妈妈怕影响乳汁的质量，大多采取物理的方法避孕，认为这是最安全的。但是，不少人对避孕套的使用存在误区。"完美使用"的规则是：用之前和之后需仔细检查，并且是全程使用，其间还需保证没有脱落、滑脱等情况。

即便如此，"完美使用"的失败率也在 2% 左右，而对于大多数人，失败率是在 7% ~ 10% 左右，因为很多人不能做到规范地使用。

（2）复方口服避孕药：产后哺乳的女性 6 个月之内不建议使用复方口服避孕药。因为避孕药是复方雌孕激素的合剂，乳母服用会影响乳汁质量。复方口服避孕药的优点是代谢得快、短效，规律月经、治疗痛经，会让卵巢短暂休息。而产后不哺乳的女性 21 天内不建议使用，因为这会增加血栓概率。

（3）宫内节育器：为了很好地生育间隔，世界卫生组织 2013 年发布的"产后计划生育规划策略"将长效避孕方法列为产后避孕的主要推荐方式。主要包括：宫内节育器 IUD/ 宫内缓释系统曼月乐 IUS 和皮下埋植。

我国规定，宫内节育器的放置时间一般为产后 3 个月以上，剖宫产则需要在半年以上。宫内节育器具有长效、高效、可逆、不影响哺乳等特点。放置后早期可能有出

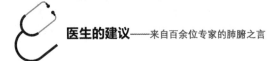

血模式的改变，需定期复查，观察有无下移、脱落等情况发生。

（4）皮下埋植：皮下埋植避孕是一种长效、可逆的避孕方法。它是一种避孕药物缓释制剂，将含有一定剂量孕激素的小软棒置于女性上手臂内侧，通过避孕药缓慢释放，从而达到长效避孕的效果，植入 24 小时后即开始起到避孕效果。皮下埋植在产后 6 周及以后便可放置，其使用的单孕激素少量通过乳汁分泌，不影响孩子的生长和发育，避孕效果非常高效，达到 99.9%。对于生殖道畸形，比如子宫有纵隔、双子宫等不适合采用宫内节育器的女性更适合。但放置初期同宫内缓释系统 IUS 类似，会有出血模式的改变，如点滴出血、月经量减少等。

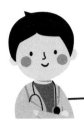

女人生了孩子后就不会痛经了吗

妇产科　贺豪杰　王　威

　　痛经是最常见的妇科疾病之一，发病率在育龄女性中占 30% ~ 40%。痛经是指月经前后或行经期间出现下腹剧烈疼痛、腰酸，甚至恶心、呕吐等现象，以致影响生活和工作，并于月经过后自然消失的现象。

　　对于痛经，特别是青春期痛经的小姑娘，老人常会说："没关系，生完孩子就不痛经了。"生完孩子就不痛经了吗？在现实生活中，似乎真有这样的人生完孩子就不痛经了；有些人痛经会缓解一两年之后又复发了；有些人生完孩子之后仍然痛经。为什么？

　　要解答这个问题，需要从痛经的病因上说起。

　　痛经的病因分为：子宫颈管狭窄、子宫发育不良、子宫位置异常和妇科疾病（尤其是子宫内膜异位症、子宫腺肌症），以及遗传因素、内分泌因素及情绪因素等。

　　如果痛经是由宫颈管狭窄，或子宫过度后倾、后屈，或某些子宫发育异常引起的，这类患者月经血和剥脱的内膜碎片外流时受阻，"不通则痛"，引起痛经。此类痛经在少女中常见，一般发生在月经初潮及其后的一段时间。

　　怀孕的时候，子宫随胎儿增大也在不断增大，同时宫颈管变软，为胎儿出生创造条件，分娩时胎儿通过子宫颈管，起到了扩张狭窄的子宫颈管的作用，同时在一定程度上改善了子宫的过度后倾、后屈等位置异常的情况。

　　所以分娩之后，宫颈口变得松弛，子宫的位置得到了部分校正，经血流出通路变得通畅，经血和剥脱的子宫内膜容易排出，痛经就会得到缓解甚至消失。

　　某些妇科疾病，特别是子宫内膜异位症、子宫腺肌症，这类疾病是以痛经为主要表现的，是需要治疗的，甚至有些需要手术治疗，所以如果有痛经的症状需要去医院进行检查，排除这类疾病引起的痛经。这类疾病引起痛经的原因非常复杂，妊娠期由于激素水平的变化，可以治疗或减缓此类疾病的发展。有的患者甚至在进行剖宫产的同时，清除了盆腔的子宫内膜异位病灶，所以生孩子对这类疾病有一定的缓解作用。并且妊娠期及分娩后哺乳期，相当长一段时间不会来月经，既往饱受痛经折磨的患者在精神、心理上也会为之轻松。

　　当患者恢复月经，激素水平也逐渐恢复的时候，子宫内膜异位病灶或腺肌症又会

"死灰复燃"，或者有些宫颈管狭窄的患者宫颈管又有了新的粘连等，使经血流通的通路再次受阻，这些情况可以解释为什么有的患者生完孩子痛经可以缓解一段时间，然后又开始痛经。

如果痛经是由于情绪、遗传或其他综合原因引起，生完孩子后很难改善。情绪紧张、抑郁、恐惧的患者容易痛经，产后激素水平改变，加上孩子的哭闹、休息不好、婆媳关系紧张等原因往往使女性的心理更加紧张、忧郁、脆弱，这样的情绪对引发痛经更加敏感。

如果分娩时进行了宫腔操作，比如因为胎盘粘连进行了清宫，那么这种操作可能引起宫腔或宫颈的粘连、子宫腺肌症（子宫内膜异位到子宫肌层）等情况，造成月经血或内膜碎片不能通畅地排出，这样的患者可能以前无痛经，产后反而出现痛经。

总之，生孩子可以缓解部分人的痛经。缓解痛经的原因是解除了某些引起痛经的病因，而非经历过生产的疼痛对痛经的疼痛耐受了。

如果有痛经的症状，我们有以下几点建议。

1. 建议您一定到医院就诊

排除引起痛经的一些器质性病变，特别是子宫畸形、子宫内膜异位症、子宫腺肌症等情况，如果疼痛的程度较平时明显加重，一定要急诊就诊，警惕如卵巢巧克力囊肿破裂等一些需要急诊处理甚至急诊手术的情况。

2. 放松心情，科学应对

注意经期保暖，穿宽松的衣裤；避免剧烈运动，禁止经期性生活、游泳；禁食生、冷、辛辣等刺激性的食物。

3. 适当应用药物

像前列腺素合成酶抑制剂，在痛经时用来缓解疼痛；如索米痛片、缓释解热镇痛药物、解痉药等，在月经期应用。

还有些药物是通过减少月经量和缓解子宫敏感性来治疗痛经的，如短效口服避孕药、孕激素等，这些药物需要遵医嘱用药，往往在非月经期就要开始应用。

对于已经生育过有子宫腺肌症的患者还可以选择含有药物的避孕环来治疗痛经。

总之，每个痛经的女性都会有自己的原因，生孩子绝不是解决痛经的"万灵药"。

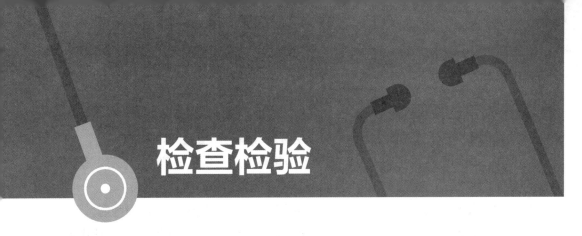

检查检验

一怕骨，二怕气，说说超声检查

超声诊断科　李志强

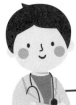

现在超声检查在临床中的应用越来越广泛，作为超声诊断科大夫，我几乎每天都会回答大量不同的问题。下面，就为大家介绍一下超声检查能做什么和不能做什么。

✚ 超声检查定义

超声检查是利用超声波的声学特性对疾病作出临床诊断的一门医学影像技术。超声波是声波的一种，因为频率大于 20000Hz，超出了人耳的听力范围，因此称为超声波。

✚ 超声波成像基本原理

现代超声诊断仪器的构造相对比较复杂，我们先简单地了解一下超声波成像的基本原理。

超声探头发出超声波，超声波遇见肝脏等实质脏器可以穿透过去，并利用反射波在超声仪器上显像，如遇见骨骼等与软组织声阻抗差较大的结构时就会发生衰减和全反射，因为不能穿透，所以不能显像。

我们可以把超声波简单地理解为手电发出的光束，光可以穿透空气照亮一个房间，但不能穿透墙壁，那么墙壁后面就不能显示。

除了骨骼，超声也不能穿透气体，因此大家记住，超声检查有两怕：一怕骨头，二怕气。

➕ 超声检查的局限性

了解了超声波成像的基本原理，就可以更好地理解超声检查的局限性。

1. 超声不适用于骨骼系统本身的检查，但超声可用于骨、关节周围肌腱、韧带等结构的检查，北医三院超声科的肌肉骨骼系统超声在全国都处于领先地位。

2. 超声检查不适用于含气的呼吸系统，但可用于诊断胸腔积液和胸壁肿瘤。

3. 超声检查也不适用于诊断含气胃肠道的早期炎性改变，但可诊断胃肠道占位性病变。

➕ 超声检查能做什么

超声检查可用于检查下列系统和器官。

1. 心脏和血管系统

超声检查可应用于心脏和血管系统，就是平时所说的超声心动图和血管超声。

2. 妇科和胎儿系统

超声检查可应用于妇科和胎儿系统，现代社会产检的概念可以说已经深入人心，它使用的就是超声波，有的患者偶尔会问："超声检查有辐射吗？"我一般会这样回答他："连最娇嫩的胎儿都可以用超声做检查，成人就更不用担心了！"

3. 腹腔、盆腔的实质脏器

超声检查可应用于腹腔与盆腔实质脏器的检查，如肝脏、胆囊、胰腺、脾脏和肾脏等。

4. 浅表器官

超声检查可应用于浅表器官，如甲状腺、乳腺和睾丸等。

➕ 常见问题

1. 超声检查为什么要空腹

主要有以下两方面的原因。

第一，防止胆囊的收缩，胆囊是储存胆汁的器官，空腹状态下胆囊呈充盈状态、壁薄而光滑，超声图像显示清晰，能真实反映胆囊的最大体积和形态，并可以明确诊断病变。而餐后（尤其是进食脂类食物）会引起胆囊收缩、胆汁排出，超声显示胆囊体积减小、囊壁厚不光滑，影响正常诊断。

第二，进食时气体会随食物下咽，使肠道气体增加，有些食物也容易产生气体，就会限制超声波的穿透，图像显示不清晰，影响超声诊断。

2. 盆腔检查为什么要憋尿

盆腔超声主要用于检查妇科的子宫和卵巢，子宫和卵巢位于盆腔的深部，憋尿前盆腔内含气肠管的蠕动及其内容物会干扰子宫及卵巢的显示，影响正确诊断。大量饮水、憋尿使膀胱充盈，就可以将肠管推向上方；而且膀胱充盈以后，可以形成一个无回声的透声窗，清晰显示膀胱后方的子宫卵巢及盆腔其他结构，方便医生明确诊断。

当然，现在有了经阴道超声，可以不憋尿检查，但对于未婚妇女等不适合经阴道检查的患者，还是要充分憋尿经腹检查。

3. B 超和彩超都是什么？它们有什么区别

B 是 brightness（辉度）的简称，B 超即二维超声，是以界面回声的辉度（亮度）来反映人体的内部结构。

彩超，即彩色多普勒超声，是直观地将血管中的血流信号用红色和蓝色表示，并叠加在二维灰阶图像上实时显示出来。也就是说，"彩超"中的彩色信号是血流信号，只有超声医师需要观察检查部位的血流情况以帮助诊断时，才会开启该技术。

超声检查具有安全、便捷、无创、无辐射和实时成像等优势，在临床诊断中具有非常重要的作用，充分认识到超声检查的"能"与"不能"，才能更好地利用好超声检查，充分发挥超声检查的价值！

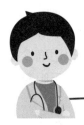

超声引导下的疼痛治疗

超声诊断科　李志强

案例一

老王是一个乒乓球运动爱好者，一天在一个大力扣球后突感肩膀剧烈疼痛、不能上抬，来到医院就诊。运动医学专家怀疑老王是肩袖撕裂，建议做个肩部核磁共振检查以确诊，但他以前做过心脏支架手术，这是核磁检查的禁忌。

老王的情况适合进行肩关节超声的检查。经过详细检查，明确诊断为右肩冈上肌肌腱的全层撕裂。

案例二

王阿姨今年 65 岁，因身体肥胖在医生的建议下爱上了健步走，每天都能走 2 万多步，走了几个月发现脚后跟越来越疼，但她仍然坚持走路，到最后发展到脚后跟疼得晚上睡不了觉，早晨猛一下地像扎了钉子一样疼痛。

像王阿姨这种情况就是一种典型的疾病，称为足底跖腱膜炎，结合患者症状及超声检查就可明确诊断。超声检查在临床中的应用越来越广泛，下面让我们具体看看超声还能做什么。

➕ 肌肉系统、骨骼系统超声——超声检查的新阵地

现在，超声检查已广泛应用于心脏和血管系统、妇科和胎儿、腹腔与盆腔实质脏器以及浅表器官等，但超声在肌肉系统与骨骼系统的应用较少，因此也成为超声检查需要攻克的新阵地。特别是对于一些不适宜做核磁检查的患者，超声检查将成为唯一的选择。

超声与 CT、磁共振（MRI）相比较，具有以下优点：①安全、便捷，可推至患者床旁进行检查；②无创、无辐射，可短期内重复检查和长期随访；③对软组织细微结构的分辨率优于 CT 和 MRI；④实时动态观察肌腱和肌肉运动，并可进行双侧对比检查，从而提供其他影像学方法无法得到的重要诊断信息。

超声检查在肌肉系统与骨骼系统的应用主要分为四大方面：①外伤或运动所致关节周围肌肉、肌腱的急性与慢性损伤；②免疫风湿性疾病，如类风湿关节炎、痛风等

累及关节的病变；③周围神经相关的病变，这是超声的一大优势，可以清晰显示主要的周围神经，分辨率优于核磁共振检查；④浅表软组织的病变、各种类型的软组织来源的肿瘤，超声都可以作出明确的定位、定性诊断，还可进行超声引导下的穿刺活检。

➕ 超声引导下药物注射治疗跖腱膜炎

足底跖腱膜炎通常被认为是足底跖腱膜跟骨内侧结节附着点处生物力学机制异常和跖腱膜的退变引起的，相关危险因素包括肥胖、平足、跟骨骨刺以及长期站立或行走的职业。足底跖腱膜炎的患者以保守治疗为主，但对于保守治疗无效且疼痛剧烈、严重影响行走的患者，可以选择进行超声引导下药物注射治疗。药物注射后，患者即刻就可下地行走，达到药到痛止的效果。

➕ 超声在疼痛治疗方面的优越性

除了跖腱膜炎的药物注射治疗，超声在疼痛治疗方面的应用越来越广泛，可以说只要是超声能够探查、并可清晰显示的部位，就能进行超声引导下注射治疗。

有患者会问："你这种治疗不就是打'封闭'吗？"

超声引导下药物注射治疗类似于我们常说的封闭，但作用又远远大于封闭。封闭疗法的操作过程完全是依赖操作者的经验，如果病变区域结构复杂、密布血管，就可能损伤周围结构，若药物不慎注射入血管，后果是致命的；而超声引导下的药物注射治疗相当于在"眼睛"监视下进行，需要专业的超声医师进行操作，将药物直接注射于疼痛部位并避开血管和重要的周围脏器，大大提高了安全性及有效性。而且可以有针对性地将药物注射于支配疼痛区域的神经周围，阻滞神经冲动传导，使所支配的区域产生麻醉和镇痛作用，达到"治本"的目的。神经阻滞是一种有效治疗各种急性与慢性疼痛的主要手段，其广泛应用于颈源性疼痛、腰源性疼痛、癌痛及神经卡压性疼痛等的治疗。

既往的神经阻滞术是根据体表标志或在 X 线、CT 引导下进行，缺乏软组织的解剖信息使得穿刺操作变得困难，可能损伤穿刺部位的血管和周围脏器，引起并发症。随着超声仪器的发展和探头分辨率的提高，其分辨率比现在最常采用的 MRI 检查技术还要高。

利用实时超声能够清晰显示绝大部分外周神经的走形及其周围的解剖结构，实时显示穿刺针的位置，一方面获得了更佳的治疗效果，另一方面也极大地减少了并发症的发生。

听说 X 线和 CT 检查有辐射

放射科　陈雯

随着医疗水平和技术的发展，影像学检查的应用日益普遍和广泛。很多人都有过这样的经历，外伤后大夫让拍 X 线片看看有无骨折，头晕头痛时让拍颅脑 CT，就连体检中都有胸片（即胸部 X 线）检查。

临床工作中遇到过不少患者对这些 X 线和 CT 检查心存戒备，觉得它们有辐射，对身体有伤害。其实，合理、适度的上述检查对人体是安全的，不信？且听我一一道来。

✚ 辐射无处不在

你知道吗？我们每时每刻都在受到各种辐射的干扰。辐射按照来源可分为天然辐射和人工辐射。

天然辐射包括铀系、锕系和钍系三个天然放射系中的核素；地壳中存在的除以上三个放射系以外的天然放射性核素，如 40K（钾）、87Rb（铷）等；宇宙射线与大气原子核相互作用而产生的 3H（氚）、14C（碳）等放射性核素等，天然辐射遍布于我们的整个生活环境中，空气、食物和饮料中都存在着天然放射性。而人工辐射主要来源于医疗照射（也就是我们平时做的 X 线、CT）以及矿物开采、核动力生产、射线装置、核爆炸及核试验等，其中医疗照射是我们接触最多的人工辐射源。

确定性效应的剂量阈值

器官 / 组织	效应	单次照射剂量阈值（Gy）
睾丸	暂时不育	0.15
	永久不育	3.50 ~ 6.00
卵巢	不育	2.50 ~ 6.00
眼睛（晶状体）	晶状体浑浊	0.50 ~ 2.00
	白内障	5.00
骨髓	造血功能抑制	0.50

续表

器官 / 组织	效应	单次照射剂量阈值(Gy)
	红斑(干性脱屑)	2.00
皮肤	湿性脱屑	18.00
	表皮和深部皮肤坏死	25.00
全身	急性放射病(轻度)	1.00

在人类接受的各种辐射中，天然辐射所占比例最高，其所致公众的人均年有效剂量约 2.4mSv，而医疗照射仅约 0.4mSv。

✚ 辐射对人体健康的影响

辐射作用于人体，可能造成器官或组织的损伤，我们可以把它分为随机性效应和确定性效应两类。

1. 确定性效应

通常受到的辐射是有最低值的，在这个值以下就不会出现有害效应，而高于这个值则损害肯定发生且严重程度与剂量相关。这个最低值在不同器官组织以及个人之间存在差异，上表列出了一些确定性效应的剂量阈值。

2. 随机性效应

是指效应的发生概率与受照剂量成正比，但严重程度与剂量无关的辐射效应，它没有最低值，不管受照剂量的大小，都有可能会发生。比如辐射有致癌效应，接受辐射越多，癌症发生概率越高，但最终是否得癌症是随机的，有的人接受的辐射量很低却得了癌症，而有的人接收了不少辐射却可以健康终老。

✚ 个人剂量限值

根据 GB11871 - 2002 标准，国家对公众照射的剂量限值规定如下。

1. 年有效剂量

1mSv；特殊情况下，如果连续 5 年内平均剂量不超过 1mSv，则某一年内的剂量可为 5mSv。

2. 眼晶状体的年当量剂量

15mSv。

3. 皮肤的年当量剂量

50mSv。

但是需要注意，上述剂量限值不包括职业照射、天然照射和医疗照射。不能将上述标准套用到医疗照射的评判中！

✚ 医疗照射的剂量与安全

下面回归正题，看看 X 线和 CT 检查的射线剂量究竟有多大。

由于射线剂量受个体因素、医疗设备、检查方法／部位、投照条件等诸多因素的影响，很难预知具体某一次检查的剂量。不过可以参考国家给出的一些剂量指导水平，对 X 线和 CT 检查的射线剂量有初步了解。

事实上，X 线和 CT 检查的照射剂量远低于产生确定性效应的最低值，其对人体的影响一般属于随机性效应的范畴。同样会产生随机性效应，很多人并不惧怕乘飞机高空飞行时受到的辐射，却对 X 线和 CT 检查谈虎色变，这种过度的担心真的是没必要的。上文曾经提到，随机性效应的发生概率与受照剂量成正比，因此医疗活动也在努力地避免不必要的医疗照射、在不影响诊疗效果的前提下尽量减少照射剂量，以降低有害效应的发生率。比如，大夫会根据患者病情权衡利弊，决定是否进行放射检查和具体的检查方法；检查时会对受检者的非检查部位进行屏蔽防护（比如保护性腺）；医生会按照规范的流程和方法操作检查设备等，而检查设备也在不断更新、发展，参数在不断优化，比如低剂量 CT 的发展就明显降低了 CT 的辐射剂量。

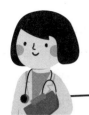

早期肺癌筛查——低剂量胸部 CT

放射科 郭 歌 王晓华

低剂量 CT 扫描（low-dose computed tomography，LDCT）于 20 世纪 90 年代应运而生，主要是通过优化扫描参数，改变管电流、管电压和螺距等方法来降低辐射剂量。尽管目前对于低剂量胸部 CT 的扫描方法还没有确定的标准，但其在肺癌早期筛查中的价值已得到普遍的认可。

➕ 为何胸部低剂量 CT 如此受关注

肺癌是全球范围内最常见的恶性肿瘤，也是我国癌症死亡的首位原因。早期肺癌并没有明显的临床症状，而大部分患者就诊时已是肺癌的中晚期，多数已不适合手术治疗，治疗投入大、疗效差、预后差，Ⅳ期肺癌 5 年生存率低于 5%。如果能在早期阶段发现病灶进行手术切除，可明显提高治愈率、降低治疗费用并改善预后。因此早期发现和早期治疗是提高肺癌生存率、降低死亡率的关键因素。

在过去，胸部 X 线片为筛查肺癌的主要方法，但由于其敏感性和特异性不高，对于早期病变极易漏诊，最终被证实不能降低肺癌患者的死亡率。常规胸部 CT 扫描有较高的密度分辨率，肺部影像重叠少，能够鉴别病变的良性与恶性，有效地提高肺癌检出的敏感性和特异性，也是目前肺癌诊断、分期、疗效评估和治疗后随诊中最常用的影像学方法，但是其辐射剂量较高，不适宜大范围地对健康人群进行筛查。而低剂量 CT 扫描结合了两者的优点，对肺内结节的检出与常规 CT 之间无明显差异，剂量却仅为其十分之一。因此，低剂量 CT 扫描既保证了肺内结节的检出率，同时又显著降低了辐射剂量，自 1993 年起已被美国和日本应用于肺癌筛查，并逐渐推向了临床。

➕ 低剂量 CT 的剂量到底有多低

在做检查时，大家往往对 CT 的电离辐射产生担忧。其实，我们每天生活的环境就存在着电离辐射。

联合国原子辐射效应科学委员会的报告指出，天然本底辐射对每个人的平均辐射剂量约为每年 2.4mSv。一次胸部正位片的剂量约为 0.03mSv，胸部正侧位约 0.1mSv，远低于天然本底年辐射剂量，其带来的风险可以忽略不计。对于常规 CT，也由于检查设备、检查技术和重建技术的不断发展和更新，辐射剂量由过去的 6 ~ 8mSv 降至 1 ~ 3mSv。对于低剂量 CT 扫描，尽管国际上仍无统一的标准，但目前多采用调制管电流的方法来降低剂量。2015 年，我国提出了"低剂量螺旋 CT 肺癌筛查专家共识"，建议有新一代迭代重建技术的设备使用 100 ~ 120kVp，低于 30mAs，螺距设定 ≤ 1 作为扫描参数。

目前，采用最新的设备、技术和方法，低剂量 CT 的扫描剂量约为 0.1 ~ 0.3mSv，仅仅为正位胸片剂量的 10 倍。但由于低剂量 CT 扫描早期肺癌的检出率约为常规胸片的 4 ~ 10 倍，能够降低 20% 的肺癌死亡率和 6.7% 的总死亡率（美国肺部筛查试验），提高了肺癌患者的生存率，因此 LDCT 为目前国际上公认的早期肺癌筛查的首选方法，是一项性价比极高的影像学检查。

✚ 什么样的人群适合做低剂量 CT 肺癌筛查

吸烟和曾经吸烟是公认的肺癌最重要的高危因素，约 85% 的肺癌与吸烟有关，且肺癌的患病率随着年龄的增长有明显的增加。我国是烟草大国，女性和未成年人吸烟者呈逐年上升趋势，肺癌也是我国近 10 年增速最快的恶性肿瘤。因此，LDCT 的早期肺癌筛查工作主要针对肺癌的高危人群。结合全球不同国家和地区的临床研究和肺癌筛查指南，我国专家共识推荐在肺癌高危人群中进行 LDCT 肺癌筛查，并建议将高危人群定义标准如下。

1. 年龄 50 ~ 75 岁。

2. 至少合并以下一项危险因素：①吸烟 ≥ 20 包年（每日吸烟包数 × 吸烟年数，如：每天 2 包烟，累计吸烟 10 年，即为 2 × 10=20 包年），其中也包括曾经吸烟，但戒烟时间不足 15 年者；②被动吸烟者；③有职业暴露史（石棉、铍、铀、氡等接触者）。

3. 有恶性肿瘤病史或肺癌家族史。

4. 有慢性阻塞性肺疾病（COPD）或弥漫性肺纤维化病史。

但是需要注意的是，由于一些扫描参数的降低，使得 LDCT 技术对于偏瘦或中等体型的人群较为适用，对于较胖的人群（BMI > 25），由于射线量相对不足，会使得图像质量下降，有可能影响到临床的诊断。

目前，LDCT 仍有一些局限性，如假阳性率较高导致受检者焦虑和心理负担、过度诊断和过度治疗等问题，但综合各方面因素，LDCT 仍是早期肺癌筛查的最佳检查方法。

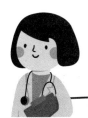

增强 CT 检查注意事项

放射科　许佳文

➕ 为什么在 CT 检查时需做增强扫描？它检查的目的和意义又是什么呢

增强 CT 是在静脉内注射一定剂量的含碘造影剂后进行 CT 扫描检查的方法。其目的是增强病灶和血管与周围组织的对比，以利于发现平扫 CT 不能发现的病灶或更清晰地显示病灶的范围和性质，对病变的定性诊断提供有价值的信息。

➕ 使用碘对比剂安全吗

目前，广泛使用的碘对比剂为非离子型对比剂，基本上还是安全的，其严重不良反应发生率在 0.04% 以内。但目前尚不存在理想的无不良反应的对比剂，所有对比剂均可见到不良反应。

➕ 碘对比剂不良反应有哪些

碘对比剂的不良反应主要包括对比剂过敏和肾损伤，还包括心血管和神经系统的不良反应。

其中，轻度过敏反应包括头痛、恶心、轻度呕吐、局部荨麻疹；中度过敏反应包括严重呕吐、全身荨麻疹、轻度支气管痉挛、轻度喉头水肿、腹痛等；重度不良反应包括休克、惊厥、昏迷、重度喉头水肿或支气管痉挛、死亡。大多数过敏反应发生在使用碘对比剂后的 30 分钟内。少数迟发过敏反应发生在使用药物后数小时至 7 天。

肾损伤多发生在对比剂使用后 48～72 小时，表现为血肌酐值升高，多数患者血肌酐值 2 周左右恢复至原来水平。少数患者可能发展为肾功能衰竭，甚至需行透析治疗。严重心脏及冠状动脉疾病患者使用碘对比剂可能导致血流动力学改变及心功能恶化。中枢神经病变的患者如使用降低癫痫发作阈值的神经抑制剂以及镇痛类、抗组胺类和吩噻嗪类镇静药，将增加中枢神经系统不良反应的发生率，可能导致癫痫发作。

✚ 哪些患者易发生对比剂不良反应

1. 过敏体质、支气管哮喘的患者使用碘对比剂易发生过敏反应。既往对碘对比剂过敏的患者再次使用碘对比剂发生过敏反应，特别是严重不良反应的可能性明显增加。

2. 年龄＞75 岁、低血压、心功能衰竭、贫血、糖尿病、既往存在肾功能不全、短期内反复且大量使用碘对比剂的患者易发生肾损伤。

✚ 为什么放射科医生拒绝为我进行增强 CT 检查

1. 对有明显的甲状腺功能亢进的患者和既往使用碘对比剂发生过严重过敏反应的患者，禁止再使用碘对比剂。

2. 对严重心脏疾病、中枢神经系统疾病及其他高危患者，应由医生评估患者使用碘对比剂的风险和获益后，决定患者是否使用对比剂。

✚ 使用碘造影剂前后应注意什么

1. 检查前 2 小时内，患者应该禁食

可避免用药后患者恶心、呕吐，导致胃内容物误吸入气管。

2. 肾损伤患者不能有效清除双胍类药物，导致乳酸性酸中毒

而使用碘对比剂可能引起肾损伤。故检查前 48 小时停用二甲双胍，并持续至对比剂使用后的 48 小时。

3. 肾功能正常的患者使用碘对比剂后 24 小时，大部分对比剂排出体外

因此使用碘对比剂前不限制饮水，检查后建议患者多饮水，以加速对比剂的排出，减少对比剂不良反应的发生。

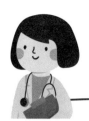

什么时候要做 PET-CT 检查

核医学科　宋　乐

患者：医生，我体检报告下来了，肿瘤标志物明显升高……复查后显示更高了。我平时没感到什么不适呀！怎么办？难道真的有问题了？

核医学科医生：这种情况下，推荐您考虑全身 PET-CT 检查。

患者：PET-CT？听说挺贵的！和平时所说的拍片子一样吗？

核医学科医生：确实不一样。PET-CT 中文名字是"正电子发射计算机断层显像"，读着拗口，听着费解，所以我们通常称呼它"帕特 CT"。

✚ PET-CT 是干啥用的呢

简单地说，PET-CT 与拍 X 线片或 CT 片不同。PET 反映的是全身组织、脏器的功能及代谢情况，体现的是人体在细胞分子水平的生命活动，可以早期发现和诊断疾病，尤其是肿瘤。PET-CT 就更为先进了，它把 PET 和 CT 两种设备结合在一起，融合了 PET 获取的功能代谢信息与 CT 提供的解剖学信息，在对病灶进行定性的同时还能准确定位，大大提高了诊断的准确性，有很好的临床实用价值。

PET-CT 最主要的应用是肿瘤的诊断、分期、疗效评估等。下面我们举例说明。

1. PET-CT 能够告诉您得没得肿瘤。健康体检是我们早期发现疾病的重要手段。假如检查结果提示可疑肿瘤但又不太确定，大多数人可能会寝食难安。此时，PET-CT 能够为您呈上一颗定心丸。

2. PET-CT 能够明确肿瘤侵犯程度，协助医生为您选择合适的治疗方案。

3. PET-CT 能够评估治疗效果。

4. PET-CT 适于肿瘤随访，能及时发现肿瘤复发。

5. PET-CT 能够发现肿瘤原发灶。

✚ PET-CT 检查流程

1. 核医学科咨询 / 预约。

2. 检查当日空腹，携带病历资料，到预约处刷就医卡。

3. 候诊室测血糖、注射显像剂、饮水，静候约 50 ~ 60 分钟。

4. 听广播通知，排尿、再次饮水，然后进入第三检查室。

5. 去除金属饰物，静卧约 15 分钟完成扫描，2 个工作日后取结果。

✚ PET-CT 检查注意事项

1. 检查前 24 小时内禁止剧烈活动，禁食 4 ~ 6 小时。预约上午检查者不要吃早餐、预约下午检查者不要吃午饭。

2. 糖尿病患者需要在预约时向医务人员说明，检查前将血糖调至 11mmol/L 以下。

3. 请受检患者检查当日携带相关病历资料（CT、MRI、胸片、B 超、病理结果和治疗经过等）。

4. 由于放射性药物衰变迅速，请按时前来检查。因故不能前来，务必提前 24 小时来电话重新预约，否则药费损失由受检者承担。

5. 如出现 PET-CT 故障或放射性药物供应延迟，我们将及时电话通知您，请务必保持电话畅通，希望患者及家属能够谅解。

6. 检查用放射性药物不会损害您的身体健康，但妊娠和哺乳期女性患者，请告知医生。

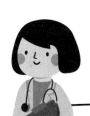

磁共振成像有辐射吗

放射科　赵宇晴

随着科学技术的进步，为了更好地诊断各类疾病，磁共振成像（magnet resonance imaging，MRI）检查，也就是俗称的"核磁"，被广泛地应用于各个方面。使用多年的 X 线片和 CT 检查大家都比较熟悉，因为都是使用 X 线进行检查，所以存在着电离辐射的风险。但是对于 MRI，非专业人士就不怎么熟悉了。MRI 到底是什么？做 MRI 到底安不安全？对人体会有什么影响？大家一定非常关心。

MRI 究竟是什么

MRI 的中文全称是磁共振成像，从字面上就可以把这个检查拆解成 3 个部分——磁、共振、成像。简单来说，就是在磁场中，让受检者身体里的原子（主要是氢原子）发生共振，然后接收这个共振的能量进行成像。

磁就是指磁场，只有在一定强度的磁场中，设备才能接收到这种共振的能量。所以磁共振设备的一个主要构成部分就是一块巨大的磁铁。根据设备不同，磁铁的种类和强度也不同。目前我们医院所采用的设备是 1.5T 和 3T 的。为了进行成像，在检查过程中，磁场还会发生变化。

共振是一个这个检查当中关键的一环。把两个相似的音叉相互靠近，敲打其中的一个音叉，它发出一些能量，使得另一个音叉也会发出声音，这就是共振。在磁共振成像中，发生共振的就不是音叉了，而是在身体内无处不在的氢原子。和音叉相似，磁共振设备发出一些能量，使受检者体内的氢原子发生振动。

共振发生后，磁共振设备就不再发出能量，就像音叉的声音会逐渐变小，氢原子也会逐渐停止共振，把能量释放出来。为了接收这种能量，我们会在受检者要检查的部位放一个线圈，之后经过一系列复杂的数学运算，得到我们看到的磁共振图像。

所以，在 MRI 检查的过程中，对人体发生作用的，是磁场和产生共振的能量脉冲。

✚ MRI 究竟安不安全

前面已经说过，在 MRI 检查过程中，磁场和能量脉冲会对人体发生作用，究竟安不安全呢？

首先要强调的是，在磁共振检查中，依靠的是磁场和能量脉冲，不存在平片和 CT 检查中的 X 线，所以没有电离辐射。

我们先来看看磁场。所谓电磁不分家，在磁场中，人的心电图和神经电信号可能产生变化。心电图的改变主要表现为 T 波幅度加大，但不会引起心脏功能的异常。当患者离开 MRI 检查室后，其心电图上所出现的改变也会消失，一般认为没有危险。迅速、大幅度的磁场变化可能会发生神经或肌细胞的刺激，引起肌肉发麻或不自主跳动，偶尔可诱发癫痫。但引起这些表现的最低值高于目前磁共振设备设置值的 3 倍以上，因此常规的磁共振检查不会引起这些表现。磁场还可能引起短暂的体温变化，但这种变化极其微小，可以忽略不计。

能量脉冲又如何呢？它对人体的影响主要是产热。产热的程度与脉冲的持续时间、能量沉积速率、环境的温度及湿度、患者的体温调节系统状态有关。目前的研究显示，常规的磁共振检查中的产热明显低于能引起人体最敏感部位损伤的最低值。

所以说，在常规的磁共振检查中使用的磁场和能量脉冲，对人体都是安全的。但是，如果您有以下情况，磁场和能量脉冲就可能会造成伤害。

1. 体内或体外有金属或电子产品。

2. 有文身者（文身的涂料里含有金属）。

3. 体温调节系统失调的受检者（如低体重新生儿等）。

✚ 做磁共振检查还会不会有其他危险呢

噪音大是磁共振检查的一个重要问题。

磁场在发生变化时，会产生明显的噪声。目前使用的磁共振设备产生的噪声一般在 65～95 分贝。虽然这个数值在安全范围之内，但会影响医患交流，增加受检者的恐惧情绪。

因此，对所有进行 MRI 的受检者，我们都会提供耳塞或耳罩，如此可以使噪声下降最高达 30 分贝。

在进行磁共振检查时，受检者要在孔洞中停留的时间比较长，有 3%～10% 的受检者会因此出现紧张、恐慌等精神反应，甚至不能完成 MRI 检查。幽闭恐惧症是其中较为严重的反应。这些患者不能忍受狭小、局促的空间，会出现心悸、呼吸困难、出汗、颤抖、恐惧、窒息或濒死感等严重反应。对于这类受检者，如果通过医患双方的共同努力仍然无法克服这种反应，就只能放弃这项检查了。

所以说，在使用耳塞进行噪声防护之后，进行正常的磁共振检查对人体而言是非常安全的。

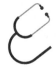
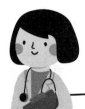

当心磁共振，金属捣蛋鬼们

放射科　陈慧莹

　　前些日子有件事上了新闻，说是一位患者家属把轮椅推进了磁共振检查室，结果被磁体吸引飞扑着"吻"上了磁共振检查仪。这件事给大家提了个醒，一是磁共振检查仪的磁场很强大，二是一些金属会在磁场里"捣蛋"。损害机器事大，伤人事更大。所以要听医生的劝，金属制品尽量不要带进检查室。

　　那么问题来了。轮椅是"身外之物"，可以留在检查室外，那些手术后放在身体里的金属植入物，比如假牙、血管支架、心脏起搏器，是拿不出来的，还能不能做磁共振检查呢？

　　在回答之前，我们先来看看金属在磁共振检查时会做哪些"坏事"。

✚ 它会"走动"

　　金属在磁场里会移动，相信大家对这一点不难理解。不过，并不是所有的金属都会受到磁场吸引而产生移动，主要是铁、钴、镍这类具有铁磁性的金属受到的影响较大。而不具有铁磁性的金属如金、纯银、纯钛、银汞合金、钛合金等，一般不受磁场吸引或受到的吸引力比较小，不足以引起在体内的移动，体内有这些金属进行磁共振检查仍被认为是安全的。

✚ 它会"发热"

　　磁共振检查仪因为采集图像的需要，会产生不断变化的磁场，而在变化的磁场里，金属会产生涡电流进而产生热量。不过请大家放心，目前还没有证据表明这种程度的热量会对人体产生实质性的伤害。

✚ 它会"罢工"

　　磁共振检查仪产生的磁场会引起心脏起搏器的功能障碍，对依赖起搏器的检查者来说，其产生的危害是足以致命的。因此，安装有心脏起搏器是磁共振检查的绝对禁忌。人工耳蜗因为有内置磁体，磁共振检查可能会导致磁体移位或消磁，并导致局部疼痛或不适等现象，如非必要，佩戴者尽量不要进行磁共振检查。

➕ 它会"抹黑"

必须注意的是，即使体内的金属植入物被认为对于磁共振检查是安全的，也会产生一定伪影，在磁共振图像上表现为范围或大或小的"黑影"（低信号盲区）和图像扭曲失真，进而影响医生的诊断。一般来说，具有铁磁性的金属如不锈钢、镍铬合金、钴铬合金等产生的伪影比较严重，用于大关节置换的铝铜合金所导致的伪影也会对诊断有影响。而金片、纯银、纯钛、银汞合金、钛合金等金属植入物仅有轻度伪影，一般不会影响诊断。

看了上面的解释，相信大家心里对自己能否进行磁共振检查已经大概有谱了。如果不知道自己体内金属植入物的具体材质，一定要问问当时手术的医生，至少要问明能否进行磁共振检查。医生说了，这事很重要！很重要！很重要！

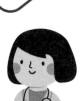

放射科的那些事

放射科　李美娇

在医院，您常会拿到医生开的影像检查申请单，准备找放射科做检查。您是第一次去放射科吗？还是去过几次，熟悉流程了，却有一些疑惑或顾虑？您会觉得放射科像一个"检查申请单"和"片子和报告"之间的黑箱吗？

这里介绍的放射科"背景知识"和"日常工作"能帮您迅速了解放射科究竟在做什么，为您解答一些常见问题，也让这个"放射科黑箱"不再神秘。

➕ 放射科是做什么的

放射科是医院的重要医技科室，配备多种、多台大型医用设备，由放射科医师组、医技组及医辅组相互协作，配合临床科室完成诊断、会诊等工作。放射科任务量大、流动性大，不仅要负责本院门诊、急诊、住院、体检患者的X线、CT、MRI检查任务，还要完成CT介入（如CT引导下穿刺）、院内外会诊、教学及科研工作。放射科有很多部门，包括登记室、护理室、X线摄影/CT检查室/MRI检查室、胶片室、后处理室、诊断室等。

➕ 放射科常见检查中，哪些检查有辐射

放射科检查主要包括三大部分：X线、CT、MRI。有辐射的检查是X线及CT检查，且辐射剂量CT检查大于X线检查。无辐射的是MRI检查。

➕ 登记室、护理室、检查室都在做什么

您可能对放射科的登记室、护理室、检查室有所了解，但您了解放射科的后处理室、诊断室吗？实际上，一份胶片和诊断报告的产生，离不开上述部门人员的密切协作。让我们就着对放射科各部门的简单介绍，理一理放射科的主要工作流程和内容，相信您心里就有谱了。

1. 登记室——放射科就诊流程的起点和终点

您来到放射科，第一眼就会看到登记室。登记室主要负责检查开始前的预约、登记、分诊，以及检查完成后胶片报告的核对、发放。

预约：工作人员要用您的就诊卡和检查申请单（及药单）来安排检查时间、地点。如果是 CT 增强或 MRI 检查，工作人员还会给您检查通知单。请务必仔细阅读检查通知单相关内容，这对保障检查安全和图像质量意义重大！

登记：检查日需携带检查申请单（及药单）、检查通知单提前来登记室登记，登记后，检查室机器就会将您纳入队列，就可以等待检查了。

分诊：放射科的 X 线、CT 及 MRI 机均为大型仪器，每台机器都有一个专门的检查室，因此根据您的具体检查，您可能会被分配到不同的检查室，一定要事先问好在哪里做检查才能提前去门口准备呀（检查室技师会叫您名字）！此外，还需注意，CT/MRI 增强检查登记后需要先去护理室扎针置管，这是因为这些检查需要静脉注射造影剂辅助诊断。

核对：工作人员会将核对无误的胶片报告放在袋里，暂存于登记室（取片时间：1个月内予以保留，超 1 个月者予以销毁）。

发放：在取片通知单时间范围内，携带取片通知单前来登记室，工作人员会将胶片报告发放给您。

2. 护理室——CT 增强 /MRI 增强检查，扎针置管、拔管和过敏反应处理室

如果您的检查为 CT 增强 /MRI 增强检查，登记后您需要去护理室进一步准备。

护理室的护士们主要做什么呢？

她们协助患者签署增强检查知情同意书。为了您自身的安全，再次强调认真阅读通知单注意事项，了解造影剂的不良反应，认真填写相关信息（用以筛选造影剂不良反应高危人群），并在知情同意书上签署名字。

扎针置管：先在护理室备好血管，才能在检查室连接对比剂注射器完成增强检查。注意：在护理室里注入您血管的液体不是造影剂而是为了保证血管通畅的生理盐水！这和我们常说要警惕的造影剂及不良反应可不相干！

观察后拔针：增强检查完成后，您需要继续观察 20 ~ 30 分钟方可回护理室拔针离开。观察期间请勿随意走动，因为我们要及时发现和处理增强检查不良反应（如过敏等）。拔针后请按压针眼 10 分钟以防止出血。

造影剂不良反应处理：如发生造影剂不良反应，护士会遵医嘱给予处置。为了促进造影剂尽早随尿液排出，无心功能不全患者建议您事先准备 500ml 温开水，在检查前根据自身情况多饮水。检查后 24 小时后间断饮水，总量达 2000ml。

3. 检查室——在您的配合下获取影像的地点

来到检查室，您可能会很紧张，请仔细阅读下面的内容，肯定能帮您减轻心理压力。

摆位：检查室技师会协助您摆出一个体位，并会要求您坚持一小段时间。有时可能需要家属协助摆位（如小儿、老年人、外伤患者）。准确的摆位是后续图像处理和诊断的重要开端，建议您尽量配合。

屏气：一些检查（如胸部 CT、心脏冠状动脉 CT 血管造影、上腹部 MRI 检查）需要您配合屏气，机器或检查人员会发出指令"吸气——憋住气"及"喘气"，两者的间隔时期即为扫描时期（无指令而检查床移动）。

"吸气"是按正常节奏深吸一大口气把肺膨胀起来。"憋住气"时则务必注意不要悄悄经口 / 鼻吐气，因为吐气可是会如实反映在影像上，轻则局部干扰影像诊断，重则需重新检查。

实在不会憋气，可以先把手放在鼻子上，"憋住气"时夹紧鼻子、闭紧嘴巴。听到"喘气"时可恢复正常喘气。

增强：增强检查造影剂注射到您的血管里时，您可能会感到发热，不要担心，这还算相对常见。但有如下症状多代表发生过敏：咳嗽、喷嚏、憋气、荨麻疹或皮肤发痒、眼红、流涕等，甚至出现心动过速、晕厥、抽搐、休克等。搬运移动技师会要求他人协助搬运移动患者到检查床上。注意 MRI 检查室要去除身上金属后方能进入，轮椅、担架、检查床进入 MRI 检查室会造成巨大伤害。

4. 后处理室——将百兆 / 千兆图像数据转换为数张胶片

说起后处理室，您可能不熟悉也没见过。但是要说哪个地方能把扫描机器上的图像变成您手里的胶片，那就是后处理室了。后处理工作多由技师完成，主要用于图像数据量大的 CT、MRI 检查。他们在检查室或后处理室的后处理专用机器上利用专业软件完成工作。

图像重建：后处理室有很多图像重建技术，例如可以多角度显示图像，可以三维重建和增补、修剪图像，可以应用专门软件测量功能参数等。这些重建的图像会被上传到 PACS 系统，医院内部网络允许放射科和临床医生同时查看，可供放射科医师及临床医师参考。

胶片打印：实际上是后处理工作的最后一步。技师把重建后的图像排版到电脑模拟的胶片上，按下打印按钮，打印机即可完成打印。

每个检查后处理全过程一般需数分钟至数十分钟。这也是检查后需要等待一段时间方能取片的一个原因。

5. 诊断室——报告医师书写，审核医师把关

诊断室是医师出具放射科诊断报告的地方。所有放射科检查的报告都在这里产生。

一项 CT、核磁检查会产生几百甚至几千张图片，每一张图片都要经过放射科医师的细致观察，小到 1mm 的异常都不能放过。而一张平片由于重叠或者体位的原因，会出现一些难以判定、难以发现的病灶，有时会给放射科医师带来出其不意的麻烦。

但是，放射科的报告可不仅仅是看图说话，许多疾病可能会产生几乎一样的图像；而也有许多完全不同的图像，它们却都会由同一种病变引起的。通常我们称为"异病同影"或"同病异影"。这些都需要放射科医师进行全面的甄别。

所以，您拿到手上的报告，不是机器自己生成印出来的，而是经过放射科医师认真观察、细致分析书写出来的。

这就是放射科，一个也许在大家眼中很神秘的科室。

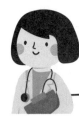

腿疼，应该做 CT 还是 MRI

放射科　邢晓颖

众所周知，北医三院以骨科和运动医学科闻名，经常有患者慕名而来看腰腿疼。有时会遇到患者困惑地问医生："大夫，我是来看腿疼的，你怎么让我做腰椎核磁啊？"来到放射科，面对纷繁复杂的一排排设备，好晕呀，这些都是干什么用的？

今天就简单地为大家介绍一下放射科的各个设备都用来检查什么疾病。

➕ 这些检查该做哪个好呢

目前，我们常用的放射科检查设备有 X 线、CT、磁共振成像（MRI）。这么多的检查设备，是不是越贵的越好、检查时间越长越好？其实不是这样的，选择什么样的检查方法，不是医生随意决定的，而是根据病情的需要。

举个例子，比如对于一个头外伤的患者，神经外科的大夫在查体之后，往往会要求患者行急诊头颅 CT 的检查，因为 CT 可以很好地显示是否有骨折、是否有出血，及时、方便地帮助大夫评估病情。

前文提到的腿疼做腰椎核磁，则是因为大夫怀疑患者的腿疼是由腰椎间盘突出引起的，而核磁显示软组织非常好，可以很清晰地评估椎间盘对神经的压迫。

➕ 听说 CT 和 MRI 比较高级

我们知道，CT 和 MRI 显示的是断层图像，如果将人体比喻成一座大楼，那么 CT 和 MRI 可以显示每一个楼层都是什么样的；而 X 线显示的是大楼整体重叠的照片。

那么，是不是 X 线就可以被 CT 和 MRI 取代呢？答案是否定的。X 线因其成像速度快、经济低廉，仍然在放射科的检查中占有举足轻重的地位。X 线在常规胸部体检、骨折、退行性骨关节病的诊断中应用非常广泛，可以作为初筛项目进行。但是，X 线对于胸腔内、腹腔内及颅内的病变显示就欠佳了，此时就需要 CT 和 MRI 上场了。

合理地选择影像学检查方法，是临床医师应具备的基本技能。无论进行哪种影像学检查，都是为了及时、高效地作出正确的诊断，方便下一步治疗的展开。

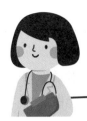

乳腺有问题，选择哪项检查

放射科 朱 巧

我国乳腺癌发病率居女性恶性肿瘤的第一位，高达 43/10 万（即每 10 万人中有 43 位乳腺癌患者），每年新增病例约 21 万，死亡率将近 10/10 万。自从很多公众人物因乳腺癌去世，更多的女性开始关注乳房健康。乳腺癌的筛查，除了乳房自检和专业医生的观察及触摸，为了提高乳腺癌的检出率，实现乳腺癌的早发现、早诊断和早治疗，通常还需要借助影像学检查的帮助，常用的检查手段包括：乳腺 X 线钼靶摄影、乳腺超声检查、乳腺磁共振增强检查。很多女性朋友都曾有过这样的经历：发现乳腺有问题，有时医生建议超声检查，有时建议钼靶检查，还有时在做完了超声和钼靶之后，又建议核磁共振检查。这么多检查项目，究竟该做哪一项？是所有检查都需要做，还是选择一两项即可？

相信很多患者都有类似疑虑，从而感觉无所适从。今天就来依次讲解乳腺钼靶、超声和磁共振各自的优点和缺点，帮助大家了解清楚，也做到心中有数。

➕ 乳腺 X 线钼靶摄影

优势：对微小钙化敏感，对以微小簇状钙化为唯一表现的早期乳腺癌具有独特优势。

局限：钼靶将整个乳腺压扁透视，如果患者腺体丰富，腺体会与病变重叠在一起，难以辨别腺体和病变，因此不适合作为腺体致密的年轻女性的首选筛查方法；如果乳房体积偏小，病变又靠近胸壁，可能导致检查不到，从而遗漏病变；钼靶有一定放射性，一般每年不能检查超过 2 次；月经前 5~7 天，乳房会出现胀满、疼痛，此时行钼靶检查，加压板夹紧乳房会加重疼痛，因此月经干净后 10 天左右检查最合适。

➕ 乳腺超声

优势：无辐射、操作方便，较钼靶更为经济，可以根据需要反复检查；对结节、肿块的显示优于钼靶，能准确鉴别囊性、实性肿块，高分辨率的超声能发现 5mm 以上的结节或肿块；可应用于腋窝淋巴结及乳腺引流区域淋巴结的探查；超声弹性成像检

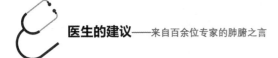

查有利于判断乳腺肿块的软硬度；超声检查同时可应用于术前病变区域的定位及术中引导治疗。

局限：结果受超声检查仪的分辨率、操作医生的经验影响；超声对于无肿块型病灶难以分辨，且难以显示微小钙化，因此对以钙化为主要表现的导管内原位癌敏感性差；乳房体积过大时，常造成检查困难，可能致遗漏病变。

➕ 乳腺 MRI

优势：检出浸润性乳腺癌的敏感性（＞98%）高于钼靶和超声，适用于致密型乳腺的检查；可用于寻找腋淋巴结转移患者的隐匿性乳腺癌的原发病灶，评估植入假体患者的假体和检出乳腺癌，评估肿块切除术后切缘阳性患者的残留病灶；可用于高危人群乳腺癌筛查和新近诊断的乳腺癌患者对侧乳腺的筛查。

局限：设备昂贵，检查费用高，检查时间长，假阳性较高，特异度低；需注射对比剂；不能显示微小钙化；不适用于心脏起搏器植入术的患者。

不同的检查手段各有其优势和局限，扬长避短才能达到早期发现、早期诊断乳腺癌的目的。高分辨率的超声适合 40 岁以下女性乳腺癌筛查、乳腺肿块随访的常规检查。**高质量的乳腺钼靶 X 线摄影结合临床触诊、乳腺彩超检查是目前乳腺癌筛查最主要的方式；必要时可进一步采取乳腺 MRI 检查。**本文的目的只是为了让大家对不同的方法有所了解，而具体应用哪些方法，还是交给临床大夫去抉择吧。

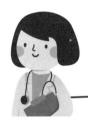

ALT、AST——人体肝脏功能的晴雨表

感染疾病科　林　菲

在市面上各种健康体检中，肝功能都是必查项目。平时感觉好好的，偶然发现指标数值升高，会让很多人心里犯嘀咕，到底严不严重呢？本文就将为您解读两个最重要的肝功能指标——谷丙转氨酶（ALT）、谷草转氨酶（AST），它们各有什么临床意义。

ALT 和 AST 都属于转氨酶。转氨酶是人体代谢过程中必不可少的"催化剂"，主要存在于肝细胞内，当肝细胞发生炎症、坏死、中毒时，它们就会从受损的肝细胞中释放出来。

ALT 主要存在于肝细胞中，它是肝细胞损伤最敏感和特异的指标。AST 在心肌细胞、肝细胞和骨骼肌细胞中都有存在，如果有上述组织的损伤，它也会升高。

对于不同疾病，这两个指标升高的程度也不同。

1. 重型肝炎

由于肝细胞大量坏死，AST 和 ALT 可极度升高，甚至达 10000IU 以上。AST 比 ALT 可能升高得更加明显。

随着疾病的进展，由于肝细胞酶的大量耗竭，两者的水平可呈下降趋势，但肝功能的另一个指标——胆红素水平可持续上升，出现"酶胆分离"现象，这往往是病情危重的标志。

2. 急性病毒性肝炎、慢性病毒性肝炎活动期

ALT 和 AST 可明显升高，达正常上限值的 10～100 倍。此时 AST/ALT 的比值小于 1，可作为监测病情的指标。如果 ALT 和 AST 持续下降，说明肝脏炎症在逐渐恢复。

3. 酒精性肝病、肝硬化、肝癌

一般 ALT 和 AST 轻至中度升高，通常不超过 500IU。AST 升高比 ALT 明显，此时 AST/ALT 的比值大于 1。

胆道疾病，如胆管炎、胆囊炎、胆管结石也可以出现 ALT 和 AST 的升高。心力衰

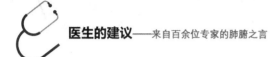

竭所致的肝脏淤血也可出现 ALT 和 AST 水平明显升高。

还有很多其他原因可以引起 ALT、AST 升高，最常见的就是脂肪肝。另外，短期大量饮酒、运动过量、熬夜、劳累、感冒、某种感染、接触特殊毒物和化学物质、自身免疫因素等都可以引起转氨酶不同程度的升高。

值得注意的是，还有一部分乙型肝炎病毒携带者，监测 ALT 和 AST 水平一直正常，但如果进行肝脏组织病理学检查，会发现肝细胞已经存在一定程度的炎症。

小结： ALT、AST 是人体肝脏功能的晴雨表，它很敏感，变化也大，发现了肝功能异常，可以先问问自己有什么基础病，最近有什么特殊接触和症状。当然，找医生检查、答疑解惑，才是最好的"让心中石头落地"的方法。

读懂尿常规，远离肾衰竭

肾内科　唐雯

　　您做过尿液检查吗？您是否关注过尿液检查（即尿常规检查）的结果呢？您知道简单的尿常规却蕴含着您身体是否健康的重要信息吗？我们先来看一个例子吧。

　　张先生是一位工作繁忙的白领青年，最近几天他觉得头痛难忍，到医院检查竟然被诊断为"慢性肾功能衰竭、尿毒症"，此后，他只有靠透析治疗来维持生命。

　　要是能早些发现他的病、早些诊治，那该多好啊！在整理他的病历资料时，我竟然发现，他 3 年前体检尿常规的结果就提示他有肾炎，为此，我不禁扼腕叹息，要是他在 3 年前及时就诊，也不会到今天这样的地步。

　　张先生的例子告诉我们，读懂尿常规非常重要！

　　您可能会问，得了肾脏病，除了尿常规检查，难道不能通过其他途径发现吗？

　　是的，慢性肾脏病表现隐匿，早期可以没有任何自觉症状和表现，慢性肾脏病患者的尿液外观也可以和正常人一样，看不出来任何的异常。而尿液检查，也就是尿常规的检查，是早期发现肾脏病的简单而有效的手段。

　　那么，在尿常规当中，哪些项目能够反映患有肾脏病呢？

✚ 尿蛋白

　　目前，虽然各家医院的尿常规的化验单的外观不尽相同，但无论是哪种尿常规的化验单，都包含有尿蛋白这一项，它的项目名称可以是"蛋白质"，也可以是"尿蛋白"，英文缩写是 PRO。

　　尿蛋白的正常值是阴性的，可以表示为"－"或者英文"negative"；如果尿中有尿蛋白，结果就会显示为"＋"，即阳性；蛋白尿的程度越重，加号就越多，如"3+"就提示蛋白尿程度很重，也有些尿常规化验单中尿蛋白的阳性会用数值来表示，数值越大则提示程度越重。有时您可能会看到尿蛋白显示为"trace"，这提示尿蛋白为"微量"。需要强调的是，尿蛋白只要不是阴性就要尽快到肾脏内科就诊。

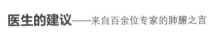

尿常规 - 哪些项目反映肾脏病呢？- 尿蛋白

中文名称	英文名称	结果	单位	参考值
尿潜血	BLD	1+		阴性
尿蛋白	PRO	3+		阴性
亚硝酸盐	NIT	-		阴性
尿胆红素	BIL	-		阴性
尿胆原	UBG	+-		+-
尿比重	SG	1.015		1.015-1.025
尿pH	pH	6		5.5-6.5
尿白细胞	LEU	2+		阴性
维生素C	VTC	1.4	mmol/L	
尿红细胞数	尿红细胞数	3-5	/HP	0-3
尿白细胞数	尿白细胞数	15-20	/HP	0-5
透明管型	透明管型	0-2	/LP	0-偶见
尿红细胞数	U-RBC	27 ↑	个/ul	0-25
尿白细胞数	U-WBC	130 ↑	个/ul	0-30
尿上皮细胞数	U-EC	6	个/ul	0-15
尿管型数	U-CAST	0.1	个/ul	0-2.5
尿细菌数	U-BACT	273	个/ul	≤6000
病理管型	U-Path.CAS	0.1	个/ul	0-0.5
小圆上皮细胞	U-SRC	0.5		

最重要的项目：尿蛋白

尿蛋白正常是阴性

可以表示为 "-"/Negative/Neg

尿蛋白阳性提示有可能是肾炎

阳性可以表示为 "+"

"+" 越多提示病情越重

尿蛋白阳性也可用数值来表示，

数值越大则提示程度越重

重要提示：

尿蛋白只要不是阴性就要立即到肾病科就诊

✚ 尿红细胞

尿常规中另一个可以反映肾脏病变的项目是"尿红细胞"。

尿红细胞的检查在不同医院由于检测方法不同，正常参考值范围略有不同，在这里，以北京大学第三医院的尿常规化验单为例。

尿红细胞的项目名称为"尿红细胞数"，英文缩写为"U-RBC"，正常值是 0 ~ 25 个 /μl。您在化验单中可能还会看到用显微镜检查的结果，也显示"尿红细胞数"，正常值范围是 0 ~ 3/HP。无论哪种方法测定，尿红细胞增高就提示有异常，增高越明显，则越严重。

尿红细胞增高提示有可能存在肾脏或泌尿系统的疾病，如肾炎、泌尿系结石、尿路感染等情况，需要到肾内科或泌尿科就诊筛查。

尿常规 - 哪些项目反映肾脏病呢？ - 尿红细胞

中文名称	英文名称	结果	单位	参考值
尿潜血	BLD	1+		阴性
尿蛋白	PRO	3+		阴性
亚硝酸盐	NIT	-		阴性
尿胆红素	BIL	-		阴性
尿胆原	UBG	+-		+-
尿比重	SG	1.015		1.015-1.025
尿pH	pH	6		5.5~6.5
尿白细胞	LEU	2+		阴性
维生素C	VTC	1.4	mmol/L	
尿红细胞数	尿红细胞数	3-5	/HP	0-3
尿白细胞数	尿白细胞数	15-20	/HP	0-5
透明管型	透明管型	0-2	/LP	0-偶见
尿红细胞数	U-RBC	27 ↑	个/ul	0-25
尿白细胞数	U-WBC	130 ↑	个/ul	0-30
尿上皮细胞数	U-EC	6	个/ul	0-15
尿管型数	U-CAST	0.1	个/ul	0-2.5
尿细菌数	U-BACT	273	个/ul	≤6000
病理管型	U-Path.CAS	0.1	个/ul	0-0.5
小圆上皮细胞	U-SRC	0.5		

尿红细胞增高提示有可能存在肾脏或泌尿系统的疾病，如肾炎、泌尿系结石、尿路感染等情况，需要到肾内科或泌尿科就诊、筛查。

温馨提示：
单纯尿红细胞增高不一定是肾炎，不必过度紧张，但需要到医院就诊、筛查

✚ 尿蛋白 + 尿红细胞

还有一种情况，值得大家高度警惕，那就是尿常规的结果中尿蛋白阳性和尿红细胞增高同时存在。

尿蛋白阳性和尿红细胞增高同时存在提示肾脏病的可能性很大，一定要尽快到肾内科就诊。

前文中所提到的张先生就是因为忽视了尿常规中尿蛋白阳性和尿红细胞增高同时存在的这种情况而耽误了病情。

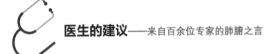
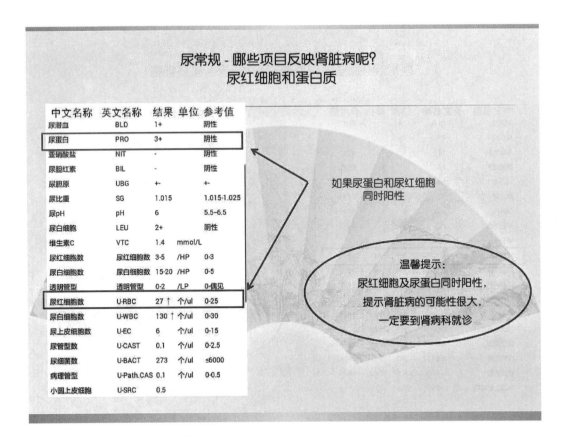

尿常规 - 哪些项目反映肾脏病呢?
尿红细胞和蛋白质

中文名称	英文名称	结果	单位	参考值
尿潜血	BLD	1+		阴性
尿蛋白	PRO	3+		阴性
亚硝酸盐	NIT	-		阴性
尿胆红素	BIL	-		阴性
尿胆原	UBG	+-		+-
尿比重	SG	1.015		1.015-1.025
尿pH	pH	6		5.5-6.5
尿白细胞	LEU	2+		阴性
维生素C	VTC	1.4	mmol/L	
尿红细胞数	尿红细胞数	3-5	/HP	0-3
尿白细胞数	尿白细胞数	15-20	/HP	0-5
透明管型	透明管型	0-2	/LP	0-偶见
尿红细胞数	U-RBC	27 ↑	个/ul	0-25
尿白细胞数	U-WBC	130 ↑	个/ul	0-30
尿上皮细胞数	U-EC	6	个/ul	0-15
尿管型数	U-CAST	0.1	个/ul	0-2.5
尿细菌数	U-BACT	273	个/ul	≤6000
病理管型	U-Path.CAS	0.1	个/ul	0-0.5
小圆上皮细胞	U-SRC	0.5		

如果尿蛋白和尿红细胞
同时阳性

温馨提示:
尿红细胞及尿蛋白同时阳性,
提示肾脏病的可能性很大,
一定要到肾病科就诊

✚ 小结

尿蛋白最重要,

红细胞要警惕,

尿蛋白、红细胞同出现,

肾科门诊尽快瞧!

通过今天的介绍,希望大家不仅能从尿液的外观上看出异常,更能从尿常规的结果中读出异常,做到"读懂尿常规,远离肾衰竭"。

当然,肾脏病在尿常规中的表现还有很多,在这里只是介绍了最容易识别的几种情况,如果您拿不准您的尿常规检测结果,一定要到肾内科就诊!

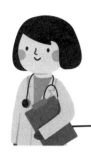

读懂血常规
——最简单且最重要的血液检查

血液内科　董　菲

　　血常规是最简单且最重要的常规血液检查，故而取名血常规。那么当我们拿到了血常规检查结果，要怎样去解读呢？

　　要了解血常规就要知道里面最重要的三大细胞：白细胞、红细胞及血小板。

➕ 白细胞是我们的战斗力

　　我们经常会遇到病毒、细菌等病原体的入侵，而白细胞就是我们战胜它们的士兵，白细胞的多少决定了我们战斗力的强弱，也就是抗病力的强弱。它们的生命很短暂，但是骨髓会不断地增兵补充白细胞到血液中，以保证身体的战斗力。

➕ 红细胞是我们的精、气、神

　　红细胞携带氧气到我们身体各处，所以有了红细胞才让我们看上去是红润的、有力的，是精神饱满的。红细胞减少的人则会是苍白、无力、虚弱、无精打采的。而营养均衡的饮食对机体生成红细胞是有利的，所以节食、偏食的美女们就会面色苍白，很不漂亮！

➕ 血小板是我们的修护师

　　它主要是促进止血和加速凝血，同时还能保持着毛细血管的完整性。在我们受伤流血的时候，它迅速聚集到伤口，协同机体的凝血因子一起形成凝块堵住伤口，减少血液的流失，促进伤口的修护和愈合。所以血小板减少的人就会有出血不止的风险；而血小板异常增多的人，血栓的风险就会增加哦。

　　这就是我们人体的三大细胞，他们齐心合力维护着我们的健康，而血常规检查就是对这三大细胞的检测，以便早期发现机体的异常。

✚ 它们都会出现什么问题呢

从数量上看，就是增多或者减少。这些细胞的增多代表骨髓造血比正常的要活跃。但活跃，不一定都是好事。比如，白细胞增多并不一定代表战斗力增强，因为只有年轻力壮的白细胞才具有战斗力。那些幼年的白细胞不但缺乏战斗力，还像社会毒瘤一样无限制增多，这就是我们常说的白血病。

成熟的红细胞和血小板增多，虽然不会像肿瘤一样造成严重影响，但是它们大量聚集在一起，就会形成血栓，这类疾病就是骨髓增殖性疾病。

那么，血细胞减少会出现什么问题呢？

骨髓在造血的过程中如果出现问题，白细胞、红细胞和血小板都会减少，这就是造血功能异常，比如再生障碍性贫血、骨髓增生异常综合征。

另外，如果提供的造血原料不足，也会造成血细胞的减少，如缺铁性贫血、营养不良性贫血。

当然，骨髓造血过程没有问题，并不是就能放心了，还会有"坏蛋"把我们的"果实"偷走，最常见的就是系统性红斑狼疮、干燥综合征等免疫系统疾病。这类疾病造成体内混乱，自己对抗自己的细胞。

还有一类就是外源性的抗体，比如病毒、细菌、药物，它们在体内可以产生毒素和抗体，也会使细胞减少。由于红细胞的生存期可长达 120 天，更新速度较慢，所以外源性抗体导致的细胞减少，多数见于生存期只有大约一周的白细胞和血小板。

说到这里，一定会有朋友问，那大出血不会造成红细胞减少吗？当然会，所以，血液丢失是造成红细胞减少的另一个原因。其实，血常规说简单也简单，它能最方便地让我们了解自己的状况；说复杂它可也真复杂，所以遇到异常还是要到血液科来找专业的大夫来看看。

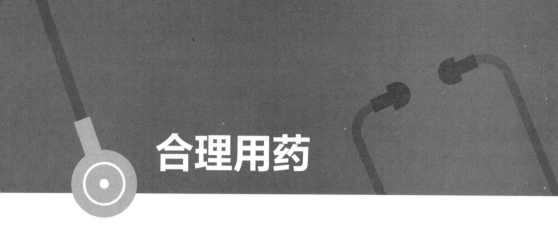

合理用药

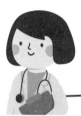

激素猛于虎

风湿免疫科 刘 畅

王女士正值貌美如花的年纪，辛苦工作了一年，终于有时间去海边度假，然而回来后，她发现自己面部出现了很多红斑。

红斑主要长在两侧面颊上，并且还出现了双侧的膝、腕、手指关节酸痛，逐渐地还出现了间断的发热。爱美的她很快到医院就诊，经过化验检查，她被诊断为"系统性红斑狼疮"。

为了赶快消除脸上的红斑，恢复正常的生活，王女士对医生开出的药物照单全收。没过多久，王女士的症状逐渐消失，又可以天天"对镜贴花黄"了，心想着这听起来猛于虎的病也并没有让自己感觉到多少的病痛，反而面部圆润了不少。

圆润了不少？王女士心中猛地一惊，上秤一量，顿时心急如焚。这才隐约记起医生对她说的药物副作用。翻看自己的药物，其中有一种属于糖皮质激素。

糖皮质激素，常用于治疗自身免疫性疾病，是风湿免疫科大夫的利器。然而长期应用糖皮质激素会产生一定的副作用，包括肥胖、情绪失控、骨质疏松、内分泌紊乱、消化道溃疡、高血压、糖尿病、机会性感染（指一些致病力较弱的病原体，在人体免疫功能正常时不能致病，但当人体免疫功能降低时，它们乘虚而入，侵入人体内，导致各种疾病）等。

王女士想起了老人讲的"是药三分毒"，这药简直比疾病还"猛于虎"，因此觉得病应该是治好了，趁着还没出现其他的副作用，趁早停药。

于是王女士没再去找医生看病，就自主停用了所有药物。然而好景不长，王女士连着熬夜做项目一周之后，再次出现了面部的皮疹，并逐渐出现了全身严重的水肿、

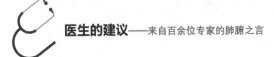

呼吸困难，被送到了医院……

检查后发现，王女士的疾病处于活动进展期，肾脏、血液系统、肺部受累及，病情很重，需要进行大剂量激素的冲击治疗，并且联合免疫抑制剂治疗。王女士和家人犯了难，这病很重，但这药也是不敢不用，不知道有没有其他药物可以替代治疗。

➕ 医生为什么要用糖皮质激素治疗呢

先从疾病自身说起，系统性红斑狼疮是一类自身免疫性疾病，通俗来说就是身体里产生了攻击自己的东西，因而在自我免疫系统的战场里，分不清敌我，发生了混战，因此作为老百姓的各器官功能细胞也遭了殃。

而糖皮质激素就是维和部队，专用来平息战火：局部战争，则少量应用；大规模战争，就得用大规模部队来镇压。糖皮质激素可以最快、最有效地缓解疾病的症状，同时也可以应用丙种球蛋白、免疫抑制剂进行治疗，但这些药物由于昂贵、起效慢等原因，并不能替代糖皮质激素的地位，只能联合治疗，来减少糖皮质激素的用量。

王女士第一次发病时，通过药物控制，虽然症状缓解，但却不能随意停药，应该就医并遵医嘱逐渐减量糖皮质激素或调整治疗方案以达到疾病缓解，并维持一定时间。这样才能避免后续发生的因劳累后疾病复发并且加重，以致危及生命。

事实上，糖皮质激素部分副作用如骨质疏松、机体免疫力下降等是可以预防的。例如长期应用糖皮质激素需同时口服补钙药物、护胃抑酸药物，注意预防感冒，控制饮食，检测血压、血糖等。

因此，定期就诊，严密进行疾病监测，症状缓解后遵医嘱及时减量糖皮质激素，联合其他药物共同治疗，有效预防激素类药物可能引发的副作用，不盲目因畏惧副作用而自行随意减停药物，才是正确的做法。

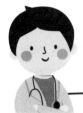

常吃的慢性病药，术前需要停吗

麻醉科 韩 彬

在进行术前访视过程中几乎每个患者都会问我——术前到底能不能吃药，应不应该吃药？哪些药可以吃，哪些药不能吃？

其实，关于术前服药的问题，不仅是患者，很多医护人员也存在困扰：为什么同样是降压药，有的药可以吃，有的药就必须停用；同样是阿司匹林，有的患者要持续服用，有的患者就应该停用。其实，对于术前是否服药，我们应该从患者、手术以及麻醉三个方面综合考虑。

✚ 首先，从最常用的降压药说起

常用的降压药物包括如下种类。

第一类是钙离子拮抗剂，常以"地平"结尾，包括苯磺酸氨氯地平、非洛地平、尼卡地平等。

第二类是 β 受体阻滞剂，常以"洛尔"结尾。

第三类是血管紧张素转换酶抑制剂，常以"普利"结尾。

第四类是血管紧张素 Ⅱ 受体拮抗剂，它是在血管紧张素转换酶抑制剂的基础上研发的，常以"沙坦"结尾。

另外，还有 α 受体阻滞剂，属于"唑嗪"系列，多用于合并前列腺肥大的轻度高血压患者。对于使用上述降压药的患者，术前不需要停用。

其他降压药物还包括利尿剂，通过降低血容量达到降压的目的。对于术前患者，可能会导致电解质紊乱。除非是合并某些外科疾病必须服用之外，都需要停用。

那么，一些患者提出，我使用的不是你说的这些降压药，**我用的是降压零号或复方利血平这类复方制剂。需要注意的是，这类药物属于递质耗竭剂，会消耗机体内的神经递质，在术中会出现不可逆的低血压，所以围术期必须停药，而且需要停药 7 天以上，等待递质恢复。**

✚ 接下来，看看控制血糖的药物

我们都知道，血糖控制主要依靠饮食控制、口服降糖药以及胰岛素。饮食控制就不用说了，术前都是常规禁食的状态。口服降糖药随着科技的进步也发展出了很多类，有增加胰岛素分泌的，有增加机体对胰岛素的敏感性的，有减少葡萄糖吸收的，还有增加葡萄糖利用的。胰岛素治疗也分为长效、短效以及预混等多种类型。

但无论什么样的口服降糖药或是胰岛素，在禁食也就是不吃饭的情况下，都不要使用。对于糖尿病患者来说，由于围术期情绪紧张，大部分患者会出现血糖升高，如果出现了低血糖反应，一定要及时通知护士而不是自己处理。

✚ 下面，说说降脂药

高脂血症是困扰现代人的重要健康问题，血脂增高不仅可能增加冠心病的发病率，而且是动脉粥样硬化的危险因素之一。随着对健康的关注度不断增加，降脂药也是术前患者最常服用的药物之一。对于择期手术，在肝功能正常的情况下，围术期坚持服用降脂药对患者是有益的。

✚ 最后，讲讲抗血小板药

冠心病患者，尤其是做过冠状动脉搭桥术或者冠脉支架植入的患者，会常规服用抗血小板药，常用的药物就是阿司匹林和硫酸氢氯吡格雷片。对于围术期是否需要停用这类药物，目前没有统一的标准，需要根据患者的情况、手术的位置、麻醉的方式等情况综合决定。需要进行椎管内操作的患者，为了防止出现椎管内血肿，抗血小板药物需要停用 7 天以上。

以上我们对常见的几类药物在围术期停用与否的情况进行了分析与解答，更多的药物在围术期是否要停用，还需要具体问题具体分析，由主管医生做出专业的指导。

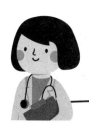

吃止痛药真能把胃吃坏吗

疼痛科　刘昊楠　祝　斌

近年来，随着医学知识的普及和民众对健康生活的重视，人们对止痛药的副作用越来越关注，许多患者口服止痛药后出现恶心、呕吐等消化道不良反应。因此很多患者就诊时会说："大夫我胃不好，不能吃止痛药。"

那么，是不是所有的止痛药都对胃不好呢？

止痛药包括哪些种类

非甾体抗炎药：止痛作用比较弱，没有成瘾性，临床应用最为广泛，如阿司匹林等。

中枢性止痛药：以吗啡、哌替啶等为代表，止痛作用很强，但长期使用会成瘾。

止痛药是怎样发挥作用的呢

人为什么会疼痛？当神经末梢受到伤害性刺激时，信号经过传导系统（神经、脊髓）传入大脑，就会产生疼痛感。同时，中枢神经系统对痛觉的发生及发展具有调控作用。那么，想要抑制疼痛，就要从减少外周神经刺激和抑制中枢系统的敏感性入手，因此各类止痛药物的作用机制也就会有所不同。

非甾体抗炎药：可通过抑制环氧化酶（COX）活性、减少炎症，从而控制疼痛。COX 分为两种，COX-1 可保护胃黏膜、抑制胃酸分泌；COX-2 则可造成发热、疼痛等症状，这也是医生想利用药物控制的部分。但不幸的是，多数非甾体抗炎药并不能区分 COX 的种类，因此非甾体抗炎药在控制疼痛的同时，也对胃肠功能造成了影响。

中枢性止痛药：主要通过阻断中枢神经冲动的传递，从而产生镇痛作用。与非甾体抗炎药不同，中枢性止痛药通过兴奋与呕吐相关的化学感受器引起胃肠道不适，而非直接作用于胃肠道。此外，这类药物还存在过度镇静、尿潴留、呼吸抑制、药物依赖等副作用。

通过上述机制的阐述，我们可知并不是所有的止痛药都会造成严重的胃肠道损伤。非甾体抗炎药可减少胃肠道血供、削弱黏膜的保护功能，因此对消化道的影响更大。如削弱胃黏膜对胃酸和消化酶的防御作用，胃酸分泌增加，可诱发胃溃疡，并使原有溃疡不愈合或增加溃疡的复发率。临床表现主要有胃痛、胃灼热、泛酸以及食欲减退等，严重者可出现胃出血，甚至穿孔。而中枢性止痛药用量趋于稳定后，药物引起的恶心、呕吐的症状则几乎消失。

✚ 饭后吃药会好些

其实这种说法不完全正确。药物不仅会在局部能产生作用，也会通过血液循环损伤胃黏膜，因此镇痛药和胃黏膜保护药应同时吃。服药期间，患者注意多喝水，吃易消化食物，避免食用辛辣、刺激食物。

✚ 哪些因素更容易让胃"受伤"

目前认为高龄（65岁以上），既往有消化性溃疡病史或消化道出血史、上腹部疼痛不适、幽门螺杆菌感染阳性、长期服用抗凝血药物或激素、酗酒或吸烟等，均是服用非甾体抗炎药发生胃损伤的高危因素。因此，有上述高危因素的人群应谨慎用药。

✚ 哪些止痛药不伤胃

某些新型的非甾体抗炎药能够更特异地作用于炎症部位，理论上对胃黏膜的影响较小。常见的药物为塞来昔布胶囊，但有增加心脑血管疾病发病的风险。此外，双氯芬酸钠肠溶片并不直接在胃内吸收，而是进入小肠之后被吸收，可减少对胃的直接刺激，但仍然存在胃黏膜损伤的风险。因此，对于已经有胃损伤和具有上述高危因素的人群，仍需要关注其胃肠道并发症的问题。

✚ 服用非甾体消炎药出现副作用怎么办

如果患者在用药过程中出现了胃部不适，要赶紧停用。一旦出现了胃出血，要按照消化道出血的病情来进行止血处理，必要时到急诊进行诊断治疗。

✚ 服用止痛药还要注意什么呢

重视诊断：疼痛是症状，不是一种明确的疾病，因此任何时候患者都应该先明确诊断，而非单纯进行止痛，否则容易导致误诊、漏诊，甚至延误病情。

合理用药：规范用药是保证疗效和安全的关键，以口服为主，需按时、阶梯、个体化给药，同时要坚持疗程，不宜频繁更换或同类药物重叠使用。

综合治疗：疼痛并不仅仅是靠药物控制的。许多导致疼痛的疾病可以通过微创手段进行干预，例如神经阻滞、射频消融等，因此若药物控制不理想，患者应及时就诊。

目前，临床一线使用的非甾体抗炎药对胃都存在一定的损伤风险，但并不是所有的止痛药都会刺激胃肠道，因此患者应在医生的指导下用药。疼痛是疾病的一种表现，而任何疾病的治疗都应坚持标本同治的原则，否则病没治好又把胃伤了，得不偿失。

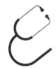

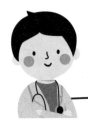

什么药吃完后不能喝酒

消化科 姚 炜

"医生，救人，快救人！"

午夜，求救声打破了北医三院急诊科的平静。

送患者小张前来就诊的王先生说："您赶紧给看看吧，我们哥几个经常在一块儿喝酒，平时数他能喝。也不知怎么回事，今儿才喝几杯啤酒他就晕过去了。"医生问："他以前得过什么病？以往有没有发生过这种情况？""平时身体好着呢。就是他最近有点儿感冒，昨天嗓子疼、发高烧，这两天在医院输了抗生素。这不今天好点儿了，和朋友们聚会，大家一起看欧洲杯喝啤酒来着，不知怎么就晕了。"

听到这里，医生明白了。吸氧、查体、抗过敏，抢救过程紧张地进行了两个多小时，小张终于转危为安。

医生说，导致这种情况的原因是头孢类药物和酒精结合，产生的"双硫仑样反应"。多亏送来得及时，否则会危及生命的。

听完这话，小张也觉得后怕："真没想到，这两杯啤酒，险些要了我的命。"

这件事最后有惊无险，但也暴露了一直以来被人忽视的一项用药安全隐患——双硫仑样反应。

双硫仑样反应，顾名思义是从双硫仑这种物质开始为人所知的。双硫仑是一种用于橡胶硫化的催化剂，人们发现，接触了这种物质的人再接触酒精，会引起胸闷气短、面部潮红、头痛、恶心等一系列症状，严重的甚至导致猝死，这便是双硫仑样反应。

利用这一现象，医生还把双硫仑作为一种戒酒药物，在服用该药物期间如果饮酒，会导致严重的不适感，从而使服药者建立起对酒精的厌恶反射进而达到戒酒的目的。

➕ 还有哪些药物，也会引起这样的反应

日常与我们关系比较密切的主要是一些头孢菌素类的抗生素，包括头孢哌酮、头孢曲松、头孢噻肟等。此外，甲硝唑、酮康唑等一些药物也可引起类似的反应。

这些药物之所以能引发双硫仑样反应，是因为它们可以影响乙醇在体内的代谢过程。乙醇进入体内后，先会由体内的乙醇脱氢酶将它转化成乙醛，然后再由乙醛脱氢酶转化为乙酸，简单表示就是：乙醇→乙醛→乙酸→排出体外。

人喝酒后面部甚至全身潮红，是因为皮下暂时性血管扩张所致。而导致毛细血管扩张的并不是乙醇，而是中间代谢产物乙醛。乙醛是一种毒性很强的物质，它的毒性是乙醇的 10 倍。

所谓的双硫仑样反应，就是因为前面提到的这些药物可以与体内的乙醛脱氢酶结合，抑制酶的活性，使得乙醛不能迅速被代谢，乙醛在体内堆积，就会产生前面提到的胸闷气短、面部潮红、头痛、恶心等一系列症状。

有时哪怕只接触一点点乙醇，都可能导致乙醛在体内堆积而产生不适症状。有些特别敏感的人，甚至只是用酒精涂抹皮肤都会出现类似的反应。

双硫仑反应的严重程度主要与接触的酒精量和个人的敏感性有关。吸收的酒精越多，个体越敏感，症状就越严重。一般来说，这种反应并不会要了人的性命，只是会让人难受而已，经过对症治疗之后也能很快缓解。但对于较为敏感的人，或是本身心脏功能就不好的人来说，危险还是存在的，严重时会造成呼吸抑制、心力衰竭甚至死亡。

总之，开怀畅饮的时候一定要小心发生双硫仑样反应。

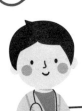

硝酸甘油使用的三大误区

心血管内科　王　磊　赵　威

我们都知道科学界最具权威的奖项就是诺贝尔奖，诺贝尔对人类最大的贡献是发明了炸药，而炸药的主要成分就是硝酸甘油。后来一些科学家们发现了硝酸甘油可以治疗心绞痛。令人恐惧的炸药华丽变身，成为心脏病的"救命药"。硝酸甘油通过增加心肌供血、减少回心血量、降低心肌耗氧量而有效地缓解心肌缺血的症状。硝酸甘油是冠心病治疗的常用药，患者在使用过程中存在一些误区，急需纠正。

✚ 误区一：服药"姿势"不正确

很多患者在胸痛发作时会想到尽快含服硝酸甘油，但却忽略了服药的"姿势"。硝酸甘油可以扩张冠状动脉和静脉血管，站着服药时，由于重力作用，血液会淤积到下肢，容易造成脑供血不足，进而引发直立性低血压，造成头晕、跌倒，甚至诱发晕厥等不良事件，所以站着服药不可取。而躺着服药虽然可以避免直立性低血压，但却因为回心血量迅速增加而加重心脏负荷，也达不到快速缓解心绞痛的目的。

因此，含服硝酸甘油时最好采用坐位或半卧位，既可以使回心血量减少，也可以预防因脑部供血不足引起的直立性低血压。所以，服用硝酸甘油时选择合适的姿势很重要。

✚ 误区二：服药方式不正确

很多人以为药都是要吃进去才会有用，但救命用的硝酸甘油却应该是舌下含服。吞服的硝酸甘油在吸收的过程中大部分在肝脏被降解掉了，剩下的有效成分不到10%，作用大打折扣，所以硝酸甘油禁止吞服！

正确的服用方法是舌下含服，极易溶化的硝酸甘油通过舌下丰富的静脉血管快速吸收入血，起效快、生物利用度高。虽然在含服时可能会有轻微的烧灼感，但大多会很快消失。

含服硝酸甘油后 2～3 分钟起效，5 分钟达到效应的高峰。如果胸痛不缓解，间隔5 分钟左右可再次含服，如含服 3 片硝酸甘油症状仍不缓解，应警惕急性心肌梗死，建议患者即刻呼叫"120"，尽快就医。

短时间内大量服用硝酸甘油的做法也是错误的，因为这样可能导致低血压甚至贻误心肌梗死的救治时机。

➕ 误区三：保存方式不正确，导致"失效"

硝酸甘油是冠心病的常用药，但保存却非常有讲究，怕热又怕光。硝酸甘油结构不稳定，极具挥发性，遇热更易挥发，所以禁止贴身保存。

正确的做法是放在随身携带的包里，以备不时之需。硝酸甘油的性质不稳定，遇光会加快分解，应避光保存。开瓶后的硝酸甘油有效期最长只有 6 个月，当打开一瓶新的硝酸甘油时，一定要注明开瓶时间。

特别提醒冠心病患者：不仅要记住随身携带硝酸甘油，还一定要正确地保存和及时更换，这样才能有效地治疗心肌缺血；使用失效的药物可能付出生命的代价，切莫大意。

为方便记忆，给大家总结一个顺口溜：

> 硝酸甘油救命药，随身携带有必要。
>
> 舌下含服半卧好，快速有效少跌倒。
>
> 药物失效及时换，低温避光保存好。
>
> 三片无效叫急救，急性心梗要想到。

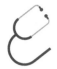

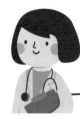

滴眼药水的那些小窍门

眼科 张 婷

在我们的生活中，你是不是一到春天或是秋天，就会出现眼睛很痒的症状？随着电子屏幕的使用频次越来越高，你的眼睛是否经常干涩？不少人还出现过眼红的症状。当你出现上述症状时，你一般都会就医，而多数时候医生都会配相应的眼药水给你。但是对于这么一瓶小小的眼药水，我想问问你——眼药水，你滴对了吗？

➕ 眼药应该滴在哪儿

正确的滴眼药位置是将眼药水滴在结膜囊内。

那结膜囊又在哪儿呢？结膜囊是指由结膜所形成的囊状间隙，也就是我们俗称下眼窝的地方，当我们滴眼药时，应尽量将眼药滴在结膜囊内。

在滴眼药之前，首先我们要将双手洗干净；其次应核对眼药名称，确保眼药正确；然后伸出你的食指，把它放在下眼睑处，轻轻地向下拉开下眼睑，所暴露的区域就是我们的结膜囊；之后，我们将眼药轻轻地滴入结膜囊内即可。

➕ 如果将眼药滴在黑眼球上会对我们的眼睛产生伤害吗

一滴牛奶滴落在载玻片上，我们看不出它有什么特别。但我们把它放在高倍显微镜下，将其速度放慢 200 倍后，就能看到，在流体力学的作用下，产生一种奇景，称为牛奶皇冠。

那我们想象一下，当我们把眼药水滴在角膜上，就好比牛奶滴在载玻片上，在流体力学的作用下，这滴小小的眼药水也会对我们的角膜有一定的冲击力。所以我们要将眼药水滴在结膜囊内，避免滴在角膜上。

➕ 眼药水每次应该滴几滴

前面我们提到了结膜囊，结膜囊内最大容量是 20～30µl，而一滴眼药水的含量也是 30µl。所以我们建议大家滴眼药的时候点一滴正好，如果眼药滴太多，一是结膜囊内容纳不了会出现浪费；二是无论多先进的眼药水，都是"人造"的，它和正常的生理泪液成分还是相差甚远，都会稀释泪液中有益成分的浓度，破坏泪液的生理屏障和防御功能（眼泪中含有很多生物活性成分和电解质，例如溶菌酶就可以抑制结膜囊内细菌的滋生）。

➕ 怎么滴眼药水能确保这一滴眼药的疗效

这里有一个小窍门，当眼药水滴入结膜囊内，我们可以用手指轻轻提拉上眼睑，并顺势盖住眼球，同时轻闭双眼，慢慢转动眼球，就能保证眼药水被充分吸收。

滴完眼药水后，用你的食指按压泪囊，也就是我们常说的内眦眼角的地方，按压 5～10 分钟，以减少药物对全身的副作用。

➕ 滴眼药水的其他注意事项

首先，当你同时滴两种或两种以上的眼药水时，需要间隔 5～10 分钟，以保证眼药水的疗效。

其次，平时应注意眼药水的存放方式，应把眼药水放置在阴凉的地方保存，切勿贴身放置。

最后，在保质期范围内，开封后的眼药水与空气接触后，有可能被污染、变质。因此，应尽量在 30 天内用完，否则不但药性可能降低，还可能使眼部受到细菌感染。

如果你掌握了以上要点，那么，你就已经学会了正确的滴眼药水的方式。

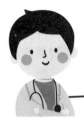

你知道吗？静脉输液中也有"PM2.5"

药剂科 毕 玉 杜雅薇

"打点滴""打吊水"是大多数人对医院的记忆，静脉输液在医疗界素以快而有效著称，可是这种给药方式却并非完美。它无色、无味、无毒，但长期积累却可能会给身体带来伤害，它就是输液中的"PM2.5"——输液微粒。

➕ 揭开输液微粒神秘的面纱

输液微粒，是指在静脉输液过程中进入人体内不能被机体清除掉的颗粒杂质。它的直径一般只有 1 ~ 25μm，也可为 50 ~ 300μm，或者更大。

因为我们的肉眼只能看到 50μm 以上的颗粒物，所以我们几乎是看不到它们的。

而这种小颗粒在大量输液液体中都或多或少地存在着。就像 PM2.5 在我们周围的空气中虽存在却无形，而在我们吸入的每一口空气中却都多少有一些。

➕ 这些讨厌的输液微粒是从何而来的呢

有一些药品原料的生产工艺不够先进，在生产过程中会混入一些杂质；制成成品药后，随着存放时间延长也会产生微粒污染；在药品配制成输液液体的过程中，室内的空气交换和不正规的无菌操作也可能带入微粒；输液用的瓶子、袋子和橡胶塞受到溶液的侵蚀也会发生理化反应，产生一些细小的颗粒；输液操作中切割安瓿和胶塞、反复穿刺加药等人为因素均可能导致玻璃微粒或者橡胶微粒意外落入液体中，形成液体"PM2.5"。

➕ 输液微粒有哪些危害

很多人会问：就算输液微粒进入我们的身体，应该也不会"见血封喉"吧？没错！少量的微粒不会引发明显的病症，可是一个量的积累过程，一旦进入我们体内的微粒数量足够庞大，危害就来了。在输液过程中，微粒会附着在血管壁，当它们逐渐汇集成较大微粒时，就有可能阻塞口径较小的血管，造成局部血管阻塞和供血不足，严重时会导致组织缺血、缺氧，甚至坏死。

此外，微粒的聚集还会刺激机体产生排异反应或过敏反应，被细胞吞噬形成肉芽肿，而这些肉芽肿就可能存在癌变的风险。

➕ 如何破解输液微粒难题

既然输液微粒这么可怕，我们就得想办法控制。

断流先竭源，我们要严把药品质量关，规范相关人员操作，加强环境卫生管理。如果条件允许的话，我们可以建立静脉用药调配中心，集中调配药品，严格把控，提高输液药品的质量。

在给患者输液前，还可以用精密过滤输液器过滤药液，层层阻拦，把好药液进入人体内前的最后一关。

➕ 以上都做到了，我们是不是就可以放心大胆地输液了呢

且慢！即使是药品质量、用法和配置操作这些都没有问题，也未必万事大吉。

质量再好的注射剂和液体，都达不到理想的"零微粒"标准，所以，世界上所有国家对输液用液体的质量标准中，采取的都是限量标准政策。

据《中华人民共和国药典》（2010 版）规定，100ml 以上静脉注射液每毫升含 10μm 以上微粒不得超过 25 粒，含 25μm 以上微粒不得超过 3 粒，不得检出 50μm 以上的微粒。

虽然每一份合格的注射液含有的微粒都在可接受的范围，但如果大量地静脉输液，微粒的总量就会是一个非常可怕的数字。

所以，"能吃药不打针，能打针不输液"。对于静脉输液，我们要清楚其利弊，避免滥用；当然，也不能夸大风险。

输液微粒虽比不上 PM2.5 名气大，不太为人们所熟知，可是跟大气 PM2.5 比起来，输液微粒的组成成分更复杂、检测更困难、危害性也不容小觑。用药是为了治病，可治病用药的选择有多种，只要能达到理想的治疗目的，尽量首选无创医疗，才是阻止输液"PM2.5"入血最有效的手段。

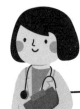

谨慎补钙，切忌一"钙"而论

药剂科　韩艳颖

钙是人在生长发育中不可缺少的元素，人体中 99% 的钙存在于骨骼和牙齿中。世界卫生组织（WHO）统计分析表明：在人类 135 种基础疾病中有 106 种与缺钙有关。所以，补钙一直都是大家十分关注的话题。经常有人会问，我需要补钙吗？补的话，应该补多少？什么时间补最合适？

➕ 你需要补钙吗

1. 生长期

1 ~ 3 岁的幼儿期，14 ~ 18 岁的青春期，18 ~ 23 岁成年期，这 3 个时期，如同种庄稼，此时"施肥"才能如虎添翼，促进骨骼的生长。

2. 孕期

孕期是胎儿骨骼形成的重要时期，需要孕妇提供充足的钙源。另一种情况是身体为了"完工"，会分解孕妇自身的钙，造成产后女性缺钙，产生腰腿疼痛等。

3. 更年期

进入更年期后，卵巢分泌的雌激素水平下降，对钙的吸收、利用能力随之锐减，钙流失愈加严重，从而出现更年期缺钙。

4. 老年期

中老年人对钙的吸收率已逐渐降低，如果不注意补钙，很容易引起骨质疏松。

➕ 适时补钙，事半功倍

晚餐后服用钙剂是人体补钙的最佳时间，因为引起骨分解的过程主要发生在晚间空腹时。胃酸分泌正常的人，也可以选择两餐间服用，以减少食物对钙吸收的干扰。

老年人或胃酸分泌功能不佳的患者不宜空腹服用。

✚ 骨头汤能补钙吗

骨头里面的钙绝不会轻易溶出来。有实验证明，在高压锅蒸煮两个小时之后，骨髓里面的脂肪纷纷浮出水面，但汤里面的钙仍是微乎其微的。所以用骨头汤补钙的方法是不科学的。

✚ 儿童补钙，越多越好吗

根据"中国居民膳食营养素参考摄入量表"，人体对钙的需求量因年龄的不同而各异。如果儿童补钙过量，可能会导致身体浮肿、多汗、厌食、恶心、便秘、消化不良，严重的还容易引起高钙尿症。同时，儿童补钙过量还可能限制大脑发育，反而影响正常发育。

因此，补钙并不是多多益善。儿童补钙应在医生的指导下进行。成人的钙推荐摄入量为每天不多于 2000mg，摄入钙过多可能干扰其他微量元素的吸收，还可能导致患肾结石病等。

✚ 老年人补钙，是不是越多越好

老年人因肝肾功能减退，导致机体对药物的吸收、分布和代谢等能力减退，所以在补钙时更要格外注意。

人民网曾报道，台湾发生过 1 名 78 岁的老人因补钙过多引发肾衰竭死亡的案例。

因此，**推荐老年人补钙应以食补为主，重视营养合理的配餐，同时要与锻炼身体相结合，补钙量掌控在每日 1200 ~ 1500mg 为宜。**

✚ 补钙、运动两手抓，两手都要硬

户外运动是提高钙吸收率的好方法。它可以促进钙的吸收和利用，使钙能更好地在骨骼内沉积，对骨质疏松症有积极的防治作用。

在运动的过程中，人体还可接受充足的阳光，提高体内维生素 D 水平，也可改善胃肠功能及钙磷代谢，促进钙在人体内的循环。

需要注意的是，老年人的运动量不宜过大、过强，以运动后心跳能达到 120 ~ 130 次 /min 为准，并且运动时不能够负重。

盲目补钙危害大，药师提示请记下。

儿童补钙莫贪多，影响大脑太可怕。

成人摄入钙太多，肾脏结石易高发。

老人肝肾功能差，滥补身体更易垮。

补钙期间勤锻炼，增强骨骼好办法。

药师温馨提示：补钙很有必要也很重要，但是不能滥补。科学合理地搭配饮食，适当地锻炼身体，再辅以正规的补钙产品，才能将钙"补"得既安全又健康。

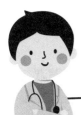

这些药，不要放冰箱

药剂科　黄　竞

　　每个家庭都会备些常用药，药物开瓶后放进冰箱是不是就等于进了"保险箱"？其实不然。有些药物即使在夏季也不适合放在冰箱里，这其中就包括糖浆类药品。那么，不同剂型的药品该如何储存呢？什么药怕冷呢？

✚ 糖浆剂

　　糖浆剂主要包括止咳糖浆、抗过敏糖浆、感冒糖浆等。糖浆剂开瓶后在室温下保存即可，放进冰箱反倒不适合。

　　这是因为糖浆剂含蔗糖量通常不低于45%，如果贮藏温度过低，糖浆中的糖分容易析出结晶。此外，大部分液体制剂在过低的温度下，有可能导致药物从溶液中析出，从而会影响药效。

✚ 外用乳膏剂

　　皮肤科疾病常用的外用乳膏剂，也不适合放进冰箱。

　　乳膏剂是由油类成分和水相结合组成的制剂，保存温度过低可能会导致乳膏剂"水油分离"，影响制剂的外观性状与药效，所以一般也是在室温中存放更为合适。

✚ 散剂、片剂、胶囊剂

　　散剂不适合放进冰箱，因为细粉状的散剂容易吸湿、受潮。片剂和胶囊剂也不宜放进冰箱，否则药片与胶囊受潮后会影响药效。

　　瓶装片剂内一般都有干燥剂，开启药瓶后，不要将干燥剂随意丢弃，而应将干燥剂放在原包装瓶内。

暑期带娃旅游，小药箱保你安康

药剂科　黎艳京　董淑杰

　　暑假是孩子们最开心的时候，因为孩子们可以肆意奔向大自然的怀抱；家长们也可以给自己放个小假期，弥补一下平时因为忙碌而对孩子的忽视。亲子盛宴即将开启，欢喜之余还有点儿小烦恼——旅途中宝贝生病了怎么办？

　　出发前，帅爸辣妈们需要检查一下，备齐"小药箱"才能让你出游更尽兴。建议你的药箱里为孩子准备以下几类药品以及物品，以备不时之需。

✚ 感冒药

　　孩子置身陌生环境、饮食不规律、昼夜温差大等，都是感冒的诱因。为3岁以下的小宝贝准备一瓶便于服用的滴剂或混悬液，为3岁以上的大宝贝准备混悬液或片剂，都可以缓解普通感冒引起的不适症状。感冒药里如果含有对乙酰氨基酚、布洛芬等这些退烧的成分，要注意使用，不要超量。

✚ 防治中暑药

　　暑期气温较高，旅行中容易中暑。**中成药藿香正气口服液／片或者合剂等多种剂型都是对付中暑的利器**，可以有效缓解中暑以及连带的恶心、倦怠等症状。不过要注意，藿香正气口服液和十滴水里面含有酒精，辣辣的，小朋友最好不要喝这种剂型。这两种药品在药店虽然都能买到，但对于儿童的用法、用量，应该出发前向医生或药师咨询。

✚ 退烧药

　　孩子发热向来都是让家长们最头疼的，发生在旅行中就更让人着急。**对乙酰氨基酚和布洛芬都是儿科推荐的有效退烧利器。**

　　1. 1～12岁的孩子可以选择对乙酰氨基酚混悬液或布洛芬混悬液，用前记得摇一摇。

　　2. 6月龄～3岁的孩子可以选布洛芬混悬滴剂。

3. 12 岁以上的孩子可以选择对乙酰氨基酚缓释片，注意这种药片要整粒吃，不能掰开！

有些布洛芬的片剂也可以用，去药店购药前要查阅说明书，是否有儿童用法。退烧药一般是在体温超过 38.5℃时才需要使用的，高热不退可以 4～6 小时重复给药 1 次，24 小时内最多用药 4 次。另外，记得带一支电子体温计，以便随时监测体温。

✚ 腹泻药

旅行中另一大亮点就是美食了。但是，孩子们可能会因为三餐不规律，或是饮食种类杂乱而引起消化不良或腹泻。**蒙脱石散、调节肠道菌群的药物和口服补液盐这三种药是必不可少的，小宝、大宝均适用。**使用药物时需要记住以下细节。

1. 蒙脱石散是个"吸附控"，能吸附其他药品而降低它们的疗效，所以必须与其他药品间隔 2 小时再服用。

2. 枯草杆菌二联活菌、双歧杆菌三联活菌为活菌制剂，服用时请使用温水。

3. 口服补液盐需兑水冲服，主要用于补充腹泻时身体流失的水分、钠和钾。

4. 盐酸小檗碱（俗名黄连素）是治疗感染性腹泻的，如果用了蒙脱石散和活菌制剂不见好，就要考虑感染性腹泻了；如果程度不重，宝爸、宝妈对用抗菌药又有抵触的话，就可以首先试试这个药了。

✚ 抗过敏药

气候不适宜、接触陌生的物体、食用少见的食物，都可能会诱发过敏反应。**最常见的表现就是荨麻疹，抗过敏的药物可选择盐酸西替利嗪、氯雷他定等适合儿童的剂型，如滴剂、糖浆剂，外用药可选择北医三院自制的白色洗剂。**此外，最重要的是，家长们要帮助孩子远离过敏原，减少过敏引起的不适。

✚ 防晒、防蚊虫药

炎炎夏日，防晒、防蚊虫的工作要提前做好。一支防晒霜是出行必备之物。蚊虫叮咬后可涂抹氨薄荷醑（虫咬洗剂，北医三院自制剂），解决瘙痒问题。

✚ 外伤处理

孩子玩耍时，磕磕碰碰在所难免，天气炎热，伤口要及时消毒处理。创可贴、消

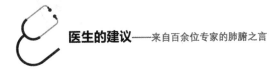

毒棉棒、纱布、碘附可备好，以备不时之需。

最后要提醒各位宝爸宝妈以下事项。

1. 当你准备这些药品和物品的时候，一定要检查一下药品的有效期，电子体温计要记得换上新电池。

2. 如果宝贝有特殊疾病，要带好日常用药，急救用药一定要放在手边。

3. 服用药品之前请仔细阅读药品说明书，遇到用药相关问题，可以咨询药师。准备好小药箱，提起行囊，快乐的旅程走起！

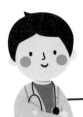

都是"药驾"惹的祸

药剂科　李云娣

重庆时间网报道：2017年4月10日下午，绕城高速江津双福段发生了一起车祸，老司机驾车在高速路侧翻。幸运的是驾驶员仅手部受伤，没有造成严重的伤害，但这起事故的原因却引人关注——该名驾驶员在开车前服用了少许感冒药。众所周知，"酒驾"危害猛如虎，却鲜有人知"药驾"危险亦如洪！

当驾驶员在服用某些可能影响安全驾驶的药物后依然驾车出行，即为"药驾"。可很多人并不知道哪些药物会导致危险驾驶。

以下是常见的可导致"药驾"的药品，希望驾驶员朋友谨记在心，毕竟生命可贵，万望安全出行！

✚ 抗组胺药

抗组胺药简单来说就是抗过敏药，如马来酸氯苯那敏、苯海拉明、酮替芬等。某些感冒药中也含有这些抗过敏药，如酚麻美敏片中含有马来酸氯苯那敏。抗组胺药的作用主要是缓解人体的过敏症状，然而这些药物却对中枢神经有明显的抑制作用，常常有嗜睡、眩晕、头痛、乏力、颤抖、耳鸣和幻觉等副作用，会使驾驶员注意力不集中、反应不灵敏，所以驾驶员要特别注意这类药物。

✚ 解热镇痛药

解热镇痛药中要特别关注的是布洛芬和吲哚美辛，布洛芬服后偶见头晕、头痛，少数人可出现视力降低和辨色困难；而吲哚美辛可导致视力模糊、耳鸣、角膜色素沉着等。

✚ 镇静催眠药

镇静催眠药是特别要提醒和注意的一类药物，它们通过对中枢神经的抑制作用来诱导睡眠。服用这类药后，常常有头晕、困倦、嗜睡、视力模糊和注意力不集中等反应，甚至还会出现肌肉抽动、手指震颤等现象。常用的药物有佐匹克隆、酒石酸唑吡坦、地西泮、劳拉西泮、艾司唑仑等。

✚ 抗高血压药

某些抗高血压药服用后可能产生直立性低血压、头痛、眩晕和嗜睡等症状，从而降低司机的注意力和反应灵敏度，如硝苯地平、复方利血平等。

还有一些抗高血压药物有利尿的作用或含有利尿剂的成分，从而导致多尿，影响司机驾驶，如吲达帕胺等。

✚ 降糖药

常见降低血糖的药物有胰岛素、口服降糖药及中药的消渴丸等。如果注射或服药过量，之后又未及时进餐，血糖的快速降低会诱发低血糖，从而可导致惊厥、昏迷、意识模糊等症状，对于驾驶员来说也是很危险的。

✚ 其他药物

还有一些药物也需要引起驾驶员的注意，抗心绞痛药，如硝酸甘油、硝酸异山梨酯，可能引起头痛、眩晕、视物模糊。抗抑郁及焦虑药，如盐酸丙米嗪，盐酸多塞平，服用后可能产生运动协调障碍，可产生眩晕。

以上说了这么多，但还是不能包括所有可能影响驾驶的药物，并且驾驶员朋友也会遇到不得不吃药又不得不开车的两难状况。其实，药物与驾车也并非不能两全，做到以下几点便可"安心服药，安全驾车"。

1. 在开药或取药时，主动向医生或药师询问药物对驾驶的影响，以及药物正确的服用方法和时间。

2. 仔细阅读药物说明书，特别是用量、禁忌证和副作用一栏。

3. 不可超剂量用药，因为这样会增加药物副作用。

4. 对已知确实对自己有影响、但又不得不吃的药，开车前可以药量减半服用，等休息时再补足全量。

5. 如果时间充足，等药效消除得差不多后，再开车上路。

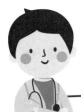

"上火"了，需要吃牛黄清心丸吗

药剂科 杨毅恒

我们常听老百姓讲，我现在血压高了，要吃牛黄清心丸降降血压；家里有脑梗死患者，我得给患者吃牛黄清心丸了。那么老百姓的这种说法是否合适呢？今天，让我们认识下这个常用的中成药——牛黄清心丸。

牛黄清心丸的应用可有数百年的历史了。它具有清心安神、化痰息风等功效，常被用于治疗眩晕、中风先兆、卒中后遗症、高血压等病症。然而大家听到过的清心丸至少有3种，他们的药效有差别吗？

✚ 牛黄清心丸（局方）不能长期吃

所谓的"局方"，是因为本方源于宋代《太平惠民和剂局方》，"牛黄清心丸（局方）"属于经典牛黄清心丸，主要由牛黄、防风、人参、白术、当归、川芎、麦冬、神曲、麝香、雄黄、冰片、朱砂等20余味中药配制而成，有清、有补，可以起到清心化痰、开窍通络、益气养血等功效。

若患者体虚同时还伴有半身不遂、神志不清、手足麻木等不适时，医生可能就会重点考虑此方。但处方中含有大量的滋补之品，故对温热引起的高烧不退、烦躁不安等症不宜应用。

此外，方中的朱砂和雄黄有一定毒性，所以，这个药不能长期吃，而且一定要在医生的指导下服用。

✚ 同仁牛黄清心丸适用人群更广些

与牛黄清心丸（局方）相比，"同仁牛黄清心丸"在保持补益作用的基础上，去掉了雄黄和朱砂这两味有毒性的中药，所以，药品相对更加安全。无论年轻、年老，抑或体质强、体质弱者均可应用，服用的时间也可以更长。

临床上，同仁牛黄清心丸常用于气血不足、痰热上扰引起的头目眩晕、口眼歪斜、言语不清、神志昏迷等病症，也就是西医所讲的脑卒中。

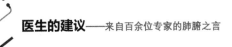

✚ 万氏牛黄清心丸偏重清心安神

由牛黄、朱砂、黄芩、栀子、郁金、黄连共 6 味中药组成，功效重点在于清热解毒、豁痰开窍、清心安神，适用于面赤气粗、烦躁不安、舌红苔黄等症。此外，小儿高热、惊厥时也常会用到此药。但是因气血不足或阴虚阳亢引起的中风之证不宜服用。

所以，当你有高血压，或者家中有脑卒中的患者时，可得找专家对症下药。并不是哪一种牛黄清心都适合的，切勿乱用。

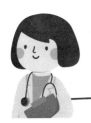

感冒药你吃对了吗

药剂科　易湛苗

感冒病小，用药事大，用药不对，睡眠会受影响。

小艾从小在南方沿海城市长大，去年开始到北京读大学。她自小身体虚弱，容易感冒发热，但没有任何慢性疾病，也没有发现对什么药物过敏。今年入冬后一个寒冷的早上，小艾起床后感觉自己昏昏沉沉的，并发起了低烧。于是她开始自行服用家中备用的某退热中成药，按说明书上写的成年人 1 天吃 3 次，每次 4 粒，吃完饭用温开水送服。

一向很容易入睡的小艾发现自己当天晚上精神比较亢奋，需要用比平时更长的时间才能入睡。她以为是白天一直躺在床上休息、睡得太久的原因，也没太在意。可是在这之后，她觉得自己越来越难以入睡，常在床上辗转反侧，平时入睡比她慢得多的舍友都响起了轻微的鼾声，她还睁着眼睛，怎么也睡不着。

感觉越来越难受的小艾到常去的医院中医科就诊，医生帮她分析了入睡困难的原因。原来，自小身体虚弱的小艾原本就是寒性体质，这次的感冒是由于一直生活在南方的她不适应北方骤然变冷的天气、受凉而得的，属于典型的风寒感冒。而服用的这种退热中成药属于辛凉解表药，其中含有的石膏、冰片、寒水石、羚羊角等成分，性味偏凉，主要针对的是"肺胃热盛"所致的风热感冒，风热感冒发热温度较高，同时伴有咽喉疼痛等热象。所以，小艾服用的退热中成药对于得了风寒感冒又是寒性体质的她，属于药不对症。

听了医生的话后，小艾恍然大悟。在停药的当天晚上，她就明显感觉到没有前几天晚上那么亢奋了，很快进入了梦乡。几天后，她的睡眠便恢复到原来正常的状态。

✚ 中成药抗感冒讲究"辨证论治"

在日常生活中，每个人都难免会感冒发热，感冒药是我们家庭药箱里的常备药之一。大家普遍认为中药比西药安全，不良反应小，加上中成药往往是人们最容易在药店里买到的非处方药，所以家庭药箱常备的感冒药总是少不了中成药。

但是，应该引起我们注意的是，中成药是在中医理论指导下，依据疗效确切、应用广泛的处方、验方、秘方，以中药药材为原料制成的一定剂型的药物。中成药的使用不同于西药，其使用的方法离不开中医理论的指导。

当服用感冒类中成药的时候，我们要注意根据中医辨证后的不同感冒类型使用不同的药物，这便是中医常说的辨证论治。

因为，不同类型的感冒用药大相径庭，如果误用很可能会贻误病情，甚至会加重病情，或者带来一系列意想不到的不良反应。像上述例子中小艾失眠就是因药物不良反应导致。

✚ 针对不同的症候，需要选用不同的感冒药

1. 对于表现为恶寒重、发热轻的风寒感冒，可以选用感冒清热颗粒等。

2. 对于表现为发热重、恶寒轻的风热感冒，可以选用银翘解毒丸、柴银口服液等。

3. 对于一般发生于夏季，表现为虚汗、恶心的暑湿感冒，可以选用藿香正气水、保济口服液等。

4. 对于表现为往来寒热，伴有口苦、不欲饮食等证的少阳感冒，可以选用小柴胡颗粒等。

5. 对于表现为反复感冒，恶寒、发热、肢体倦怠的体虚感冒，可选用参苏散等。

日常生活中经常遇到的小感冒都有那么多的讲究，而对于其他的疾病，自己用药时更要谨慎。疾病是复杂的，而且个体之间存在差异，因此用药需要综合考虑多方面的因素。

在使用非处方药前，需要先对自己的疾病作出判断，认真阅读药品说明书，了解其适应证、用法、用量、注意事项及不良反应。服用药物时，要严格按说明书用药，不可擅自超量、超时使用。用药的过程如果出现疑问，应及时到医院就诊或向药师咨询，以免贻误病情。

✚ 延伸阅读：抗菌药与感冒的关系

对病毒感染使用抗菌药，可能会让你面临出现抗菌药耐药菌的风险。

1. 抗菌药对病毒无效，只能用于细菌感染，滥用抗菌药会同时杀死"好细菌"和"坏细菌"

如果在病毒性感冒时使用抗菌药，则抗菌药会攻击体内的有益菌或非致病菌。这种不当治疗可能会促使体内的无害菌产生抗菌药耐药性。如果感冒的你不能确定是病毒感染，还是细菌感染，请去看医生，医生能够作出正确诊断。

2. 抗菌药没有用完整个疗程，可给自己和他人带来危害

人们往往在病情好转后，就不再继续用药，但要彻底杀死致病细菌，应使用全疗程的抗菌药。随意停药给自己带来的危险是，一旦再次感染，将更难治疗；给他人带来的危险是，部分引发感染的细菌可以继续存活并传染给他人，而这些细菌往往是对抗菌药耐药性最强、最难杀死的细菌。

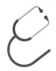

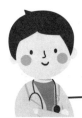

感冒清热颗粒应该什么时候喝

中医科　申洪波

提起感冒清热颗粒，大家都很熟悉，不少人只要一感冒，就会立即冲上一袋。但是感冒清热颗粒能治疗所有的感冒吗？什么时候喝感冒清热颗粒比较合适呢？

➕ 先来了解一下感冒清热颗粒

常见的感冒清热颗粒由荆芥穗、薄荷、防风、柴胡、紫苏叶、葛根、桔梗、苦杏仁、白芷、苦地丁、芦根共 11 味中药组成。功效是疏风散寒、解表清热，用于风寒感冒、头痛发热、恶寒身痛、鼻流清涕、咳嗽咽干。大家看清楚，感冒清热颗粒是用于治疗风寒感冒的！

➕ 感冒还分不同类型

中医认为感冒是由于感受风邪或时行病毒，肺卫功能失调引起的。感冒虽小，却不简单。由于发病时节不同，感受邪气不同，再加上人体素质差异，会产生不同的证候类型，如风寒感冒、风热感冒和暑湿感冒等，在病程中还可见寒与热的转化或错杂。

➕ 风寒还是风热

感冒最常见的类型就是风寒和风热，也最容易被混淆。

风寒感冒，恶寒重，发热轻，无汗，头身疼痛较重，流清涕，咽痒，咳白稀痰，口不渴，舌淡，苔薄白，脉浮紧。适合服用感冒清热颗粒、通宣理肺口服液等。

风热感冒，发热重，怕冷轻，有汗，头身疼痛较轻，流浓涕，咽痛，咳黄黏痰，口渴，舌红，苔薄黄，脉浮数。适合服用柴银口服液、双黄连口服液等，此时服用感冒清热颗粒可能会上火！

➕ "风寒"与"风热"可以同时存在吗

中医重视阴阳平衡，"寒"与"热"并不是"水火不容"的，可以同时存在。感冒也有"外寒内热"这种类型，这时候要外散风寒、内清里热，就不是单一药物能够解决的了。

其实在治疗风寒的同时也加入了薄荷、苦地丁、芦根等少量清热药，既可以清部分内热，也可以防止药物上火，但药物配方总体偏温，不适合典型的风热感冒。

✚ 感冒清热颗粒不是"清热"吗？为什么适用于风寒感冒

感冒清热颗粒虽能清热，但并不是治疗风热感冒的药物。汉字里同一个字可能有不同的含义，中医也是这样，风热感冒中的"热"是指证候类型，而感冒清热颗粒中的"热"则指发热的症状。

✚ 冬天感冒就喝感冒清热颗粒

前面讲到感冒的证候类型是发病时节、感受邪气、人体素质的综合作用，并不是说冬天受凉引起的感冒就是风寒感冒，如果体质壮实、正邪相争激烈的话，邪气也会化热的，所以冬天也会有风热感冒，寒证也会转化为热证！

感冒清热颗粒既不是传说中的感冒万能药，也不是冬天感冒的专用药。大家清楚该什么时候喝了吗？如果实在搞不清自己属于哪种感冒的话，还是请教专业大夫吧。

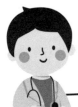

胰岛素治疗那些事

内分泌科 谢 超

治疗糖尿病的原则就是安全、平稳地控制血糖，而胰岛素是糖尿病患者常用的降糖药物之一，在治疗糖尿病的过程中，起着十分重要的作用。如果没有胰岛素，体内就没有能够降低血糖、促进葡萄糖利用的物质，就不能维持人体的正常血糖。因而，当胰岛素分泌不足甚至是严重缺乏时，需注射外源性胰岛素，以保证正常的生理功能。当然，并不是所有的人都适合胰岛素治疗，不同类型的糖尿病，所用的降糖药物也是不一样的，如果选择了错误的使用方法，很可能会使血糖波动甚至加重病情。因此，只有科学、合理地使用胰岛素，掌握正确的注射方法，并了解相关的注意事项，才能达到控制血糖、减少并发症、提高生活质量、延长生存寿命的治疗目标。那么，胰岛素具体应该怎么正确使用呢？

✚ 1 型糖尿病患者需要终生注射胰岛素

胰岛素是目前医学界公认的降糖效果最强的药物。对于 1 型糖尿病患者，由于自身胰岛 β 细胞功能严重受损，胰岛素分泌绝对不足，所以从发病开始时就需要注射胰岛素治疗，而且需要终身替代治疗。

✚ 2 型糖尿病患者需要因人而异

1. 部分 2 型糖尿病患者

如果在改善生活方式和口服降糖药联合治疗的基础上，血糖仍然未达到控制目标，就需要开始使用胰岛素治疗。

2. 某些血糖较高的初发 2 型糖尿病患者

由于口服降糖药物有时很难使高血糖得到满意的控制，也可以考虑短期使用胰岛素进行强化治疗。

3. 病程较长、肝肾功能不好的 2 型糖尿病患者

考虑到此时口服降糖药的降糖效果差、风险高，也常常需要改用胰岛素治疗。

4. 一些特殊情况下的患者，也需应用胰岛素治疗

例如，妊娠糖尿病在经饮食治疗后血糖仍未达标，由于大部分口服降糖药可以通过胎盘，并且多数口服降糖药在妊娠期间的安全性目前缺乏足够的证据，因此我国国家食品药品监督管理总局只批准胰岛素用于妊娠期的降糖治疗。

5. 出现严重急性并发症的患者

如糖尿病酮症酸中毒、高渗性高血糖状态、乳酸酸中毒、感染，以及出现严重慢性并发症，如糖尿病足、严重的糖尿病肾病等，也需要使用胰岛素治疗。

✚ 注射部位和注射时间需选择

患者在家注射胰岛素之前，一定先要在医生的指导下确定合适的胰岛素治疗方案，包括胰岛素剂型、胰岛素剂量和胰岛素注射时间，并学会正确的注射方法。

胰岛素的注射是皮下注射，注射部位通常是选择腹部，这是因为腹部注射方便易操作且胰岛素吸收最快。其他可以注射胰岛素的部位还包括大腿外侧、上臂外侧和臀部等。

注意事项：反复在同一部位注射胰岛素，容易导致局部皮下脂肪萎缩或增生，影响胰岛素的吸收，进而影响对血糖的控制。为此，建议注射胰岛素时一定要经常轮换注射部位，每次注射点之间应间隔 1cm 以上，避免在同一部位重复注射。

当然，在开始胰岛素的治疗之后，患者也要继续坚持规律的饮食和运动。同时，在用药期间还需要定期监测血糖，并将结果记录下来，以便于了解血糖的变化及波动情况，从而在复诊时让医生根据血糖水平适当地调整胰岛素的剂量，以控制高血糖、预防低血糖的发生。如果一旦发生低血糖，应及时补充葡萄糖或含糖食物。

✚ 胰岛素的储藏

对于已经开封的胰岛素，25℃以下的室温储存即可，但需要保存在阴凉干燥处，注意避免光照和受热，使用的期限一般不能超过 28 天。因为在这种保存条件下，超过 28 天的胰岛素可能会出现变质、生物活性降低等情况。如果是没有开封的、短期内不会使用的胰岛素，一般建议储藏在冰箱的冷藏室（2~8℃）中保存，在药品说明书上的有效期内都有效。

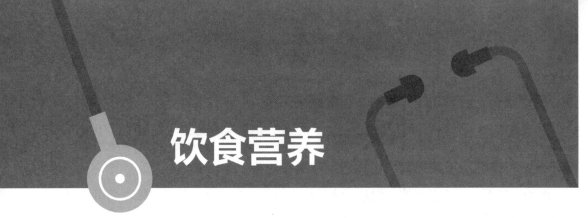

饮食营养

针"风"相对
——痛风患者的饮食宝典

风湿免疫科　王振青

　　周末下班，小王拉上三五好友来到烧烤店，喝着啤酒，撸着烤串，吃得酣畅淋漓……这一切都太美好了！然而半夜，小王被大脚趾剧烈的疼痛从睡梦中唤醒，辗转反侧，难以忍受，赶紧到医院看病。医生给小王做了化验，发现血液中的尿酸达到520μmol/L，小王被诊断患了痛风。

✚ 痛风和"风"有什么关系呢

　　痛风发作时的疼痛来得快去得也快，像风一样，因此形象地称之为痛风。

✚ 痛风这个疾病到底是怎么得的呢

　　痛风是由于血中尿酸过高，形成了尿酸盐，尿酸盐结晶又沉积在关节滑膜、滑囊、软骨及其他组织中，引起了反复发作性的炎性疾病。

　　当痛风患者的受累关节部位出现剧痛症状时，这个时期称为痛风的发作期；疼痛症状消失时期称为痛风的间歇期；痛风的发作间期长短不等。

　　血液中的尿酸 80% 是由身体的细胞代谢产生的，20% 来自食物中的嘌呤代谢，可见血尿酸水平受饮食影响亦较大。

✚ 得了痛风日常饮食该如何选择

　　总体原则如下。

第一，多饮水。每天饮水量不少于3000ml，这样有利于血液中的尿酸从尿中排出。

第二，低嘌呤饮食。即每天从食物中摄取的嘌呤含量＜150mg（正常人600～1000mg）。

➕ 哪些食物属于低嘌呤食品

目前，常见的食物按照嘌呤的含量分为4类。

第1类：含嘌呤最多的食物

即嘌呤含量在150～1000mg/100g的食物。这类食物在痛风的发作期和间歇期均禁止食用。

（1）动物内脏，如肝、脑、肾、牛羊肚等。

（2）部分海鲜类食物，如鱼外皮、沙丁鱼、鱼籽、牡蛎、小虾。

（3）部分肉禽类食物，如浓肉汤、肉馅以及鹅、鹧鸪等禽类。

（4）含酵母的乳酸饮料。

第2类：含嘌呤较多的食物

即嘌呤含量在75～150mg/100g的食物。这类食物在痛风的发作期禁食，间歇期限制食用。

（1）海鲜类：鲤鱼、鳕鱼、大比目鱼、鲈鱼、鳗鱼、鳝鱼、贝壳类。

（2）肉类：熏火腿、猪肉、牛肉、牛舌、野鸡、火鸡、鸽、鸭、兔、鹌鹑、羊肉、鹿肉。

第3类：含嘌呤较少的食物

即嘌呤含量在30～75mg/100g的食物。这类食物在痛风的发作期禁食，间歇期限制食用。

（1）蔬菜类：芦笋、菜花、菠菜、四季豆、青豆、豌豆、菜豆。

（2）鱼类：青鱼、鲱鱼、鲑鱼、金枪鱼、白鱼、鲥鱼。

（3）菌菇类：蘑菇、木耳。

（4）肉类：家鸡、火腿、牛肉。

（5）主食类：麦片、麦麸面包。

第4类：含嘌呤很少的食物

即嘌呤含量＜30mg/100g的食物。这类食物在痛风的发作期和间歇期均可食用。

（1）蔬菜类：黄瓜、南瓜、西红柿、白菜、卷心菜、胡萝卜、芹菜、茄子、冬

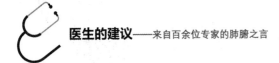

瓜、土豆、莴笋、葱头、紫菜头。

（2）谷类：富强粉、稻米、玉米。

（3）其他：奶类制品、豆浆、蛋类、海参、各种水果、果酱、果汁饮料、可可饮品、咖啡、茶。

综上所述，在痛风的急性发作期饮食原则是禁选 1、2、3 类，任选 4 类。只食用牛奶、鸡蛋、精制面粉及含嘌呤少的蔬菜，适量吃水果及大量饮水，禁止一切肉类及嘌呤丰富的饮食。

在痛风的间歇期饮食原则是禁 1 类，限 2 类和 3 类，任选 4 类。总的原则是控制蛋白质摄入总量，牛奶和鸡蛋清可不限量，全鸡蛋每日限 1 个。瘦肉类、白色鱼肉和鸡肉等可每日食用 100g（2 两）。肉类的做法建议可先用水煮肉，弃汤食肉（荤菜中的嘌呤有 50% 溶于汤中）。

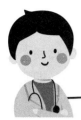

致那些年擦身而过的意外

急诊科　徐定华　马青变

不知道那些年你有没有遇到过：擦身而过的车辆，宿醉后无人照料……突然想起以前看过的《死神来了》系列电影，有的人抨击影片中充斥着宿命论和悲观主义，而我却觉得宿命论的背后隐藏的是人的不良生活习惯及事物的不安全状态。

急诊室里，名校寒门学子，生命的色调才刚刚要由艰辛难熬的灰色变为绚烂的彩色，却因急性重度酒精中毒窒息而逝去。撕心裂肺的哭喊声，"天妒英才"的叹息声，尚被隐瞒真相的父母……人生路口的红灯忽明忽暗，一些意外其实是可以避免和急救的，我们应该如何做呢？

酒，小饮怡情，微醺半醉间品味人生堪称佳境，但大饮却伤身，甚至还可能要付出生命的代价。

✚ 急性酒精中毒

急性酒精中毒是指由于短时间摄入大量酒精或含酒精的饮料后出现的中枢神经系统功能紊乱状态，多表现为行为和意识异常，严重者损伤脏器功能，导致呼吸循环衰竭，进而危及生命，也称为急性乙醇中毒。

✚ 急性酒精中毒的危害

1. 乙醇的代谢产物——乙醛，对肝脏有直接毒害作用，可造成肝细胞变性、坏死。

2. 酒精和乙醛均可直接损伤胃黏膜，导致胃黏膜糜烂出血。

3. 酒精及其代谢产物可直接损害心肌，如缺少某些维生素、矿物质和电解质可加重酒精对心肌功能的影响。

4. 如果持续大量饮酒，有些人将发展为酒精性心肌病，出现心脏扩大、心力衰竭，多表现为心悸、胸闷等。

5. 酒精可刺激胰腺分泌，刺激十二指肠乳头水肿和痉挛，引起胰腺自身炎症，严重者可引起全身其他脏器的损害。

✚ 急性酒精中毒与体质有关吗

酒精的吸收率和清除率有个体差异，并受很多因素影响，如年龄、性别、体质、营养状态、吸烟、饮食、胃中现存食物、胃动力、是否存在腹水、肝硬化以及长期酗酒等。

✚ 如何界定急性酒精中毒

饮酒史结合临床表现，如急性酒精中毒的中枢神经抑制症状、呼气酒味，再结合血清或呼气中乙醇浓度测定可以作出诊断。

当然，也需与引起意识障碍的其他疾病相鉴别，如镇静催眠药中毒、一氧化碳中毒、脑血管意外、糖尿病昏迷、颅脑外伤等。

✚ 急性酒精中毒有哪些症状

一次大量饮酒中毒可引起中枢神经系统抑制，症状与饮酒量、血乙醇浓度、个人耐受性有关，临床上分为3期。

1. 兴奋期

（1）血液中乙醇浓度达到50mg/dl，即感头痛、欣快、兴奋。

（2）血液中乙醇浓度超过75mg/dl，健谈、饶舌、情绪不稳定、自负、易激怒，可有粗鲁行为或攻击行为，也可能沉默、孤僻。

（3）血液中乙醇浓度达到100mg/dl，驾车易发生车祸。

2. 共济失调期

（1）血液中乙醇浓度达到150mg/dl，肌肉运动不协调、行动笨拙、言语含糊不清、眼球震颤、视力模糊、复视、步态不稳，出现明显共济失调。

（2）血液中乙醇浓度达到200mg/dl，出现恶心、呕吐、困倦。

3. 昏迷期

（1）血液中乙醇浓度达到250mg/dl，患者进入昏迷期，表现为昏睡、瞳孔散大、体温降低。

（2）血液中乙醇浓度超过400mg/dl，患者陷入深昏迷，心率快，血压下降，呼吸慢而有鼾音，可出现呼吸、循环麻痹而危及生命。

✚ 急性酒精中毒怎样急救

乙醇中毒的急救视中毒程度而定。

1. 轻度及中度醉酒者

轻度及中度醉酒者不必特殊处理，注意卧床休息并保温，适量食用香蕉或饮用蜂蜜水，可促进醒酒，有呕吐时注意防止误吸而引起窒息及吸入性肺炎。

2. 重度或喝假酒导致的酒精中毒

对重度酒精中毒或喝假酒导致的工业酒精中毒，必须送医院处理。中毒症状较重者，可予以催吐（禁用阿扑吗啡），必要时用 1% 碳酸氢钠洗胃，期间要预防吸入性肺炎。

对烦躁不安或过度兴奋者，可用小剂量地西泮，避免用吗啡、氯丙嗪、苯巴比妥类镇静药。静脉推注 50% 葡萄糖 100ml，肌肉内注射维生素 B_1、维生素 B_6、烟酰胺各 100mg，以加速乙醇在体内的氧化。

小结：读到这里，曾经有过醉酒经历的人是否会感叹那些年差点秒死的经历，是否会改掉这些容易导致秒死背后所隐藏的不良生活习惯？那么，请珍爱生命。

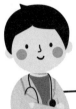

过期蛋糕引发的致命食物中毒

急诊科　马青变　王　烨

过节都是大快朵颐的欢乐时光。然而，有些事情我们得特别注意，比如食物中毒。

家住北京市海淀区的邓先生一定不曾想到，自己会因为食物中毒与北医三院有过一次特别的亲密接触。邓先生由于粗心没注意食品保质期，吃了一块放置了两年的蛋糕——对，你没听错，真的是两年，之后的事情看起来也就顺理成章。邓先生很快出现了腹泻、发热、呕吐、意识障碍等表现，自己吃了几片治拉肚子的药没见好，家人赶紧把他送到了北医三院。

邓先生到医院后立刻被送进急诊科的抢救室，他继而出现高热、血压下降、呼吸频率增快等表现。随后又出现腹部膨隆变硬、全腹散在压痛反跳痛、肠鸣音减弱等一系列症状，并发生肝功能异常、肾功能恶化、凝血功能障碍、肠梗阻等，生命处于危急之中。经过急诊科医生的努力，终于把邓先生从"鬼门关"拉了回来。

➕ 食物中毒

食物中毒在日常生活中发生的概率并不低，一般是由于进食被细菌或其他毒素污染的食物、本身含有毒素的动物或植物所引起的急性中毒性疾病。

1. 主要污染源

食物中毒主要的污染源包括变质食品、被污染的水源等。主要的传播途径包括不洁手、餐具、带菌苍蝇等。

2. 主要临床表现

食物中毒在临床上的表现主要为发热、上吐下泻、腹痛为主的急性胃肠炎症状，严重者可因脱水、休克、循环衰竭而危及生命。食物中毒的潜伏期非常短，一般几分钟到几小时即可发生。

➕ 食物中毒的主要原因——餐饮不卫生

这是食物中毒最常见的原因，动物性食品是引起细菌性食物中毒的主要种类，其中肉类及熟肉制品居首位，其次有变质禽肉、病死畜肉以及鱼、奶、剩饭等。食物被细菌污染的主要原因如下。

1. 禽、畜在宰杀前就是病禽、病畜。

2. 刀具、砧板及用具不洁，生熟交叉感染。

3. 卫生状况差，滋生蚊、蝇。

4. 食品从业人员带菌污染食物。

5. 食前未充分加热、未充分煮熟。

➕ 食物中毒的种类

1. 真菌性食物中毒

真菌在谷物或其他食品中生长、繁殖产生有毒的代谢产物，人和动物食用这种毒性物质发生的中毒，称为真菌性食物中毒。被真菌污染的食品，用一般的烹调方法加热处理并不能破坏食品中的真菌毒素，真菌生长繁殖及产生毒素需要一定的温度和湿度，因此中毒往往有比较明显的季节性和地区性。

2. 动物性食物中毒

食用动物性中毒食品引起的食物中毒即为动物性食物中毒。动物性中毒食品主要有两种：一是将天然含有有毒成分的动物或动物的某一部分当作食品，误食引起中毒反应；二是在一定条件下产生了大量有毒成分的可食用动物性食品，如食用鲐鱼等也可引起中毒。近年，我国发生的动物性食物中毒主要是河豚中毒，其次是鱼胆中毒。

3. 植物性食物中毒

一般因误食有毒植物或有毒的植物种子，或加工方法不当而引起的中毒，即为植物性食物中毒。主要有如下 3 种类型。

（1）将天然含有有毒成分的植物或其加工制品当作食品，如桐油、大麻油等引起的食物中毒。

（2）在食品加工过程中，将未能破坏或除去有毒成分的植物当作食品食用，如木薯、苦杏仁等。

（3）在一定条件下，不当食用含有大量有毒成分的植物性食品，如食用鲜黄花菜、发芽马铃薯、未腌制好的咸菜或未烧熟的扁豆等造成中毒。

最常见的植物性食物中毒为菜豆中毒、毒蘑菇中毒和木薯中毒。可能引起死亡的有毒蘑菇、曼陀罗等。植物性中毒多数没有特效疗法，对一些能引起死亡的严重中毒，尽早排出毒物对中毒者的预后非常重要。

4. 化学性食物中毒

食入化学性中毒食品引起的食物中毒即为化学性食物中毒，主要包括以下方面。

（1）误食被有毒害的化学物质污染的食品。

（2）因添加非食品级、伪造或禁止使用的食品添加剂以及营养强化剂的食品，或者超量使用食品添加剂而导致的食物中毒。

（3）因贮藏等原因造成营养素发生化学变化的食品，如油脂酸败造成的中毒。

化学性食物中毒的发病特点是：发病与进食时间、食用量有关，一般进食后不久发病，常呈群体性，患者群体有相同的临床表现，剩余食品、呕吐物、血和尿等样品中可测出有关化学毒物，在处理化学性食物中毒时应突出一个"快"字！及时处理不但对挽救患者的生命十分重要，同时对控制事态发展，特别是群体中毒和一时尚未明确化学毒物时更为重要。

➕ 如何预防食物中毒呢

俗话说得好，"病从口入"，要想防止食物中毒，只要管好嘴，把吃进口的食物把好关就可以了。比如不食用病死禽肉、畜肉或其他变质肉类；醉虾、腌蟹等最好不吃；冷藏食品应保质、保鲜；动物食物食前应彻底加热煮透；剩菜食用前也应充分加热；烹调时要生熟分开，避免交叉污染；腌制及腊肉罐头类食品，食前应煮沸6～10分钟；不食用河豚、毒蕈等有毒动物及植物。

➕ 发生食物中毒怎么办

如果不慎发生了食物中毒，在1～2小时内应尽快用催吐的方法把有毒物尽可能多地排出。当然，接下来最重要也是最正确的做法，是尽快就近就医，寻求专业的帮助。万不可大意忽视，毕竟非医学专业人士可能会对病情判断有误差，若是轻视了，等到循环衰竭再来看病，可能就来不及了。

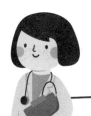

得了糖尿病，如何选择水果

内分泌科　张文慧

很多糖尿病患者都会有这样的困惑，得了糖尿病究竟可不可以吃水果呢？首先，我要非常明确地告诉大家，糖尿病患者是可以吃水果的。我们日常所食用的大部分水果，绝大部分由水分构成，其次是碳水化合物，也就是我们俗话说的"糖"。比如，苹果约 86% 都是水分，13.5% 为碳水化合物。除此之外，水果当中还有丰富的维生素、微量元素、膳食纤维等，这些物质对于人体的健康都是非常有益的。

➕ 糖尿病患者应该如何选择水果呢

我们一定不能根据水果的甜度判断含糖量的多少。比如西瓜与桃相比，口感更甜，但每 100g 桃含有 12.2g 糖，而每 100g 西瓜只含有 5.8g 的糖，这是因为口感的甜度主要与水果中含糖类别有关。西瓜以果糖为主，桃子则以蔗糖为主，如果蔗糖的甜度是 100 的话，果糖的甜度可达到 170，果糖也是已知的糖中甜度最高的一种糖。

在水果的选择上，我们可以参考两个指数，分别为食物血糖生成指数（GI）和食物血糖生成负荷（GL）。简单来说，GI 表示食物与葡萄糖相比，升高血糖的速度和能力；GL 则是通过 GI 计算出来的，它体现了碳水化合物的数量对血糖的影响。也就是说，为了减少水果对血糖的影响，我们糖尿病患者最好选择低 GI 的水果。但如果选择高 GI 的水果，就一定要更加关注水果的摄入总量了。

每种水果对于不同个体血糖的影响是不同的，因此，如果你想了解某种水果对血糖的影响，最好的办法就是进行血糖的自我监测。

还有一点需要提醒大家，在削或剥水果后必须用流动水冲洗手后再测血糖，否则会造成血糖明显升高的假象。

➕ 水果不是什么时候都适合吃

你的血糖整体达标时可以适量吃水果，如果血糖控制较差，尤其是空腹血糖过高时（> 13mmol/L 以上），则暂时不宜吃水果，可用西红柿、黄瓜替代。为了减少血糖波动，可以选择在两餐之间吃水果。每天可食用的水果为 200g 左右，同时需要减掉

25g 主食。

总之，糖尿病患者在血糖控制较好的情况下是可以适量吃水果的，为了享受水果的香甜，让我们一起努力，做一个优秀的糖尿病自我管理者吧！

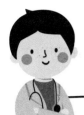

看看那些对肝脏有益的食物

消化科　夏志伟

人体的新陈代谢、消化、免疫、解毒、凝血都离不开肝脏，肝脏一旦"罢工"，后果非常严重，所以保护肝脏非常重要。

✚ 对肝脏有益的食物有哪些

1. 咖啡、茶

咖啡对肝脏的保护在于它能赶走肝脏内沉积的有害物质，富含的抗氧化剂绿原酸还能抗炎、抗氧化，降低肝脏生病的风险；黑茶和绿茶也同样富含抗氧化剂，可以改善肝内酶和脂肪的水平，每日饮茶可降低患上肝癌的风险。

2. 水果

比如蓝莓、葡萄、香蕉。蓝莓含花青素，也是一种抗氧化剂，能保护肝脏免于受伤；紫色和红色的葡萄，葡萄及葡萄汁，均含白藜芦醇，可以减轻炎症、增强抗氧化能力，防止肝脏损伤；香蕉属于高营养、低热量的食品，富含蛋白质、钾及各种维生素，具有修复受损的肝细胞、促进代谢、调节免疫力等功效。

3. 西红柿、绿色蔬菜

西红柿低糖、低热量且富含维生素 C，可以防止毒素对肝细胞的损害；空心菜、包菜、芥菜等绿色蔬菜，可以增强肝脏的解毒功能、保护肝脏，还能改善肝酶的水平。

4. 坚果、干果及其他

坚果富含脂肪和营养素，还有抗氧化剂维生素 E，可以改善肝酶水平；百合含秋水仙碱，具有抗肝纤维化和肝硬化的作用；大枣含有丰富的蛋白质、脂肪、糖分、胡萝卜素 B 族维生素、维生素 C、维生素 P 及磷、钙、铁等，对急慢性肝炎、肝硬化都有好处。

另外，每天食用 6.5ml 橄榄油有助于改善肝酶和脂肪水平。

当然，以上食物的营养成分对肝脏有好处，但不能说只吃这些东西。我们可以在营养均衡的基础上适当添加"护肝"食物。

✚ 要护肝，还得这么做

1. 戒酒、戒烟

酒需要肝脏的代谢才能变成无害的水和二氧化碳，在这个过程中产生的乙醛会伤害你的肝脏。长期嗜酒，轻的会让我们的肝酶（也就是常说的转氨酶）升高，严重的会破坏肝细胞，造成酒精性肝炎、肝硬化，最后还有可能发展成肝癌。而烟草里的尼古丁跟各种癌症的发生都有关系，当然也与肝癌的发生有关。

2. 不要熬夜

熬夜会使人体的昼夜节律紊乱，肝脏代谢的功能也会受到影响。

3. 别乱吃药

药物大都需要肝脏来代谢，没问过医生就乱吃药，肝脏可是会很"难受"。

4. 清淡饮食

少进食油炸食品或者脂肪含量很高的食品，肝脏消化不了那么多脂肪就长成脂肪肝。

5. 多运动

6. 保持心情愉悦

总是生气的人，容易内分泌紊乱，肝脏也会跟着"上火"。

7. 打疫苗

除了不健康的生活习惯和饮食，感染甲肝、乙肝等肝炎病毒也会造成严重的肝脏损伤。保护肝脏还应该适时接种肝炎疫苗。

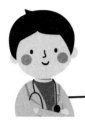

消化科专家的自创养胃小诗

消化科　夏志伟

胃食管反流，生活多烦恼。
反酸又烧心，胸痛也不少。
美食时哽噎，睡眠受困扰。

口干又口苦，嗳气腹胀饱。
本病需治疗，不能全靠药。
饮食需有度，起居有诀窍。

进食宜规律，常持七成饱。
勿靠粥填胃，食物体积小。
清淡好消化，慢咽与细嚼。
餐后免久坐，活动别弯腰。
睡前三小时，空腹好睡觉。

生冷与酸辣，油腻生烦恼。
咖啡与浓茶，烟酒准没好。
薄荷巧克力，免碳酸饮料。
若有他病时，需慎重选药。
睡床不宜软，倾斜头抬高。
运动宜空腹，腹压别过高。
腰带别系紧，束身亦不妙。
肥胖应减重，胃肠负担小。
保持好心态，不适别心焦。
症状有变化，去把医生瞧。

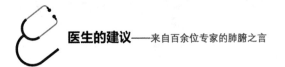

先调整生活，再选适合药。
问题寻根源，需把心放宽。
规范来治疗，生活会美好。

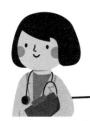

血脂高的人不能吃蛋黄吗

营养科　李百花

鸡蛋中含有人体所需的丰富营养物质，但是血脂高的人是不是也可以吃鸡蛋呢？哪些鸡蛋的吃法是正确的呢？

传言：血脂高的人不能吃鸡蛋黄。这是真的吗？

事实上，这个说法太绝对，不能简单地一概而论！

➕ 哪种情况下，血脂高的人也可以吃鸡蛋

一般来说，1 个鸡蛋黄的胆固醇含量大概是 300mg，血脂高的人能不能吃鸡蛋黄，要根据具体情况而定。

单项甘油三酯值高：如果血液检查发现血液成分中只是单项甘油三酯高，而胆固醇不高的话，那 1 天吃 1 个蛋黄是没有问题的。

胆固醇值稍高：如果血液检查发现血中胆固醇高的程度不是很厉害，大概在 6～8mmol/L 之间，1 天吃半个蛋黄，加上中午和晚上各吃 50g 瘦肉的话，这样全天的胆固醇含量也就 300mg 左右，也是比较合理的。

胆固醇值特别高：如果血液检查发现血中胆固醇值特别高，在 8mmol/L 以上，那我们就建议你早上吃 2 个蛋清就可以了，不吃蛋黄。

如果你特别想吃蛋黄的话，也可以这样做——中午、晚上不吃红肉，就吃点豆制品和鱼肉。这样的话，早上还是可以吃半个蛋黄的。这样全天的胆固醇加起来也就 200mg 左右，还是比较合理的。

➕ 正确认识胆固醇

现在人们都十分关注过量胆固醇所带来的危害，总认为胆固醇是个坏蛋。其实胆固醇首先是一种营养素，它可以帮助人体消化脂肪，在体内变成一些比较重要的物质，如维生素 D$_3$、性激素等，而且大脑细胞也都需要较多量的胆固醇。所以，虽然胆固醇值太高不好，但是太低的胆固醇水平对机体也是有损害的。以下以鸡蛋为例来示范每天应该摄取的胆固醇量。

1. 普通成年人

对普通成年人来说，1 天吃 1 个鸡蛋有非常好的健康效益。

2. 儿童及青少年

儿童及青少年身体成长发育需要的能量较多，1 天吃 2 个鸡蛋都是可以的。

3. 产妇

哺乳期的母亲可能会比一般人消耗更多的营养素，所以我们建议产妇 1 天吃 2 ~ 3 个鸡蛋，甚至 3 ~ 4 个鸡蛋都是可以的。有些家庭给产妇 1 天吃 10 个鸡蛋，确实吃得太多了，10 个鸡蛋差不多相当于 3000mg 的胆固醇，这样会加重机体的代谢负担。

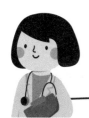

糖尿病患者的精致饮食表

营养科　李百花

　　糖尿病是一组由于胰岛素分泌缺陷或／和胰岛素作用障碍引起的以慢性高血糖为特征的全身性代谢内分泌病，会引起体内碳水化合物、蛋白质和脂肪代谢异常，所以糖尿病与饮食关系非常密切，必须进行饮食治疗。

　　饮食治疗，也就是根据每个糖尿病患者的具体情况，比如说年龄、性别、身高、体重、活动量大小、血糖控制情况和用药情况等，计算出一整套个体化的量化食谱。这需要去医院咨询专业的营养师或者医师。

✚ 如何计算糖尿病患者一日所需要的能量

　　目前计算成人糖尿病患者每日需要的能量都是参照下面的表格。

成人糖尿病每日供给量（kcal/kg 标准体重）

劳动强度	举例	体型		
		消瘦	正常	肥胖
卧床		20 ~ 25	15 ~ 20	15
轻	办公室职员、教师、售货员、钟表修理工	35	25 ~ 30	20 ~ 25
中	学生、司机、电工、外科医生	40	35	30
重	农民、建筑工、搬运工、伐木工、舞蹈演员	45 ~ 50	40	35

举个例子

　　患者：男，60 岁，身高 170cm，现体重 71kg，轻体力劳动，全日总能量应该是65×25kcal=1625kcal

✚ 如何正确地分配一天的饮食量

当糖尿病患者一天的饮食总量定下来后，一定要合理分配餐次，定时、定量、定餐。一般按 1/5、2/5、2/5 分配，1 日至少 3 餐，对于那些注射胰岛素、口服降糖药易低血糖的患者，可 1 日 4～6 餐。

糖尿病患者一定要注意所谓的加餐不是在定量以外的额外加餐，是指从每餐定量中匀出的一小部分作为加餐来食用。

举个例子，本来午餐你的主食定量是 100g，但由于你的午餐后血糖有点偏高，那你可以午餐时吃 75g 主食，等餐后 3 小时再吃 25g 全麦面包片或者 1 小杯（130g 左右）无糖酸奶。

✚ 少量多餐的意义是什么

少量多餐可以减轻胰岛 β 细胞的负担，改善胰岛素的敏感性，有利于血糖的平稳控制。

✚ 什么是食物的生糖指数？进餐有顺序吗

食物的生糖指数指的是衡量食物摄入后引起血糖反应高低的一项指标，简称 GI 值。一般分类如下。

1. 当 GI 在 55 以下时，为低 GI 值食物。

2. 当 GI 值在 55～70 之间时，为中等 GI 值食物。

3. 当 GI 在 70 以上时，则为高 GI 值食物。

高 GI 值食物进入胃肠后消化快，吸收完全，葡萄糖迅速进入血液，升高血糖作用强；低 GI 值食物在胃肠停留时间长，释放缓慢，葡萄糖进入血液后峰值低，下降速度慢，升高血糖作用较差。所以，糖尿病患者要尽量选择 GI 值低的食品，以避免餐后高血糖。

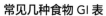

常见几种食物 GI 表

食物种类	GI
谷类食物	
荞麦面条	59.3
荞麦面馒头	66.7
大米饭	80.2
白小麦面面包	105
白小麦面馒头	88.1
豆类	
扁豆	18.5
绿豆	27.2
冻豆腐	22.3
豆腐干	23.7
炖鲜豆腐	31.9
绿豆挂面	33.4
黄豆挂面	66.6
水果	
樱桃	22
李子	24
柚子	25
鲜桃	28
香蕉	52
梨	36
苹果	36
柑	43
萄葡	43
狝猴桃	52
芒果	55
菠萝	66
西瓜	72
糖	
果糖	23
乳糖	46
蜂蜜	73

此外，在大米中加入一半的杂豆，如红小豆、绿豆、鹰嘴豆、芸豆、豌豆、蚕豆等；就餐时先吃蔬菜和肉类食物，后吃主食；在餐前或进餐过程中吃富含蛋白质的奶制品和豆制品；适当吃点坚果；吃主食时适当加点醋或酸奶均可以降低餐后血糖反应。

✚ 糖尿病患者如何选择碳水化合物

糖尿病患者的碳水化合物不宜控制过严，需占总能量的 50% ~ 60%。应尽量避免简单糖（主要指的是蔗糖），如红糖、白糖、各式甜点和甜饮料、蜂蜜、果酱等的摄入。

尽量选择含多糖类（如淀粉）的碳水化合物，尤其是 GI 值较低的粗杂粮，如小米、玉米、薏米、燕麦、荞麦、糙米等。其中燕麦中的可溶性膳食纤维（β- 葡聚糖）含量非常丰富，具有非常好的降低血糖、血脂的作用，而且对胃黏膜损害小，糖尿病患者不妨多选用。

淀粉包括直链淀粉和支链淀粉两种，支链淀粉升高血糖的作用比直链淀粉强，糯米比普通粳米中含有更多的支链淀粉，故糖尿病患者需要慎重选择糯米食物，如各色汤圆、年糕、粽子等。

有些淀粉含量比较高的蔬菜，如土豆（17.2%）、藕（16.4%）、山药（12.4%）、芋头（18.1%）、红薯（24.7%）、荸荠（14.2%）、鲜百合（38.8%）等对于糖尿病患者来说可以选择，但一定要当主食吃，需要减少相应的主食量，比如说吃 100g 土豆就要减去 25g 主食。

✚ 糖尿病患者适宜选择的健康食物有哪些

1. 粗杂粮

因为粗杂粮中含有比较丰富的膳食纤维、矿物质、B 族维生素，而且比细粮的生糖指数低，很适合糖尿病患者选用。

2. 大豆及豆制品

大豆和豆制品中含有丰富的优质蛋白质，但不含饱和脂肪和胆固醇，而且其中所含的豆固醇有降低血胆固醇的作用，所以很适合糖尿病患者选择。

但对于糖尿病患者来说，豆制品一定要跟动物肉类兑换，一般来说，50g 的豆腐

丝 =50g 的豆腐干 =100g 的北豆腐 =150g 的南豆腐 =50g 瘦肉。

3. 蔬菜

含有丰富的膳食纤维，可以延缓餐后血糖升高。尤其是各式各样的绿叶蔬菜，如油菜、小白菜、大白菜、圆白菜、芹菜、芥蓝、菠菜等，建议糖尿病患者每日食用 500 ~ 750g。

✚ 糖尿病患者应尽量少吃哪些食物

1. 糖制甜食，如红糖、白糖、各种甜点心和甜饮料、蜂蜜、果酱等。
2. 富含饱和脂肪的动物油脂。
3. 富含胆固醇的肝、肾、脑等内脏类食物。

✚ 糖尿病患者能吃水果吗

水果含糖较蔬菜多，约在 10% 左右。如：苹果 12.3%、鸭梨 10%，以含果糖为主；桃 10.9%、柑橘 11.5%，以含蔗糖为主；葡萄 9.9%、草莓 6%，以含葡萄糖和果糖为主。

所以，对于糖尿病患者来说，如果血糖控制得不太好，最好不要吃水果。

如果血糖控制得比较好，比如空腹血糖在 7mmol/L 左右，餐后 2 小时血糖在 8mmol/L 左右的情况下，可在两餐之间或晚上睡觉前吃水果，离正餐能相隔 3 个小时更好。而且吃 200g 水果要相应减去 25g 主食。

✚ 糖尿病患者能吃坚果吗

坚果又称壳果，包括树坚果（如杏仁、核桃、腰果、榛子、板栗、松子）和种子（如花生、葵花子、南瓜子、西瓜子）。

坚果类食物因为含有丰富的蛋白质（属于植物蛋白质）和脂肪，尤其是脂肪含量能达到 44% ~ 70%（板栗除外，板栗含碳水化合物比较多，如鲜板栗为 42.2%，干板栗为 78.4%），所以坚果属于一类能量密度比较高的食物，15g 坚果所提供的能量就相当于 25g 主食的能量，约 90kcal。

由于坚果所含的脂肪多为不饱和脂肪（特别是核桃含有丰富的 ω_3 脂肪），同时含有丰富的维生素 E，对人体的健康非常有帮助。所以糖尿病患者是可以吃坚果的，但一定要适量。吃 15g 坚果（相当于 18 粒左右的花生米或 2 个核桃）要相应减去 25g 主食。如果糖尿病患者伴发了糖尿病肾病，最好还是忌食这些含植物蛋白丰富的坚果类食物。

✚ 糖尿病患者可以喝粥吗

糖尿病患者能否喝粥得分具体情况，由于粥需要长时间的熬煮，米中的淀粉就会有一部分变成分子量小一些的、更容易消化吸收的糊精，升血糖作用要强一些。

所以，如果血糖控制得不太好的糖尿病患者不太建议喝粥，尤其是白米粥；血糖控制得比较好的糖尿病患者是可以喝粥的，最好选择杂粮粥，如小米粥、玉米渣粥、各种杂豆粥等，熬煮时间不宜太长，而且要把粥的量也算在一天的主食定量中。

举个例子：如果你晚上主食的定量是 750g，那你可以吃 50g 大米蒸的米饭，再加 25g 小米熬的粥，总量还是 75g 的主食。

食欲不太好只能吃半流食的糖尿病患者，可以做成瘦肉末碎菜粥，同样可以降低餐后血糖升高的效应。

✚ 选购无糖食品要注意什么

无糖食品指的是没有额外添加蔗糖的食品，里面往往添加的是甜味剂，所谓的无糖饼干指的是没有加白糖的饼干，但它本身是用面粉制作的，糖尿病患者可以吃，但一定要把无糖饼干的量算到你平时的主食量里。

举个例子：你一天的主食定量是 250g，如果今天吃掉了 50g 无糖饼干，那你就只能吃 200g 主食。

✚ 是不是吃得越少，对糖尿病的控制就越有利呢

饮食控制是糖尿病综合治疗中的基本措施，但饮食控制并不是吃得越少越好，吃得过少很容易导致患者营养不良，引发抵抗力下降和生活质量下降。饮食控制的目的是在给身体生长和发育提供足够营养的基础上控制糖尿病患者在标准体重范围内。

所以，糖尿病患者一定要在专业大夫和专业营养师的指导下定时、定量、定餐地控制饮食。既可以满足其足够的营养需要，又可以稳定血糖，延缓其并发症的发生和发展。

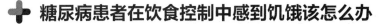

糖尿病患者在饮食控制中感到饥饿该怎么办

可适当多吃些低能量高容积的食品，如黄瓜、西红柿、大白菜、豆芽等含糖量比较低的蔬菜；也可以用粗杂粮代替部分细粮，因为粗杂粮比细粮易有饱腹感。这样一来，既可以解决糖尿病患者在饮食控制中的饥饿感，又不会对血糖有太大的影响。

糖尿病患者可以饮酒吗

酒精对糖尿病有以下影响。

1. 空腹饮酒或与口服降糖药协同作用容易引起低血糖。

2. 会升高血脂尤其是甘油三酯水平。

3. 影响血压控制。

4. 过量饮酒会增加体重（每克酒精可以产生 7kcal 能量）。

所以，对于糖尿病患者来说，饮酒时最好选择低度酒，如啤酒、干红、干白，而且需限量，每星期不超过 500ml，喝 1 听约 330ml 的啤酒应减去 25g 主食；尽量避免用汽水、甜饮品调酒；避免空腹饮酒；喝酒时要慢慢饮用，切忌干杯。

糖尿病患者的饮食烹饪要点有哪些

1. 避免用大量的糖调味。

2. 宜多选用瘦肉、鸡肉及鱼，在做饭前切除肥肉。

3. 避免用大量的炒菜油。

4. 宜采用清蒸、凉拌、煮、汆、烩、烤的烹调法，避免油炸。

5. 调味以清淡、少盐为原则，可选用香料和配料如葱、姜、蒜、花椒、大料、香菜等来增加食物香味。

糖尿病患者外出进食应注意什么

1. 少选用快餐及点心，因为其中含有大量的脂肪、糖及味精而缺乏纤维素。

2. 记住每餐应吃的食物类别、分量及食物交换份以便换算。

3. 选择较清淡的菜，尽量减少油炸、有面包渣或面粉的食物。

4. 参加宴会时，要先在正常晚餐的时间进食适量的淀粉类食物，以免发生血糖过低的现象，避免甜品，选用适量肉类，多选蔬菜。

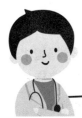

新鲜水果的果仁能吃吗

职业病科　赵金垣

当今，信息网络高速发展，自媒体平台风起云涌，健康理念备受关注，我们身边时常充斥着各种各样的"健康信息"，它们在悄悄地影响着我们的生活，这些"信息"是真相，还是谣言？

➕ 为什么生果仁不能吃

因为大多数水果的果仁里面都含有一种有毒的化合物，叫氰甙。正常的情况下，果仁外面有一层皮壳包裹，把有毒成分封闭起来，不让它释放。假使这些有毒成分随意向外释放的话，那么水果也就不能吃了，因为它会被水解，生成剧毒的氰氢酸。所以吃水果时，不要嚼碎果仁一起吃，如果想吃新鲜果仁，可以把扒出的果仁放在清水中浸泡一夜，让其中的氰甙充分释放水解，倒掉浸水，洗净果仁，才可以吃。

➕ 榨果汁时要注意

近些年，不少家庭都购置了榨汁机，所以生果仁中毒的现象也就比较常见。比如老人给孩子做苹果汁喝，常会把整个苹果扔在里边一起榨汁，不把苹果籽抠出来。几个月的孩子喝这样的水果汁，常会引起不同程度的呼吸困难，主要是由新鲜果仁中含有的氰化物引起的。**所以在进行水果榨汁的时候要特别注意，一定要把果仁抠出来，尤其是果仁较大的水果，因为果仁越大，里面的氰甙含量也越多。**

举例来说，假使你吃了 50g 未经处理的新鲜杏仁，其中含有的氰化物可能达到100mg 左右，这个数量的氰化物很可能就会致人死亡。

➕ 所有新鲜果仁都不能吃吗

是的，几乎所有水果的果仁都不能生吃，包括生活中最常见的杏、桃、李、苹果、梨等的果仁；例如枇杷，它个头不大，最大的仅似鸡蛋，果仁却几乎占据一半，果仁越大，氰甙含量也越高，更不能生吃。不但生果仁不能吃，甚至有的植物根茎未经处理也不能吃，比如南方生长的木薯，外形像小树，土下的根茎却很像马铃薯，所以称为"木薯",由于它含有较多的氰甙,所以也不能生吃,必须经过处理——用水浸泡,才能食用。

✚ 超市里卖的果仁能不能吃呢

答案是可以吃。因为超市里卖的果仁都是经过处理的,比如杏仁,售卖前已经经过反复水浸,使里面的氰甙水解,氢氰酸都被充分释放了,这样的杏仁也不再是"苦杏仁"了,而是可以吃的杏仁。

请大家记住,新鲜的果仁一定不能吃,吃前一定要经过水解处理!

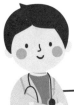

专家与你谈谈秋冬季饮食

中医科　申洪波　李赛

中医认为"肺为娇脏""温邪上受，首先犯肺"，是说肺是最容易受到外邪侵犯的脏器。秋冬季气温下降，天气干燥，最容易伤肺，从而导致感冒、咳嗽、哮喘等疾病的发作和加剧，因此秋冬季应注意肺脏的保养。

➕ 日常饮食

中医素有"药食同源"的理论，利用食物性味方面的偏颇特性，能够有针对性地调整人体阴阳，使之趋于平衡，达到保健强身、防治疾病的目的。在秋冬季通过饮食来养肺是一个很好的途径。

1. 秋冬季饮食应以健脾开胃为主，清淡、温软为宜

多喝白开水，多吃易消化的食物，比如稀粥、菜汤、牛奶、果汁、豆浆等。保持饮食营养均衡，多吃新鲜水果、蔬菜。辛辣、过咸、煎炸食物易耗伤肺阴，可能增加气道反应性，从而诱发或加重哮喘的发作，应避免过量食用。

2. 戒烟限酒

吸烟会使支气管上皮受损、纤毛脱落，导致肺的防御功能降低，加重呼吸道感染，诱发急性发作；嗜酒能生湿积痰，刺激呼吸道，使病情加重。

➕ 平衡阴阳

《黄帝内经》中记载："阴平阳秘，精神乃治。"中医非常重视阴阳的平衡，秋冬季预防肺系疾病重在调和阴阳。

1. 补阳

《黄帝内经》中记载："阳气者，若天与日，失其所，则折寿而不彰，故天运当以日光明，是故阳因而上，卫外者也。"人体阳气有抵御外邪的重要作用。秋冬季气温

较低，易伤人体阳气。冬至时节，阴气已达到极盛，阳气开始萌芽。顺应这一趋势，秋冬季应适当补养阳气。阳虚体质者可以适当吃一些羊肉、葱、姜、韭菜、枸杞子、大枣、桂圆等温性食物，少摄入冷饮、海鲜等寒凉食物。

2. 养阴

《黄帝内经》中有"秋冬养阴"之说。秋冬之时，万物敛藏，人们应顺其自然收藏阴精，使精气内聚，以润养五脏、抗病延年。北方秋冬季气候一般比较干燥，常有大风天气，容易耗伤人体阴液，因此滋养阴精也是秋冬季养生的重要内容。阴虚体质者平时应多喝水，多食用清肺润肺、滋阴润燥的食物，如梨、百合、白萝卜、白菜、银耳、莲子、荸荠、鸭肉等，少吃辛辣、厚味、烧烤及油炸的食物。

✚ 预防感冒食疗方

肺为娇脏，最易受外邪侵袭，更易外感，因此预防感冒也是秋冬保养的重要一环。

1. 适用于经常受凉的人士

二白汤：葱白 15g、白萝卜 30g、香菜 3g，加水适量，煮沸热饮。

姜枣苏叶饮：紫苏叶 3g、生姜 3g、大枣 3 枚，生姜切丝，大枣去核，与紫苏叶共同装入茶杯内，冲入沸水 200～300ml，加盖浸泡 2～10 分钟，趁热饮用。

2. 适用于经常上火的人士

桑叶菊花水：桑叶 3g、菊花 3g、芦根 10g，沸水浸泡代茶频频饮服。

薄荷梨粥：薄荷 3g、鸭梨 1 个（削皮）、大枣 6 枚（切开去核），加水适量，煎汤过滤。用小米或大米 50g 煮粥，粥熟后加入薄荷梨汤，再煮沸即可食用。

赤小豆、绿豆适量熬汤食用。

温馨提示：食疗重在预防调理，病情严重者还应尽快就医，以免延误。希望大家在秋冬季能够通过饮食保养出健康的肺！

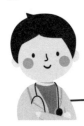

肿瘤患者的营养建议

肿瘤化疗与放射病科　肖　宇

营养不良是我国恶性肿瘤患者常见的并发症之一。恶性胃肠道肿瘤及呼吸道肿瘤患者更易发生营养不良，很多恶性肿瘤患者在终末期处于恶病质状态。

➕ 肿瘤患者为什么容易发生营养不良

首先，恶性肿瘤会导致体内营养物质消耗；其次，在肿瘤疾病治疗过程中放疗、化疗等的实施，会产生恶心、呕吐、食欲不振等消化道反应。

此外，功能性障碍导致食欲减少、能量需求的增加，这也是导致肿瘤患者营养不良发生的重要原因。

营养不良会导致患者的免疫力下降，加速肿瘤的生长，并可能引发一系列并发症，如对手术的耐受力下降，甚至丧失手术机会；术后易发生感染、切口愈合不良等并发症。有相当一部分患者由于营养不良而无法接受或坚持放疗、化疗，其生存率和生存质量也显著低于营养状况好的患者。

肿瘤患者及时补充营养非常重要，目前主张肿瘤患者参考《中国居民营养膳食指南》的指导，合理调整蛋白质、脂肪及碳水化合物的摄入，根据不同状态合理安排食谱。对于化疗中及化疗后的饮食指导如下文所示。

➕ 化疗中的营养指导

1. 保证平衡膳食，注意摄入富含蛋白质（瘦肉、牛奶、鸡蛋）及维生素（西红柿、猕猴桃、橙子等）等食物；保证每天 2000～3000ml 水的摄入。

2. 最好少食多餐，选择清淡易消化、营养合理的食物（软米饭、面条、鸡蛋羹等）；食物可切碎、搅拌、制软；避免油炸、辛辣刺激、粗硬的食物。

3. 如有恶心、消化不良等症状，可补充维生素及消化酶、益生菌，选择开胃食物（山楂、白萝卜、酸奶、山药等）。

4. 适当运动有利于改善睡眠，豆类有助于恢复体力。

✚ 治疗后营养建议

1. 补充蛋白质、多种维生素：食物多样化，荤素搭配，酸碱平衡。

2. 少食多餐，适量为宜，不宜太饱。

3. 多吃新鲜食物：蔬菜、水果、谷物杂粮。每天至少吃 5 ~ 7 种新鲜蔬菜、水果，包括绿、红、紫等颜色。

4. 多吃粗粮和低脂、低糖食物。

5. 汤类尽量减少脂肪成分。

✚ 肿瘤患者营养补充中的误区

肿瘤患者在营养补充中也存在很多误区，比如肿瘤患者迷信民间所说的"发物"，极端忌口，进而影响营养摄入。还有人认为，馒头、面包是经过发酵的，也是发物，不能吃，这些其实都是无稽之谈。

患者除吃中药时应该遵医嘱忌口外，一般不宜过度忌口，反而更应因病施膳，如放疗时应少吃狗肉、羊肉等燥热食物，多补充水分。消化道肿瘤患者应吃易消化、少刺激的食物；动物性食物是蛋白质的主要来源，应适量食用等。

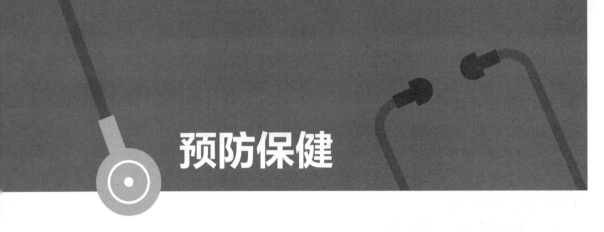

预防保健

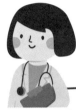

防治痛风，"生活方式"得改改

风湿免疫科　李欣艺

痛风，实际上是一种营养代谢性疾病。随着生活水平的提高和生活方式的改变，痛风的发病率逐渐上升，且有明显的年轻化趋势。我国多地、多家医院在针对痛风患者生活方式干预的观察实验中发现，生活方式改变对痛风防治功不可没。

那么，既然生活方式是防治痛风不可或缺的一部分，我们生活中应注意哪些呢？

➕ 重视痛风

高尿酸血症及痛风发病率越来越高，该病常急性发作，一般在 24 小时内达到高峰，伴严重的局部关节的红、肿、热、痛，但此症状可以短时间内迅速自行缓解而不被患者重视。如果长期控制不佳则可导致慢性痛风石的形成，并可以大量沉积在关节腔内造成关节骨质破坏、关节周围组织纤维化，继发退行性病变。严重时甚至会因尿酸盐沉积于肾间质而致慢性尿酸盐肾病，最终致肾衰竭。部分患者还会出现尿路的尿酸盐结石，表现为肾绞痛、血尿、排尿困难、泌尿系感染等症状。综上，痛风是可以累及全身脏器的疾病，我们应该加强对此病的重视。

➕ 改变饮食结构

1. 高尿酸及痛风患者要禁"三高"食物摄入——高脂肪、高蛋白、高糖。脂肪会阻碍肾脏排泄尿酸；蛋白质食物会致肉源性嘌呤合成增高，增加血尿酸；糖类如蔗糖会分解成果糖从而增加血尿酸水平。

2. 高尿酸及痛风患者要禁酒：因为乙醇在体内会代谢成乳酸，易使体内乳酸堆积，对尿酸排除有抑制作用，同时乙醇还会促进腺嘌呤核苷酸转化，加速体内三磷酸腺苷分解，产生尿酸，诱发痛风。**特别是在饥饿后同时大量饮酒和进食大量高蛋白、高嘌呤食物，常常引起痛风性关节炎急性发作。**另外，啤酒在发酵中会产生大量嘌呤，而且会致身体肥胖。因此，对有危险因素患者要禁饮一切酒类。

3. 高尿酸及痛风患者要少食富含嘌呤的食物。如：豆芽、各种肉类、动物内脏、海鲜（贝类、鱼类）及菌藻类。

4. 少吃产酸食物，多食碱性食物。碱性食物如蔬菜、水果、五谷杂粮、牛奶、蛋类等。酸性食物会使尿液偏酸性不利于尿酸的排泄，而碱性食物可以保持尿液偏碱性，促进尿酸溶解，增加尿酸排出量。

5. 多饮水，少喝汤及饮料等。血尿酸偏高者要大量饮白开水，保证每天饮水在2000ml 以上，从而促进尿酸排泄，防止尿酸结石形成。

6. 高尿酸及痛风患者要禁吸烟。吸烟不仅对心脑血管、呼吸系统有很大破坏力，也严重影响营养代谢性疾病及自身免疫性疾病的治疗效果。

✚ 爱运动，正确运动

对高尿酸及痛风患者，我们提倡运动，更提倡适量运动。因为过度剧烈运动会导致血尿酸浓度升高，引起痛风性关节炎发作。对体重超标者应选择有氧代谢比例大的运动项目。脂肪主要参与有氧代谢供能，而只有进行低强度的耐力活动时脂肪的消耗才比较明显。步行、长跑、游泳、爬山、跳绳等运动都是不错的选择，但锻炼时间应在 30 ~ 60 分钟。总之，体育锻炼重在坚持，切记"一曝十寒"。

✚ 保持良好的精神状态

避免过度劳累、紧张。不良情绪是各种疾病的危险因素，最终导致体内稳态的失调。

✚ 加强心理疏导

痛风急性发作时会产生剧烈疼痛，这些不良感受会使患者产生焦虑、紧张、恐惧心理，因此需要多安慰患者，让患者意识到只要在生活中控制好饮食、做好自我保健工作、积极配合，就能预防疾病的复发。

总之，高尿酸血症及痛风是一种与生活习惯密切相关的疾病，是一种生活习惯病。但是高尿酸血症并不等同于痛风，它的存在只是增加了痛风发生的危险性。据调查研究，高尿酸或痛风患者常伴有肥胖、冠心病、糖尿病等疾病，严重影响我们的身体健康及生活质量。因此，对高尿酸血症及痛风患者进行生活干预和管理尤为重要。痛风的预防与治疗不仅需要医生的帮助，更需要患者自己对身体的照顾，只有两者完美结合才可以将痛风彻底击败。

雾霾天的自我防护

呼吸内科　周庆涛

轻轻地，雾霾又来了，面对这样的天气，我们该怎么办呢？下面让我们了解一下什么是雾霾，雾霾对于人体都有哪些危害，再来一起学习雾霾天的自我防护吧！

雾霾，主要污染物为可吸入颗粒物和气态污染物，气态污染物包括二氧化硫、二氧化氮、臭氧、一氧化碳等。

可吸入颗粒物的主要组分为硫酸盐、硝酸盐、黑炭、有机碳和金属粒子（如镍、镉、镍、铅）等。可吸入颗粒物的粒径在 10μm 及以下，直径越小进入呼吸系统的位置越深。而 2.5μm 及以下的细颗粒物可深达肺泡，并沉积进入血液循环，对人体危害很大，成为监测空气质量的主要参考指标。

雾霾天气时空气中的 PM2.5 浓度显著升高，直接损害人体的呼吸系统，引起炎症和氧化应激。

短期暴露可导致急性咽喉炎、急性气管支气管炎，诱发过敏性鼻炎、哮喘、慢性阻塞性肺疾病等急性加重；长期暴露则可导致慢性支气管炎、慢阻肺，甚至肺癌。

雾霾天气时，可吸入颗粒物能携带病毒、细菌等病原微生物进入呼吸道，引起呼吸系统感染。此外，雾霾天气还会对皮肤、心血管系统、神经系统甚至泌尿生殖系统造成损害。

原先患有呼吸、心血管系统疾病的人，身体状况不佳的老年人，儿童、婴儿、新生儿等是易感人群，请做好防护！为减少雾霾天气对人体的危害，须做好以下自我防护措施。

1. 尽量减少户外活动

外出回家后及时清洗口鼻及裸露部位的皮肤。

2. 建议外出时戴口罩

在我国，雾霾天气时空气中的可吸入颗粒物多为干性微粒，N95 口罩对于 PM2.5 的防护效果是值得肯定的。医用外科口罩和活性炭口罩也具有一定的防护作用，其中

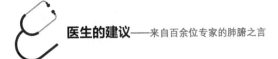

医用外科口罩对细菌等病原微生物的防护效果好，而活性炭口罩对于有害气体的过滤作用较强。口罩均应正确使用，及时更换。棉纱口罩佩戴舒适，但只能过滤粗颗粒物。

另外，慢性呼吸系统疾病或心血管疾病患者戴口罩可能会导致呼吸困难加重，需谨慎使用。

3. 减少开窗通风

使用空气净化器可改善室内空气质量。雾霾天也要适当通风换气，因为家里会有厨房油烟污染、家具污染、洗涤剂等化学用品污染等，如不通风换气，污浊的室内空气同样会危害健康。可以选择中午阳光充足、污染物较少的时间段开窗换气。

当然，在雾霾严重的情况下应尽量少开窗，**开窗时应尽量避开早晚雾霾严重的时间，可以将窗户打开一条缝通风，而不要让风直接吹进来，通风时间每次以 0.5～1 小时为宜。**

家中用空调取暖的居民，尤其要注意开窗透气，确保室内氧气充足。

4. 注意补充水分

呼吸道黏膜干燥会导致防御功能下降，健康成年人每日应保证饮水在 2000ml 左右。

5. 增加营养、保证休息以增强抵抗力

饮食以清淡为主，但应富含蛋白质（如豆腐、鱼等），并多吃富含维生素的水果和蔬菜（如苹果、梨、胡萝卜等）。

坚持以上防护措施，可有效减轻雾霾刺激呼吸道产生的咽喉不适、咳嗽、胸闷等症状。但如果症状严重、持续不缓解，需要到医院就诊。

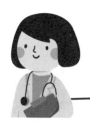

吃腌熏肉须高温加热

急诊科 刘桂花

63岁的谷女士因患视神经脊髓炎9年，长期口服糖皮质激素进行治疗。不久前，她持续发热4天，在当地诊所使用抗炎药物后不见好转，而且体温越来越高，达到40℃。同时，谷女士精神萎靡、手足发凉，身上还有紫红色瘀斑。家人急忙把她送到我院急诊科。入院时谷女士呼吸急促，呈浅昏迷状态，血压60/40mmHg，全身有散在瘀斑，四肢厥冷。医生诊断她为感染中毒性休克。

很明显，她被致病菌感染了。为查明致病菌，医生立即进行了血培养、尿培养等病原学检查。经过积极抗感染、给予血管活性药、补液等一番抢救，谷女士的神志、血压、呼吸等指标逐步好转，病情逐渐平稳。4天后血培养结果连续汇报为猪霍乱沙门菌。

谷女士说，她既未着凉、上火，也没有咽痛、流涕、咳嗽等其他不适症状。

经进一步追问病史，谷女士想起发病前曾吃过包装破损的腌肉。猪霍乱沙门菌很有可能污染了腌肉，并进入谷女士体内。

猪霍乱沙门菌是一种革兰氏阴性杆菌，是引起仔猪副伤寒的主要病原菌，通过侵入肠壁淋巴间隙，再侵入血液致病。该菌极易存在于腌制、熏制肉类食品中，在冰箱内可生存3～4个月，不耐高温。50岁以上、有慢性病如肿瘤及糖尿病、服用免疫抑制剂的人群是该病菌感染的高危人群。

人感染猪霍乱沙门菌可引起败血症。临床可分为以下两型。

1. 败血症型的患者主要表现为高热、食欲下降，全身皮肤出现大片瘀斑。

2. 结肠炎型的患者主要表现为高热，菌痢样腹痛、腹泻。

医生分析认为，造成谷女士感染猪霍乱沙门菌的途径是家政人员烹炒加工过简，以及手和刀具沾有该病菌后未洗手即为患者送食，导致细菌感染致病。另外，谷女士长期口服糖皮质激素，自身免疫功能受到抑制也是致病的重要原因。

在此提醒大家，食用腌制、熏制肉类食品，一定要注意清洁卫生，该加热的肉类食品一定要进行高温烹炒，并严格注意手和厨房用品的清洁，做到生熟分开。年老、体弱、幼儿、有免疫缺陷的人尤其要高度警惕，预防各类病原微生物的感染。

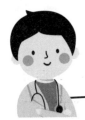

狂犬病如何预防才能万无一失

急诊科　田兆兴

2014 年 11 月，北京某医院收治一男性狂犬病患者，首发表现为频繁勃起射精，最后多脏器功能衰竭抢救无效死亡。

2017 年 6 月，西安一位年轻妈妈过马路时被狗咬伤，随即前往当地某综合医院就诊。在该医院处理了伤口，并按时到医院注射了 4 针狂犬病疫苗。原本计划在 7 月 18 日注射最后一针疫苗，但是，到了 7 月 13 日就出现了狂犬病症状，7 月 18 日病情加重，抢救无效死亡。

为什么有些人被狗咬伤后，及时接受了狂犬病预防处置，却仍然会发病身亡？

据世界卫生组织报告，每年全球有 55000 人死于狂犬病，即每 10 分钟就有 1 人死亡。

中国是全球第二大狂犬病国家，每年有 3000 余人死于狂犬病，疫情形势非常严峻。

✚ 只有犬类才会传染狂犬病吗

狂犬病病毒，最偏爱的是灵长目、食肉目、翼手目的动物，包括人、狗、猫、猴、狼、熊、蝙蝠等。食草类动物咬伤也能传染狂犬病，包括牛、马、驴、羊、兔子等。因此不仅是狗，被任何哺乳动物咬伤或抓伤，都要及时处理。

狂犬病预防是一个免疫系统与病毒赛跑的过程，疫苗是为了刺激人体免疫系统产生抗体来对抗狂犬病病毒。但从注射疫苗到人体免疫系统产生有效抗体有一个明显的时间间隔，大约为 3 周，在这期间，人体缺乏抗体保护。

那么，被狗咬伤后，如何处理才能安然度过此段时间？别急，下面介绍狂犬病预防制胜三大法宝。

✚ 第一，暴露后伤口处置

即伤口清洗。被咬伤后，所有患者均应该立即对所有伤口进行彻底清洗，可用浓度为 20% 的肥皂水或清水，或稀肥皂水和清水交替冲洗，冲洗至少 15 分钟，如果当时条件具备，可以使用杀病毒制剂，如聚维酮碘溶液冲洗伤口。伤口处理越早越好。

✚ 第二，人狂犬病免疫球蛋白

注射剂量为 20IU/kg 体重。如果解剖条件允许，应该立即为每个伤口局部浸润注射和伤口内注射，余量应该注射于远离疫苗注射部位的解剖区域，方式为肌肉注射。

另外，人狂犬病免疫球蛋白不能与疫苗共用一个注射器，不能超过推荐剂量使用，一次注射即可。最迟注射时间为暴露后第 7 天。

✚ 第三，狂犬疫苗

人二倍体细胞狂犬疫苗及纯化鸡胚细胞狂犬疫苗，1.0ml，采取三角肌肌内注射。暴露后当天、第 3 天、第 7 天和第 14 天，每次 1 针，成人和儿童剂量相同。中国疾病预防控制中心印发《狂犬病预防控制技术指南》（2016 版）中规定为 5 针方案。

严重咬伤者，除按上述方法注射狂犬疫苗外，可于 0 天、3 天注射加倍量。

对于从未接受过狂犬病免疫接种的患者，被狗咬伤后，这三件法宝缺一不可！

对于以前接受过狂犬病免疫接种的患者，或正在接受狂犬病暴露前预防接种的患者，仅需要狂犬疫苗即可，暴露后当天和第 3 天各 1 次。

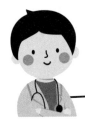

别让"鼠标手"乘虚而入

康复医学科　马　奥

伴随着信息时代的来临，无论是娱乐还是工作，长时间地操作电脑已经成为我们生活中的一部分。当我们长时间使用电脑时，相伴而来的却是一系列的健康问题，"鼠标手"便是其中之一。

"鼠标手"的医学术语为腕管综合征，是最常见的周围神经卡压性疾病。通俗来讲，腕管是人体的腕骨和腕横韧带间形成了一个类似于隧道的通道，在这个通道里分别有9根肌腱和1根正中神经从中穿过，正中神经位于腕横韧带下表浅的位置。一旦出现急性或慢性的因素导致这个隧道的空间变得狭窄、拥挤时，我们的正中神经便会受到挤压，从而引发大拇指、食指、中指及部分环指麻木、肿胀及蚁行感，大鱼际肌萎缩，拇指对掌不能，不能用拇指指腹接触其他指尖。症状严重时需行松解手术治疗。

那我们在生活中如何及早发现腕管综合征呢？在这里简单教你几个小办法。

1. Tinel 征

叩击神经损伤或神经损害的部位及其远侧时，造成正中神经支配区域出现放电样麻木、疼痛或者蚁行感，即为 Tinel 征阳性。

2. Phalen 征

用另外一只手将自己的手腕屈曲到最大角度维持 60 秒的时间，如果大拇指、食指和中指出现了麻木不适感则为阳性。

当然，以上的方法非常有限，如果你通过试验或者怀疑自己患有腕管综合征，还应第一时间去医院就诊。

所谓防微杜渐，即与其出现损伤以后愁眉苦脸，不如在损伤发生之前做好预防工作，接下来为你介绍几个预防腕管综合征的小妙招。

（1）选择有扶手的椅子，调整好椅子和桌子的高度，使扶手和桌子高度大致相同，使用电脑时可以让我们的手臂自然下垂至扶手处，使前臂与桌面近乎平行。

（2）在使用电脑的过程中，应将鼠标键盘摆放在合适的位置上，避免在使用鼠

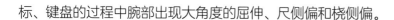

标、键盘的过程中腕部出现大角度的屈伸、尺侧偏和桡侧偏。

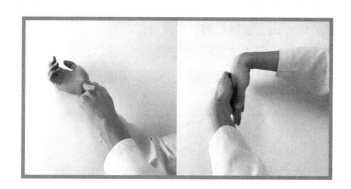

3. 避免长时间使用鼠标及键盘，适时放松手腕部

即使已经出现腕管综合征后也不用惊慌，注意对手腕的保护与休息，避免腕关节过度或过多地活动，避免使用高频振动工具，也可做一些简单的康复训练。

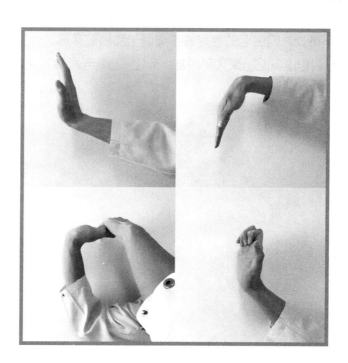

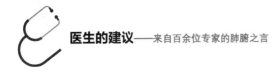

（1）腕部主动活动：手腕部缓慢地做最大角度的屈和伸。

（2）腕部被动牵伸：手腕部尽量放松，用另一只手辅助做最大角度的屈和伸。

（3）屈指肌腱滑动：四指缓慢地朝掌心弯曲后再伸直。

（4）拇指对指练习：拇指依次与其余四指做对指练习。

（5）拇指抗阻对指练习：拇指与食指用力捏橡皮球。

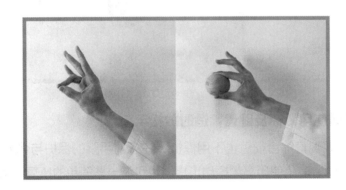

电脑虽然必不可少，但生活的色彩并不局限于那块液晶屏。像旅行青蛙一样，抽出时间看看书，出去走走，陪陪家人和朋友，别让"鼠标手"有可乘之机。

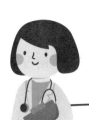

在家搞定肩周炎

康复医学科　祁文静

　　说起"肩周炎"这3个字，想必大家都有所耳闻。没错，肩周炎是中老年人的常见病，亦称冻结肩、凝肩，因多发于50岁左右人群，又称五十肩。

　　随着年龄的增长，肩关节周围的软组织发生退变，以及长期的过度活动、不良姿势等慢性损伤，是导致肩周炎的主要原因。所以家庭主妇、体力劳动者是高发人群。肩周炎的主要症状是肩膀疼痛和肩关节僵硬、活动受限（严重时会影响洗脸、梳头、穿衣等日常活动）。

✚ 中老年人出现肩痛就是肩周炎吗

　　引起肩膀疼痛的疾病除了肩周炎以外，还有肩袖损伤、盂唇损伤、腱鞘炎、钙化性肌腱炎、关节炎、颈椎病等，不同疾病的治疗方法是不同的，医生需要根据患者的症状、查体，必要时需进行X线片、CT、磁共振等检查，才能给出诊断和治疗方案。因此，如果中老年人出现肩痛持续不愈，还是应该去医院就诊，进行正规的诊治。

✚ 肩周炎如何治疗

　　如果确诊是肩周炎，针对肩膀疼痛，可采用消炎止痛药物、理疗、局部封闭等治疗。针对关节僵硬及活动受限，就需要进行功能锻炼了。怎么锻炼呢？能在家搞定吗？

　　下面为大家介绍一套适合居家训练的动作（图中模特以右侧为患病侧）。你只要有一根长棍或长柄伞、晾衣竿、手杖等长棍状物体即可练起。

1. 外展训练

　　站立位，肩部放松，双手分别握住长棍两端，左手持长棍向外上方推举右臂，使右臂尽量举高。注意不要耸肩，对着镜子练习即可避免。

2. 前屈训练

双手握住长棍两端，左手在下、右手在上，左手持长棍向前上方推举右臂，使右臂尽量举高。同样注意避免耸肩代偿。

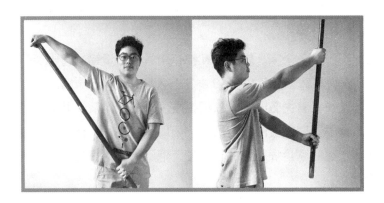

3. 后伸训练

双手握住长棍两端，左手在前、右手在后，左手持长棍将右臂尽量推向后方。

4. 外旋训练

保持大臂及肘部紧贴于身体两侧，肘关节屈曲 90°，双手握住长棍两端（宽度大于肩宽），左手握长棍将右侧小臂尽量推向外侧。要点是右侧大臂及肘部应紧贴身体，小臂以大臂为轴向外侧转动。

5. 内旋后伸训练

右臂置于身后，屈肘，右手握住长棍下端，左手握住长棍上端，缓慢向上拉动长棍。

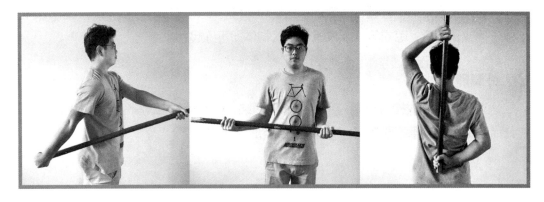

6. 钟摆样训练

俯卧位，右臂伸直并自然下垂，做顺时针及逆时针方向的画圈运动，动作宜缓慢、放松，找到手要掉在地上的感觉。

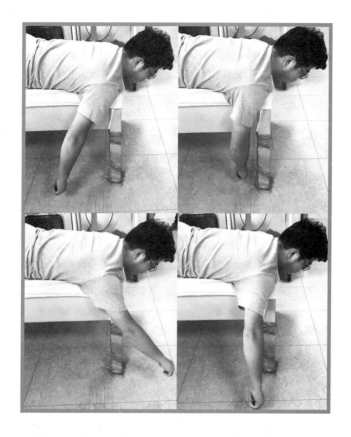

以上练习方法适合病情较轻的肩周炎患者，训练强度一般以不引起明显疼痛为宜。如果自行练习中出现关节僵硬加重或其他问题，以及病情严重、不适合在家进行功能锻炼的患者，请及时去医院诊治。

肩周炎通常在 1~2 年可自然痊愈，只要引起足够重视，积极治疗和功能锻炼，大多数患者都能恢复肩关节的正常活动和功能。

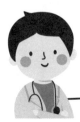

简单七式，带你告别腰背痛

康复医学科　李　航

正确的运动方式，不仅可以增强机体的核心力量，还让生活充满活力！

➕ 基础式

1. 两脚打开与肩同宽，膝关节微屈，重心落在脚跟，从臀部用力伸展脊椎。

2. 两手向后伸，肩膀朝臀部向下拉，再将臀部向后推，感受到下背部的张力，维持 15 秒。

3. 维持同样的姿势，双手尽量往前方举起，两臂紧贴耳朵，重心仍在脚跟，臀部继续向后，维持姿势 15 秒。

4. 重复以上动作 5～8 次即可。

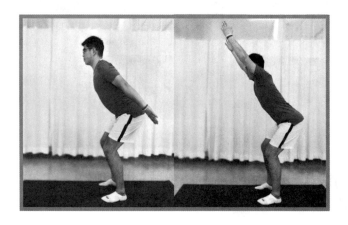

➕ 深蹲式

1. 双脚打开略宽于肩宽，重心落在脚跟，用力使脚跟贴地。

2. 将臀部向后推，带动双臂向前伸，背部保持伸展。

3. 臀部继续向后推，带动双膝屈曲至蹲马步姿势。

4. 身体继续下压，挺胸，直到膝关节屈曲接近 90° 为止，膝盖尽量不超过脚尖。

5. 回到原位，以上动作重复 8～10 次。

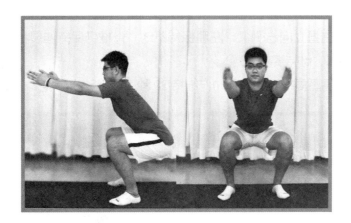

➕ 早安式

1. 双脚打开与肩同宽，双手半握拳置于身体两侧，用力使臀部向后推。

2. 把臀部向后推，带动躯干前倾，挺胸，背部保持水平，脊椎不可拱起，膝关节微屈，重心落在脚跟。

3. 挺胸、脊椎保持伸展，用臀肌及大腿后侧肌肉的力量，快速回到站姿。

4. 以上动作重复 10 ~ 15 次，每次维持 15 秒。

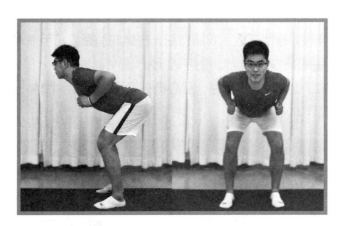

➕ 弓箭步伸展式

1. 右脚向前跨一大步呈弓箭步，膝关节微屈。注意右脚膝盖要在脚踝后方，不能超过脚尖，左脚脚尖朝向前方。

2. 双手往上高举过头，从髋部去伸展脊椎。当你伸展时，可感觉到在后方的左腿屈髋肌有一股牵拉的力量。

3. 将上半身由直立向右侧弯，左腿保持不动，脊椎仍保持伸展状态，髋部保持方正位置，不应倾斜，维持姿势 20 秒。

4. 换到另一侧重复相同的伸展动作维持 20 秒，以上动作重复 8 ~ 10 次。

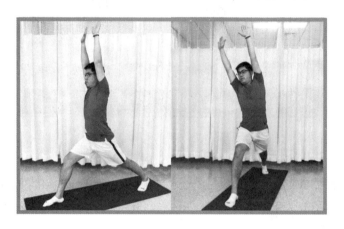

➕ 风车式

1. 双脚尽量打开，两腿膝关节微屈，臀部向后推，重心落在脚跟，双手由后向前（见基础式）高举，用肩膀的力量将背部往下拉。

2. 肩膀保持伸展，背部挺直，双膝微屈，身体向前屈，左手触地，右手尽量向上抬高，双臂尽量保持在一条直线上，维持 20 秒。

3. 保持骨盆的正位，双膝需微屈，重心仍在脚跟。再换手触地，同样维持 20 秒。

4. 重复以上动作 5 ~ 8 次。

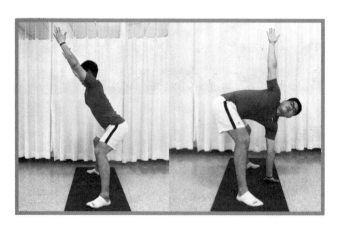

➕ 面向墙深蹲式

1. 两脚打开比肩宽，脚尖顶住墙，双臂展开贴于墙面，脊椎保持伸展，挺胸。

2. 保持姿势，臀部向后推，重心在脚跟，身体向下至膝关节屈曲 90°，脊椎保持伸展。

3. 初学者膝关节屈曲角度根据自身情况而定，保持 15 秒。

4. 重复以上动作 10～15 次。

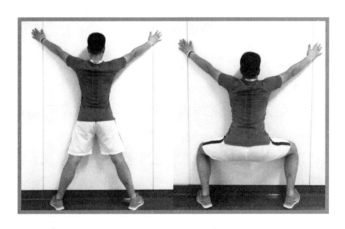

➕ 俯卧撑体式

1. 两臂打开与肩同宽，垂直撑于地面，脚尖着地，身体呈一条直线，臀部不可下垂，重心落在脚趾上。

2. 十指分开触地，不应出现耸肩。维持 30 秒。

3. 重复以上动作 8～10 次。

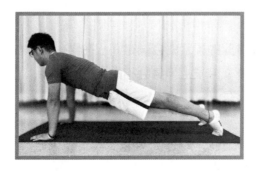

这七式动作全身都可以练到，快快动起来吧！

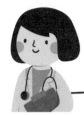

遛娃后腰疼？或许是因为它

康复医学科　史鹏楠

现在家里有小宝宝的父母之间都流行着一种神器——"babycarrier"，也就是我们俗称的"腰凳"。那么腰凳到底是什么呢？它为什么这么神奇呢？

➕ "腰凳"是什么

"腰凳"又叫婴儿背带，是一种系在身上使用的便携式婴儿出行工具。腰凳可以实现面对面式、横抱式、后背式、侧抱式等多种功能，以满足不同年龄段宝宝的使用需要。

腰凳最初的设计理念是因为父母经常性地抱孩子，长此以往，容易造成手臂、颈椎、腰椎的慢性劳损。

腰凳通过宽厚的腰带将孩子负重在父母身体上半部的力量平均地分散到腰部及其周围，并且在一定程度上改善长期抱孩子引起的腰部及背部肌肉的慢性劳损，在将一些负重转移到臀部的同时，也保护了腰椎的生理曲线。

➕ 但是有的家长反映，用腰凳之后，腰背部反而更加难受了，那这又是怎么造成的呢

原来，腰凳虽然简便易用，却也有很多注意事项。有的家长因为夏季天气热，就把腰带系得很松，不爱用腰凳配套的双肩带，而且使用腰凳时总是喜欢前抱式，让孩子老是在身体前侧。

长此以往，孩子及腰凳的重量就会长时间压在腰部和臀部。并且因为腰带太松、腰凳下移，为了保持平衡，家长上半身会不由自主地后移，长时间下来，背部肌肉过于紧绷，严重时会影响颈椎。

➕ 腰凳应该如何佩戴

下面是正确佩戴腰凳方法，请大家注意。

1. 首先将腰带固定在胯骨上方。

2. 深吸一口气，尽量把腰部粘贴扣系得紧一些。

3. 粘贴扣的两面要重叠正确，这样才能起到更好的支撑作用。

4. 插好外面的固定扣，拉紧腰部两侧带子。

5. 吸气，把腰凳调整到前面。

6. 调整腰凳位置，整理好腰凳高矮等细节。

7. 调整到最适合自己和宝宝的位置，如左、中、右等。

8. 让宝贝坐上来。

✚ 腰凳佩戴注意事项

1. 腰凳佩戴不宜过松。

2. 腰凳不要长期固定在身体一侧，左右、前后等每隔一段时间可以更换一次方向。

3. 长期外出时，最好佩戴腰凳配套的肩带，在一定程度上可减少腰部的负荷。

4. 在孩子情绪不稳定时（如哭闹），最好把孩子从腰凳上抱下，或者换成横抱式，这样可减少孩子身体在腰凳上扭动给腰部带来的冲击力。

正确佩戴腰凳，不要让便捷变成病痛！

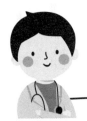

坐着说话不腰疼？那得学三招

康复医学科　杨延砚

　　在不可避免久坐的现实生活及工作环境中，如何通过选好椅子、调整姿势以及简单的运动疗法来防治腰痛，你知道吗？有 60%～80% 的成人有过腰痛，到医院看病后，大夫大多会交代："注意不要久坐！"可是，在现实生活和工作环境中，人们能做到"不久坐"吗？

　　有研究统计，我国居民平均每日保持坐位的时间在 250 分钟以上，而软件工程师、窗口收费员等特定职业则势必更久。因此，抛开"不要久坐"的空洞告诫，今天要教你三招，来保证在不得不久坐的情况下，也能"坐"着说话不腰疼。

✚ 挑把好椅子

　　市面上的椅子五花八门，哪种适合腰疼的患者呢？请注意"好椅子"的几个要素。

1. 椅背

　　好椅子要有椅背！

　　人体坐着的时候，上半身的重量都集中在腰部，导致腰椎间盘所受压力至少是站立位的 150%，椅背则可以有效承担一部分负荷。

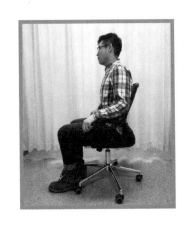

　　好的椅背要兼具"外在美"与"内在美"。"外在美"是指椅背要有个向前的弧度，呈现优雅的曲线美，这样才能与同样有弧度的人体腰椎相契合，实现"人椅合一"。

　　"内在美"则是指椅背的软硬要适中，使得坐着的时候能够身体微微后仰。因为腰椎间盘内的压力会随着坐位角度的不同而变化，当坐位角度在 95°～105°之间且局部有支撑时，椎间盘内压力最小，自然也最舒服。

2. 扶手

跟椅背的功能相似，扶手也可以有效分担一部分负荷。

扶手应该有合适的高度，最好能够让上肢放松地搭在上面，而不会因为过高或者过低而牵拉到颈肩部或者胸背、腰背部的肌肉、筋膜等软组织。

3. 轮子

我们坐着工作的时候可能需要随时转身取资料或与人交流，轮子在这个时候就突显了它的作用。没有轮子的情况下，人们很容易因为转身而对腰椎产生剪切应力；而有了轮子，这个动作就安全多了。

总之，选择好椅子的秘诀就是：腰椎局部有弧度，椅背讲究有高度，身体后仰一百度，轮子扶手保风度。

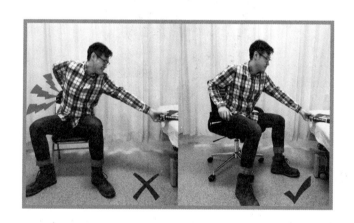

✚ 调整好姿势

有了好椅子未必就能保持好姿势。很多人在刚开始工作的时候都能坐得很标准，但是一段时间之后，好姿势就不由自主地"垮掉了"。

所以，在坐位工作的时候，最好把椅子尽量前移，使身体前方距离桌缘保持一拳的距离，这样能够把我们限制在好位置上的姿势，才是真正的好姿势。

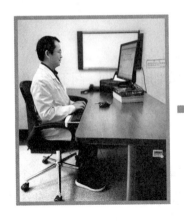 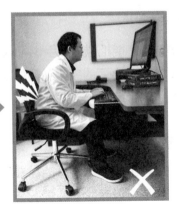

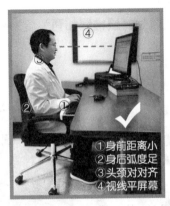

①身前距离小
②身后弧度足
③头颈对对齐
④视线平屏幕

➕ 搞点儿小动作

听课、开会等场合，不得不坐很久却又没有办法挑椅子或是调整好姿势，又该如何？教给大家两个小动作，每个动作连续做 5～10 次，立刻就会感觉轻松一些。

1. 坐位挺身

身体坐直，双肘屈曲呈 90°，向后抵住椅背，感觉整个后背绷紧，维持姿势 10 秒之后放松，放松 10 秒后再来 1 次。

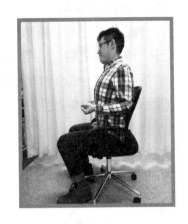

2. 坐位猫式伸展

后背紧贴椅背，双手向前伸出，腹部用力向后缩，就像猫在伸懒腰，维持姿势 10 秒之后放松，放松 10 秒后再来 1 次。

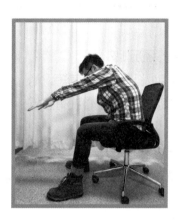

虽然教了大家几个"坐"着说话不腰疼的小妙招儿，但要知道，除了脊柱之外，久坐还会对人体心肺、神经、消化等各个系统产生不良影响。所以，作为大夫，最后还是免不了要啰唆一句："尽量不要久坐！"

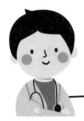

小姿势，大问题——看你中招儿没

康复医学科　吴同绚

生活中，你有没有过这样的经历呢？

颈肩酸痛、手臂麻、头昏脑涨，还胸闷气短、心慌、没精神、昏沉沉，是得了颈椎病还是心脏有了问题呢？

早晨起来照镜子发现自己头前探、肩耸起、含胸驼背，从侧面看上半身像个大大的"C"字，去医院全面检查又没有明显的异常。如果是这样，那你可要警惕啦，当心患上了上交叉综合征。

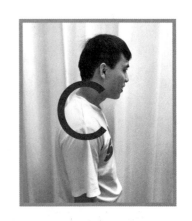

✚ 什么是上交叉综合征

由于头、颈、肩、背部长期处于不良姿势从而造成的一系列症状，其根本原因是肌肉力量不平衡引起的。颈后部和胸部肌力较强且肌纤维缩短，颈前侧和背部肌力较弱且肌纤维被拉长。强弱肌肉相互交叉，所以称为上交叉综合征。这个词虽然听起来陌生，但是这个问题普遍存在于白领、学生、家庭主妇及不恰当健身人群中。

✚ 如何解决这个问题呢

最好的办法是通过运动来调整我们的姿势从而缓解症状，下面我就给大家支几招。

1. 收下颌练习

这是一种帮助我们找回正确姿势简单又有效的方法，是所有训练的基础。坐在椅子上完全放松，平视前方，向后平稳缓慢地移动头部到极限处保持 5 秒，再放松回到初始位置为 1 次。

2. 耸肩练习

双肩缓慢提起靠近耳垂，再缓慢下落到极限处为1次。

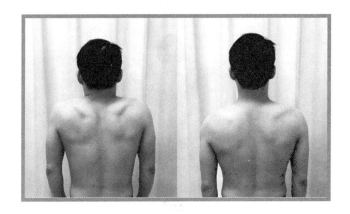

3. 颈部侧屈牵拉练习

坐位右手放在臀部下方，头向左侧侧屈，左手越过头顶搭在对侧耳部上方，向左侧轻微用力牵拉右侧颈部肌肉，保持 5～10 秒缓慢回到中立位，换另外一侧。

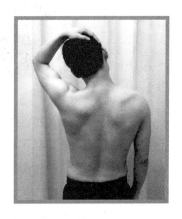

4. YTWL 练习

站立，双脚分开与肩同宽，挺胸收腹，双臂斜上举掌心向前如同字母 Y，然后双臂下落至侧平举如同字母 T，屈肘下落至身体两侧如同字母 W，肩关节保持不动前臂下落与地面平行如同字母 L，如此反复练习。以上练习 10 次 / 组，每天练习 2～3 组。

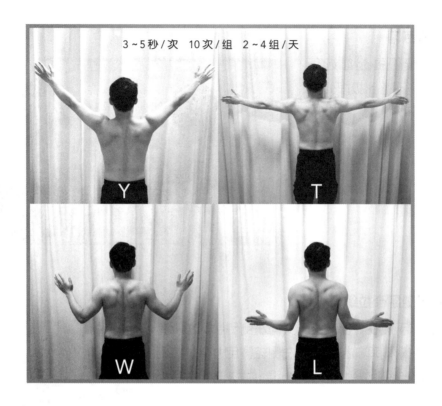

需要特别注意的是，所有练习都应在挺胸、下颌微收、双肩自然放松的基本姿势下完成，在错误的姿势下锻炼会越练越糟糕的。

这些练习可以帮助你缓解症状，如果练习2周后没有效果或者症状加重，一定要停止练习到医院就诊，寻求专业医生和治疗师的帮助。

除了坚持锻炼以外，良好的生活习惯也有助于我们改善上交叉综合征。

（1）连续伏案工作1小时要休息。

（2）使用电脑、手机时让屏幕与我们的视线平行，尽量不做低头族。

（3）不趴在桌子上午休。

（4）选择高矮和软硬适中的枕头。

（5）开车和坐车时头部尽量靠在头枕上。

这些事情都是我们每天经历的，如果特别注意可以有效帮助我们改善不良姿势。

请牢记： 姿势无小事，愿你拥有健康美丽的体态！

3 个小动作，纠正骨盆前倾

康复医学科　马驰明

　　近日，接诊了一位膝关节扭伤的患者，起初认为她是典型的鹅足腱滑囊炎，而在询问查体的过程中，被告知周身不适，观察其下地走路有些 X 型腿、高低肩，还伴有颈腰部的疼痛，靠墙站立发现是明显的骨盆前倾。其实真正的问题在骨盆，这里的问题不解决，只是治标不治本。

➕ 什么是骨盆前倾

　　骨盆前倾是骨盆位置偏移的病态现象，较正确的骨盆位置向前倾斜一定的角度。最常见的就是感觉自己臀部后凸，腹部向前顶，前挺后撅，骨盆前倾的典型。

➕ 怎么判断自己是否有骨盆前倾

　　可以试试贴墙站立，上背和臀部都贴紧墙壁。如果背后能放入一掌，基本身姿还是比较正常的；如果能放入一个拳头，那一般就是骨盆前倾了。臀部较大的可以结合自己的脊柱位置来看。不良姿态是形成骨盆前倾的因素之一。

➕ 什么是正确的姿态

　　良好的体态可以确保肌肉的最佳序列，这样才能够减少关节的压力，减少受伤机会，脊柱整体和下肢受到的压力也最小。

　　人体的理想体态从侧面看：如果悬挂一条垂直线的话，这条线可以通过耳垂、肩峰、躯干中间、股骨大转子、膝关节中心、踝关节中心。

　　体态不佳的解决方法也不难，就是放松紧张肌肉、加强薄弱的肌肉力量、增强关节稳定性和灵活性。让该发力的肌肉重新找到应有的感觉，经过一段时间系统的训练来巩固力量，慢慢就会形成习惯，疾病不攻自破。

　　保健提示：骨盆前倾，需要拉长的无力肌肉有腹部肌群、股后肌群、臀部肌群以及胫骨前肌和腓骨长短肌。需要拉伸放松缩短的肌肉有竖脊肌、腰方肌、髂腰肌、股直肌和小腿三头肌。

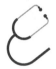

➕ 三个动作解决骨盆前倾

1. 臀桥

双脚支撑勾起脚尖，臀部和大腿后侧肌群发力，把臀部抬高，颈部稍微往后缩，同时配合呼吸，每次保持 20～30 秒，3～4 次／组。此动作可以加强臀部及股后肌群的力量。

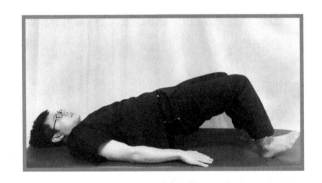

2. 平板支撑

完美的平板支撑看起来就像是一个人在站着，俯身屈肘 90° 和前臂支撑，前足蹬地保持稳定，收紧全身，用前臂下压地面，收紧臀部、股四头肌和深层腹部。每次保持 30 秒，6～8 次／天。可以很好地锻炼到腹部核心区力量。

3. 仰卧勾球

仰卧位双脚并拢脚后跟发力，踩于瑜伽球上并抬起臀部，双手放于身体两侧。用脚后跟压住球，大腿后面肌肉发力，腹部臀部收紧，将瑜伽球向臀部方向运动，整个过程发力均匀，至最大屈位后，再缓慢蹬直回腿伸直的位置，臀部始终抬离地面。循环往复 10～15 次／组，3～4 组／天。

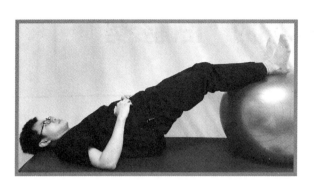

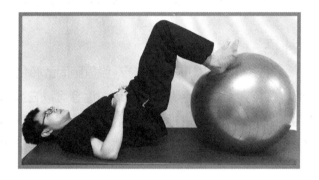

此动作可以很好地锻炼到股后肌群。

此外，可以用泡沫轴或网球来放松紧张的肌群，相信通过一段时间的系统练习，整体的体态和症状都会有很大程度的改善。

良好的体态纠正需要专业的人员来进行整体静态、动态评估，结合关节活动度以及肌肉力量，然后做出现有体态的运动处方，需要不断评估改善，千万不要盲目尝试。

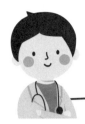

晒太阳的"正确姿势"

康复医学科　杨延砚

　　老人怕缺钙、小儿怕缺钙，这一老一小在多吃含钙食物之余，经常被医生叮嘱："别只顾着补钙，还要每天多晒晒太阳！"那么，晒太阳跟"补钙"有什么关系？怎样才能安全、有效地晒太阳呢？咱们这就来学学晒太阳的"正确姿势"！

✚ 晒太阳与"补钙"

　　太阳光中的紫外线能够作用于人体皮肤，使 7- 脱氢胆固醇转化为维生素 D_3，被吸收入血并先后经过肝、肾代谢即变成活性维生素 D。后者可以在肠道、肾脏及骨等多个组织器官发挥生物学效应，既可促进钙、磷吸收，又能直接调整骨代谢，从而达到"补钙"的功效，是防治儿童维生素 D 缺乏性佝偻病、老年骨质疏松症等疾患的重要基础制剂。

　　虽然维生素 D 也可通过食物补充一部分，但约 80% 还是要靠上述途径自身合成。可是，由于城市生活快节奏与室内化、城市住宅密集以及高层化、大气污染等一系列原因，日晒不足已成为世界各地维生素 D 缺乏的主要原因，"补钙"也因此事倍功倍半。

✚ 晒太阳的最佳时段——什么时间晒

　　美国皮肤病学会和疾病预防与控制中心明确建议，避免在 10:00 ~ 16:00 这个时间段内晒太阳，以此预防日晒伤。在北京，我们一般推荐每天 9:00 ~ 10:00 和16:00 ~ 17:00 这两个时间段晒太阳。

　　不过，不同地区、不同季节的日出与日落时间均有不同，"最佳日晒时段"的概念并不完全可靠，应用"影子原则"来选择晒太阳的时间段则更为简单、有效：即当影子的长度短于身高时不宜出来晒太阳，因为这个时候的日头比较"毒"。

✚ 晒太阳的最佳时长——要晒多久

　　晒太阳所需时长随海拔、地区、季节、人种、个体、部位的不同而不同。绝大多数人每天在阳光下 10 ~ 20 分钟即可获得机体所需的维生素 D，儿童短些、老人长些，但一般都建议应控制在 30 分钟以内，以避免日晒伤。

在高海拔及长期低度缺氧环境下生活的人群，由于缺氧本身会加剧骨量丢失，需延长日晒时间至每天 30 ~ 60 分钟。冬季日光中紫外线量可以降为夏季的 1/6，也要尽量适当延长日晒时长。

✚ 晒太阳的最佳地点——在哪里晒

晒太阳的最佳地点当然是户外了。但对于某些老人或儿童而言，户外活动并不容易实现，那么改在室内晒太阳是否可行呢？

有研究表明，隔着窗玻璃，所需波段紫外线的透过率不足 50%，到距窗口 4m 处则可降至室外的 2%。

所以，即使因各种原因必须在室内晒太阳，也一定要打开窗子，让阳光直接与皮肤接触。

✚ 晒太阳的最佳姿势——怎么晒

如果非要给晒太阳选个最佳姿势，那就是——暴露！原因就是紫外线必须和皮肤"亲密接触"才能起到应有的作用。

不过，为了避免日晒伤，还是要讲究一下暴露的部位，以不引起明显的日晒红斑为宜。一般而言，躯干部皮肤对日晒红斑的敏感性高于四肢，上肢皮肤的敏感性高于下肢，肢体屈侧皮肤的敏感性高于伸侧，头、面、颈部及手、足部对紫外线最不敏感。所以，**"夏天短裤和短袖、冬天露出脸和手"**就是最佳选择了。此外，墨镜可以有，可以避免阳光直射导致眼睛损伤；护发帽也可以有，可以避免秀发晒伤。

✚ 吃货们晒太阳的注意事项

吃货们要注意，有些食物或药物会增加或减弱皮肤对光线的敏感性。

灰菜、苋菜、芹菜、油菜、菠菜、小白菜、莴苣、芥菜、荞麦、泥螺、柠檬、杧果等光敏性食物，以及噻嗪类利尿降压药、补骨脂中药等会强化光线敏感，更容易使日晒皮肤出现光敏性皮炎，过敏性体质的人要小心食用。

奇异果、草莓、西红柿、木瓜、坚果、薏米、绿茶等则有不同程度的"防晒"功效，多多食用对皮肤有益。

让我们用正确的姿势晒太阳，尽情享受阳光吧！

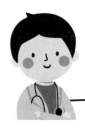

如何维护口腔健康

口腔科　王浩杰

　　曾经有许多坚固的牙齿生长在我的口中，但是我没有珍惜，等到失去的时候才后悔莫及，尘世间最痛苦的事莫过于此。如果上天可以给我机会再来一次的话，我会好好保护它们，如果非要给这份保护上加一个期限，我希望是一辈子！

——致曾经离我们而去的牙齿

　　口腔疾病可引发全身性疾病。比如口腔中的细菌感染、炎症因子，可引发或加剧心脑血管病、糖尿病等慢性病，危害全身健康；孕妇的口腔感染是早产和婴儿低出生体重的危险因素。

　　口腔内的症状可能由全身疾病引起。例如糖尿病患者的抗感染能力下降，常伴发牙周炎、拔牙伤口难以愈合；艾滋病患者早期会出现口腔病损，发生口腔念珠菌病等。

　　口腔疾病与某些全身疾病具有相同的危险因素。如吸烟、酗酒、不合理膳食、精神压力等，既是患上心脑血管病、糖尿病等慢性病的危险因素，也会严重危害口腔健康。所以说，维护口腔健康是防控全身性疾病的重要手段，防治全身性疾病有利于促进口腔健康。口腔健康与全身健康密切相关！

✚ 有效刷牙能清除牙菌斑

　　Bass 刷牙法：至少每天早晚各刷牙 1 次。使用小头软毛牙刷，牙刷放于牙龈与牙齿交界处，刷毛与牙面成 45°，**使刷毛在原位做前后方向短距离的水平颤动**，向牙龈方向颤动 4 ~ 5 次，幅度约 1mm，保证刷到每个牙面。

　　牙线清理牙齿邻面：适用于大多数人，尤其适用于无明显牙龈退缩者。中指缠绕牙线末端，食指和拇指拉紧；拉锯式动作通过牙齿之间；牙线紧贴牙面进入牙龈缘以下；"C"形包绕牙齿邻面；由牙龈向牙齿方向移动，"刮除"牙面菌斑。全口牙齿邻面均需使用牙线清理。

　　配合使用牙缝刷清理牙齿邻面：主要适用于牙缝较大者。选用直径适宜的牙缝刷，刷头垂直伸入牙缝间，沿此方向内外移动，每晚睡前刷牙后使用即可。

➕ 儿童的口腔维护

儿童的第 1 次牙科检查时间应在第 1 颗牙齿萌出的时间或最迟在孩子 12 个月之前。

1. 幼儿约在 3 岁左右可以开始使用牙膏，至 6 岁前，仍需要家长帮助完成刷牙，每次刷牙使用豌豆大小牙膏即可。

2. 学龄前期（3~6 岁）儿童建议可以开始使用牙线。

3. 建立良好的饮食习惯，少吃甜品和含糖饮料。

4. 低氟地区及龋病高发区的儿童应合理使用氟化物。

5. 恒牙萌出 1~2 年内是容易发生龋坏的时期，建议进行窝沟封闭。

1. 龋病和牙周病可防、可治，定期检查、及早防治是关键。

2. 口腔健康需终生维护。

3. 建议每半年到 1 年进行 1 次口腔检查及洁治（洗牙）。

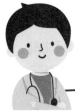

延缓皮肤衰老，防晒更重要

皮肤科　姜　薇

我们的皮肤老化分"自然老化"和"光老化"。"自然老化"主要是由基因决定的；而"光老化"则是由于我们的皮肤长期接受日光照射所引起的，例如我们会发现有些人脸上出现点状或片状咖啡色斑（色素异常）、鼻唇沟加深（皮肤松弛）、细小皱纹、面部红血丝、毛孔粗大、皮肤颜色晦暗等，这些都是光老化现象。随着年龄的增长，我们无法抵御岁月的侵蚀，自然衰老是不可避免的。那么，如何预防光老化、延缓皮肤衰老呢？从皮肤护理的角度讲，那就是——防晒！

你知道吗？一年四季都需要防晒！3 月的臭氧层最薄，我们接触的紫外线最强，是防晒的重要时候！在介绍如何防晒之前，还要给大家介绍一些基本概念。日光中的紫外线一般分类如下。

1. 长波紫外线 UVA：主要引起光老化和皮肤肿瘤。

2. 中波紫外线 UVB：主要引起日晒伤。

3. 短波紫外线 UVC：被大气层阻断，可忽略不计。

不难看出，我们外出去海边、高原，为防止皮肤晒伤，我们需要对抗 UVB；而预防皮肤光老化，我们则需要对抗 UVA。这一基本概念对下面介绍如何选择防晒产品尤为重要。

✚ 防晒产品的选择

防晒产品从作用机制上分为物理防晒剂和化学防晒剂。

1. 物理防晒剂

可简单理解为外涂一些物质，阻挡紫外线对皮肤造成损伤，起到物理屏蔽作用，可折射、散射紫外线。一般来讲，物理防晒剂厚重、油腻，涂在脸上像"京剧脸谱"。

主要成分：氧化锌、二氧化钛等。

优点：物理防晒剂安全、低致敏性。

适用人群：孕妇、婴幼儿。目前建议 6 个月以上婴儿开始使用防晒霜。

2. 化学防晒剂

其化学成分吸收紫外线，将其转化为热能释放出来，而不会对皮肤造成损伤。

主要成分：对氨基苯甲酸（PABA）等。

优点：化学防晒剂细腻、好吸收、不阻塞毛孔、不易形成粉刺。

适用人群：尤其适合痘痘患者（油性或混合性皮肤）使用，但是要在出门前 30 分钟使用。容易过敏的人慎用化学防晒剂。

✚ 防晒系数的选择

选择防晒霜时大家可能都知道要看 SPF 值（sun protection factor，防晒系数），这里要注意。

1. SPF 值是针对 UVB 的防晒系数，也就是我们上面提到的主要用来防止日晒伤的防晒系数

SPF 值的高低与防晒能力无关，不是 SPF 值越高防晒能力越强，SPF 值只是代表防晒时间的长短。打个比方，SPF30 与 SPF60 的防晒霜，其防晒能力是一样的，只不过 SPF30 的防晒霜需要每隔 2 小时再涂抹 1 次，而 SPF60 需要每 3 小时再涂抹 1 次而已。一般来讲，防晒系数 1 个小时即衰减一半。因此，户外工作或旅游时建议选择 SPF30+，每隔 2 个小时重新涂抹 1 次。

2. PA 是针对 UVA 的防晒系数

其实我们为预防光老化，主要看防晒产品对长波紫外线（UVA）的防护效果，即 PA（protection of UVA）值，PA 是针对 UVA 的防晒系数。一般用 +、++、+++ 来表示，日常工作选用 ++ 即可，户外活动时要选择 +++。

3. 防晒系数不能叠加

比如你涂的保湿霜带 SPF15 的防晒，而又在外面涂了 SPF30 的防晒霜，此时的防晒系数仍是 30。

✚ 防晒霜何时涂抹

在外出前半小时涂抹效果最好。而且，涂防晒应该是护肤步骤的最后一步，即：

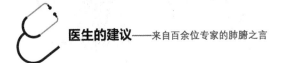

清洁、补水、保湿霜、最后涂防晒。

✚ 其他的防护措施

除了上述介绍的我们要使用防晒霜以外，我们还要注意穿着和佩戴物品。

1. 墨镜：防止紫外线对眼睛的损伤，以防导致白内障。

2. 太阳帽：帽檐 > 5cm。

3. 防紫外线伞。

4. 衣服：颜色越深防紫外线效果越好！以棉涤纶质地防晒效果好，其次是人造棉、人造丝、纯棉以及真丝。

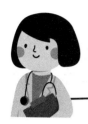

再见了，牛皮癣君

皮肤科　王文慧

俗话说"外不治癣，内不治喘"，顽固难治的牛皮癣就是银屑病，发病率占到人群的 0.5% ~ 3%，会对生活质量造成明显影响。但随着研究的逐渐深入，银屑病已经变得不那么神秘，也有了越来越多的控制办法。每年的 10 月 29 日是世界银屑病日，让我们来了解一下如何尽可能地远离银屑病，保障健康。

✚ 清心寡欲，粗茶淡饭

银屑病与精神情绪的关系是公认的，焦虑、紧张和抑郁等不良情绪可能会诱发或加重银屑病。这里可以教大家一个简单易行的放松练习方法——腹式呼吸训练法。初次进行腹式呼吸前可以先静坐一段时间，自然呼吸，然后再进行腹式呼吸训练。

具体方法： 收缩腹部肌肉、短吸长呼方式呼吸（即鼓肚子吸气 3 ~ 4 秒，缩腹呼气 6 ~ 7 秒）。坚持每日 2 次训练，每次 20 ~ 30 分钟。开始练习的时候可能会觉得很奇怪，但反复练习后就能适应了。反复练习不仅对银屑病有益，对血压、血氧和心率也有帮助。

那么，银屑病患者需要忌口吗？有关银屑病患者是否需要忌口，目前能给大家的建议是自己观察饮食和病情的关系，不需要太盲目地忌口。目前有证据的是低热量食物有益，规律食用含 Ω-3 多不饱和脂肪酸和抗氧化食物可能有益，比如胡萝卜、西红柿、新鲜水果。要注意的是，要经常适量食用，而不是很多顿不吃、一顿狂吃哦。

✚ 管住嘴，迈开腿

这是一个放之很多疾病而皆准的法则——健康生活方式很重要。现代医学研究已经发现，银屑病不只是皮肤表面的文章，它和代谢综合征（高血压、高血糖、高血脂、高体重）密切相关，高血压与心脏病患患病率分别是正常人群的 15.4 倍和 11 倍，中度和重度银屑病患者心肌梗死的发生与正常人群比较，危险度分别升高 29% 和 70%。所以，所有有益于预防和控制这些疾病的生活方式，都推荐银屑病患者加以注意。

✚ 远离烟草

烟草不仅与银屑病的加重和迁延有关，也促进银屑病的发生。更为重要的是，吸烟也大大增加银屑病患者发生心脏不良事件的风险。要注意，不仅一手烟有害，二手烟和三手烟同样有害。

✚ 泡澡抹油

可以经常泡澡，比如每周一两次，每次时间不宜过长，推荐在 10～20 分钟之内。非常不推荐暴饮暴食式的泡澡方式，比如半年或一年去泡一次温泉，生怕对不起遥远的路途和门票钱，在水里泡上一天都舍不得出来，这样只会有害而无益。泡完后要马上全身抹润肤剂，可以同时进行按摩，最好在家里由家属进行。我们经常会强调对婴幼儿洗浴之后的抚触，其实成人也一样，全身抹油，既滋润皮肤，也舒缓情绪，有促进精神健康的作用。此处想强调一下，银屑病不传染，什么样的肌肤之亲都不会造成患病。

✚ 避免感染

感染，尤其是细菌感染，可以诱发和加重银屑病。高达 45% 的患者有感染的诱发因素。链球菌感染，尤其咽炎是最常见的罪魁祸首。链球菌感染最常引起点滴型银屑病的发作，特别是在儿童和青少年时期。感染也可以诱发脓疱型银屑病或使斑块型银屑病加重。所以，日常生活注意劳逸结合、增强抵抗力，非常重要。正常生活，包括正常饮食起居、正常结婚生子。银屑病不传染，但具有遗传易感性，双亲都是银屑病比单亲是银屑病发病风险更高（有流行病学调查显示得病概率分别为 41% 和 14%），但仍有超过一半的可能不发病。银屑病本身对怀孕生子并无影响，但是一些用于治疗银屑病的药物比如维 A 酸、雷公藤、氨甲蝶呤等会对胎儿有影响。通常建议在银屑病稳定期怀孕。60% 的银屑病患者在怀孕期明显缓解，20% 病情保持不变，20% 病情可能会加重。80% 的银屑病患者在分娩四个月后病情可能会加重。

✚ 正规的治疗

这个请交给专业的医生。专业医生会根据患者不同的情况采用个体化的治疗方案，目标是尽量安全、有效地控制疾病。治疗从单纯外用药物、UVB 光疗、外用和系统联合治疗，以及比较新的生物制剂等，多数银屑病都可以得到很好的控制。勿信所谓的偏方和秘方。所谓的偏方和秘方里面比较常见的添加是激素或氨甲蝶呤。系统使用激素在银屑病中基本是禁忌的,外用激素可以酌情使用。

氨甲蝶呤等如果确实需要使用,一定要谨慎监测可能的副作用。很多重型银屑病,比如红皮病型银屑病和脓疱型银屑病,多数和不当的治疗有关。目前没有根治银屑病的方法。但是,银屑病有可能通过自体向愈或者治疗的方法,达到很好的控制,甚至长时间不反复;这时,可以轻声地说一句:"再见了,牛皮癣君!"或者愿意欣喜地喊一句:"啊,去根了!"也是可以的。但如果在感染、劳累、精神情绪等诱因作用下,银屑病再次反复了,也要保持一颗平常心,仍然能轻声地说一句:"哦,牛皮癣君,你又来了,谢谢你提醒我要更加注意生活方式,如果需要,我可以再次进行治疗。"希望很快就能再说:"再见了,牛皮癣君!"

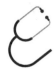

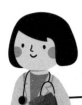

谈谈减肥那些事

运动医学科 艾 华

✚ 肥胖易诱发健康问题，判断是否肥胖用体重指数

肥胖和很多疾病都有关系，如血脂、血糖、血压增高等，还有脂肪肝、胆结石、痛风等。肥胖带给我们的已不仅仅是形象的问题，更重要的是为我们的健康带来了极大的隐患，因此减肥是必须的。

判断标准体重常用体重指数，实际上就是用你的体重公斤数除以身高的平方，体重是公斤数，身高用平方米表示。比如说你是 1.6m 的身高，你的体重是 60kg，你用60 除以 1.6 的平方，结果即为你的体重指数，然后与我们国家的标准进行对比。

我们国家的标准，在 18.5～24 之间都是属于正常体重，如果你超过 24 了，到 28之间，那是超重了。超过 28，就是肥胖了。如果你的体重指数低于 18.5，那就是体重过轻。

✚ 减肥难易与人的体质有关，易胖的人更应控制体重

有的人很容易长肥，但是也很容易瘦下来；有些人很容易长胖，但是很难减下去。这种情况确实存在，一般和情绪及遗传都有一定的关系。

每个人的体质都是不同的，有内分泌的问题、消化吸收的问题、能量消耗的问题。代谢方面，人和人之间的差别都是很大的，这样会导致不同的体质，很容易长胖，或者是很容易减肥，有减肥难易的一些差别。所以每个人一定要认识自己的身体状况的特点，易胖体质更应控制体重。

✚ 减肥当减脂保瘦体重

我们减肥减的是体脂，就是体内的脂肪部分，而不是减瘦体重。所谓的瘦体重，就是我们身体除了脂肪之外的其他部分，包括骨骼、肌肉、内脏、皮肤，这些部分一般说相对比较稳定。

减肥的时候尽可能不要减瘦体重。实际上在减肥的时候，有可能你的肌肉成分丢失了，这是我们不希望看到的。为了避免肌肉成分的丢失，减肥的时候最好多做一些

运动，因为运动主要靠肌肉收缩进行锻炼，有这种锻炼，肌肉就不会变瘦小，甚至还会增加。**如果依靠饮食控制，加上运动减肥，你丢失的可以说几乎都是脂肪，瘦体重不但不丢失还有可能增加，这是健康的减肥方式。**

➕ 减肥靠控制饮食和运动，保证大肌群运动最有效

减肥方法主要是两方面，一种是饮食控制，另一种是运动。饮食控制实际上是减少总能量的摄入，要减少油脂类的摄入，特别是炒菜用油，还有肉类里面的肥肉部分。另外，主食部分因碳水化合物含的能量比较高，也要相对控制一下。同时增加一些蔬菜、水果。总的说来，一定要控制你的总能量，控制你的饮食量。

饮食量和总能量控制的同时要结合运动。最好做大肌群的运动，比如说慢跑、游泳、快走、蹬车等运动。所谓大肌群，就是指臀部肌肉、大腿、小腿部分、胸和背部的肌肉，这些肌肉部分都特别大。一旦运动起来，锻炼的是大肌肉、大肌群，这些大肌肉和大肌群消耗的能量比较多，另外对身体锻炼的效率也比较高。锻炼我们的心肺功能，锻炼我们的免疫功能，这些锻炼效果都非常好。比如，游泳是一种全身的运动，上肢、下肢、腰腹和背部肌肉全都用得上，所以能量消耗也比较多。另外大肌群运动也有利于保持这些部分肌肉的功效。所以我们都希望做运动减肥的时候一定采取这种大肌群的运动方式。

另外一定要保证足够的运动时间。对于减肥来讲，如果说运动时间不够，就有可能达不到能量消耗的作用，不能达到通过运动提高身体抵抗力、锻炼身体的效果。所以运动时间上要有保证，运动时间最好每天有 1～2 小时。运动时间上可以是间歇的，比如说 5 分钟或 10 分钟，假如说你有整块时间，你可以利用整块时间，0.5 小时或 1 小时都行。如果你没有整块时间，那你零敲碎打把它累计起来，也可以起到减肥的作用。

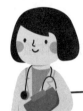

春天不减肥，夏天徒伤悲

运动医学科　常翠青

春季，此刻风微凉，时候正好，大家一起去运动吧！"春天不减肥，夏天徒伤悲。"春暖花开，天气渐热，没有了厚衣服的包裹，为了让自己美美的，爱美人士开始狠心为"美"减肥。与之相对，超重或肥胖的人为了健康却不得不减肥。研究显示，超重、肥胖是心脑血管病、糖尿病等慢性病的危险因素，超重、肥胖的人应该为了健康采取"医学减重"！

对于特别胖的人，先不说美不美，如果不减肥，健康都会面临威胁。绝大多数肥胖是单纯性肥胖，是由于少动以及吃喝过量导致的结果。肥胖不仅仅是慢病的危险因素，肥胖本身就是一种慢性代谢疾病，引起肥胖的根本原因是能量代谢失衡。当摄入能量大于所消耗的，多余的能量便以脂肪的形式储存在体内，从而引起肥胖。对于肥胖的治疗就是控制饮食和适量运动，使能量达到"负"平衡，也就是能量消耗要大于能量摄入。医生们开出的医学减重的运动处方和饮食处方，就像是天平的两头，要减肥的人都要关注。只要饮食和运动处方都制订得比较合理，95% 的人都能够很好地减肥。

✚ 运动处方"四要素"

1. 运动频率

每周 3 天以上，至少隔天 1 次，最好每天都有 1 次运动，不可间隔时间太长。因为运动效益有一个累积的过程，每次运动产生的效益不超过 72 小时，如果连续 72 小时不运动，前期运动产生的健康效益就会大打折扣。

2. 运动时间

一次持续运动 10 ~ 60 分钟，别超过 1 小时。每周累计运动时间不少于 150 分钟。必须持续运动 30 分钟以上才会消耗脂肪？

其实不是这样的！每次运动持续 6 分钟，脂肪就已经开始消耗了。一天运动累计

30 ~ 60 分钟就能够很好地消耗脂肪了。

原则上一次持续运动不建议超过 1 小时，尤其是 40 岁以上的人，因为一次持续运动超过 60 分钟会增加关节损伤的风险。所以每天可以分两三个时间段来运动，能达到同样的效果。

3. 运动强度

要减肥，中等或中低强度有氧运动最能消耗脂肪，做到中等强度最好。中等强度运动多通过脂肪来供给能量，此时消耗的脂肪量是最大的。高强度运动时则是肌糖原供能比例更大，脂肪消耗不如中等强度。

如何判断运动是否是中等强度

（1）年龄推算方法：用 220 减去年龄就是最大预测心率，这个心率的 60% ~ 70% 就是适合的中等运动强度。

（2）观察心跳和呼吸：运动时呼吸和心跳加快，但呼吸不急促、微微出汗。

（3）自觉疲劳程度：运动时感觉有点累、稍累，第二天起床没有疲劳感。

（4）饥饿感：运动 1 小时后没有饥饿感，吃饭也不会狼吞虎咽。如果运动后更饿吃得更多了，说明运动量过大，要减量了。

（5）谈话试验：对于老年人，可以用在运动时能不能说话或唱歌判断他的运动强度。老年人边运动还能唱歌，说明运动强度太小了；如果运动时不能跟别人说话，说明强度太大了。

抗阻运动的强度是否合适看动作重复的次数。比如用哑铃做二头弯举，以重复 8 ~ 12 次感觉累了为中等强度。如果轻松做到 20 个不会累，即说明这个强度太轻；如果做 5 个就累得不行了，则说明强度太大了。

4. 运动类型

运动类型主要有有氧运动、抗阻运动和柔韧性运动。建议以有氧运动为主，抗阻运动为辅；先有氧运动后抗阻运动，从小运动量开始逐渐增加运动量。有氧运动每天都做，抗阻运动隔天 1 次。收腹快速走是不错的减肥运动方式。

柔韧性运动就是各个关节的屈伸运动。柔韧性运动对肥胖和心血管疾病没有直接效益，但是如果没有很好的柔韧性运动，那么有氧运动和抗阻运动就会大打折扣。

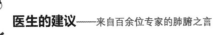

✚ 抗阻训练的活动有哪些

针对上肢大肌肉群抗阻运动，可用哑铃、弹力绳／带进行肩上推举或二头弯举、颈后臂屈伸；锻炼下肢肌群可选靠墙或徒手深蹲；腹部肌群可以选择仰卧卷腹和仰卧举腿。每个动作做3组，每组重复8～15次。此外，做平板撑或贴墙站，可以锻炼腹部和背部肌肉。

为了减重和预防体重反弹，必须制订一套减肥方案，选定个体化的运动方式，也就是选择自己喜欢并能够坚持下去的运动方式，走路、打球、游泳都可以，关键是能持之以恒。

小贴士　　每一次运动都要有三部曲：①热身10～15分钟；②运动训练10分钟以上；③运动后整理活动5～10分钟。

✚ 相关链接

你胖吗？测测体重指数（BMI）

正常：18.5 ≤ BMI < 24

超重：24 ≤ BMI < 28

肥胖：BMI ≥ 28

怎么计算呢？

体重指数 = 体重（kg）/ 身高（m）^{2}

如：身高1.75m，体重70kg

那么体重指数就是70÷（1.75×1.75）=22.9（属于正常）

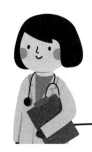

追求"A4"腰的代价
——不可忽视的肺结核

疾病预防控制科　张文丽

娜娜是位美丽的公司白领，为了获得纤细的"A4"腰而严格控制饮食，加之每晚不是加班就是打游戏奋战到深夜，近期出现咳嗽、夜间盗汗、发热、乏力，就诊后得知自己患了肺结核，这让她懊悔不已。

小明是位大一学生，从乡村考入北京的名校后，每晚挑灯夜战紧追学霸们的步伐，学校伙食不合口味就经常用方便面应付，没想到入学1年就因咳嗽迁延不愈、痰中带血，被诊断为活动性肺结核而休学。

你知道2015年全球传染病的头号杀手是谁吗？不是艾滋病毒（HIV），更不是寨卡病毒、黄热病毒，而是结核杆菌。

➕ 有关结核病你应该了解的数字

据世界卫生组织报道，2018年，全球范围内据估约有1000万（范围为900万~1110万）结核病新发病例，这一数字在近年来保持相对稳定。各国的结核病负担差异较大，从每年每10万人发病例数低于5例到超过500例，而全球平均水平约为130例。2018年我国结核病新发病86.6万人，死亡4万人（包含HIV患者）。

结核病是由结核分枝杆菌引起的慢性传染病，可侵及身体的多个脏器，以肺部感染最为常见，约占80%，通过呼吸道传播。提起那些得过肺结核的"名人"大家一定会联想到肖邦、林徽因……其实，它的历史更悠久，曾号称"白色瘟疫"，马王堆出土的2100年前的女尸身上就曾发现肺结核病灶。

➕ "肺痨"是穷人病吗

有人会说，"肺痨"不是穷人病吗？在经济发达、营养过剩的今天，也会得这病吗？是的，每个人都有可能被感染，目前也没有针对成人的预防疫苗。

➕ 易感人群有哪些

以下人群更容易患病：老人、儿童、流动人口及免疫力低下的人群，如 HIV 感染者、糖尿病患者、肿瘤病患者、长期大量皮质激素服用者等，也包括长期劳累、熬夜、盲目减肥等的青壮年，15 ~ 35 岁也是肺结核的高发年龄段。

➕ 防控形势很严峻，如何预防结核病

1. 早期发现并治愈传染性肺结核患者是最有效的防控方式。

肺结核的主要症状有连续咳嗽、咯痰 2 周以上，或痰中带血，可伴盗汗、发热、乏力、体重下降、食欲减退等，应及时就诊。

县/区级结核病定点医疗机构对肺结核检查治疗的部分项目（如痰涂片、胸片等）实行不受户籍限制的免费政策。诊断后只要坚持规范的全程治疗 6 ~ 8 个月，绝大多数是可以治愈的。间断的无规律服药可能发展为耐药肺结核，不仅会增加治疗难度，还可能传染更多人成为耐药菌患者，且需长达 2 年的治疗周期以及 4 万 ~ 5 万元的治疗费用。

2. 打铁还需自身硬，强身健体、均衡有营养的膳食摄入、充足的睡眠等提高身体免疫力是关键。

3. 人员密集场所应加强通风，养成良好的卫生习惯，不随地吐痰、咳嗽，打喷嚏时要掩口鼻、戴口罩。

4. 新生儿及时接种卡介苗，对婴幼儿期的结核性脑膜炎、粟粒性肺结核等严重结核感染有较好的预防作用。

让我们行动起来，关注结核，凝聚力量，遏制结核，共享健康！

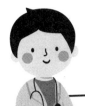

绝食减肥后的生命历险

急诊科　李　磊　马青变

减肥 ≠ 不吃不喝。

用不科学的方法减肥，可能会付出沉重的代价。为了减肥，小美参加了一个"辟谷"的微信群，在 1 个多月时间里，每天只喝红糖水，一下子瘦了 10 多斤！身体虚弱的小美虽然越来越无力，但想到下降的体重，还是很兴奋。

然而，有一天，小美发现眼前看到的东西开始飘忽不定了，走路也开始不稳。更可怕的是，周围的世界仿佛都错乱了，自己仿佛置身于一个动物的世界里，与小蜜蜂、小白兔、蘑菇为伴，而且神情越来越淡漠……

➕ 罪魁祸首

1 个月内，是什么让活泼健康的小美变成这样？为什么她眼里的东西飘忽不定？在北医三院急诊科，小美被诊断为韦尼克脑病，而罪魁祸首就是不科学减肥引起的维生素 B_1 缺乏。

➕ 探秘维生素 B_1

维生素 B_1 又称为硫胺素，是一种水溶性维生素，它不能在身体内合成，也不能在体内存储，必须从饮食中摄入，主要来源于谷类、豆类、坚果、动物内脏、瘦肉、蛋黄、蔬菜等，它既不是构成各种组织的原料，也不能提供能量，虽然生理需求量不多，但在调节物质代谢中的作用却必不可少。

➕ 忽略的代价

维生素 B_1 在体内的半衰期仅为 9.5～18.5 天，一旦缺乏或者不足，持续数周就会出现症状，早期不典型表现为注意力不集中、疲劳、气短、食欲缺乏、便秘、睡眠差、精神萎靡等，而如果到此时，还没有引起足够的重视，你的忽略将会付出更严重的代价。韦尼克脑病是由于维生素 B_1 缺乏引起的急性或亚急性脑功能障碍，最常见的表现正如小美在发病时出现的症状。

1. 视力下降看不清东西、视野晃动（眼震：眼球不自主地、有节律地往返运动）。

2. 对周围时空的感觉错乱（精神意识障碍：表现为淡漠、易怒、嗜睡、注意力不集中、精神呆滞、记忆力和定向力障碍，有时酷似急性精神病发作）。

3. 不能独立行走（共济失调：主要表现为站立和行走困难、步基增宽）。若不加以治疗，韦尼克脑病可发展至昏迷甚至死亡。

➕ 脚气病

不同于真菌感染引起足部皮肤病变的"脚气"，这里所说的"脚气"指的是以下肢功能障碍为表现的一类疾病，脚气病的英文 beriberi 来源于阿拉伯语，意思为"无力"。

19 世纪 80 年代，荷兰医生克里斯蒂安·埃克曼在实验室工作时发现厨房饲养的小鸡发病了。早期小鸡表现为走路不稳，继而出现东倒西歪，终至完全瘫痪。经过他的探索，发现厨师将小鸡平时吃的糙米换成了部队剩下的口粮，而这些口粮是经过精细加工的白米，在将小鸡的口粮换回到旧的糙米后，小鸡的症状逐渐好转。以上的发病表现与人类中出现的脚气病症状非常相似，于是他一步步揭开了脚气病的发病原因，正是由于缺乏维生素 B_1 所致。脚气病通常分为以下几种类型。

1. 干型脚气病

即神经系统受损，如以下肢为主的四肢麻痹、感觉减退、肌肉萎缩、神经萎靡等，小儿常表现出烦躁不安、反应迟钝、嗜睡甚至昏迷。

2. 湿性脚气病

即循环系统受损，表现为端坐呼吸、口唇发绀、咳嗽气急等心力衰竭症状，小儿可表现为不明原因的哭叫。

小美因为自己不科学的减肥，造成了维生素 B_1 的缺乏，生活中还有哪些情况也会造成维生素 B_1 缺乏呢？

1. 摄入不足

食物加工方法不当，如高温油炸、加碱等易引起维生素 B_1 破坏；长期禁食、偏食、静脉营养未补充维生素 B_1 者；妊娠剧吐；长期酗酒等。

2. 需求量增加

儿童处于生长发育旺盛期，对于维生素 B_1 的需要相对增加，是维生素 B_1 缺乏相关疾病容易发生的年龄；甲亢、长期发热和一些慢性消耗性疾病，也会使维生素 B_1 的需要量增加，易造成相对缺乏。

3. 吸收利用障碍

长期腹泻或经常服用泻药及胃肠道梗阻均可引起吸收不良。

4. 分解排泄增加

使用利尿剂、进行腹膜透析或血液透析，都可能加快维生素 B_1 排出体外。

在这个"以瘦为美"的时代，各种减肥方式无所不用其极，然而，身体却要为错误的减肥方式买单。

健康比身材更重要。经过系统的治疗，小美终于可以出院了。在她的眼里，现在的世界是如此美好。

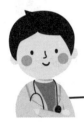

年过 40，肌肉开始丢失，怎么办

运动医学科　常翠青

握东西没力，步态变迟缓，站起来很费劲，这可能是你的肌肉衰减了，患上了"少肌症"！在此提醒，50 岁以后老人肌肉丢失得很快，"少肌症"会接踵而来，中老年人要注意练肌肉。

➕ 丢：60 丢三成，80 丢一半

说起"少肌症"，很多人觉得陌生，其实就是肌肉减少症的简称，主要是因骨骼肌量流失、强度和功能下降而引起的综合征，在中老年人中比例较大，特别是 80 岁以上的老人。

从中年开始，我们的肌肉会逐步丢失，每年肌肉丢失约 0.5%～1%，50 岁以后肌肉丢失加速，尤其是女性，预计到 60 岁，肌肉丢失将达到 30%，80 岁以上肌肉几乎流失一半。

从体重上看，很多人中年以后开始发福，体重增加。人的体重包括脂肪、骨骼、肌肉、水等。中年发福，增加的体重往往是脂肪，而并非肌肉。很多人的肌肉减少，脂肪却增多了，从体重上并不能看出来。患有少肌症的老年人会导致肌力减弱，活动能力受损，跌倒风险增加，比如站立困难、步履缓慢、容易跌倒并发生骨折。

➕ 改："老来瘦"的观念得纠正

造成肌肉丢失的主要原因是，一方面随着年龄的增长，肌肉蛋白的合成与分解不平衡，激素内分泌改变，人体肌肉逐渐衰老；另一方面，老人们膳食营养不佳和身体缺乏运动，也加剧了肌肉的丢失。

不少老年人受传统观念的影响，片面追求"老来瘦"，刻意吃素并减少食量、降低能量的摄入，导致优质蛋白摄入不足，加剧营养不良，这是导致"少肌症"的主要原因之一，因为蛋白质是肌肉生长的"基础材料"。

事实上，老年人体内蛋白质分解大过合成，对蛋白质的需要量比青壮年时还要略高才能维持平衡，还要注重优质蛋白的补充。

➕ 吃：三餐蛋白要匀补

很多人往往把一天的蛋白质量集中在一顿饭，比如早上吃好几个鸡蛋、喝牛奶，午餐和晚餐又不重视；或者晚上和午饭吃很多肉，蛋白质摄入过多，早饭又草草了事，这样造成每餐蛋白质摄入不均衡。

每天每人摄入优质蛋白应为 1g/kg 体重，老年人应为 1～1.5g/kg 体重，其中优质蛋白占 1/2。具体分配到每顿饭，最好每餐能摄入优质蛋白约 20～25g，这是减少罹患少肌症风险的最佳办法。像动物性食品如肉类、鱼贝类、蛋类均是优质蛋白质的良好来源，除此之外，豆类和豆制品也是优质蛋白质的良好来源。

比如早上吃 100g 主食 +1 个鸡蛋 +1 杯牛奶，中午和晚上分别吃 50～75g 纯瘦肉，就能保证每顿的蛋白质了。如果饭量不大，或者担心吃鸡蛋摄入过多胆固醇，有条件的可以买一些乳清蛋白粉或分离大豆蛋白粉，一般 1 小勺就可以满足一顿的量了。

➕ 动：耐力、韧性、力量训练都不可少

如果只是摄入蛋白，不运动，对于保持肌肉的作用是有限的。老年人该怎么运动呢？这里专门总结了一套运动方案。

首先，每天要保持 30～60 分钟的中等强度有氧运动。比如对于老年人来说，步行就是最好的有氧运动锻炼。如果一口气走不了 30 分钟，可以一天分几次走，不过每次至少走 10 分钟。

然后，每天再至少做 2 分钟的柔韧性训练，任何大肌肉群的静态伸展活动都可以，比如做颈部前后屈伸、左右屈伸，肩部环绕，肘部屈伸，身体向前屈髋，下蹲屈膝等。

另外，每周要有两天做力量训练，这一点往往被很多老年人忽视，认为力量训练是年轻人的事。其实对于老年人来说，力量训练对于保持肌肉非常重要。可以做一些递增阻力训练，如做墙卧撑，就是双手掌扶着墙，做俯卧撑的动作，8～12 个为 1 组，休息一会儿后，再继续做，每天做 2～4 组。

关节好的人还可以爬楼梯，爬楼梯的时候可以手脚并用，用手拽着扶梯，这样有助于上下肢肌肉的锻炼。平时还可以根据身体情况随时随地做一些平衡训练，如伸展胳膊走直线、扶着椅子做单脚站立，都是不错的方法。

每日即使是极少的改变也能延缓衰老的进程。年龄的衰老，我们无法改变，不过通过营养饮食和有效运动，我们可以延缓和预防肌肉的丢失，增进健康的同时，还能改善生活质量。

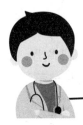

如何避免"元气大伤"

中医科 李 东 李 赛

元气大伤？人，真有元气吗？

"元"，同"原"，是"万物本原"的意思。中医学认为，元气是人体最原始、最根本的气，是构成人体生命的本源，是人体生命活动的原动力。元气的存亡决定了生命的存亡。

中医学认为元气主要来源于肾，由肾所藏的继承于父母的遗传物质——先天之精所化生。中医学认为肾为"先天之本"，故来源于肾的元气又称"先天之气"，先天之精决定了人出生时元气的强弱，但元气并非完全取决于先天遗传因素，还依赖于人出生后所摄入的营养物质的培育，也就是由脾胃产生的后天之气的养育。中医认为脾胃为"后天之本"，脾胃对于食物的消化、营养物质的吸收有着重要的作用。人体在后天通过脾胃运化获取营养物质而化生的元气，也称为"后天之气"。元气中"先天之气"与"后天之气"相互资助、相互促进，共同维系人体的生命活动。

✚ 元气有什么作用

元气对于人体的生命活动有着极其重要的作用，能推动人体的生长发育和代谢。

如果元气亏损，幼儿会出现生长发育迟缓，成年人则会未老先衰。元气还能够为人体的生命活动提供能量，推动血液循环，促进新陈代谢。元气虚弱则表现为精力、体力不足，循环、代谢迟缓。

1. 元气能温煦人体

它为人体提供热量，维持了正常体温，并能保证血液和津液能够正常流动而不至于凝固。元气虚弱则表现为畏寒肢冷、血液运行迟缓等。

2. 元气能营养人体

元气为机体脏腑功能活动提供营养物质，促进气血的生成，元气虚弱则表现为面黄消瘦、营养不良。

3. 元气能防御外邪

元气充足则可以保护肌表，防止细菌、病毒等外邪入侵；生病之后，元气还能与入侵的邪气做斗争，使人体迅速战胜疾病。元气虚弱则抗病能力下降。

4. 元气能固摄血液、体液等物质，防止其流失

元气保证了血液能流行在脉中而不会溢出，能够防止汗液、精液等体液流失。元气虚弱会出现各种出血、自汗、遗尿、遗精等现象。

➕ "元气大伤"有哪些原因和表现

父母精气虚弱，先天不足，可导致元气虚衰，而更多见的是因为后天生活失养，起居不慎，或大病、久病损耗，造成元气的来源缺乏及耗损太过，导致元气的严重不足，就是我们俗称的"元气大伤"。

元气与肾、脾二脏的关系最为密切，"元气大伤"则突出表现为肾气、脾气的虚衰。作息不规律、过度劳累、性生活不节制、恐惧等心理疾患日久均可严重损伤肾中元气，表现为早衰、精神萎靡、倦怠乏力、腰膝酸软、骨萎易折、耳鸣耳聋、白发或脱发、牙齿脱落、失眠健忘、尿少浮肿或小便频多、遗精早泄、经少经闭或崩漏、不孕不育等。

长期饮食不规律、营养不均衡，劳累、思虑过度日久均可严重损伤脾胃，阻碍了后天元气的生成，表现为精神不振、倦怠乏力、少气懒言、形体消瘦、面色萎黄、食欲缺乏、腹胀便溏、肢体浮肿等。

➕ 如何养护元气

要养成良好的生活习惯，起居规律，劳作适度，顺应自然。经常脑力、体力劳动太过，过度的夜生活及性生活易损耗肾中元气。适当进行体育锻炼，气功、太极拳等传统体育运动能很好地养护元气；保持心态平和、情绪乐观、精神振奋饱满，有助于保养元气。饮食要有规律，切忌暴饮、暴食。饮食结构合理，除保证每日营养外，应多吃五谷杂粮、新鲜蔬菜水果，忌太过荤腥、高糖、高脂、过咸及辛辣，避免损伤脾胃，影响后天元气的生成。

生活中也可以采用一些食疗保健和简单穴位保健方法。

1. 食疗保健

肾中元气虚弱、有畏寒肢冷等阳虚表现者可适当食用羊肉、狗肉、韭菜、核桃等；有五心烦热、潮热盗汗等阴虚表现者可适当食用枸杞子、黑芝麻、黑木耳、桑椹、黑豆、山药等。脾胃虚弱，后天元气生成不足者，可食用山药、薏苡仁、白扁豆、莲子肉、大枣、桂圆等。

2. 穴位保健

可以选用关元、气海、足三里这 3 个常用保健穴来保养元气。

关元在脐正下方 3 寸。关元能温肾固本、补气回阳。长期施灸可壮一身之气，使元气充足，虚损可复。每次用艾条灸 10 ~ 20 分钟。

气海在脐正下方 1.5 寸。气海能够治疗脏气虚弱、元气不足等，补气首选气海。经常灸气海，可以培元固本，起到很好的防病保健作用。每次用艾条灸 10 ~ 20 分钟。

足三里在外膝眼下 3 寸，胫骨旁开 1 中指。足三里能补脾胃之气，而后天元气靠脾胃运化而来，所以补元气选用足三里穴必不可少。每次用艾条灸 10 ~ 20 分钟，或按摩，每次按压 5 ~ 10 分钟，每分钟按压 10 ~ 20 次。

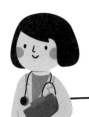

几个细节，帮助我们早睡早起

神经内科　方　可

谈到健康的生活方式，我们常常提到"作息规律，早睡早起"。我们睡眠的规律靠什么维持呢？当我们觉得知易行难时，又有什么办法能帮我们调整自己的作息规律，养成这样的习惯呢？

➕ 睡眠规律是靠什么维持的呢

人体内有一个周期性工作的系统，可以自动调节我们生命活动昼夜节律，这就是我们的生物钟。调控生物钟的核心部分，位于我们脑部的视交叉上核。此外还有一种很重要的激素，是松果体释放的褪黑素。

在大脑的指挥下，人体的各个器官共同参与生物钟的调节。在我们完全摆脱外界环境干扰的情况下，身体内依然可以维持一定的生物节律。

人固有的昼夜节律周期大约是 24 小时 11 分钟，比一天要长一些。但是，外界的光照强度、温度、饮食规律乃至生活事件，都可能影响我们的昼夜节律，使我们的作息规律和日常生活相协调。

➕ 光照，是调整昼夜节律的最主要因素

一个人如果在前半夜接受大量的光照，他的生物钟会明显向后推迟，产生倦意的时间也会更晚。如果一个人在后半夜或清晨受到强光照射，可以引起生物钟的提前，这会让我们更容易早起。

比如说，如果我们的卧室窗帘遮蔽光性能很好，或者某一天是阴天，早上光线很差，我们就容易起得更晚。相反，如果阳光很早就照进屋子，我们可能一大早就睡不着了。

➕ 早睡早起的小方法

了解这些原理，自然也能用一些措施帮助我们调整生物钟，帮我们早睡早起。

1. 增加起床时的照明强度，换用遮蔽光性能较弱的卧室窗帘。

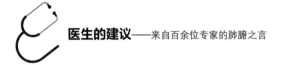

2. 中午以后不再喝茶、咖啡、可乐等含有咖啡因的饮料，戒烟、戒酒。调整工作时间安排，减少临睡前不必要的活动，避免过度兴奋。在夜间入睡前限制灯光亮度，提早熄灯。

3. 循序渐进，长期坚持，让他人帮忙监督。

这些方法简便、安全，而且并不需要使用任何药物，但都要求我们长期坚持才能起效。

✚ 习惯晚睡晚起，需要改吗

也有一部分人天生容易晚睡晚起，或者因为其他原因养成了晚睡的生活习惯，尤其是年轻人。

其中一部分人可能会在凌晨 2 点以后上床睡觉，上午 10 点以后才会自然醒。医学上讲，这种作息时间明显向后推迟，但又非常规律的情况，叫作睡眠时相延迟障碍。

有睡眠时相延迟障碍的人还可能伴有一些精神障碍，比如抑郁、注意力缺陷等。但是一个长期规律晚睡、晚起的人，身体器官的功能不一定有什么明显的损害。

所以，睡眠时相延迟障碍虽然听起来像是个"病"，却不一定需要治疗。这部分人如果能从事一些时间安排比较灵活的工作，注意在其他方面养成健康的生活方式，定期体检，也可以保持身心健康，并不用强迫自己早睡、早起。相比之下，睡眠不足和作息不规律对健康的危害更大，更需要我们的关注。

每个人应当对自己的健康负责，安排好自己的学习、工作和娱乐时间。而各行各业的管理者也应当充分了解人的健康规律，合理安排员工每天学习、工作的时间表。

当然，有的人受到睡眠节律异常的困扰，给生活带来诸多不便，这部分人可能需要在医生的指导下调整自己的睡眠节律。医学上还有一些治疗手段，比如时间疗法、褪黑素疗法等，需要在专科医生的指导下进行。

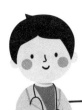

中医教你几招助安眠

中医科　李云虎

　　睡眠是人体顺应自然界昼夜变化的一种生理性调节行为，当你想睡而不能睡或半夜醒来不能再入睡时，那你很可能是失眠了。如经过多种方法调理仍存在失眠，尤其对于长期被失眠折磨的患者，根据自己的失眠情况，可选用以下几种代茶饮方或穴位按摩来改善。

✚ 入睡困难

　　此类患者多表现为出现困意后，躺在床上头脑却很清醒，30 分钟内不能入睡，会烦躁不安、辗转反侧。多由心火旺盛或心肝火旺而扰动心神所致，治疗应以清火安神法为主。

　　可选用淡竹叶 5g、莲子心 5g、炒栀子 6g、丹皮 10g。每日 1 剂，开水冲泡代茶饮。

✚ 早醒多梦

　　此类患者多能在短时间内便可入睡，而多在半夜醒来，醒后不能再入睡，心烦，可伴有口干，以夜间口干尤其明显，腰酸乏力、精力下降。这种情况常由肝肾阴虚、精血不足、阴虚生热、热扰心神所致，治疗应补益精血、养阴清热以安神。

　　可选用干生地 10g、山萸肉 15g、知母 10g、当归 10g、百合 15g。每日 1 剂，开水冲泡代茶饮。

✚ 入睡困难又早醒

　　患者不但入睡困难而且早醒，心烦、乏力、口干、腰酸腿软，兼具前两种失眠的特点。可由前两型转化而来；或心火、心肝火旺日久，火热伤阴，肝肾阴亏；或肝肾阴亏，阴虚火旺引动心火而成。治疗应以补益肝肾、清热宁神为主。

　　可选用淡竹叶 10g、山萸肉 15g、知母 10g、五味子 10g、生黄芪 15g、炒栀子 10g、丹皮 10g。每日 1 剂，开水冲泡代茶饮。

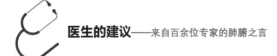

此外，亦可于睡前进行穴位按摩。取坐位或其他舒适体位，保持身体放松、心情平静，轮换按揉以下穴位 10 ~ 15 分钟。对于一些轻度失眠的患者，有一定的缓解作用。

神门：坐位，伸肘仰掌，在手掌小鱼际肌近腕部可摸到一突起圆骨，在该圆骨下方、掌后第 1 横纹上、尺侧腕屈肌腱的桡侧缘可触及一凹陷处，按压有酸胀感即是此穴。

翳风穴：将耳垂向后按，正对耳垂的边缘，按压有凹陷处，张口时更为明显，即是翳风穴。

风池穴：平耳垂，位于头骨下大筋外缘陷窝中，用力按压有酸胀感，即为风池穴。

安眠穴：位于项部，患者取俯卧位或侧伏位，先确定翳风穴与风池穴，该穴在在翳风与风池两穴连线之中点。

三阴交穴：手四指并拢，小指下边缘紧靠内踝尖上，食指上缘所在水平线与胫骨后缘的交点，按压有酸胀感处即是。

夏日防暑，看看中医怎么说

中医科　王春勇

进入夏季，如何防暑、避暑、治疗中暑，中医有讲究。

✚ 夏季气候特点及对策

夏季气候特点可简单概括为一热、二散、三湿。我们要针对这三点，有针对性地防暑。

1. 热

暑为盛夏火热之气所化，火热属阳，故暑邪为阳邪。《素问·五运行大论篇》中记载："其在天为热，在地为火，在体为脉，在气为息，在脏为心。其性为暑，其德为湿，其用为燥，其色为赤，其化为茂，其虫羽，其政为明，其令郁蒸，其变炎烁，其眚燔炳，其味为苦，其志为喜。"

暑邪伤人多表现为一系列阳热症状，如高热、心烦、面赤、脉洪大等。

【对策】

（1）避免暴晒日下，居住以阴凉为佳。《素问·移精变气论篇》中记载："动作以避寒，阴居以避暑。"

（2）单衣，多温饮，及时散热。

（3）心静自然凉。避免剧烈运动、激动情绪。《素问·痹论篇》中记载："阴气者，静则神藏，躁则消亡。"

2. 散

夏季暑邪伤人，可致腠理开泄而多汗，多扰神伤津耗气。《素问·举痛论篇》中记载："炅则气泄。"故汗出过多，不仅伤津，而且耗气。

故临床除见口渴喜饮、尿赤短少等津伤之症外，往往可见气短、乏力，甚则气津耗伤太过、清窍失养，轻则出现心胸烦闷不宁、头昏、目眩、面赤等，重则出现突然昏倒、不省人事。

【对策】

（1）适当出汗，利于阳气布散。《素问·热论篇》中记载："暑当与汗皆出，勿止。"

（2）合理开放精神，宣泄神气。《素问·四气调神大论篇》中记载："使华英成秀，使气得泄，若所爱在外，此夏气之应，养长之道也。"

（3）适当补气补液，保持正常生命运动。即《素问·刺志论篇》中记载："气虚身热，得之伤暑。"

3. 湿

暑季气候炎热，且常多雨而潮湿，热蒸湿动，水气弥漫，故暑邪致病，多挟湿邪为患。

其临床表现除发热、烦渴等暑热症状外，常兼见身热不扬、四肢困倦、胸闷呕恶、大便溏泄不爽等湿滞症状。如夏季的感冒病，多属暑邪兼挟湿邪而致，治疗当配合化湿祛暑之法。

【对策】

（1）清淡饮食，少吃辛辣肥厚滋腻之品。

（2）汗出避寒避风。《灵枢·百病始生篇》中记载："汗出当风则伤脾。"

（3）适当运动，健运脾胃，运化水湿。《素问·异法方宜论篇》中记载："中央者，其地平以湿，天地所以生万物也众，其民食杂而不劳……其治宜导引按蹻。"

✚ 药食推荐

1. 西瓜

常温服食佳，补液解暑。

味甘，性寒。有清热解暑、生津止渴、除烦利尿之功。用于暑热烦渴、热盛津伤、小便淋痛。

《本经逢原》中记载："西瓜能引心包之热，从小肠、膀胱下泻。能解太阳、阳明中暍及热病大渴，故有天生白虎汤之称（白虎汤为汉《伤寒论》方，有清热生津、解渴除烦之功）。"

提示：西瓜性寒凉，脾胃虚寒，容易腹泻者不可多食。《本草纲目》中记载："西瓜、甜瓜，皆属生冷，世俗以为醍醐灌顶，甘露洒心，取其一时之快，不知其伤脾助湿之害也。"

2. 干姜

煎汤煮水佳，温阳祛寒。

味辛，性热。有温中散寒、回阳通脉、温肺化饮之功。用于脘腹冷痛、呕吐泄泻、肢冷脉微、寒饮喘咳等症。

俗话说"冬吃萝卜夏吃姜"，由于夏季人们贪凉饮冷，在空调房，喜用瓜果、冷饮以解暑去热，常导致肺、脾、胃受寒侵袭，伤其阳气，所以常需用姜，暖肺温胃，散寒健脾，护阳除湿，以矫正夏季贪凉之弊！

提示： 干姜性温热、辛燥，若已经为暑热所伤，表现为一系列阳热症状，如高热、心烦、面赤、脉洪大等症状，实非所宜，反而会加重人体燥热、失水。

3. 绿豆

煎汤煮粥佳，清热解毒。

味甘，性寒。有清热解毒、消暑、利水之功。治暑热烦渴、水肿、泻利、丹毒、痈肿、解热药毒等症。

《开宝本草》中记载："主丹毒烦热，风疹，热气奔豚，生研绞汁服。亦煮食，消肿下气，压热解毒。"可以在暑天防暑降温，解暑热之毒邪，煎汤热饮，效果极佳。

提示： 绿豆性寒凉，素体阳虚、脾胃虚寒、泄泻者慎食。《本草经疏》中记载："脾虚泄泻，法咸忌之。"

小结： 要防暑热，以降温补液为主。

在防暑热时，由于过度贪凉，损伤人体阳气，注意保护脾胃阳气。暑多夹湿，夏季清淡饮食，适当运动，为佳。

防暑以预防为主，身体不适，请及时就诊，寻求专业帮助。

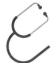

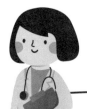

炎炎夏日，悠悠防暑

急诊科　尚　文　葛洪霞

随着夏季的来临，老程很期盼，因为在北京读书的儿子很快就可以放假回家了。然而6月的一天，他接到老师打来的电话，说孩子住院了，住的还是急诊重症监护病房。老程很惊讶，儿子是体育专业，平时身体好好的，咋就住院了呢？老程赶紧奔赴北京大学第三医院急诊科。医生告诉老程，由于在高温天气下剧烈运动，孩子得了"劳力性热射病"，通俗地讲，就是严重的中暑。老程一听，心里放松了，中暑在老家常见，很快就能好呀。但是医生细致慎重地告诉老程，热射病属于中暑的最严重类型，且小程已经出现了意识障碍、抽搐、血尿、肝功能及肾功能损伤、凝血功能异常等多系统功能不全，其中肝酶的指标超出正常值60多倍。热射病的致死率和致残率均较高，如果病情加剧进展，可能会危及孩子的生命。

听完医生的详细解说，老程了解情况的同时也感到茫然无措，他想不明白，常见的中暑，咋就可能要命了呢。幸好经过医院系统的积极治疗，2周后小程就痊愈出院了。

近年来，随着全球变暖，中暑的发病率也加速攀升，在炎炎夏日，我们有必要了解一下中暑的防治。

✚ 什么是中暑

中暑是指长时间暴露在高温环境中，或在炎热环境中进行体力活动引起机体体温调节功能紊乱所致的一组临床症候群。中暑对机体会产生广泛的损伤，可累及多器官系统。

劳力型热射病是最严重的中暑类型，发病急、进展快，如得不到及时、有效的救治，病死率高达50%以上。该病最青睐于健康青年人，尤其是在夏季参加训练的官兵和运动员。美国运动员中，劳力型热射病是继脑脊髓损伤和心脏骤停后位居第三位的死亡原因。因此，对中暑的预防和治疗非常重要。

➕ 什么人中暑的风险高

体质弱或者抵抗力弱的人群，比如老年人、婴幼儿、儿童及慢性病患者最易中暑。但是，如果在高温天气进行重体力劳动或剧烈的体育运动，即使是健康的年轻人也可能发生高温中暑，甚至死亡，小程就是个例子。

➕ 如何避免中暑

1. 少高温作业，多饮水

要避免和减少在高温的天气中进行重体力劳动和剧烈的活动；适当增加饮水，饮水应少量多次。不建议饮用含酒精或大量糖分的饮料，也应避免饮用过凉的冰冻饮料。

2. 注意饮食及休息

夏季饮食应尽量清淡，少食高油、高脂的食物，多吃水果蔬菜，保证充足的睡眠。大量出汗及睡觉时避免用电风扇或空调直吹。

3. 出行前多做准备

在室外活动时要穿着轻薄、宽松，尽量穿浅色的衣服并涂抹防晒霜，佩戴帽子及太阳镜；另外，切记不要将婴幼儿或儿童单独留在轿车内。

➕ 骄阳似火，科学运动——热习服

如果需要在高温的环境里进行体力劳动或剧烈运动，建议先进行热习服训练。热习服是指机体在经过后天的锻炼，达到对热的耐受力提高，表现为机体对热的反射性调节功能逐步完善。加强热习服锻炼可有效防范热射病发生。

1. 锻炼时间

尽量避免在一天中最热的时间段（10:00~16:00）进行比赛或训练；锻炼初期，暴露温度不宜过高，30℃左右为宜，之后逐渐过渡为在较热的环境中运动，运动项目可交替进行，如跑步和打篮球，连续锻炼10~12天，运动量要大，出大汗，脉搏要达到120~140次/min，运动时间50分钟到2小时。但如有不适症状应及时停止。

2. 锻炼强度

锻炼的强度应循序渐进。锻炼初期，根据体力情况和基础情况合理安排，活动量由轻到重。

3. 科学补充饮水

主张少量多次饮水，运动前即应补水，运动过程中定时补水，可每隔 15～20 分钟补水 200ml，水温不宜过高。大量出汗，要额外补充盐分和矿物质，也可适当饮用糖水或运动饮料。

值得注意的是，运动后更需摄取足够的热量，补充蛋白质、维生素和钙。

✚ 中暑了怎么办

中暑后要立即停止活动并在凉爽、通风的环境中休息。脱去多余的或者紧身的衣物。

1. 药物治疗

给患者喝水或者运动饮料。也可辨证服用人丹、十滴水、藿香正气水等中成药。

2. 降温

将湿的凉毛巾放置患者的头部和躯干部以降温，或将冰袋置于患者的腋下、颈侧和腹股沟处进行物理降温。

3. 送医

如果经过上述措施患者的情况仍没有改善甚至有加重，要及时拨打急救电话送往就近医院。

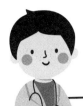

刚过 40，我不会"更"了吧

妇产科 王 威

40 岁以后的女性，事业逐渐走向巅峰，开始告别一边照顾孩子一边为工作操心的艰苦时期，有经济实力和时间来享受高质量的生活。然而每个月的那几天，时长时短，时有时无。潮热、盗汗开始出现，睡眠质量严重下降；经常情绪低落，脾气变差，常常莫名的烦躁不安；皮肤的光泽不再，体重也增加了……

根据 WHO 估计，到 2030 年，全世界会有 12 亿以上的更年期妇女，届时我国的更年期女性超过 2.1 亿。更年期是许多疾病明显增加的时候，糖尿病、骨质疏松、心脑血管疾病、老年性痴呆、妇科肿瘤等集中向女性袭来，中国女性更年期症状的发生率高达 60% ~ 80%。每年的 10 月 18 日是"世界更年期关怀日"，让我们一起来关注妈妈们的健康。

✚ 我开始进入更年期了吗

如果你出现以下症状就要警惕了。

1. 月经紊乱

本来每月准时见面的"大姨妈"，这时候变成了顽皮的孩子，不知道什么时候来，不知道来多久，不知道来多少，甚至有时候因为严重的不规则阴道出血而出现贫血。

2. 潮热出汗

这种出汗表现为突发、突止，一般持续时间少于 1 分钟，严重时每天数十次。

3. 烦躁易怒

本来身体就不舒服，再加上身体激素水平的不稳定，导致"情绪的小船说翻就翻"。如果这时的妈妈遇上青春期的子女，那真是能碰撞出不一样的火花，有些人则表现为伤心欲绝，甚至患上抑郁症，严重者会有自杀倾向。

4. 睡不着

每天在床上似翻烙饼，不是睡不着就是睡眠浅，总醒或者早醒，甚至干瞪眼到天明。

5. 衰老症状

绝经后的一些女性逐渐出现皮肤松弛或皱褶、关节疼痛、同房困难、性交疼痛、反复泌尿系统感染等症状。

"更年期"真是"苦不堪言"啊！除了以上症状，还有一些看不见、摸不着的伤害，没有了雌激素的保护，心脑血管疾病、骨质疏松、老年痴呆都可能侵袭绝经后的女性朋友。

➕ 难道只能痛苦地度过"更年期"吗

当然不是！

首先需要调整心态，合理作息和均衡饮食，并不是所有的妇女都会经历所有难受的症状，可以对症治疗，服用中药或者植物药都可以很好地缓解症状。

当然治病还需"对因"治疗，那就得缺什么补什么，更年期主要是分泌雌激素的卵巢功能减退了，雌激素少了，因此合理补充雌激素才是真正的解决办法。补充激素治疗不仅可以有效缓解潮热盗汗等更年期近期症状，还能有效预防骨质疏松和心血管疾病等更年期远期危害。

➕ 雌激素是想吃就可以吃吗

当然不是，需要女性朋友做过全面体检后由相应的妇科内分泌医生进行判断。比如有下列任一情况的妇女就不适合使用激素补充治疗。

1. 不明原因的生殖道异常出血。
2. 已知或可疑乳腺癌。
3. 未治疗的子宫内膜增生或可疑子宫内膜癌。
4. 系统性红斑狼疮。
5. 6 个月内患有活动性的血栓栓塞性疾病。
6. 性激素依赖的肿瘤。
7. 已知妊娠。

我怎么知道吃哪种呢

这个问题还是交给医生吧，不过你对是否还要有规律的月经可以和医生进行沟通，很多药物都可以满足你对规律月经和缓解症状的要求。

激素补充治疗何时停药呢

没有限制，其实一旦开始服用，建议不要吃吃停停。《国际绝经学会指南》（2011年版）认为：没有理由强制性限制激素补充治疗的使用时限，不过定期随访非常重要。如果你能做到定期复诊随访，正确评估收益和风险，可以长期服用。停药有两种情况：一是"不能吃了"，即在随访中发现了服药的禁忌证；二是"不想吃了"，即服用一段时间后你自己不愿意再服用了，随时可以停药，不过停药过早症状有可能反复哦。

激素补充治疗会得癌吗

总的来说，得癌的概率是万分之一。国外临床研究，对使用激素补充治疗的绝经妇女随访观察长达5年甚至10年，使用不同的雌激素或孕激素会有高低不同的乳腺癌发生风险，而乳腺癌风险的关键在于孕激素的选择，选择用天然或接近天然的孕激素致乳腺癌的风险远低于合成孕激素。

激素补充治疗会导致中风或心梗等血管栓塞疾病吗

对于年龄小于60岁且无心血管系统疾病、绝经小于10年、有绝经相关症状的妇女，在围绝经期尽早使用绝经激素治疗，可以降低风险，增加获益；相反，在老年妇女中使用，特别是超过60岁的妇女，绝经激素治疗会增加心血管疾病的发生率和死亡率，这就是所谓的"潜力治疗窗"概念。在潜力治疗窗内使用绝经激素治疗，能降低心血管疾病的发生率和死亡率，同时还能预防雌激素水平下降导致的骨质疏松。

激素补充治疗会发胖吗

雌孕激素不是平时所说的肾上腺皮质激素，肾上腺皮质激素容易导致人发胖，雌孕激素是女性激素，是维持女性生理功能的激素。同时，不同的激素补充药物对身体的总体脂肪和脂肪的分布也存在不同的影响。选择合适的雌激素与孕激素组合，可以避免体重的增加，甚至可以减轻体重。

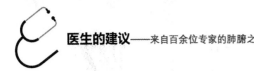

不管怎样，女性朋友的更年期都不应该在身体难受、心情难熬、寝食不安中度过。近年来，医学上对于"更年期"这个词，已经用"围绝经期"和"绝经期"来替代，我们也应该关注自身和家人在特殊时期的健康和保健，更应该在有症状时及时就医。

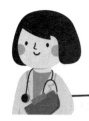

中医助你平稳度过更年期

中医科　辛喜艳

更年期的概念大家并不陌生，它是指女性在绝经期前后，大概 45～55 岁之间，卵巢功能逐渐减退或丧失，雌激素水平出现明显的波动或下降所致的一系列自主神经系统功能紊乱的症状。

除了典型的潮热、盗汗、月经周期紊乱，临床中还可以见到心悸、胸闷、心烦、失眠等多个系统的临床表现。目前，中国已有五分之一的女性步入更年期，给很多家庭带来了困扰。西医治疗更年期主要是激素替代治疗，中医有哪些好的方法呢？

首先，我们看看中医是如何认识更年期的。中医将女性的生理周期分为 7 个阶段，每 7 年就出现一次较大的变化。《黄帝内经》中提到"女子七七，任脉虚，太冲脉衰少"，指的就是女性 49 岁左右的时候冲任之脉虚衰。中医认为："冲为血海，任主胞胎，二者相资，故能有子。"冲任之脉虚衰了，精血就不足了，肝肾亏虚，阴阳失调，就会出现一系列症状，西医学称之为"更年期"。可见几千年前古代中医的记载与西医学对女性生理周期的认识完全吻合。

因此，中医治疗更年期主要是滋补肝肾、调和阴阳。我们可以将其概括为调神和调形两个方面。

➕ 调神

调神方法主要是通过调整情绪，改善患者更年期的不适症状。正常人是喜怒有常、哀乐有度的，如果过于高兴、愤怒、忧伤或者思虑就会对我们的身体造成伤害，这就是我们常说的情绪致病。

中医有七情致病的理论，怒伤肝、思伤脾、忧／悲伤肺、恐／惊伤肾。比如思虑过度的人，常常会茶饭不思，影响脾胃功能。一个人特别生气的时候，也常说："气得肝都痛了。"

因此一定要注意保持情绪的稳定。所谓调神，其实是情志养生，**生活中谨记三句话：调和喜怒，去忧悲，节思虑。**

✚ 调形

不是每一位更年期的女性都能控制自己的情绪，此时还可以用调形的方法，就是通过食物或药物的方法来改善患者阴阳失衡的状态。

症状轻一点的，我们通过药膳解决；症状重一点的，我们通过方药来解决。给大家介绍两种临床中常用的药膳茶。

1. 麦枣茶

浮小麦 60g、大枣 10 个、炙甘草 10g，一同煎水，每日 300ml，少量频服，代茶饮。

主治更年期的潮热盗汗、失眠症状。

2. 百合玫瑰茶

干百合 30g 或鲜百合 60g、玫瑰花 10 朵，一同煎水后加入适量冰糖，每日300ml，少量频服，代茶饮。

主治更年期的心烦、失眠、烦躁不安。

代茶饮简单方便，如果效果不理想，还可以在医生的指导下选用中成药或中草药。更年期常用的中成药有两类。

（1）**适用于肾精不足型**：症见腰膝酸软、潮热盗汗、乏力、月经延后或闭经、月经量少、脱发、耳鸣，舌淡、苔薄白、脉沉或细缓。

可选用地黄丸类药物，如六味地黄丸、知柏地黄丸、杞菊地黄丸、金匮肾气丸等地黄丸类药物作用又稍有差异，六味地黄丸用于肝肾阴虚，知柏地黄丸用于阴虚内热，杞菊地黄丸用于肝肾阴虚、肝火偏旺，金匮肾气丸用于肾阳虚证。

（2）**适用于肝郁气滞型**：症见心烦失眠、烦躁易怒、情绪不宁、潮热盗汗，舌质红、苔黄、脉弦。

可选用逍遥类药物，如逍遥丸、加味逍遥丸。逍遥丸用于肝郁气滞证，加味逍遥丸用于肝郁化火证。

辨证选用汤药一定要在医生的指导下进行，更年期常见的证候类型包括肝肾阴虚证、肾虚肝郁证、心肾不交证、肾阴阳两虚证。不同证候类型的临床表现不同，选药亦不同。

此外，还有针灸、推拿等方法配合应用。总之，中医治疗更年期的方法非常丰富且疗效肯定，只要大家做到调神和调形兼备，掌握情绪养生方法同时恰当选用中药治疗，一定能平稳地度过更年期。

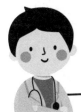

什么？男性也有更年期

生殖医学中心　姜　辉

➕ 更年期并不是女性的"专利"

男性也有更年期，同样需要格外"关怀"。因为随着年龄的增长，雄性激素的功能也会逐渐衰退，睾酮的分泌开始减少，这些变化会导致男性出现一系列身心障碍。

男性更年期，易怒、多汗是常见症状，男性更年期与女性年龄相仿，差别不大，症状表现也相似，通常会表现出急躁、易怒、多汗、体力下降、记忆力下降等。与女性更年期的区别在于，女性更年期以雌激素分泌减少、闭经等为明显标志。

➕ 男性更年期的到来并没有"标准动作"，是一个"慢性变化"的过程

通常来说，从 40 岁开始，男性体内雄激素水平会以每年 2%～3% 的速度递减，在 50～60 岁时，便会表现出前述典型的更年期症状。

值得注意的是，男性体内雄激素水平缺乏还可能表现为腹型肥胖增加，因为雄激素开始缺乏后，体内的肌肉量会下降，脂肪量增加，即便男性体重未发生明显变化，但脂肪在腹部堆积较多。

➕ 补充雄激素，帮助度过男性更年期

女性可以通过适当补充雌激素的方法来帮助人体平稳度过更年期。男性亦可通过补充雄激素的方法帮助度过更年期。

至于哪些人群需要补充，更年期男性可以进行血液检查，如果检测发现雄激素水平低于 8 个单位，可以适量补充。

【健康提示】

所谓男性健康状态是指有充沛的精力，能从容不迫应付日常生活和繁重工作，且不感到过分劳累和紧张。

亚健康的表现主要包括感觉不明原因的疲劳，对环境变化的适应能力降低，免疫能力下降，如容易感冒、口腔溃疡等，机体自身调节机能下降，如情绪易波动、经常失眠，血压、血脂、血糖等不稳定，症状特点归结为"自感不适，检查无病"。

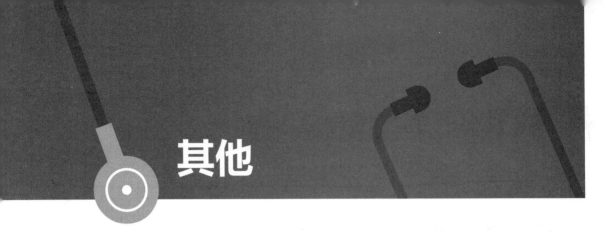

其他

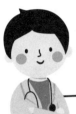

给加湿器加"调料"，行吗

感染疾病科　邓忠华

美丽的李女士因为"近两个月反复发热 5 次"而住院检查。其实每次发热症状都不算太重，自己口服点药物都能好转，每次的病程也就 1～2 天。这次住院前在门诊口服了一天的药物，到住院的时候体温已经正常了。

只是，大家都认为"反复发热，不是得了什么不好的病了吧？"赶紧住院查查。

入院后，住院医师询问病史，发现李女士每次发热似乎都与使用加湿器有关。

案情到此真相大白。再次询问李女士，是否每次都有胸闷的感觉？是否给加湿器加了什么"调料"？李女士承认，她往加湿器里加了精油，并有咳嗽、胸闷的症状。

那么，医生到底是怎么破的案？

是因为邓医生以前遇到过几起类似的病案，有的是加了板蓝根，有的加了醋，还有的加了双黄连。

这些物质中含有的化学物质随着加湿器喷出的细小水雾颗粒直接吸入肺里，造成了化学性的气道损伤，导致患者出现相应的症状。这简直就是自制 PM2.5，让自己一次吸个够呀！

另外，常常有人往加湿器里加醋，认为加醋可以起到酸性消毒液的作用，有杀菌的效果。但是，往加湿器里加醋，使用时屋里最好不要有人，浓度也不要太高，加湿完开窗通风后再进入室内，避免损伤人的气道。

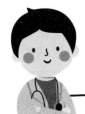

推荐 3 种物理降温法

感染疾病科　张晓鹏

　　发热门诊里，有位母亲带着 18 岁的女儿来到分诊台前，焦急地问道："能让医生先看看我女儿吗？她发高烧，以前吃退烧药会起皮疹，也没敢吃，这都烧一晚上了。"

　　我抬头环顾周围患者同样写满焦急的脸，说："您别太着急，大家都是发热急症，先看您女儿可能不太合适，这样吧，我先帮您女儿做一下物理降温吧！"

　　"屋里降温？这不是已经在屋里了，也没降温啊？"

　　"物理降温就是采用不吃药、不打针的方法来帮助您女儿退烧！"

　　说着，我从身后的冰箱里拿了两个冰袋，用干净布套包好，给患者夹在腋下，同时打来温水指导母亲给女儿小口喝下。

　　就这样过了一段时间，患者觉得好些了，这时扩音器里传来了叫其进诊室就诊的通知声，进门前，母亲回过头感激地跟我说："谢谢你，以后我会记住你说的物理降温！"

　　参加工作 15 年来，一直在发热门诊，每天面对的都是发热患者，类似的故事不断上演，看到一个个患者高热难受的样子，真想让他们快速、有效、安全地退热，这其中有很多学问，在这跟大家分享。

✚ 什么是物理降温

　　很多患者在高热时常不知所措，只知道一味地使用退烧药，殊不知不恰当地使用退热药物有引起药物副作用的潜在风险。其实，除了用退烧药外，还有其他简易、有效的方法可选，尤其对于孕妇、儿童或老人，药物退热并非最佳选择，这时候就要用到物理降温了。

　　物理降温是指用低于人体温度的物质作用于局部或者全身，以达到减轻充血或出血、消炎、镇痛、降温、降低细胞代谢等目的的治疗方法。

➕ 常用的物理降温包括哪些

常用的物理降温方法包括：冰袋和冰囊降温法、冰帽降温法、温水擦浴、酒精擦浴、灌肠降温法。其中，冰袋、温水擦浴、酒精擦浴这 3 种方法最常用，我们在家就可以做。当然，任何退热的方法都最好有医生的指导，特别是对于新生儿、体弱者、基础疾病多、免疫低下人群，这样才能增加一份安全和保障。

1. 冰袋和冰囊降温法

适用范围： 高热患者（一般体温在 39℃以上）。

施予部位： 腋窝、腹股沟及腘窝等血管丰富处。

放置时间： 每次 10 ~ 30 分钟或遵医嘱，以免局部冻伤或产生继发效应。长时间使用者，应休息 60 分钟后再使用，给予局部组织复原时间。

注意事项： 随时观察，保证冰袋、冰囊完整，无漏水，布套干燥，冰融化后立即更换。如有局部皮肤发紫、麻木及冻伤发生，立即停止使用。冰袋压力不宜过大，以免影响血液循环。腋下冰袋降温后 30 分钟后复测体温。

2. 温水擦浴

适用范围： 多用于小孩、老人以及身体虚弱的发热患者。

用低于患者皮肤温度的温水，一般水温 32 ~ 34℃，可以将患者皮肤温度很快传导发散。

擦浴时，一般头部置冰袋以防止擦浴时表皮血管收缩、头部充血；足底置热水袋，使患者感觉舒适，也可减轻头部充血。

擦浴顺序：双上肢→背部→双下肢。

（1）双上肢：侧颈、肩、上臂外侧、前臂外侧、手背；再侧胸、腋窝、上臂内侧、肘窝、前臂内侧、手心；同法擦拭对侧上肢。

（2）背部：擦拭颈下肩部、背部、臀部。

（3）双下肢：髋部、下肢外侧、足背；腹股沟、下肢内侧、内踝；臀下沟、下肢后侧、腘窝、足跟。同法擦拭对侧。

注意事项： 腋窝、肘窝、手心、腹股沟、腘窝等大血管丰富处稍用力擦拭，并延长擦拭时间，以促进散热。温水擦浴过程不要超过 20 分钟，避免患者着凉。注意患者的耐受性，擦浴后，应注意观察患者的皮肤表面有无发红、苍白、出血点、感觉异常。

3. 乙醇擦浴

适用范围：多用于 40℃以上的高热患者。将纱布或柔软的小毛巾用 25%～35% 酒精蘸湿，拧至半干，温度为 32～34℃。

擦浴部位：腋窝、肘窝、腘窝、腹股沟、手心。

禁忌部位：胸前区、腹部、后颈部。

注意事项：擦浴过程中，注意观察患者全身情况，如发现患者出现寒战、面色苍白、脉搏或呼吸异常时，应立即停止操作，及时就医。其他注意事项同温水擦浴。

最后强调冷湿敷（冰袋降温、酒精擦浴）的应用禁忌。

（1）血液循环障碍者慎用。

（2）慢性炎症或深部化脓病灶者慎用。

（3）组织损伤、破裂、水肿者慎用。

（4）对冷刺激过敏者慎用。

（5）昏迷、感觉异常、年老体弱者慎用。

（6）禁忌部位：枕后、耳后、阴囊处、胸前区、腹部、足底。

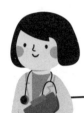

莫把消毒变中毒

急诊科　郭　妍

下面我给大家讲个故事，这个故事是一个真实的病例。

故事的主人公王女士，有一天被家人从家急匆匆地抬进了急诊室，当时王女士的情况很危险，张着嘴，不停地咳嗽，呼吸非常困难。初步进行了脉搏血氧饱和度监测，正常成人一般都在 97%～100% 之间，＜90% 即定义为低氧血症，而王女检测的数值当时只有80%!

情况紧急，随即王女士就被推进了抢救室进行抢救，医生给出的诊断是呼吸衰竭，病因是由于氯气中毒引起的。

氯气中毒？难道是早在一战时期德军应用的化学性杀伤武器——氯气吗？这致命的氯气怎么会出现在王女士的家里呢？

原来王女士平时很爱干净，那天看见家里的马桶该清理了，就拿出了洁厕灵擦洗了起来，可是擦了半天还是有黄黄的污渍擦不掉。这时，王女士想起了还有一瓶 84 消毒液，就往马桶里倒了起来，可是这刚一倒进马桶，顿时冒出大量的白色泡沫，一股刺鼻难闻的气味扑面而来，继而发生了抢救室的一幕。

王女士用的洁厕灵和 84 消毒液怎么会产生出致命的氯气呢？

原来，84 消毒液的主要成分是次氯酸钠（NaClO），而洁厕灵的主要成分是氯化氢，也就是咱们常说的是盐酸（HCl），二者相遇会产生化学反应，生成有毒的气体——氯气！氯气会对眼睛造成刺激，让人流泪，同时刺激呼吸道，使人咳嗽不止，严重时可以造成呼吸困难或者肺水肿，危及生命。

所以大家在使用消毒用品前一定要仔细阅读说明书。在洁厕灵的使用说明上面写着：切勿与漂白剂或其他化学品一同使用，以免产生有害气体。而 84 消毒液上面也写着：若与酸性物品或其他清洁产品混合使用可能产生有害人体的气体，请勿混合使用。可见在清洁马桶和其他污渍的时候，千万不要混用消毒剂！如果不小心有刺激性气体出现，一定要立刻到通风的环境中，等咳嗽、流泪的症状消失了，也就没有什么大碍了。如果症状不缓解，像王女士那样，就要立刻就医，以免病情的延误。好在经过一番抢救，王女士最终是转危为安了。

切记：清洁马桶很重要，开窗通风不能少。仔细阅读说明书，莫把消毒变中毒。

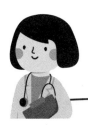

做双眼皮有内眦赘皮啥事儿

成形科 张 颂

"医生，我想做双眼皮！我的眼睛看起来没精神。"小李坐在北医三院成形科的诊室里，看着小镜子里的自己说到。

医生一边仔细地观察着小李，一边念叨着："你是单眼皮，眼皮看起来有点厚，还有内眦赘皮……"

"医生，你说我有内什么皮？那是什么啊？"小李疑惑地打断了医生。

"噢，内眦赘皮啊。内眦是指靠近鼻子的上睑与下睑的交接处，就是常说的内眼角。内眦赘皮是内眦处的纵向弧形的皮肤皱褶，是蒙古人种的种族特征。内眦赘皮遮盖内眦角的正常外形，影响面部美观，重度内眦赘皮还遮挡部分视野。对于伴有内眦赘皮的单睑者如单纯行重睑术而不注意改善内眦形态，则可能使重睑变成'半双'，术后美容效果不满意。你如果能同期做内眦赘皮矫正术，术后效果会更好。"

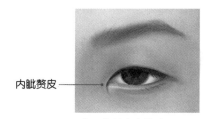

典型的蒙古人种睑型，
合并存在单睑、内眦赘皮

"这个就是人们常说的开眼角手术吧？"

"对，这个手术根据患者自身条件主要有两种处理方式：一种是单纯开内眼角，另一种是在开内眼角的同时加做内眦韧带短缩术。"

"什么样的情况需要加做内眦韧带短缩术啊？"

"我们会根据三庭五眼的美学标准标记新的内眦点，如果实际内眦点距离新的内眦点距离超过2mm，就需要加做内眦韧带短缩术了。"

医生一边给小李做眼部检查一边说："你就需要做这个手术。"

"医生，内眦赘皮矫正和内眦韧带短缩术一定要和双眼皮的手术一起做吗？疼不疼啊？多久恢复啊？"

"可以不和双眼皮一起做，但是同期做的话效果会更自然，如果需要分开进行手术的话，最好手术之间的时间间隔能有 3 个月或以上。一般这个手术局部麻醉就可以做下来，部分患者可能会要求静脉麻醉来辅助手术，当然这样手术过程当中体验会好一些。内眦赘皮矫正术、内眦韧带短缩术的恢复期和切开双眼皮的恢复期是类似的，都是 5～6 天拆线，一般术后会肿 1 个月，3～6 个月后完全恢复自然。"

"好的，医生，那我做这些手术之前，有什么需要准备的吗？术后有什么需要注意的？"

"有什么慢性疾病吗？有没有长期口服什么药物、保健品？"医生一边指着日历一边问，"这天不在月经期吧？"

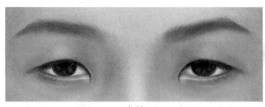

术前

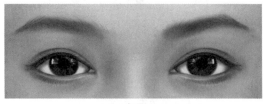

术后

小李说："都没有，也不在经期。"

医生边记病例边说："那就这天手术，提前做好术前化验检查，当天把结果带来，我们确定结果不影响手术就可以正常进行了，当天不能化妆，不能佩戴隐形眼镜及其他饰物进手术室。做完手术之后，建议眼部冰敷 1～2 个小时，局部外部加压 24 小时。术后一周内休息时建议加高枕头，可以减轻水肿。拆线前伤口不要沾水，术后 5～6 天到我科拆线，拆线后 1 天可以正常洗脸。"

"好的，医生我明白了。"小李一边记着要点一边说。

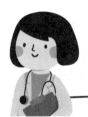

皮肤敏感，都是洗脸惹的祸

皮肤科　姜　薇

这是一个长期困扰我的问题，我的脸总是泛红，冷一点还好些，一遇热脸总是红红的，不敢涂东西，涂啥都有刺痛感，我的脸是过敏了吗？

这是皮肤敏感！和皮肤过敏不是一回事。

皮肤敏感和皮肤过敏

皮肤敏感是指由各种原因造成皮肤屏障的破坏，导致皮肤对外界（如风吹、温度变化等）刺激十分敏感，即皮肤反应性高、耐受性差，受到外界刺激后会产生明显的干燥、紧绷、泛红等反应，皮肤处于亚健康状态，并非疾病。

皮肤过敏则是皮肤对某种物质，如化妆品、染发剂过敏，或机体对某药物或食物过敏，表现为皮疹、瘙痒。

两者既有区别又有联系。敏感性皮肤容易发生过敏，而皮肤过敏不一定都是在敏感的基础上发生的。治疗上前者是修护好皮肤屏障，而后者是抗过敏治疗！

我的皮肤为什么变敏感了呢

造成皮肤敏感的因素很多，包括年龄、内分泌、现有疾病等内在因素，以及工作压力、不良情绪、饮酒、辛辣饮食等外界因素。其中，过度清洗是导致皮肤敏感的一个很常见也很重要的原因！

我们的皮肤有着复杂的结构，皮肤的最外层是角质层，角质层外有一层由汗液和皮脂乳化而成的皮脂膜，为人体皮肤提供保护。我们要注意保护这层膜，保护好皮肤这层屏障。

1. 皮肤保护屏障是这样被破坏的

过度清洗，过度搓揉，使用不当洁肤产品（如碱性大的肥皂洗脸），虽然去除了皮肤表面的灰尘、老化角质、微生物等，也破坏了正常的皮脂膜，达不到护肤的目的，反而破坏了皮肤。

尤其是油性皮肤（爱长痘痘）的人，总想把脸上所有的油脂都清洗掉，希望以此来改善毛囊堵塞、痤疮的症状。殊不知，这样反而会让皮肤更油。因为皮肤局部环境也存在反馈调节，皮脂膜形成后能够抑制皮脂腺分泌，如果使用热水或碱性大的洁肤产品过度清洁皮肤表面的皮脂，造成皮脂过度丧失，皮脂膜抑制皮脂腺分泌的压力减轻，反而使皮脂腺分泌速度增快，会分泌更多的油脂，更是油光满面。

2. 脸上的红血丝是这样来的

过度清洁会造成皮肤屏障功能受损，皮肤失水速度增加，缺水后皮肤会变得干燥粗糙；保护作用被削弱，有害微生物以及外界化学、物理、生物因素容易入侵或刺激，尤其容易受到紫外线伤害，在使用洁肤品、化妆品时感到刺痛。**皮肤发红是因为真皮中的血管受外界各种刺激而扩张，在脸上就表现为经常出现的红血丝。**

✚ 平常应该注意什么

治疗主要是修护皮肤屏障，使用护肤品越简单越好，让皮肤好好休息一下，恢复皮肤的常态！

1. 洗脸水温度

可以用 36 ～ 37℃的温水，这个温度与人体皮肤表面温度基本一致，可以避免敏感性皮肤再受到过度的冷热刺激。

2. 洁面

选用温和的（pH 值中性或弱酸性）、不含皂基的洁肤产品清洁，对磨砂膏、去死皮膏等去角质产品应敬而远之。

3. 保湿

选用具有修复皮肤屏障功能的医学辅助化妆品（即药妆）保湿。

医学护肤品：不含香料；不含防腐剂，或使用不易致敏的防腐剂；含刺激性小的表面活性剂；生产要求更严格，上市前经过系列的临床考察；适于敏感皮肤者使用。

4. 防晒

紫外线是导致皮肤出现敏感、老化等问题的主要原因，敏感性皮肤尤其应注意防晒。选用物理防晒剂（含有氧化锌、二氧化钛等成分）以及采取一些避光措施，如戴太阳镜、太阳帽或使用遮阳伞等。

5. 其他

生活规律，放松心情，作息时间相对固定，多食用新鲜蔬菜、水果，避免辛辣饮食等。

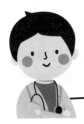

脸上有痣，能去除吗

皮肤科　张春雷

脸上的痣能不能去，要看这颗痣长成什么样。去除痣的方法无非是采用化学方法、激光方法及手术方法，其中存在的问题主要是怕感染。最初公认的危险三角区域，在目前方医疗条件下，这方面的感染问题是极低的，大家完全可以放心。

➕ 在什么情况下去除呢

是否去痣影响因素非常的多。"掌握五要素，判断痣去留"，下面就让我们一起来了解一下。

1. 痣的形状

看痣的形状是规则的，还是不规则的。

2. 痣的边界

看痣的边界是清晰、清楚的，还是不清晰、不清楚的。

3. 痣的颜色

看痣的颜色是单颜色还是多颜色，或颜色是均匀的还是不均匀的。

4. 痣的大小

看痣的直径是 >6mm，还是 <6mm。痣的直径越大，出现风险的概率就越高；<6mm 的痣，往往只是从单因素来讲，相对风险要低一些。

5. 痣的部位

也就是看痣长在什么部位。

第一，肢端部位。中国人在肢端部位出现的痣容易发生恶变，黑色素瘤最常见部位往往是肢端，比如手和脚。

第二，摩擦部位。长在摩擦部位的痣也相对容易发生恶变，比如腰部。在摩擦部位的痣会经常受到人为刺激，所以比其他非摩擦部位的痣表现出更高的恶变概率。

总之，**需要去除的痣的情况包括：形状不对称，边界不规则，颜色不均匀，直径超过 6mm，长在肢端部位或摩擦部位。**以上这些情况的痣，我们建议切除。而且，不但要切除，还要做病理检查！

病理检查的目的是为了了解痣的具体情况。去除痣是一种治疗方式，我们最担心的是痣发生恶变。现阶段黑色素瘤的一级诊断的标准是病理检查。所以我们建议不但要切，同时还要做病理。

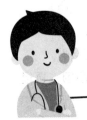

常涂指甲油会致癌吗

职业病科　赵金垣

　　指甲油是年轻女性非常喜欢的一类化妆品，但如果经常涂用指甲油，对人体健康是存在一些问题的。

　　指甲油的主要成分是染料，指甲油的染料有天然染料和人造染料两类，现在使用最多的是人造染料，这些染料中的色素常带有一定的毒性，比如苏丹红就具有致癌性；有些染料里还含有重金属，如铅、镉、铬等。为了方便涂抹，指甲油里需要加入有机溶剂进行稀释，主要是丙酮、乙酸乙酯、甲醛等。此外，还会加入一些塑化剂（也叫增塑剂）如邻苯二甲酸酯，以使指甲油变得均匀、易涂抹；邻苯二甲酸酯同时也是一种定香剂，能够持久地保持和散发香味。但是，甲醛和邻苯二甲酸酯均具有一定的致癌性，后者还会破坏机体性激素平衡、影响生殖系统发育、干扰生殖功能和胎儿健康。

　　一般来说，化学物质的危害作用都具有剂量 - 效应关系：即进入机体的有害化学物需要达到一定剂量才能对健康产生危害。由于涂抹指甲油的用量很少，吸收进入体内的数量更是微乎其微的，所以一般不会对机体健康产生明显的影响。但是长期、频繁地使用指甲油，会显著增加机体对有害物质的吸收量，从而使健康受到危害的可能性大大增加，所以，使用指甲油仍要适可而止。

　　不少人还有这样一种误区：认为癌症非常容易得，只要接触某种有致癌性的物质就会发生癌症。其实癌症是人体所有疾病里最难得的一种疾病，尽管体内每秒钟都在发生基因突变，甚至形成癌变细胞，但是由于我们机体也存在最为复杂完善的防护系统，如抑癌基因、基因修复、免疫监视、体液免疫、细胞免疫等，随时都在监视和消灭刚刚出现的各种癌变或异常。因此，我们既要尽力避免过量接触致癌因素，但也不必"草木皆兵"、谈癌色变。

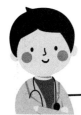

"缠腰龙"会致命吗

皮肤科　张春雷

传言"缠腰龙"会要命，这是真的吗？

不！这是假的！

"缠腰龙"，听上去很厉害的样子！许多朋友或许还不太了解"缠腰龙"，同时也存在一些错误认识。下面我们就来了解下，到底什么是"缠腰龙"。

✚ 什么是"缠腰龙"

"缠腰龙"，医学术语为带状疱疹，它是由一种特殊的病毒——水痘带状疱疹病毒引起的，带状疱疹与大家熟知的水痘是由同一病毒引起的。一部分人在得完水痘以后，这种病毒就潜伏在我们的神经节里；另外大部分人在不经意中感染了这种病毒。

通常情况下，这种病毒会跟大家和平相处，但是当你的身体免疫力下降，比如随着年龄增大，同时得了感冒，这种病毒就从"潜伏者"变成了"侵略者"。它可以直接侵犯周围神经，造成临床上常见的单侧、成簇的红斑、水泡，而且最好发于我们的胸、腰骶部，所以民间俗称"缠腰龙"。

✚ "缠腰龙"会致命吗

"缠腰龙"的临床症状大多数是单侧分布，虽然现在也可以在临床见到较多双侧分布的病例，但是这些红斑、水疱能连起来的情况是极少的，即所谓的连成一圈的、要命的"缠腰龙"是较为罕见的。这种疾病的致死率是极低的，所以，不用一提起它就想到致命性。

✚ "缠腰龙"疼痛怎么办

对于带状疱疹后遗神经痛，通常采取的是综合疗法。疼痛的时候，往往是由于病毒——潜伏者出来捣乱，可以进行抗病毒治疗；有些患者疼得非常厉害，除了抗病毒还可以加一些止疼的药物；有些患者的疼痛阈值非常低，疼痛感特别强烈，还可以加上一些其他的理疗方法，比如半导体激光、高能红光对这种疼痛的缓解都有一定帮

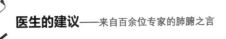
助的。

✚ "缠腰龙"会传染吗

带状疱疹是由病毒引起的，理论上，它是存在传染性的，但在实际生活和临床工作中，这种疾病的传染率非常低。

如果家人或者朋友得了带状疱疹，需要跟他保持一定的距离吗？

如果你是健康人，没有必要与患者保持一定的距离。但需要注意的是，如孩子的免疫功能还没有发育成熟，或者老人患有多系统的疾病，尤其伴有免疫功能低下的疾病，我们建议应进行适当地隔离。

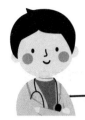

你知道"丝绸之路病"吗

风湿免疫科　张警丰

口腔溃疡属于常见病，很多人都得过，大部分人对于单纯的口腔溃疡都不会重视，但是对于频繁复发、多发性的口腔溃疡，需要提高警惕，小心合并眼病后导致失明的严重后果。曾经有这样一个案例让很多人重新认识了复发性口腔溃疡。

赵女士 40 出头，3 年前开始出现反复的口腔溃疡，一直以为是上火引起的，好好休息再吃清淡点就好了，没想到这溃疡一折腾就是 3 年。

其间赵女士也去医院看过，医生给开了药，吃了也没见明显的好转，过些天又长了。后来，赵女士的眼睛出现发红、发烫、畏光，到医院眼科检查，诊断为结膜炎。对症治疗后并没有好转，反而更严重了，视力一天不如一天，起初人站近点能看清长相，后来一只眼睛完全看不到了。

情急之下，家人带着赵女士四处求医，最后医生建议她到风湿科就诊。风湿科医师在仔细询问患者病情后发现，赵女士除了口腔溃疡、眼部发炎这些症状之外，起初还有发热，当下也有关节疼痛，初步诊断可能是"丝绸之路病"，又叫白塞病。而赵女士的情况已经很严重了，累及眼部血管，血管堵塞没有供血，造成视神经萎缩，最终导致完全失明。

✚ 何谓白塞病

白塞病为一种系统性血管炎，可以累及全身的大血管、中等血管、小血管，动脉、静脉和毛细血管，具有复杂多样的临床表现。白塞病之所以又被称为"丝绸之路病"，是因为其在丝绸之路沿线国家如土耳其、日本、中国具有较高的发病率。

白塞病可以累及全身多个器官，如口腔、眼、生殖器、皮肤、大血管、心脏、肺脏、消化道、神经系统、关节等，其中以复发性口腔溃疡、复发性生殖器溃疡和眼炎最为常见，因此也被称为"口－眼－生殖器"三联征。

白塞病的口腔溃疡往往更大、更多发、痛感更强，发作可以非常频繁，且一次可出现多个溃疡，一般 2 周内可以愈合，愈合后不遗留瘢痕。

生殖器溃疡较为特异，可以见于生殖器的多个部位，如外阴、阴道、肛周、阴

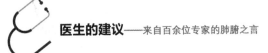

囊、阴茎等，发作频率较口腔溃疡为低，愈合较慢，多需 4 周左右方能愈合，愈合后可遗留萎缩性瘢痕。

白塞病的眼炎可以累及眼部多个部位，可造成角膜炎、全葡萄膜炎、继发性白内障、视网膜血管炎、视神经炎等多种病理改变，致盲的风险极高，其中葡萄膜炎中约 20%～30% 的患者最终会失明。

✚ 哪些复发性口腔患者需及时去风湿科就诊

反复口腔溃疡的患者，要重视是否出现了其他合并的症状，如生殖器溃疡、皮肤病变、眼炎等，一旦合并了其他表现，尤其是眼部发红、疼痛、视力下降，一定要及时就诊眼科及风湿科，如能明确白塞眼病的诊断，一定要积极地治疗，一旦延误治疗时机，就有可能造成永久性失明的恶果。

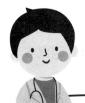

抢救意外事故伤员 3 个关键点

创伤中心　周　方

严重创伤因其"死亡率高、伤情严重、容易漏诊"等特点，是全球死亡和致残的首要原因，世界每年因各类意外事故致死者约 350 万人。在抢救过程中把握好下面 3 个风险点，可以把很多患者从死神手中夺回来。

✚ 关键点一：第一阶段为"白金 10 分钟"

在所有意外伤害死亡事件中，有 50% 都是即时死亡的。死亡原因主要为脑、脑干、高位脊髓的严重创伤或心脏主动脉等大血管撕裂，各种原因导致的窒息，大出血导致的休克，重要脏器的严重毁损等。伤后的前 10 分钟抢救起着决定性作用，4 分钟内进行复苏者，有一半能被救活；4～6 分钟开始进行复苏者，仅 10% 可以救活；超过 6 分钟者，存活率仅为 4%；而 10 分钟以上开始复苏者，几乎无存活可能，因此称之为"白金 10 分钟"。在此时间内快速、有效的心肺复苏能挽救很多人的生命。而"白金 10 分钟"内专业人员不一定能赶到现场，因此需要大众掌握急救复苏技术，及时采用正确的人工呼吸、胸外心脏按压技术进行抢救，就可以把时间窗延长至 20 分钟左右，专业人员就有可能在延长的抢救时间内赶到，挽救患者生命。

✚ 关键点二：第二阶段是事故发生后的 1 个小时之内

即早期死亡。这类患者是救治的主要对象，临床上的抢救也主要集中在这个阶段。这一时期的死亡原因主要为血气胸、肝脾破裂、骨盆及骨折等多发伤造成的大出血。这一时间又称为抢救的"黄金时间"，如抢救及时得当，大部分患者可免于死亡，而抢救方法则根据患者的情况而定，主要措施有迅速止血、解除气道阻塞、固定骨折处等。

✚ 关键点三：第三阶段出现在伤后数周

患者经过抢救和及时救治，伤情可能已经控制，但由于患者伤情复杂、抵抗力下降，极易出现严重感染或器官功能衰竭，最终导致死亡。因此这一阶段仍要密切注意

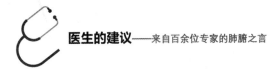

患者的身体指标变化。

对于严重、多发、伤情复杂的患者，在抢救中容易出现漏诊和衔接矛盾，因此需要多科协作，这也正是北医三院成立创伤中心的初衷。

对于非医疗工作者的普通人来说，如能掌握心肺复苏技术，将大大提高伤员的生存率。如果不熟悉心肺复苏，也要及时打电话给急救人员求助，在等待救援期间不要随意搬动患者，避免患者骨折错位甚至伤及血管神经。另外，还要注意给患者保暖，如果天气较冷，可以给患者身上盖件衣服，避免其因低体温导致抵抗力降低。

救命的"黄金 4 分钟"

危重医学科　刘　飞

　　众多文学创作和影视作品中经常可以听到这样一句话：救人一命胜造七级浮屠。但是如果真的有一个人因为某种原因突然意识丧失，倒在你面前的时候，你知道怎样才能真正地救他一命吗？你知道面前这个转瞬即逝的鲜活生命留给你的时间有多久吗？

　　在重症医学科工作多年，抢救过心脏骤停的患者无数，其中有一些患者如果能够在第一时间得到抢救，可能还会有生还的希望。作为现场第一目击者的你能为患者做些什么呢？是虔诚地祷告还是匆忙地呼喊？不，这都不是正确的做法，如果你能对他们及时进行心肺复苏，或许这举手之劳就能在死亡线上轻松拉回一条人命，让我们的抢救结果柳暗花明。

　　一项得到全球医学界普遍共识的试验告诉我们：在温度正常的环境中，脑细胞对缺氧的耐受极限只有 4 分钟。也就是说一个猝死患者只有在 4 分钟内得到及时有效的复苏，才有望生还，才能把病后致残率降到最低。这就是我们临床工作者经常说的救人一命的"黄金 4 分钟"！

　　有资料统计：从目击者发现到急救人员赶到平均时间为 9 分钟。这意味着什么？这意味着在急救人员到达前，我们可以在第一时间对患者进行抢救。生命危在旦夕，此时他的生命其实就掌握在现场目击者你的手上。

　　国外发达国家心肺复苏普及率高，这大大提高了高危人群的生存率，最新数据显示，美国猝死患者的生存率为 28.7%，而我国像"北、上、广"这样的一线城市的街头心肺复苏救回率不足 2%！面对如此触目惊心的数据，我们应该警醒了，过去一味依赖院前急救、被动等待的传统理念应该抛弃了。

　　普及心肺复苏、提高抢救意识是大势所趋、势在必行。说到心肺复苏术，需要非专业人士参与抢救一般都是院外急救，例如溺水、电击、心脏猝死等，这就对现场目击者提出了一定的要求——尽早和有效！

　　目前全世界都在遵循美国心脏协会（American Heart Association，AHA）于 2020 年 10 月 22 日公布了《2020 心肺复苏和心血管急救指南》进行抢救。随着临床实践的不断开展和认识的不断加深，该指南也几易其稿，但是始终没有改变的就是核心内容：心外按压与人工通气。

对于非专业人士来说，规范的心肺复苏操作流程很经典、简练，个人总结为 6 个字：三呼、按压、通气。"三呼"指的是 3 个动作，用来判断患者的情况，以及启动急救系统和寻求帮助，即：呼唤、呼吸和呼救。当发现身边有人突然倒地，首先要尽快判断是否心搏骤停，主要通过检查有无意识和呼吸。

1. 呼唤

呼唤患者，看有无反应，注意重呼轻拍。

2. 呼吸

同时俯下身去，用我们的面颊部感知患者口鼻处有没有气流，观察患者胸廓有无起伏判断呼吸是否停止或者患者是否呼吸呈叹气样短而慢。

3. 呼救

如果患者真的没有呼吸，那么就应该在第一时间启动急救系统或者寻求帮助，请人或者自己拨打"120"或者"999"急救电话。

✚ 接下来就是心肺复苏术的核心内容：按压和通气。

1. 按压

或许很多人在影视剧中看到过类似的桥段，或许你感觉按压很简单，但姿势是否规范、按压是否有效，与最终临床转归息息相关。按压位置不准确容易损伤其他脏器；按压的力度过大容易胸骨骨折，引起气胸、血胸；按压的力度过轻，胸腔压力小，不足以推动血液循环。

其实只要注意了 3 个点和 2 个度，就能保证按压质量。

3 个点：按压点、着力点和用力点。按压点是患者两乳头中点，着力点是施救者双手交叉后双手掌根部，用力点是施救者两肩中点双臂垂直地面靠身体重力施力。这样才会按压有力省劲！

2 个度：按压速度和深度。速度为 100～120 次 / min，大概就是 1 秒进行 2 次按压的频率。深度为每次按压胸骨下降深度 5～6cm，这样按压才会抢救高效！同时注意患者胸廓按压后的充分回弹以及最大限度地减少中断。

2. 通气

按压 30 次后需要进行人工通气，通气包括开放气道和人工呼吸。

（1）开放气道：施救者一只手按住患者额头，另一只手抬起患者下颌，仰头、抬颌，充分清理分泌物及假牙开放气道。然后进行口对口人工呼吸。

（2）人工呼吸：由施救者深吸一口气，一只手捏紧患者鼻翼，另一只手充分抬起下颌，施救者的口完全包住患者口腔用力吹气，吹气时间 1 秒左右，通气的同时观察患者胸廓是否起伏，以判断人工呼吸是否有效。实施两次人工通气后，按照每 30 次心脏按压加 2 次人工呼吸的方式持续进行心肺复苏，尽量减少中断，直到有人替换或者急救车赶到现场。

记住"三呼、按压、通气"这 6 个字，你就能有条不紊地单人徒手进行心肺复苏。在救人一命的黄金 4 分钟里，我们只有尽早有效地实施了心肺复苏术，才能真正实现"救人一命胜造七级浮屠"。关爱生命，从我做起！

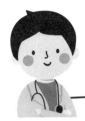

手术要全麻？会不会影响大脑呢

麻醉科 李正迁

做手术离不开麻醉，全麻还是局麻？

许多人不免担心，做全麻会影响大脑吗？

✚ 患儿全麻无须拒之千里

0～6 岁是儿童大脑发育的黄金时期，尤其前 1～2 年是脑发育的关键期。大量研究显示，多种麻醉药物可能影响幼龄动物和儿童的学习和记忆能力。因此，美国食品药品监督管理局和国际麻醉学研究会于 2014 联合发表声明建议：尽管目前没有充足的直接证据证明麻醉药物有损儿童学习能力，但考虑全身麻醉和镇静药物的潜在脑损伤作用，除非紧急情况或不接受手术处理会有更大危害，3 岁前儿童应该避免在麻醉下进行手术。对于必须手术的患儿，手术前麻醉医师会根据患儿的病情及手术特点等来确定麻醉药品的种类和剂量，严格按照规范进行麻醉操作，预防不良事件发生，将对孩子的大脑功能的影响降到最低。

事实上，全身麻醉有助于克服患儿依从性差、降低儿童因与父母分离以及手术造成的心理创伤。

至于儿童在手术过程中出现因喉痉挛发生窒息、大出血、心搏骤停等情况，造成脑细胞缺氧损害而影响智力，多与患儿本身病情和不规范的操作有关，和使用的全麻药物并无直接关系。因此，即便是患儿必须在全麻下手术，家属也无需拒全麻于千里之外。

✚ 全麻不会让老人变"糊涂"

老年人因大脑中枢发生退行性变，认知功能储备减少，可表现为犯糊涂、学习记忆能力下降。因此，家属常担心全麻会使老年患者更加"糊涂"。研究发现，老龄动物只接受全麻而不接受手术的时候，有可能产生短暂抑制神经发育和神经元凋亡。但这并不能说明全麻损伤大脑。在手术过程中全身麻醉可以有效抑制各种手术伤害性刺激向中枢的传导，减轻因手术刺激导致的大脑神经炎症反应和神经元凋亡，是患者接受手术挑战的"盔甲"。最新的荟萃分析提示，全身麻醉与远期阿尔茨海默病（俗称老年痴呆）的发生之间并不存在联系。

　　总之，目前还没有充足的临床证据说明全麻会影响患者的大脑和智力。同时，个体化的麻醉还可以减轻患者因手术带来的身心创伤。

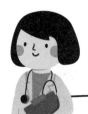

为什么一定要空腹进行手术

麻醉科　姚瑶

"医生，我听了您的话，既没吃饭也没喝水，只吃了香蕉、喝了牛奶，这样我就有体力熬过手术和麻醉了，你看我够聪明吧？"医生听后差点晕倒。

有些人认为，在手术前吃点东西才有体力熬过手术和麻醉，但是，这种认识是错误的，吃东西或者喝水只会导致手术的取消或者延迟。如果隐瞒进食，付出的代价可能是生命！

✚ 正常状态下的保护性机制

生理状态下，食管和胃的连接处，即食管下段括约肌起到闸门的作用，可以防止胃里的食物和胃酸返流回食道和口腔。吞咽是一个非常精细复杂而巧妙的反射动作，能够保证吃饭喝水的时候，食物顺着食道进入胃，而不会进入气管。如果这个反射动作被打乱，比如说喝水呛到，就是因为有小部分水进入了气管、支气管，也就是说水呛到了肺里。气管及支气管上有非常灵敏的感受器，一旦受到水或者其他异物的刺激，立即引发咳嗽反射，清除其中的异物。

✚ 麻醉状态下，人体将丧失三种保护性机制

1. 食管下段括约肌松弛，起不到闸门的作用，胃内容物易反流至食管和口腔。

2. 吞咽反射被打乱，只要咽部有食物，就可能进入肺内。

3. 咳嗽反射被抑制，进入气管的异物不能通过咳嗽反射被清除出来。一旦误吸入呼吸道内，可引起呼吸道梗阻和吸入性肺炎，导致患者通气换气功能障碍，治疗困难，死亡率极高。

✚ 禁食禁水时间大不同

对于儿科患者来说，根据《成人与小儿手术麻醉前禁食指南》（2014版），日常膳食中的主要成分为碳水化合物、脂肪和蛋白质，由于其消化吸收部位和化学结构的不同，它们在胃内被排空的时间也是不同的。因此，需根据摄入食物种类的不同而制订

不同的禁食时间。

1. 清饮料（包括清水、糖水、无渣果汁、碳酸类饮料、清茶及不加奶的黑咖啡，但不包括含酒精类饮品），禁食时间为 2 小时。

2. 母乳禁食时间为 4 小时。

3. 牛奶、配方奶禁食时间为 6 小时。

4. 淀粉类固体食物，如馒头、面包、面条、米饭等禁食时间为 6 小时。

5. 脂肪类固体食物，如肉类和油炸类食物禁食时间为 8 小时。

需要注意的是：婴儿及新生儿因糖原储备少，禁食 2 小时后可在病房内静脉输注含糖液体，以防止发生低血糖和脱水。糖尿病患者手术时间应尽可能安排在第一台手术，如若不能，可在病房内静脉输注极化液。术前需口服用药的患者，允许在术前 1~2 小时将药片研碎后随少量清水服下。消化道手术或者其他手术对术前禁食禁饮有特殊或更高要求者，应按专科医师要求实施。

最后，需要强调的是，根据目前的医疗模式，患者请勿自行决定禁食时间，应根据医生的具体要求禁食、禁水。

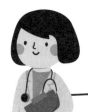

关于手术疼痛那些事儿

麻醉科　张　静

有病来医院，大夫看完病，大家最怕医生说什么啊？对，这病得手术，为什么患者害怕手术呢？第一，怕手术不成功；第二，怕疼！

做手术有不疼的吗？今天我们就来说说关于手术疼痛那些事儿。

疼痛是机体对疾病本身或手术创伤所致的一种复杂生理反应，是除了呼吸、脉搏、体温、血压外的第五大生命体征，它表现为身体和心理上一系列的反应，以及情感上的一种不愉快的感受。国际疼痛研究协会确定从 2004 年开始，每年 10 月的第 3 个周一设立为"世界镇痛日"。

手术后疼痛是临床最常见和最需要紧急处理的，属于急性疼痛，如果不能在初始状态下被充分控制，急性疼痛有可能发展为慢性疼痛。

➕ 疼痛除了带给患者主观的不适外，对于各个器官、系统有哪些影响呢

疼痛导致机体产生应激反应，使患者血压增高、心率增快、心肌耗氧量增加、心肌氧供需失衡，原有冠心病的患者可致心肌缺血、心绞痛发作。伤口的剧烈疼痛，常常引起肌张力增加、通气功能降低、肺顺应性下降，由于伤口疼痛，患者惧怕深呼吸和咳嗽，不能及时将气管内分泌物咳出，从而易引起肺炎和肺不张。

术后疼痛引起的交感神经活动亢进，可以反射性地抑制胃肠道功能，并使得平滑肌张力降低而括约肌张力增高，肠蠕动减慢，导致术后恶心、呕吐、腹胀。

疼痛应激可导致血液的高凝状态，增加血栓形成和血栓栓塞的发生率。既然疼痛会引发诸多问题，麻醉医生和护士又能给你提供哪些帮助呢？

针对患者疼痛状态，依据科学的评估方法进行评估和记录，患者术后转入麻醉恢复室，护士会对患者进行评估，遵医嘱给予患者镇痛治疗，观察用药效果并及时准确地记录，同时对患者及家属进行镇痛治疗的相关指导。

✚ 术后疼痛如何管理

术后疼痛的管理包含多种给药途径和给药方案，包括全身给药、局部给药、患者自控镇痛及多模式镇痛等。目前倡导的多模式镇痛，即通过多种镇痛药物联合应用以及多种镇痛方法联合应用，达到最佳的镇痛效果，使镇痛相关不良反应降到最低。除了对患者进行疼痛评估外，还需要进行健康宣教，内容包括以下几方面。

1. 疼痛对机体带来的不利影响。
2. 帮助患者采取正确的态度对待疼痛。
3. 强调大部分疼痛可以缓解，并有多种选择方案。
4. 如何表达自己的疼痛程度、性质、持续时间和部位。
5. 自我缓解疼痛的方法。
6. 家属发挥的重要作用。
7. 告知患者及时向护理人员叙述心中的疑虑和担忧。

"无痛治疗"已成为医学发展的新方向，"无痛医院"更是新时代医务工作者的技术水平和对患者的人道主义关怀的体现。"无痛"是享受美好生活的前提。我们的目标是让患者的治疗、检查及手术远离疼痛。

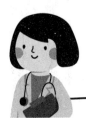

甲状腺有结节？做手术会留疤吗

普通外科　彭　颖

　　甲状腺是位于颈部的内分泌腺体，呈蝴蝶形，合成和分泌的甲状腺激素调节着我们身体各个器官的功能。在健康体检中、高分辨率 B 超检查获得的甲状腺结节的患病率为 20% ~ 76%，其中大约 20% 的甲状腺结节需要手术治疗。

　　传统甲状腺手术需要在颈部外露部位切口，而腔镜甲状腺手术在达到与传统开刀手术相同效果的同时，具有颈部无瘢痕、康复快和美容效果卓越等优点，得到了广大患者和外科医师的认可。

➕ 腔镜甲状腺手术是微创还是美容手术

　　传统甲状腺手术需要在颈部外露部位切开 6 ~ 12cm，术后切口瘢痕明显，会对患者的社交、婚嫁和晋职等方面带来长远的影响，从而对患者造成长久的心理创伤。

　　年轻女性为甲状腺结节的高发人群，而中国女性多为瘢痕增生体质，颈部瘢痕对年轻女性的心理和美观影响更加明显。

　　腔镜甲状腺手术是外科医师利用腔镜手术器械来完成的，可避免在颈部暴露部位造成切口瘢痕，美容效果近乎完美。有学者对腔镜甲状腺手术与传统手术导致的应激反应大小进行研究，结果显示，腔镜甲状腺手术组应激指标比传统手术组低、术后恢复更快。

　　由于腔镜甲状腺手术可以做到颈部无瘢痕，该手术对患者在外观、心理及社会关系的影响明显优于传统开放手术，可极大地提高患者生活质量。因此，对于合适的患者，腔镜甲状腺手术具有美容和微创的双重优势。

➕ 腔镜甲状腺手术如何做

　　腔镜甲状腺手术有多种手术入路，目前常用的方法是在前胸部和腋窝做 3 ~ 4 处 5 ~ 10mm 的切口，建立皮下操作空间，利用腔镜手术器械完成病灶的切除。各切口不仅在隐蔽部位，而且非常小，愈合后不明显。现代化的腔镜设备不仅能够提供高清的手术视野，而且有放大作用，重要解剖结构显露更加清晰、操作更加精细。由有经验的外科医师完成的腔镜甲状腺手术完全能够达到和传统手术相同的效果。

✚ 哪些情况适合做腔镜甲状腺手术

随着手术医师水平的提高、手术器械的不断改进，腔镜甲状腺手术的适应证在不断拓展。

在患者有美容意愿的前提下，存在以下情况的患者适合行腔镜甲状腺手术：甲状腺腺瘤（直径 <6cm）、原发性甲状腺功能亢进、早期甲状腺癌、需要手术治疗的结节性甲状腺肿。

由于腔镜甲状腺有极佳的美容效果，该手术受到了大量年轻女性患者的青睐。对于有美容需求的男性患者和其他年龄段的女性患者，该手术同样合适。因为在大家的心目中，美丽是无价的。患者的满意是医生永恒的追求。

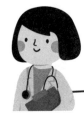

谈乳腺癌的危险因素

普通外科　赵红梅

乳腺癌是女性常见的恶性肿瘤，已经上升为女性恶性肿瘤的第一位。随着发病率的增加，人们不禁会问，我是否会患乳腺癌？发生的概率是多少？该如何预防呢？

✚ 乳腺癌有哪些危险因素

乳腺癌的确切病因目前尚不清楚，因此乳腺癌不能像结核、乙型肝炎一样通过接种卡介苗、乙肝疫苗来预防。但多年的研究发现了一些与乳腺癌发病有关的因素。概括起来，乳腺癌的危险因素主要包括以下几方面。

1. 遗传因素遗传性

乳腺癌占全部乳腺癌病例的 5%～7%。BRCA1 和 BRCA2 基因突变是大部分遗传性乳腺癌和卵巢癌的病因所在。

2. 家族史

研究显示，一级亲属中有乳腺癌的女性，发生乳腺癌的危险性是一般人群的 2～3 倍。如果一级亲属中有双侧乳腺癌，则风险更高。

3. 乳腺增生性疾病

普通增生发生乳腺癌的概率并不高；如果病理报告有以下情况时需注意。

（1）硬化性腺病：危险性轻度增加。

（2）非典型导管增生和小叶增生：中度增加乳腺癌风险。

（3）小叶原位癌：危险明显增加。

4. 月经和生育因素

月经初潮早（12 岁之前来月经）、绝经晚（55 岁之后绝经）、行经时间长是乳腺癌的高危因素。初产年龄大于 35 岁或未生育、未哺乳也是乳腺癌的高危因素。

5. 种族及环境因素

北欧和北美国家乳腺癌发病率高，而亚洲国家发病率相对低。

6. 胸部放射性接触史

放射线与乳腺癌的发生具有明确的关系，在接受胸部放疗的何杰金氏淋巴瘤患者中，患乳腺癌的危险性增加。

7. 外源性激素的应用

绝经后的激素替代治疗，应用 5 年以上者比从未使用者相对危险性增加。

8. 性别

女性高于男性。患乳腺癌的男性，约占总患者的 1%。

9. 年龄

在西方国家，女性乳腺癌随着年龄增长，发病率增高。在我国乳腺癌发病平均年龄是在 45～55 岁，两个高峰年龄是 45～55 岁、70～74 岁。

10. 其他

（1）饮酒、高脂饮食和肥胖：酗酒或过量饮酒，增加乳腺癌危险。女性体重超重尤其是绝经后肥胖使乳腺癌危险性增加。

（2）性格内向：性格内向是乳腺癌的重要危险因素之一。

（3）睡觉时不摘文胸：美国的一项调查报告显示，长时间戴乳罩容易诱发乳腺癌，那些晚上也不摘下文胸的女性，患乳腺癌的可能性则更高。中国尚无类似研究报告。

以上这些高危因素中，有些是不可改变的，比如性别、年龄、种族、家族史等，有些则是可改变的。

✚ 怎样预防乳腺癌

了解了乳腺癌的高危因素后，我们可以从以下几方面来预防。

1. 一般性预防

（1）养成良好的生活习惯，多吃新鲜蔬菜、水果，不吸烟，不酗酒。多吃单不饱和脂肪酸，少吃多不饱和脂肪酸（橄榄油可能会降低患乳腺癌的危险性）。

（2）保持体重正常，多运动，避免中年后体重超重。

（3）尽量避免激素替代治疗用药。

（4）保持良好心态。

（5）定期进行乳房自我检查和请专科医生检查。

（6）养成不戴文胸睡觉的习惯。

2. 化学药物预防

对于高危妇女可以口服他莫昔芬降低乳腺癌发生率，但并不推荐所有成年女性服用他莫昔芬预防乳腺癌。

3. 预防性乳腺切除手术

对于家族性乳腺癌或 BRCA1、BRCA2 基因突变的女性，预防性乳房切除术能使乳腺癌高危女性的发病风险下降 80% ~ 95%，但是治疗要权衡利弊。在我国因为还没有可供市场使用的成熟的 BRCA 基因检测产品，目前也没有制定指南明确预防性乳腺切除的适应证，因此，预防性乳腺切除要慎重。

无论如何，因为乳腺癌的确切病因尚不明，目前还没有可以绝对预防乳腺癌的方法，因此，早期发现、早期治疗仍是关键。

✚ 如何做到早期发现乳腺癌呢

主要是靠普查。普查的方法包括临床医生的检查、超声和／或钼靶检查。通过普查有利于早期发现乳腺癌。在早期发现过程中，经常有人认为让医生"摸一下"没有发现病变就不再愿意做其他检查了。事实上，大约有 20% ~ 30% 的早期乳腺癌是触摸不到的，我们称之为不可触及的病变，需要做超声或钼靶检查，甚至需要通过核磁检查来帮助诊断。也有少部分患者影像学检查没有发现异常，只是临床医生触诊检查时发现的乳腺癌，所以一定要触诊和影像学结合才能做到减少漏诊。

➕ 如何治疗乳腺癌

乳腺癌预后相对其他肿瘤要好，已经被认为是慢性病了。乳腺癌的治疗手段也很多，主要是采取以手术为主的综合治疗。包括：手术、化疗、放疗、内分泌治疗、靶向治疗。乳腺癌的治疗疗效关键还是在早期发现、早期治疗，甚至可以治愈乳腺癌。

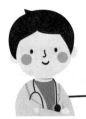

前列腺增生患者的日常注意事项

泌尿外科　刘余庆

➕ 前列腺增生患者平时有什么注意事项

1. 不过劳

过度劳累会耗伤中气，中气不足会造成排尿无力，易引起尿潴留。

2. 不要憋尿

憋尿会造成膀胱过度充盈，使膀胱逼尿肌张力减弱，致排尿发生困难，容易诱发急性尿潴留。

3. 忌饮酒

饮酒可使前列腺及膀胱颈充血水肿而易诱发急性尿潴留。

4. 不食辛辣食物

辛辣刺激性食物，既可导致性器官充血，又会使痔疮、便秘症状加重，导致压迫前列腺，加重排尿困难。

5. 防寒保暖

气候寒冷时做好保暖，预防感冒。

6. 适量饮水

德国著名泌尿科专家鲍比教授指出，每天要喝 2~2.5L 的茶水，以发挥排尿对尿路的机械冲洗作用，冲洗前列腺细菌。白天应多饮水，夜间也应适量饮水。

7. 节制性生活

以防前列腺充血，发生急性尿潴留。

8. 避免久坐

久坐易使会阴部充血，加重痔疮等疾病，引起排尿困难。

9. 按摩小腹

点压脐下气海、关元等穴，有利于膀胱功能恢复。

10. 良好的心理状态和充足的睡眠，有助于该病的康复

如果患上尿路感染等各种感染性疾病，要及时、积极治疗。每天适当的温水浴，吴阶平院士特别推荐此方法。避免穿紧身裤，对预防前列腺炎的发生与治疗都有益处。多锻炼身体，提高抗病能力，多吃有益于前列腺的肉类（猪、牛、兔、草鱼、鲫鱼等）、豆谷类、各种蔬菜及水果等。远离咖啡因、辛辣与酒精，这 3 种刺激性食物对于男性的影响虽然是因人而异，但是为了健康最好远离。

✚ 前列腺增生患者的五大饮食禁忌是什么

合理并正确饮食对疾病的治疗有很大促进与帮助，反之，不合理的饮食同样会使治疗已有成效的病情反复。一定要听取医生的意见，对一些忌讳的饮食保持警惕。

1. 忌辛辣食物

引起慢性前列腺炎的原因之一是前列腺反复充血，因此在慢性前列腺炎的预防保健中，要重视引起前列腺充血的因素。

例如大葱、蒜、辣椒、胡椒等刺激性食物会引起血管扩张和器官充血，患有慢性前列腺炎的患者食用辛辣的食物，也是引起前列腺炎迁延难愈的原因。

2. 忌"发物"

前列腺疾病患者对发物非常敏感，临床常见前列腺疾病患者食用发物后出现小便不通的症状。这可能是发物进入人体后，刺激机体，使已经病变的前列腺充血、水肿而压迫尿道所致。

常见的发物有：狗肉、羊肉、雀肉、鹿肉、猪头肉、韭菜、蒜苗等。

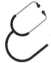

3. 注意与药物相克的食物

服用四环素、土霉素、多西环素等抗生素治疗前列腺炎时，最好少吃或不吃奶酪、黄豆、咸鱼、荠菜等食物。因为这些食物能够与药物相结合，降低治疗效果。

4. 忌酒精

人体在吸收酒精后，前列腺会很快充血，即使饮很少量的酒，也会立即诱发前列腺充血。因此，前列腺感染时，特别是急性感染期，应绝对禁酒。

5. 适量饮茶

慢性前列腺炎患者可适量饮茶，但伴有心神不宁、失眠、心悸症状时，不宜喝茶，因为茶中含咖啡因，有兴奋神经的作用，会加重病情。

✚ 前列腺炎患者要如何进行饮食选择呢

国外曾通过一项研究发现，前列腺液中含有一定量的抗菌成分，这种抗菌成分是一种含锌蛋白，其主要成分是锌，由于其抗菌作用与青霉素相似，所以医学界把这一抗菌成分称之为前列腺液抗菌因子。

当人患有慢性前列腺炎时，锌含量明显降低，并随着前列腺炎症状的改善和治愈，锌含量也可逐渐恢复正常，这说明锌与慢性前列腺炎的发病有密切关系，所以临床上采用含锌的药物来治疗慢性前列腺炎。

因此，前列腺炎的患者应该选择有利尿作用和含锌的食物，在不与药物冲突的前提下有如下几种选择。

1. 主食及豆类

可选用有利尿作用的主食，如：粳米、小米、玉米面、玉米渣、高粱米、面粉、赤小豆、绿豆、蚕豆、黄豆（需注意是否有药物与之冲突）、黑豆等。

2. 蔬菜、水果

可供前列腺疾病患者选择的蔬菜有：冬瓜、南瓜、黄瓜、西葫芦、萝卜、苋菜、苦瓜、白菜、海带、茄子等。以上蔬菜多可通利小便，其中菜心、茄子还可清热解毒、散血消肿。

可供前列腺疾病患者选择的水果有：西瓜、甜瓜、苹果、李子、葡萄、柑、橘子、菠萝、甘蔗等。

3. 肉类

有些肉类食品有利尿作用，可供患有前列腺疾病的患者选用，如：瘦肉、鸡肉、鸡蛋、白鸭肉、鲤鱼、青鱼、银鱼、黄鱼、鲈鱼等，另外鸡肉、贝类还是硒的最佳来源，蚝、牡蛎则含有丰富的锌元素。

4. 其他

其他食物如小麦胚、芝麻、花生、核桃、松子、葵花籽、南瓜子都含有大量的锌元素，前列腺患者可适当多食。

建议多吃黑色素含量高的食物，比如黑豆、黑米、黑芝麻、核桃、黑木耳等。动物肉类、鸡蛋、骨髓、樱桃、桑椹、山药等也有不同程度的补肾功效。

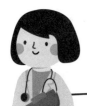

献血、输血与骨髓捐献

血液内科　景红梅

✚ 献血

健康人献血会影响健康吗？献血 200～400ml 是个什么概念？

正常人体内的血液总量约占体重的 7%～8%，一般成人的血液总量为 4000～5000ml，一次献血 200～400ml 仅占总血量的 5%～10%，一般失血 600ml 以下都可以不输血。

人体内的血液有 20%～25% 贮存在脾、肝、肺、皮下毛细血管等"贮血库"内，脾脏是人体中最大的"贮血库"，可贮存人体血液总量的 20%。当人体血循环需要血液时，脾脏等"贮血库"会不断地释放血液进入血管，参与血循环。人体骨髓有强大的代偿功能，在一定的条件下，造血功能可增加到正常的 6～8 倍。

一般情况下，献血后人体所失的血浆和无机盐可在 1～2 小时内，由组织液渗入血管内得到补充；血浆蛋白也可以在一天内得到恢复。但红细胞和血红蛋白恢复较慢，一般需 3～4 周。

因此，健康人献血是不会影响健康的，只要献出你身体中 5% 的血液，就可能有人因此而获得生存的机会。

✚ 输血

输血安全吗？有什么风险？输的又是什么血？

输血是指将健康人的血液通过静脉输注给患者的一种治疗方法，在临床上应用广泛。

输血疗法应尽可能在血型相同的个体间进行。在输血治疗前，血液一般已经通过基本传染病检测，证实安全后才可使用。但却没有绝对安全的血液，任何方式的输血疗法都有可能产生感染和并发症。因为献血者有可能处于感染的窗口期，用现有的方法无法检测到异常。所以说输血是相对安全的，存在一定风险，应该严格掌握适应证。

如果输血确属需要，应首先考虑患者需要什么样的血液，进行相应的成分输血。一般血液制品包括新鲜全血、红细胞、血小板和血浆。成分输血可以提高血的利用率，一血多用、节约用血。

成分血是通过血细胞分离机将红细胞、血小板、血浆等不同的成分血分离出来，剩余的成分再回输给捐献者。

新鲜血一般指采血后数小时之内的抗凝血液，血液中有形和无形成分的改变很少，主要用于急性大量失血，它既提供红细胞，也提供血浆。

如为补充血小板，最多不超过 24 小时；如为补充凝血因子，特别是因子Ⅷ和因子Ⅴ，必须不超过 24 小时。

对于贫血患者，如果为提高血红蛋白，可采用成分输血，输注红细胞悬液。

➕ 造血干细胞

1. 捐献

捐献骨髓会影响身体的健康吗？干细胞是什么呢？

以前，骨髓捐献是真的要从髂骨等部位抽取骨髓，抽取过程需要在手术室进行，捐献者身上也会有很多个穿刺点，还是很痛苦的。

现在，很多移植中心都采用造血干细胞进行移植了，即从外周血中直接采集造血干细胞，其过程和普通捐献成分血过程类似，但需要将大量存在于骨髓中的造血干细胞动员到外周血中。捐献者的痛苦已大大减少，不必再去手术室操作了。

2. 捐献的量是多少呢

一般是 100ml 左右，比一次献全血的血量还少；其中含部分血液成分，采集物大约含 10g 造血干细胞。

3. 捐献造血干细胞会影响健康吗

目前没有证据表明捐献造血干细胞会影响健康。我们都知道，造血干细胞具有很强的再生能力。正常情况下，人体各种细胞每天都在不断地新陈代谢，进行着生成、衰老、死亡的循环往复。失血或捐献造血干细胞后，可刺激骨髓加速造血，1~2 周内，血液中的各种血细胞就可以恢复到原来的水平。